Josef Flammer

GLAUKOM

Josef Flammer
unter Mitarbeit von
Melanie Eberle, Elisabeth Meier, Mona Pache,
Peter Schneider, Daniela Stümpfig

GLAUKOM

Ein Handbuch für Betroffene
Eine Einführung für Interessierte
Ein Nachschlagewerk für Eilige

2., überarbeitete Auflage

Verlag Hans Huber
Bern · Göttingen · Toronto · Seattle

Korrespondenzadresse
Prof. Dr. med. Josef Flammer
Universitäts-Augenklinik, Mittlere Strasse 91, Postfach, CH-4012 Basel

Zu den Autoren
Josef Flammer ist ordentlicher Professor für Augenheilkunde
Melanie Eberle ist Assistenzärztin
Elisabeth Meier ist Chefsekretärin
Mona Pache ist Assistenzärztin
Daniela Stümpfig ist wissenschaftliche Laborantin
Sie alle arbeiten an der Universitäts-Augenklinik in Basel.

Peter Schneider ist medizinischer Illustrator und arbeitet an der Universität Bern.

Englische Ausgabe: «Glaucoma» (Hans Huber Bern, 2001)
Französische Ausgabe: «Glaucome» (Hans Huber Bern, 2001)

Deutsche Bibliothek – CIP-Einheitsaufnahme

Flammer, Josef:
Glaukom : ein Handbuch für Betroffene, eine Einführung für Interessierte, ein Nachschlagewerk für Eilige / Josef Flammer. Unter Mitarb. von Melanie Eberle ... - 2., überarb. Aufl., - Bern ; Göttingen ; Toronto ; Seattle : Huber, 2001
ISBN 3-456-83577-9

2., überarbeitete Auflage 2001

Gestaltung und Satz: Kurt Thönnes, die Werkstatt, Liebefeld-Bern
Umschlagentwurf: Designerfactory Schaffner & Conzelmann, Basel
Lithos, Druck und Bindung: Kösel, Kempten
Printed in Germany

Vorwort zur ersten Auflage

Das Glaukom ist eine Krankheit, die das Sehen ernsthaft bedrohen kann. Wird ein Patient mit dieser Diagnose konfrontiert, ist er anfänglich meist schockiert. Nach dem ersten Schreck realisiert er aber, dass es viele andere Menschen gibt, die das gleiche Schicksal zu tragen haben und damit meistens recht gut leben können. Nach einer Weile rückt der Wunsch nach Informationen über die Erkrankung mehr und mehr in den Vordergrund. Der Patient möchte verstehen, wie die Krankheit überhaupt entsteht, er will wissen, ob er in der Vergangenheit etwas falsch gemacht hat, ob eine Änderung seiner Lebensweise etwas verbessern kann und wie die therapeutischen Möglichkeiten aussehen. Diese Fragen sind verständlich, zumal, weil der Patient bis zum Ende seines Lebens mit der Diagnose zurechtkommen muss.

Der wichtigste Gesprächspartner für alle diese Fragen ist und bleibt natürlich der betreuende Augenarzt. Zu ihm sollte der Patient ein möglichst langfristiges Vertrauensverhältnis aufbauen.

Oftmals bleibt aber in der Sprechstunde zu wenig Zeit, um der Komplexität des Krankheitsbildes wirklich gerecht zu werden und dem Patienten alle Aspekte aufzuzeigen, die für ihn momentan wichtig sind. Hier soll dieses Buch weiterhelfen. Natürlich kann es das Gespräch zwischen Arzt und Patient nicht ersetzen, es soll es vielmehr ergänzen. Der Arzt kann im Inhaltsverzeichnis des Buches ankreuzen, was für den Patienten besonders wissens- und damit lesenswert ist. Der Patient kann dann in Ruhe nachlesen, was ihm der Arzt in wenigen Sätzen erklärt hat und beim nächsten Besuch auch gezielt nachfragen, falls er etwas im Buch nicht verstanden hat.

Der Informationsbedarf ist natürlich von Patient zu Patient unterschiedlich. Dem einen genügt die kurze Information aus den bewährten Faltblättern, andere Patienten dagegen lesen sogar medizinische Fachliteratur. Dieses Buch möchte eine Brücke zwischen den Fachleuten und den interessierten Laien schlagen. Informationen, die man sonst nur in der Fachliteratur antrifft, sind hier auf das Wesentliche reduziert und in einfachen Worten wiedergegeben.

Die medizinische Wissenschaft erlebt heute eine rasante Entwicklung. Einige Inhalte dieses Buches werden daher relativ rasch überholt sein, das Grundwissen über die Erkrankung wird sich aber nicht so schnell ändern. Über neue, für den Patienten wichtige Entdeckungen, die nicht in diesem Buch enthalten sind, kann der betreuende Augenarzt sicher Auskunft geben.

Wir hoffen, dass dieses Buch Patienten, ihren Angehörigen und Freunden, aber auch den Pflegepersonen und Interessierten hilft, das Krankheitsbild des Glaukoms besser zu verstehen. Wir sind überzeugt, dass ein gutes Krankheitsverständnis es dem Patienten leichter macht, seine Diagnose zu akzeptieren und mit dem Glaukom zu leben.

August 2000

Vorwort zur zweiten Auflage

Die positive Resonanz, die rege Nachfrage und nicht zuletzt auch die eigene Freude über die erste Auflage des Buches haben uns motiviert, ihr schon bald eine zweite folgen zu lassen. In dem kurzen Zeitraum zwischen dem Erscheinen der beiden Auflagen haben sich keine wesentlich neuen fachlichen Aspekte ergeben; der Text ist daher, abgesehen von einigen kleineren Ergänzungen, im Wesentlichen unverändert geblieben, wogegen die Qualität der Abbildungen noch weiter verbessert wurde. Uns bleibt zu hoffen, dass die nun vorliegende zweite Auflage von der Leserschaft ebenso gut aufgenommen wird wie die erste!

Januar 2001 Josef Flammer

UNIVERSITÄTS-
AUGENKLINIK BASEL

Inhaltsverzeichnis

7. Therapie

Zusatzkapitel

1. Einleitung

1.1 Was bietet dieses Buch?

Dieses Buch will dem Leser einen Überblick über die Vielfalt der Glaukomerkrankungen und ihre Behandlungsmöglichkeiten vermitteln. Es berücksichtigt im Wesentlichen die heute allgemein anerkannte Lehrmeinung, wobei wir uns bewusst sind, dass diese in einigen Bereichen noch auseinander geht. Um den Inhalt möglichst übersichtlich und allgemein verständlich zu präsentieren, haben wir einige Vereinfachungen vorgenommen. Auch sollen zahlreiche Abbildungen und Schemata helfen, die oft komplexen Zusammenhänge besser zu verstehen.

Hauptteil und Ergänzungskapitel. Das Buch ist nach dem Bausteinprinzip aufgebaut: Es besteht aus dem Hauptteil, der sich dem Glaukom im engeren Sinne widmet und aus mit «E» gekennzeichneten Ergänzungskapiteln. In diesen Ergänzungskapiteln werden einige im Hauptteil kurz angesprochene Themen detaillierter erklärt. Die Ergänzungskapitel kann, muss man aber nicht lesen; auch ohne ihre Kenntnis ist der Haupttext für jedermann verständlich geschrieben. Wer aber neugierig geworden ist und etwas weiter «über den Tellerrand» schauen möchte, dem bieten die Ergänzungskapitel interessante Hintergrundinformationen.

Welches Kapitel ist für mich wichtig? Das Baukastenprinzip erlaubt es, nur einzelne ausgewählte Kapitel zu lesen. Es gibt nicht nur eine Form des Glaukoms und auch nicht nur eine Möglichkeit der Behandlung. Darum haben wir in das Inhaltsverzeichnis kleine Kästchen eingebaut. Ihr Arzt kann die für Sie und Ihre Krankheitsform wichtigen Kapitel darin markieren; so finden Sie schnell, was Sie besonders interessiert, ohne dass Sie das ganze Buch durcharbeiten müssen. Aber vielleicht sind Sie beim Lesen ja neugierig geworden… Nach jedem größeren Kapitel im Hauptteil finden Sie eine Zusammenfassung der wesentlichen Punkte des vorangegangenen Textes.

Weiterführende Literatur. Gegen Ende des Buches (Z 3) finden Sie Hinweise auf weiterführende Literatur. Hierbei handelt es sich meist um Fachliteratur, deren Lektüre nicht immer ganz einfach ist. Aber auch hier gilt das Bausteinprinzip: Es kann, aber es muss nicht gelesen werden! Und ein Wort an den Fachmann: die Literaturliste stellt natürlich nur eine kleine Auswahl der relevanten Glaukomliteratur dar, ohne jeglichen Anspruch auf Vollständigkeit.

Der Augenarzt. Sollten beim Lesen Fragen auftauchen, die in diesem Buch nicht hinreichend beantwortet werden, dann sprechen Sie mit Ihrem behandelnden Augenarzt. Er kennt Ihre persönliche Situation am besten und kann Ihnen konkrete Aufklärung und Ratschläge geben. Weitere Informationen können Sie auch von verschiedenen Organisationen erhalten, die sich dem Thema Glaukom gewidmet haben. Eine Adressliste finden Sie im Kapitel Z 4.

Das Problem mit den Fachausdrücken. Ein großes Hindernis für Laien sind die oft benutzten Fachausdrücke. Um dieses Problem zu lösen, haben wir a) die Begriffe im Text soweit wie möglich erklärt, b) ein Glossar eingebaut (siehe Z 1), in dem die Begriffe in alphabetischer Reihenfolge kurz erklärt werden und c) im Text die etymologische Herkunft der Begriffe in eckiger Klammer angegeben (die Etymologie ist die Lehre vom Ursprung der Wörter). Dabei wird zuerst das griechische, lateinische oder englische Wort geschrieben, von dem ein Begriff abgeleitet wird, dann wird in kursiver Schrift die Sprache angegeben, aus der der Begriff stammt und anschließend die deutsche Übersetzung. Dabei wird lateinisch als *lat*, griechisch als *gri*, französisch als *fra* und englisch als *eng* abgekürzt. Beispiel: [ophthalmos *gri* das Auge].

Das Geschlecht. Natürlich gibt es Augenärztinnen und Augenärzte, genauso, wie es Patientinnen und Patienten gibt. Die Leserinnen mögen uns verzeihen, dass wir im Interesse der einfachen Lesbarkeit verkürzt nur von Patienten und von Ärzten sprechen. Selbstverständlich sind damit immer sowohl die Damen wie die Herren gemeint.

1.2 Was ist ein Glaukom/Grüner Star?

Hinter dem Begriff Glaukom oder grüner Star verbirgt sich eine ganze Gruppe von Erkrankungen. Leider wird der Begriff nicht überall im gleichen Sinne verwendet, was für den Einsteiger ziemlich verwirrend sein kann. Während einige, vor allem deutsche Lehrbücher, unter Glaukom einfach alle Erkrankungen zusammenfassen, die mit einem erhöhten Augeninnendruck einhergehen, sprechen andere, hauptsächlich die angelsächsischen Autoren, nur dann von einem Glaukom, wenn der Sehnervenkopf und damit auch die Sehfunktion bereits geschädigt ist.

In der Praxis hat es sich bewährt, unter dem Sammelbegriff Glaukom sowohl alle Steigerungen des Augeninnendruckes (mit oder ohne glaukomatösem Schaden) wie auch alle glaukomatösen Schäden (wiederum mit oder ohne Steigerung des Augeninnendruckes) zusammenzufassen. Auch in diesem Buch wird der Begriff Glaukom in diesem sehr weiten Sinne verwendet.

Der Begriff Glaukom stammt ursprünglich aus dem Griechischen: «Glaukos» heißt übersetzt «graublau». Leider ist medizinhistorisch nicht überliefert, warum die Begriffe Glaukom, bzw. grüner Star ursprünglich eingeführt wurden.

Für das Verständnis der Erkrankung ist es zunächst einmal wichtig, zwischen den Risikofaktoren, die zum Auftreten und zum Fortschreiten des Schadens beitragen und dem Schaden selbst zu unterscheiden (siehe Abb. 1.1).

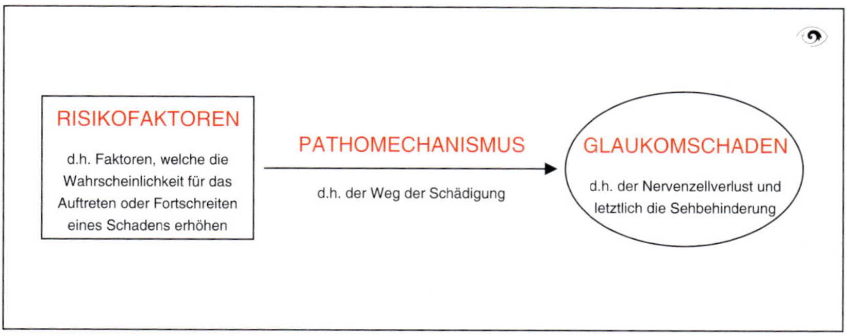

Abb. 1.1: Ein Glaukomschaden entsteht, wenn ein Patient Risikofaktoren hat.

Hierzu ein einfaches Beispiel aus einem anderen Gebiet der Medizin: Der Herzinfarkt. Bei dieser Erkrankung kommt es aufgrund einer Minderdurchblutung der Herzkranzgefäße zum Absterben von Herzmuskelfasern. Nun kennt man eine Anzahl von Risikofaktoren, die die Wahrscheinlichkeit für einen Herzinfarkt erhöhen, z.B. Rauchen, erhöhte Blutfette, erhöhter Blutdruck usw. Genauso müssen wir beim Glaukom zwischen dem eigentlichen Schaden – nämlich einem Nervenfaserverlust – und begleitenden Risikofaktoren unterscheiden. Zu den Risikofaktoren für einen Glaukomschaden gehören ein erhöhter Augeninnendruck, aber auch z.B. ein zu niedriger Blutdruck. In den folgenden Kapiteln wird erklärt, was ein Glaukomschaden eigentlich ist und wie er entsteht. Die Risikofaktoren für einen Glaukomschaden werden wir ausführlich im Kapitel 4 besprechen.

1.3 Was ist ein Glaukomschaden?

Beim Sehvorgang wird in das Auge einfallendes Licht von der Netzhaut aufgenommen und in elektrische Nervenimpulse «übersetzt», die unser Gehirn dann verarbeiten kann. Dabei wird die Sehinformation von den Sinneszellen der Netzhaut, den Stäbchen und Zapfen, aufgenommen und dann an die Nervenzellen der Netzhaut weitergegeben. Von dort aus wird die Information, jetzt als Nervenimpuls, über den Sehnerv zum Gehirn geleitet, und zwar in einen Bereich, den man Sehrinde nennt (siehe Kap. E 1). Hierzu werden alle Nervenfasern der Netzhaut zum Sehnervenkopf, der sogenannten Papille, gebündelt, um dann das Auge als Sehnerv (Nervus opticus) in Richtung Sehrinde zu verlassen (Abb. 1.2 und 1.3). Da sich im Bereich der Papille keine Sinneszellen, sondern nur Nervenfasern befinden, «sieht» das Auge in diesem kleinen Bereich nichts. Er wird daher auch der «blinde Fleck» genannt. Das Fehlen der Information aus diesem kleinen Bereich wird aber von uns gar nicht bemerkt, da unser Gehirn in der Lage ist, sich die fehlenden Bildbestandteile bis zu einem gewissen Umfang zu ergänzen. Der blinde Fleck kann aber mit einer genauen Gesichtsfelduntersuchung sichtbar gemacht werden (siehe Kap. 6.5).

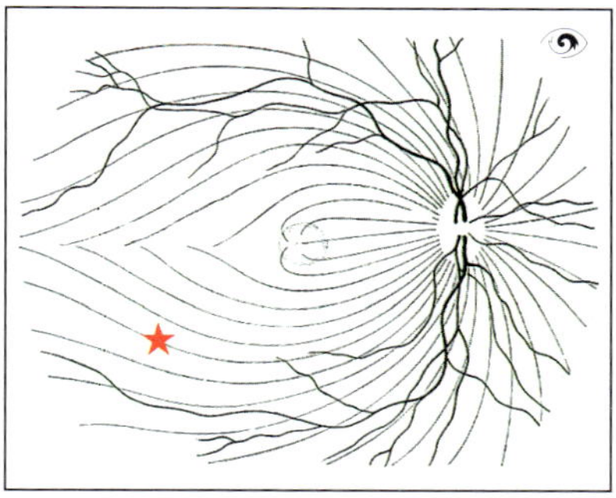

Abb. 1.2: Nervenfasern (*) der Netzhaut.

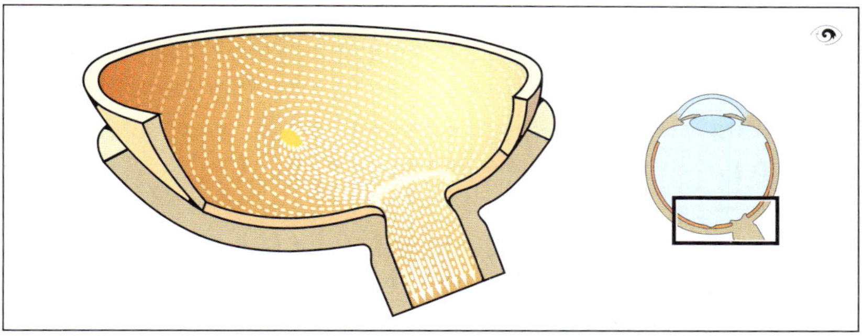

Abb. 1.3: Die Nervenfasern der Netzhaut verlassen das Auge durch den Sehnerv.

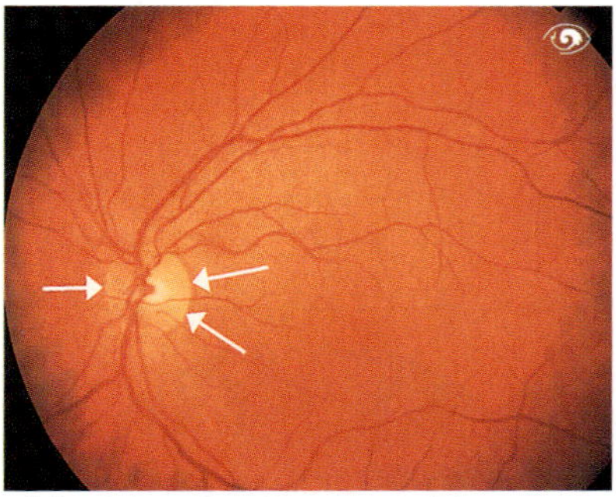

Abb. 1.4: Foto eines Augenhintergrundes mit normaler Papille (→).

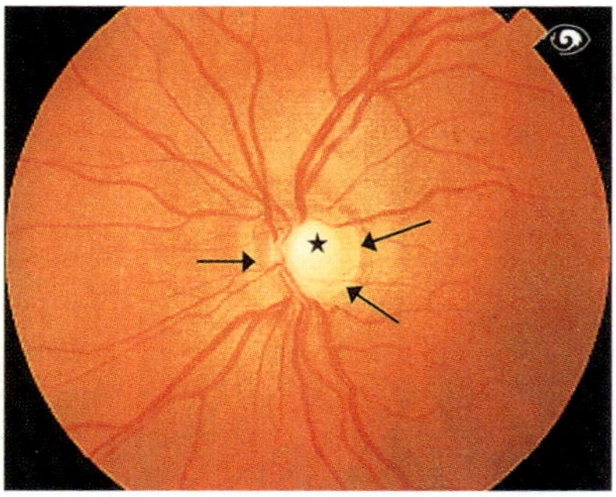

Abb. 1.5: Foto eines Augenhintergrundes mit exkavierter (*) Papille (→).

Beim Glaukom gehen nun die Nervenzellen mit ihren Nervenfasern langsam zugrunde, die funktionelle Verbindung zwischen Auge und Gehirn wird also allmählich zerstört. Das Auge «sieht» zwar weiterhin Licht, da die Stäbchen und Zapfen noch arbeiten, kann die Information aber nicht mehr an die Sehrinde weiterleiten. Darin liegt das eigentliche Problem: Wir sprechen von einem Glaukomschaden. Wie es überhaupt zum Untergang der Nervenzellen kommt, wird ausführlich in Kapitel 2.2 besprochen.

Sichtbar wird der Verlust der Nervenfasern vor allem am Sehnervenkopf. Diesen kann der Augenarzt mit seinen Instrumenten direkt beobachten. Dies hilft ihm, den entstandenen Schaden zu beurteilen (näheres dazu in Kap. 6).

Abbildung 1.4 zeigt die Papille eines gesunden Auges, Abbildung 1.5 eine Papille mit deutlichem Glaukomschaden. Im Zentrum des Sehnervenkopfes ist eine Aushöhlung entstanden; hier fehlen bereits die Nervenfasern. Der Mediziner nennt diese Aushöhlung auch Exkavation [cavum *lat* Höhle]. Neben dem Nervenfaserverlust kommt es im Sehnervenkopf zu weiteren Veränderungen, die wir später noch ausführlicher besprechen (siehe Kap. 2.1).

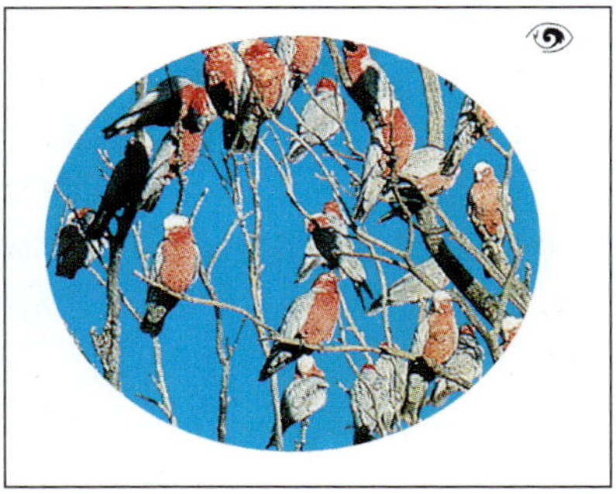

Abb. 1.6: Wahrnehmung eines Gesunden.

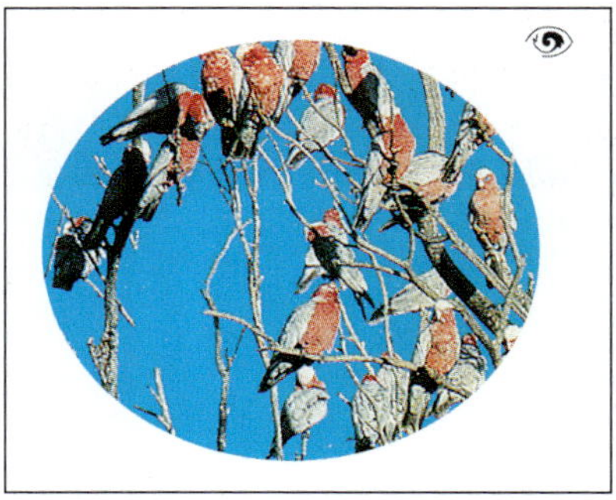

Abb. 1.7: Wahrnehmung eines Patienten mit beginnendem Glaukomschaden.

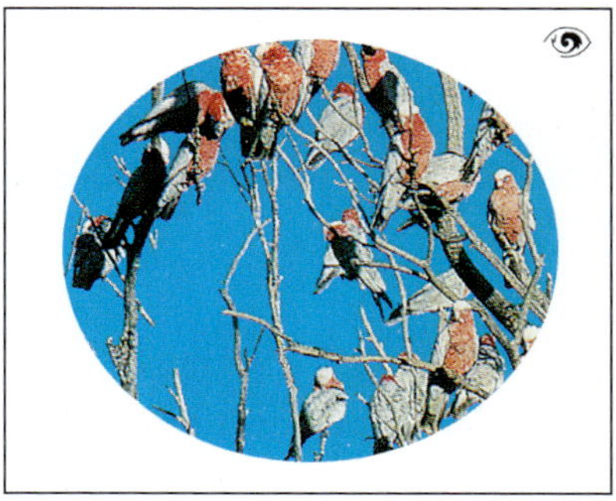

Abb. 1.8: Wahrnehmung eines Patienten mit mäßigem Glaukomschaden. Einige Vögel fehlen, ohne dass der Patient dies realisiert.

1.4 Was sind die Folgen eines Glaukomschadens?

Wenn im Frühstadium der Erkrankung die ersten Nervenzellen mit ihren «Ausläufern», den Nervenfasern, zugrunde gehen, bleibt die Sehfunktion oft noch erstaunlich gut erhalten. Schreitet der Schaden dann weiter voran, kommt es zu immer ausgeprägteren Ausfällen, die für den Augenarzt bereits deutlich sichtbar sind, vom Patienten aber noch nicht oder nur kaum bemerkt werden. Hierin liegt die Tücke des Glaukoms: Wenn der Patient erste Gesichtsfeldausfälle bemerkt, ist die Erkrankung meistens schon sehr weit fortgeschritten. Im Prinzip erfreulich, aber für den Patienten ebenso trügerisch ist es, dass ihm die Sehschärfe trotz bereits ausgeprägter Ausfälle im Gesichtsfeld noch lange erhalten bleibt (siehe Kap. 2.1.3).

Zur Verdeutlichung zeigt Abbildung 1.6 die Wahrnehmung eines Gesunden, in Abbildung 1.7 und 1.8 haben wir versucht, zu demonstrieren, wie ein Patient mit einem mäßigen Glaukomschaden die Welt sieht. Ganz wirklichkeitsgetreu darstellen lassen sich die Gesichtsfeldausfälle aber kaum; wie bereits gesagt, ein Glaukompatient nimmt seine Gesichtsfeldausfälle ja zunächst kaum wahr. So wie jeder Gesunde einen blinden Fleck (siehe Kap. 1.3) pro Auge hat, den er nicht bemerkt, so bemerken auch die Glaukompatienten ihre infolge des Nervenzelluntergangesimmer größer werdenden zusätzlichen blinden Flecke (sogenannte Skotome) nicht. Das liegt unter anderem daran, dass sich das Gehirn fehlende Bildelemente bis zu einem gewissen Umfang einfach ergänzt. Darum darf mit der Diagnosestellung Glaukom auch nicht gewartet werden, bis der Patient schon über Sehstörungen klagt. Die Früherkennung ist entscheidend! Durch Vorsorgeuntersuchungen und eine möglichst frühzeitig eingeleitete Therapie kann nämlich in den meisten Fällen eine Sehbehinderung vermieden werden.

1.5 Wie häufig kommt ein Glaukom vor?

Es ist schwer, hierzu genaue Angaben zu machen. Die Zahlen hängen ab von der Definition des Glaukoms, von der untersuchten Rasse und von der Alterszusammensetzung einer Bevölkerung (siehe Kap. 4). Wir nehmen heute an, dass durchschnittlich etwa 3 Prozent der Bevölkerung an einem Glaukom leidet. Bei der älteren Bevölkerung ist diese Zahl deutlich höher (siehe Kap. 4).

Man schätzt, dass weltweit etwa 70 Mio Menschen einen relevanten Glaukomschaden haben, aber höchstens die Hälfte davon kennt die Diagnose und ein noch kleinerer Teil von ihnen erhält eine adäquate Behandlung. Mindestens 7 Mio Glaukompatienten sind beidseitig erblindet, und die Zahl wird noch weiter ansteigen.

Zusammenfassung

Beim Glaukom handelt es sich um eine Gruppe von Erkrankungen, die häufig – aber nicht immer – mit einem erhöhten Augendruck einhergehen. Der Glaukomschaden ist durch den Verlust von Nervenzellen der Netzhaut mit ihren Nervenfasern, welche den Sehnerven bilden, charakterisiert. Die Folge dieses Nervenfaserverlustes sind Ausfälle im Gesichtsfeld, die der Patient anfänglich aber nicht wahrnimmt. Daher ist die Früherkennung beim Glaukom ganz entscheidend.

2 Der Glaukomschaden

Wie bereits in der Einleitung gesagt, müssen wir zwischen dem Glaukomschaden und den Risikofaktoren, die zu diesem Schaden führen können, klar unterscheiden.

2.1 Phänomenologie des Glaukomschadens

Die Phänomenologie beschreibt zunächst einmal das Erscheinungsbild eines Schadens, ganz unabhängig von seiner Ursache [phainomenon *gri* Erscheinungsbild]. Beim Glaukomschaden lassen sich zwei phänomenologische Aspekte beschreiben: Ein morphologischer und ein funktioneller. Zum morphologischen Aspekt: Die Morphologie beschreibt in diesem Zusammenhang die am Sehnervenkopf sichtbaren Formveränderungen, nämlich seine Aushöhlung (siehe Kap. E 1) [morphae *gri* Form/logos *gri* Lehre]. Die funktionellen Veränderungen beschreiben die Ausfälle der Sehfunktion, beim Glaukom stehen natürlich die Gesichtsfelddefekte im Vordergrund. Entsprechend wichtig ist für den Augenarzt die Betrachtung des Sehnervenkopfes und die Gesichtsfelduntersuchung.

2.1.1 Der Nervenfaserverlust beim Glaukom

Wie bereits erwähnt, gehen beim Glaukom Nervenzellen der Netzhaut mitsamt ihren Nervenfasern zugrunde, die Verbindung zwischen Auge und Gehirn wird unterbrochen. In der Abbildung 1.2 haben wir den Verlauf der Nervenfasern schematisch gesehen, nun betrachten wir ihn einmal als Fotografie. Da Nervenfasern durchsichtig sind, sind sie auf einem normalen Farbfoto kaum sichtbar (Abb. 2.1). Zur Erstellung der Abbildungen 2.2 und 2.3 haben wir uns eines Tricks bedient und die Fotografie im rotfreien Licht durchgeführt. Jetzt lassen sich die Fasern mehr oder weniger erahnen. Abbildung 2.2 zeigt die Nervenfasern eines Gesunden, Abbildung 2.3 die Nervenfaserschicht eines Glaukompatienten.

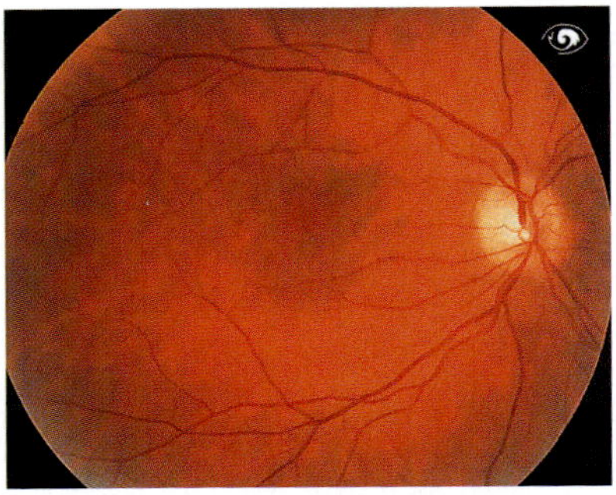

Abb. 2.1: Foto des Augenhintergrundes: Die Nervenfasern sind kaum sichtbar.

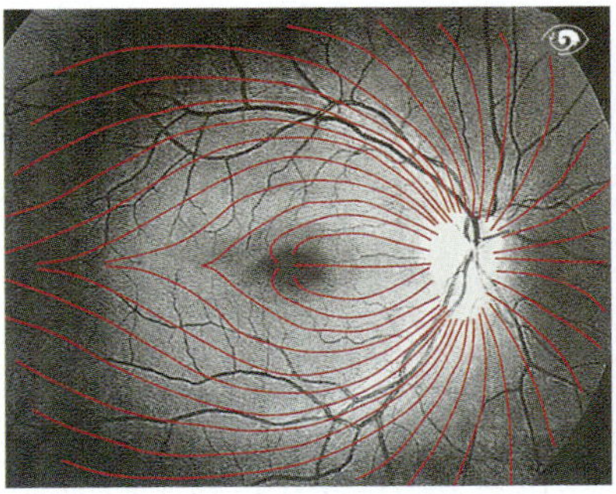

Abb. 2.2: Foto des Augenhintergrundes: Einige Nervenfasern sind rot eingezeichnet.

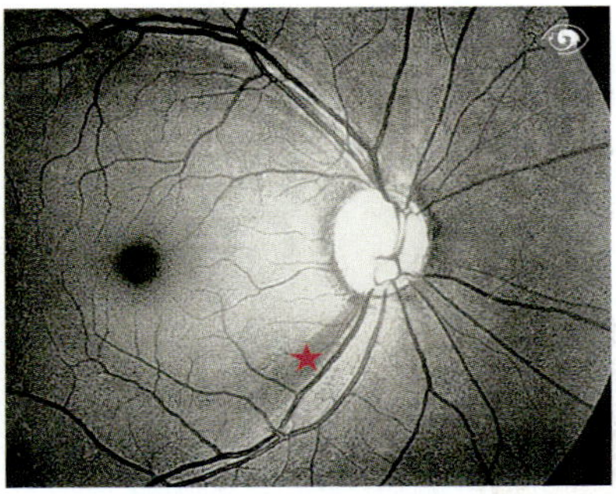

Abb. 2.3: Dieses im rotfreien Licht aufgenommene Fundusfoto zeigt einen Nervenfaserbündelausfall (*).

Jedes Auge ist mit etwa einer Million Nervenfasern mit dem Gehirn verbunden. Die Nervenfasern verlaufen fächerförmig in der Netzhautoberfläche, sammeln sich in der Papille und verlassen dann als Sehnerv das Auge. Auch beim Gesunden gehen im Laufe des Lebens Nervenfasern im Rahmen des natürlichen Alterungsprozesses verloren. Beim Glaukompatienten ist dieser Faseruntergang mehr oder weniger stark beschleunigt, er läuft quasi im Zeitraffer ab.

2.1.2 Der glaukomatöse Gewebeschwund

Ein Gewebeschwund wird auch als Atrophie bezeichnet. Atrophie bedeutet im eigentlichen Sinne nichts anderes als «nicht ernährt» [trophein *gri* ernähren]. Unter einer Papillenatrophie verstehen wir ein teilweises oder gänzliches Absterben der Nervenfasern, die durch den Sehnervenkopf verlaufen.

Eine Papillenatrophie kann neben dem Glaukom auch völlig andere Ursachen haben: Sie kann z.B. entstehen, wenn der Sehnerv bei einem Unfall durchtrennt wird oder kann bei Vitaminmangelerkrankungen und bei bestimmten Erbkrankheiten auftreten. Wir sprechen dann von einer blanden Papillenatrophie.

Im Folgenden möchten wir kurz aufzeigen, worin sich die blande Papillenatrophie von der glaukomatösen Papillenatrophie unterscheidet. Abbildung 2.4 zeigt einen normalen Papillenbefund, Abbildung 2.5 eine Papille mit blander Atrophie und Abbildung 2.6 eine glaukomatöse Papillenatrophie. Links haben wir jeweils ein Foto einer «lebenden» Papille, und in der Mitte jeweils ein entsprechendes Foto von einem Leichenauge angeordnet. Warum ein Leichenauge? Da die Netzhaut am Toten nicht mehr durchblutet ist, ist sie

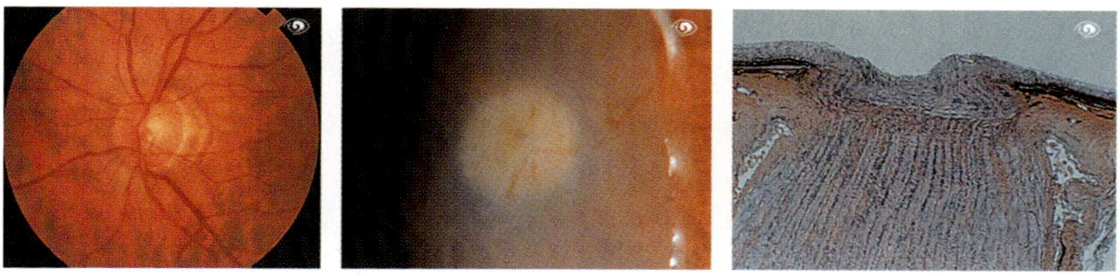

Abb. 2.4: Normale Papille: Links am Gesunden, in der Mitte an einem Leichenauge, rechts im histologischen Schnitt.

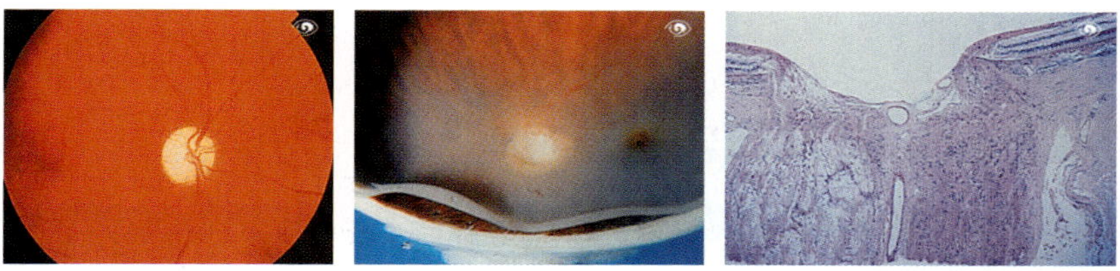

Abb. 2.5: Blande Atrophie der Papille: Links an einem Patientenauge, in der Mitte an einem Leichenauge, rechts im histologischen Schnitt.

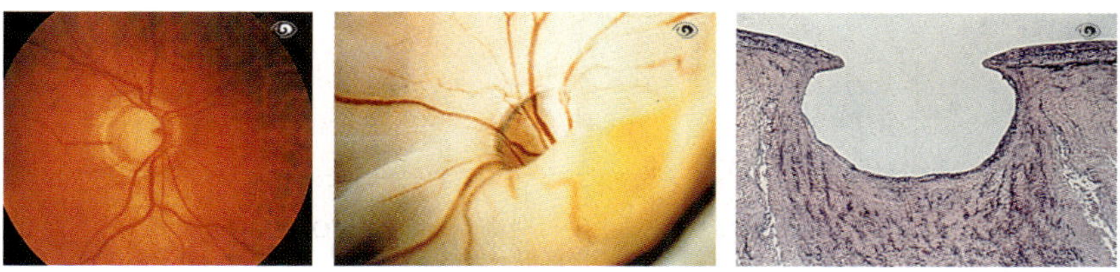

Abb. 2.6: Glaukomatöse Papillenatrophie: Links an einem Patientenauge, in der Mitte an einem Leichenauge, rechts im histologischen Schnitt.

nicht mehr durchsichtig und kann besser betrachtet werden. Jetzt leuchten die gelben Areale (= gelber Fleck) besonders auf, denn der Rotton des Hintergrundes fehlt. Ganz rechts finden Sie einen histologischen Schnitt durch die Papille [histion *gri* Gewebe]. In der Histologie wird ein speziell vorbereitetes Gewebe in sehr dünne Scheiben geschnitten und kann dann unter einem Mikroskop betrachtet werden. Das Gewebe kann auch zusätzlich mit verschiedenen Farbstoffen angefärbt werden, wenn man zum Beispiel in einem Mischgewebe bestimmte Strukturen besser sichtbar machen möchte. So färbt sich beispielsweise Nervengewebe anders an als Muskelgewebe, in Gewebe eingelagerter Zucker stellt sich anders dar als Fett usw. Eine blande Papillenatrophie ist also charakterisiert durch den Verlust von Nervenfasern aber, im Gegensatz zum Glaukom, ohne gleichzeitigen Verlust der anderen Gewebeanteile der Papille.

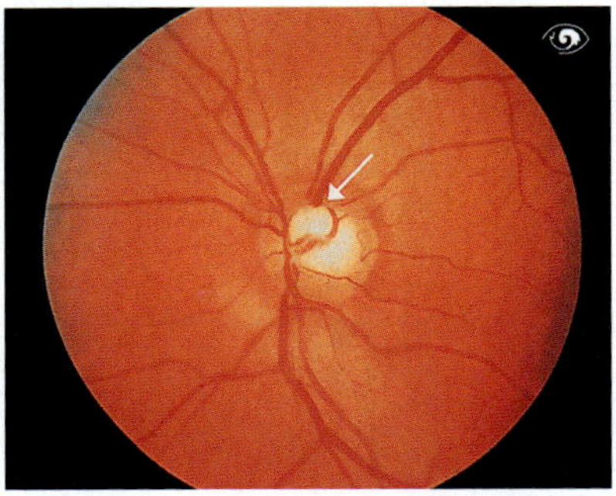

Abb. 2.7: Am Exkavationsrand erscheinen die Blutgefäße wie abgeknickt (→).

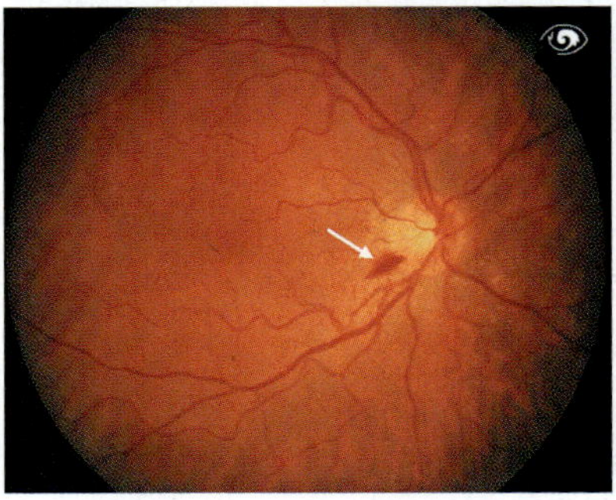

Abb. 2.8: Kleine Blutung am Papillenrand (→).

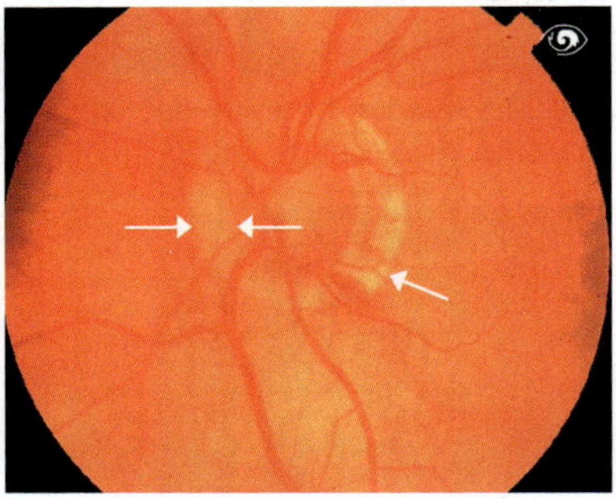

Abb. 2.9: Peripapilläre Aderhautatrophie (→).

Glaukomatöse Papillenatrophie zeigt folgende Charakteristika:

- An der Papille kommt es zu einer ganz typischen Aushöhlung, der sog. Exkavation. Hierbei gehen nicht nur die Nervenfasern, sondern auch das Stützgewebe und die Blutgefäße weitgehend verloren, und darunter liegende Strukturen, wie die sog. Lamina cribrosa, werden nach hinten ausgebuchtet. Dies ist ein Prozess, der meist sehr langsam, innerhalb von Jahren oder Jahrzehnten, abläuft.
- Fakultativ kann es zur Abknickung von Blutgefäßen im Exkavationsbereich (Abb. 2.7), zur lokalen Einengung der Blutgefäße, zu kleinen Papillenrandblutungen (Abb. 2.8) und zu peripapillärer Aderhautatrophie kommen [peri *gri* um, herum] (Abb. 2.9), d.h. es kommt unter Umständen auch zum Gewebeschwund um die Papille herum. Die Sinneszellen und die Pigmentepithelzellen (siehe Kap. E 1) in der unmittelbaren Nachbarschaft der Papille können ebenfalls absterben.

2.1.3 Die Funktionsausfälle beim Glaukom

Wenn Nervenfasern absterben, ist es nicht verwunderlich, dass dies zu entsprechenden Sehstörungen beim Betroffenen führt. Erstaunlich aber ist die Tatsache, dass relativ viele Fasern absterben können, bevor die Ausfälle auch subjektiv wahrgenommen werden. Das Sehen ist ein sehr komplexer Vorgang, der viele verschiedene Aspekte beinhaltet, wie z.B. räumliches Auflösungsvermögen, Farbsinn, Bewegungswahrnehmung usw. Alle diese Funktionen können beim Glaukompatienten gestört sein. Relativ früh treten Farbsinnstörungen, Kontrastsinnstörungen und eine gestörte Anpassung an Dunkelheit (Dunkeladaptation) auf. Da dies sehr langsam vor sich geht, werden die Veränderungen zunächst vom Patienten nicht bemerkt. Im späteren Stadium kann eine vermehrte Blendungsempfindlichkeit auftreten, welche vom Patienten z.T. als sehr unangenehm empfunden wird.

Am häufigsten aber sind die Ausfälle im Gesichtsfeld. Das Gesichtsfeld ist der Raum, den ein fixierendes (also ein sich nicht bewegendes) Auge um sich herum wahrnimmt. Ausfälle in diesem Raum

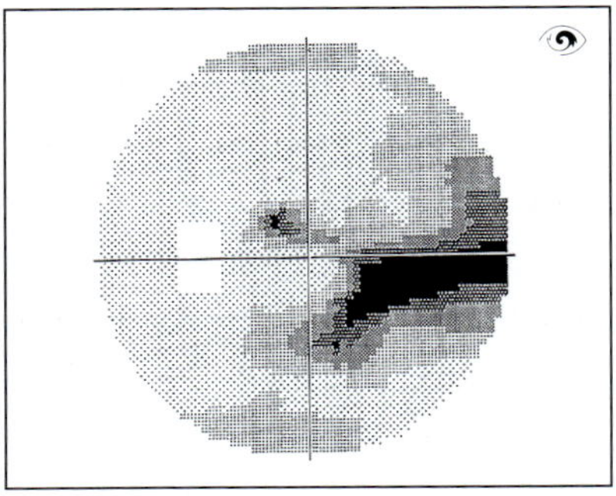

Abb. 2.10: Gesichtsfeld eines Glaukompatienten: Die schwarzen Areale zeigen die Skotome.

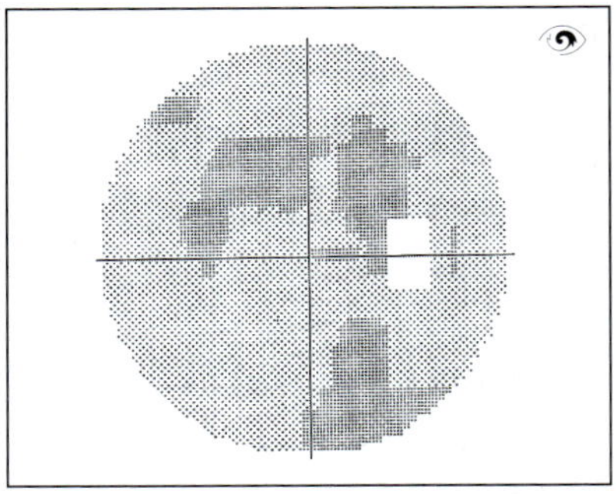

Abb. 2.11: Gesichtsfeld eines Glaukompatienten mit beginnenden relativen Skotomen.

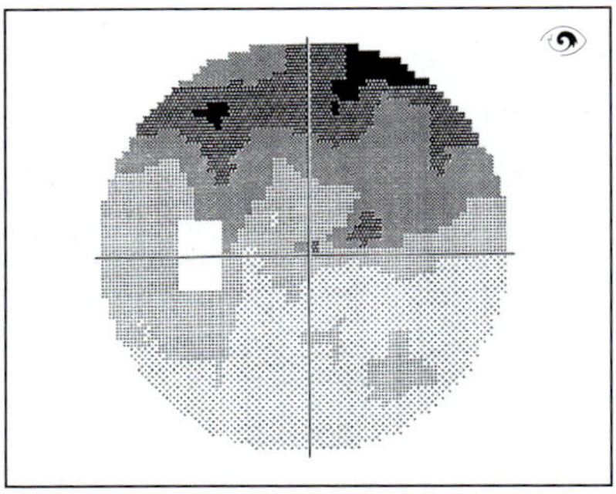

Abb. 2.12: Gesichtsfeld eines Glaukompatienten mit mittelschwerem Schaden.

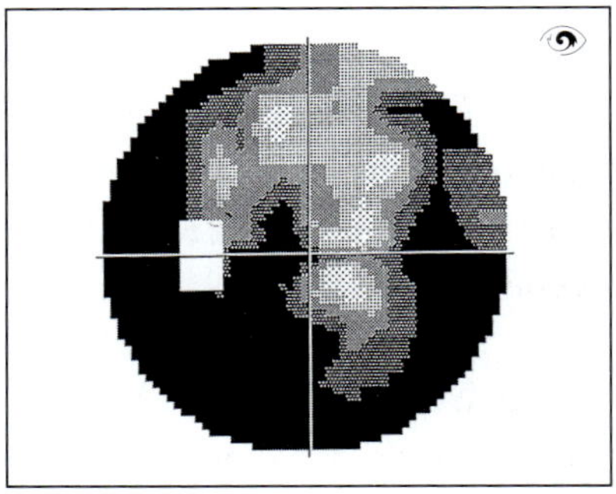

Abb. 2.13: Gesichtsfeld eines Glaukompatienten mit weit fortgeschrittenem Schaden.

nennt man auch Skotome (Abb. 2.10). Es befinden sich sozusagen «Löcher» im Gesichtsfeld. Wir unterscheiden ein absolutes und ein relatives Skotom. Beim absoluten Skotom liegt ein kompletter Ausfall in einem Teil des Gesichtsfeldes vor, beim relativen Skotom ist die Wahrnehmung im Bereich des Skotoms lediglich vermindert, aber noch nicht ganz ausgefallen (Abb. 2.11). Die Skotome nimmt der Patient meist nicht wahr. So wie der Gesunde seinen blinden Fleck nicht sieht, so bemerkt auch der Glaukompatient, wie bereits erwähnt, seine Ausfälle nicht oder erst sehr spät. Noch einmal muss man sich die Tatsache vergegenwärtigen, dass die Sehschärfe auch bei ausgedehnten Gesichtsfeldausfällen noch normal sein kann. Eine in einem normalen Sehtest ermittelte 100-prozentige Sehschärfe bedeutet deswegen keineswegs, dass der Patient auch normal sieht. Ein Glaukompatient mit ausgedehnten Gesichtsfelddefekten kann unter Umständen noch kleinste Schriften problemlos lesen oder zum Beispiel die Zeit an einer Kirchturmuhr ohne Mühe erkennen.

Abbildung 2.12 zeigt einen mittleren, Abbildung 2.13 einen schweren Gesichtsfeldausfall. Wenn es Sie interessiert, wie Gesichtsfelder gemessen und ausgewertet werden, können Sie Ergänzungskapitel 10 lesen. Auch in Kapitel 6.5 werden wir die Gesichtsfeldausfälle noch ausführlich besprechen.

2.2 Wie entsteht ein Glaukomschaden?

Der Glaukomschaden ist definiert als Untergang von Nervenzellen und der von ihnen ausgehenden Nervenfasern, die im Sehnerv zur Sehrinde ziehen. Zusätzlich wird ein Verlust von Stützgewebe im Sehnervenkopf beobachtet.

Wir wissen, dass beim Glaukompatienten Nerven- und Gliazellen im Laufe der Zeit absterben [glia *gri* Leim]. Die Gliazellen unterstützen die Nervenzellen in ihrer Funktion und ernähren sie. Wenn eine Zelle ohne eine begleitende Entzündungsreaktion, quasi «einfach so» abstirbt, spricht der Mediziner von einer «Zellapoptose» [apoptein *gri* herunterfallen]. Als dieser Begriff in den medizinischen Wortschatz eingeführt wurde, verglich man absterbende Zellen mit leblos von einem Baum herabfallendem Herbstlaub.

Heute wissen wir, dass jede Zelle die Fähigkeit besitzt, sich selbst zu beseitigen. Eine lebende Zelle braucht Informationen aus der Umgebung, die ihr sagen, dass sie gebraucht wird. Fällt diese positive Rückkopplung weg oder kommen sogar negative Informationen hinzu, die ihr vermitteln, dass sie nur stört, kann sich die Zelle selbst beseitigen: Sie schaltet ihr «Apoptose-Programm» ein. Unter normalen Bedingungen geschieht dies, wenn eine Zelle überaltert oder überflüssig geworden ist.

In diesem Modell sind zwei «Systemfehler» denkbar: Zum einen eine zu stark, zum anderen eine zu schwach ausgeprägte Apoptose. Beides sind Störungen mit Krankheitswert. Tumorzellen z.B. zeichnen sich dadurch aus, dass keine oder nur eine ungenügende Apoptose abläuft: Der Tumor wächst ungehindert und vom natürlichen Kontrollmechanismus entkoppelt weiter und verdrängt dabei gesundes, funktionstüchtiges Gewebe.

Ebenso unerwünscht ist aber der krankhafte Zellverlust bei übersteigerter Apoptose, wie er zum Beispiel bei verschiedenen sog. neurodegenerativen Erkrankungen des Gehirns vorkommt.

Beim Glaukom sterben nun vor allem die Nervenzellen der Netzhaut ab. Wodurch dieser Prozess eingeleitet wird und wie er genau abläuft, ist noch nicht in allen Einzelheiten bekannt. Die derzeitigen Vorstellungen hierüber sind in Kapitel 5 zusammengefasst.

Inzwischen kennen wir eine Reihe von Faktoren, die die Wahrscheinlichkeit für das Auftreten eines Glaukomschadens erhöhen. Wir sprechen deshalb von sog. Risikofaktoren. Es gibt Risikofaktoren, auf die wir Einfluss nehmen können, wie beispielsweise erhöhter Augeninnendruck, niedriger Blutdruck und Fehlregulationen der Blutgefäße (sog. Vasospasmen, siehe Kap. E 11). Zusätzlich gibt es jedoch noch viele weitere Risikofaktoren, die wir nicht beeinflussen können, wie z.B. Alter, Geschlecht, Fehlsichtigkeit usw. In der Fachwelt ist die Gewichtung der verschiedenen Risikofaktoren nicht unumstritten. Während einige im Glaukom eher ein reines Augendruckproblem sehen, betonen andere Gruppen vielmehr die Bedeutung der Durchblutungsstörungen für die Glaukomentstehung. Hierin scheint ein ungeklärter Widerspruch zu liegen, der aber bei genauerer Betrachtung gar keiner sein muss. Schließlich spielen beim Auftreten einer Krankheit häufig mehrere Faktoren zusammen, wobei je nach Erfahrung und Sichtweise des Arztes der eine oder der andere Faktor stärker betont wird. Hierzu ein einfaches Beispiel aus dem Leben:

2.2.1 Die Kausalitätsfrage

Oft gibt es Diskussionen über die Gründe, also die Kausa [kausa *lat* Grund] von Ereignissen. Dabei können sich ganz unterschiedliche Standpunkte scheinbar unversöhnlich gegenüberstehen, wie folgendes Beispiel illustriert:

Herr Schweizer fährt seit Jahren täglich mit seinem Auto zur Arbeit. Sein Arbeitsort liegt auf der anderen Seite eines Flusses, den er täglich auf einer Brücke überquert. Da diese Brücke etwas exponiert ist, ist die Fahrbahn der Brücke gelegentlich vereist. An einem Wintermorgen ist die vereiste Brücke mit etwas Schnee bedeckt. Herr Schweizer, wie immer etwas unter Zeitdruck, fährt mit nur mäßig gedrosselter Geschwindigkeit über diese Brücke. Dabei gerät sein Wagen ins Rutschen und wird in eine Böschung geworfen. Das Auto wird stark beschädigt.

Wir können uns nun die Frage stellen, was die Ursache für diesen Unfall und damit für den Schaden des Autos ist. Wir hören dabei verschiedene Meinungen: Einige Leute, nennen wir sie einmal Gruppe A, sagen, der Unfall sei eindeutig eine Folge der nicht der Situation angepassten Geschwindigkeit. Wäre nämlich Herr Schweizer langsam, unter Umständen sehr langsam gefahren, dann wäre der Unfall nicht aufgetreten. Niemand kann der Gruppe A wirklich widersprechen. Die Geschwindigkeit hat sicher eine Rolle gespielt. Die Gruppe B aber arbeitet in der Autobranche und sieht die Sachlage anders. Sie sagt, der Unfall wäre nicht aufgetreten, wenn Herr Schweizer ein besseres Auto gehabt hätte. Insbesondere hatte Herr Schweizer keine den Witterungsbedingungen angepassten Reifen. Auch der Gruppe B können wir kaum widersprechen, denn am gleichen Tag sind tatsächlich viele andere Fahrzeuge mit ähnlicher Geschwindigkeit, aber besseren Reifen, über die Brücke gefahren, ohne einen Unfall zu erleiden. Trotzdem vertritt Gruppe C nochmals eine andere Meinung: Sie sagt, dass die Schuld an diesem Unfall die Gemeinde trägt. Hätte diese nämlich dafür gesorgt, dass Schnee und Eis rechtzeitig entfernt werden, dann wäre dieser Unfall nicht aufgetreten. Die Ursache des Unfalls ist also die vereiste Brücke, bzw. die Tatsache, dass sie nicht richtig präpariert wurde. Auch diesen Einwand können wir nicht widerlegen. Auch Gruppe C hat recht.

Wir könnten dieses Beispiel noch weiterführen. Es gibt noch andere Faktoren, die mitspielen könnten, wie die Reaktionsfähigkeit des Fahrers usw.

Dieses Beispiel betont die Tatsache, dass beim Auftreten eines Ereignisses meistens mehrere Faktoren zusammenspielen. Je nach Sichtweise aber können wir den einen oder anderen Faktor besonders betonen, oder das Problem auf einen Faktor reduzieren.

Übertragen wir das Beispiel auf den Glaukomschaden, dann könnte man den Augendruck mit der Geschwindigkeit vergleichen. Wir haben im Beispiel gesehen, dass kaum Unfälle dieser Art auftreten würden, wenn jedes Auto den Umständen entsprechend, d.h. gelegentlich sogar extrem langsam, fahren würde. Ganz ähnlich ist es mit dem Augendruck. Hätten alle Menschen einen ihrem Auge angepassten, also eventuell sogar einen sehr tiefen Augendruck, dann würde nur noch selten ein Glaukomschaden auftreten. So, wie man aber auch bei noch so langsamer Fahrweise einen Unfall nie absolut vermeiden kann, so kann auch bei noch so tiefem Augendruck – allerdings glücklicherweise seltener – trotzdem ein Glaukomschaden auftreten oder fortschreiten. Da wir aber aus praktischen Gründen eine gewisse Fahrgeschwindigkeit brauchen, müssen wir uns auch den anderen Faktoren zuwenden. Gutes Schneeräumen bzw. gute Fahrzeuge ermöglichen uns, die Gefahren deutlich zu reduzieren, oder machen eine totale Verlangsamung des Verkehrs nicht mehr notwendig. So kann die Verbesserung einer gestörten Blutzirkulation bei einigen Patienten dazu beitragen, dass ein «normaler» Augendruck nicht mehr schädigend wirkt.

Aus diesem Beispiel kann man aber auch sehr schön herleiten, dass ein Faktor alleine ebenfalls zum Schaden führen kann, wenn er extrem ist. Auch mit dem besten Auto und auch ohne Schnee und Eis kann es zum Unfall kommen, wenn die Geschwindigkeit massiv überhöht ist. Genauso kann auch beim sonst völlig Gesunden ein erhöhter Augendruck zum Schaden führen. Umgekehrt aber kann eine Straße so eisig sein, dass ein Auto auch bei noch so vorsichtiger Fahrweise abrutschen kann. Genauso gibt es Glaukompatienten, die trotz niedrigem, unter Umständen sogar sehr niedrigem Augendruck einen weiteren Glaukomschaden bekommen. Dies macht es dann unbedingt erforderlich, sich auch den anderen Risikofaktoren zu widmen. Unser Beispiel sollte zeigen, dass es bei vielen Krankheiten, auch beim Glaukomschaden, häufig ein Zusammenspiel vieler Faktoren gibt, dass aber auch ein einzelner Faktor zum Schaden führen kann, wenn er sehr stark ausgeprägt ist. Die Betonung nur eines einzigen Risikofaktors ist weder richtig noch falsch, sie stellt lediglich eine vereinfachte Sichtweise dar. Im Idealfall sollten alle Faktoren berücksichtigt und gegeneinander abgewogen werden (siehe dazu Kap. 5).

Ein äußerst wichtiger Risikofaktor für das Glaukom ist der erhöhte Augeninnendruck. Da dieser Faktor relativ leicht zugänglich und behandelbar ist, hat man sich seit Jahrzehnten sehr stark auf ihn konzentriert. In Kapitel 3 werden die verschiedenen Mechanismen der Augeninnendrucksteigerung beschrieben. In Kapitel 4 werden wir dann weitere Risikofaktoren besprechen und schließlich wird in Kapitel 5 aufgezeigt, wie diese verschiedenen Risikofaktoren zusammenwirken und zum Glaukomschaden führen können.

2.2.2 Die Bedeutung des Augendruckes

Der Augeninnendruck, also der Druck, der im Inneren des Auges herrscht, ist physikalisch betrachtet nichts anderes als die Differenz von absolutem Augeninnendruck und dem momentan bestehenden Luftdruck. Wenn wir vom Augendruck sprechen, meinen wir also diese Differenz, d.h. den relativen Augeninnendruck. Vereinfacht werden wir dies jetzt Augeninnendruck, oder noch kürzer, Augendruck nennen. Wie wird nun der Augendruck überhaupt aufgebaut?

Im Auge zirkuliert eine wasserähnliche Flüssigkeit, das sog. Kammerwasser («Kammer»wasser daher, weil der Augenarzt das Auge noch einmal in verschiedene Abschnitte, unter anderem in die Vorder- und die Hinterkammer, unterteilt). Es wird vom sog. Ziliarkörper des Auges produziert und zunächst in die hintere Augenkammer abgegeben (siehe Kap. E 1). Von dort gelangt es durch die Pupille in die Vorderkammer (Abb. 2.14).

Ein Teil des Kammerwassers gelangt über das Trabekelmaschenwerk in den sog. Schlemm'schen Kanal. Dieser zirkuläre, im

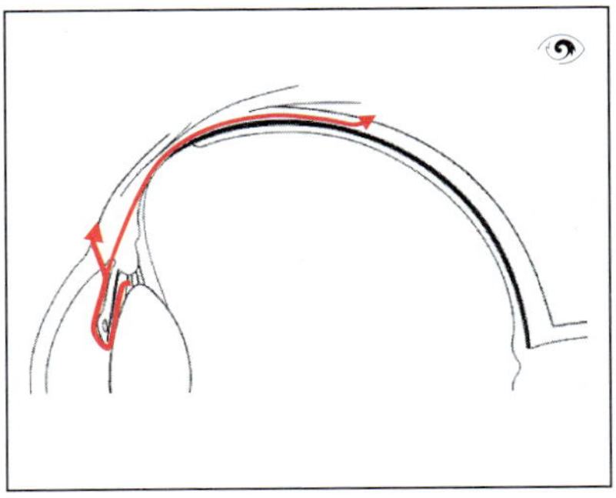

Abb. 2.14: Das Kammerwasser fließt von der Hinter- zur Vorderkammer und verlässt das Auge durch das Trabekelwerk oder durch Uvea und Sklera.

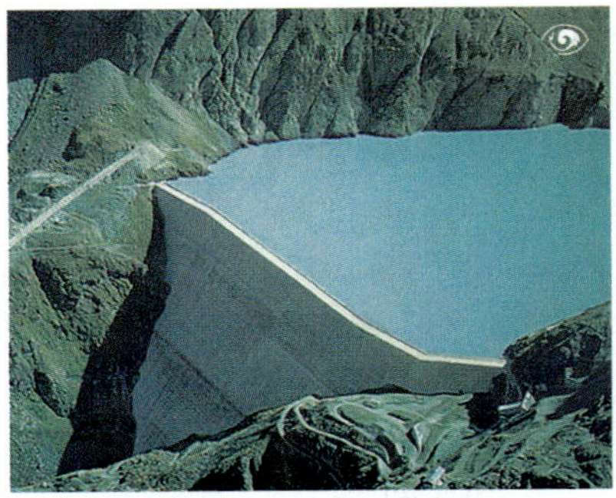

Abb. 2.15: Wie bei einem Stausee entsteht der gewünschte Druck nur, wenn sich Zufluss und Abfluss die Waage halten.

Übergang von Hornhaut zur Lederhaut (Sklera) liegende Kanal hat Verbindungen zu den Venen, die über der Sklera liegen. Über diese Kammerwasservenen fließt das Kammerwasser aus dem Auge heraus in den Blutkreislauf ab.

Ein anderer Teil des Kammerwassers fließt über Zwischenräume der Iris und des Ziliarkörpers unter die Sklera. Die Sklera ist für Flüssigkeit durchgängig. Deshalb kann das Kammerwasser durch die Sklera nach außen in den sogenannten Orbitalraum abfließen, wo sie dann wieder von Blutgefäßen aufgenommen wird. Teilweise wird das Kammerwasser auch direkt von den Blutgefäßen der unter der Netzhaut liegenden Aderhaut aufgenommen. Wir bezeichnen diese Abflusswege auch als den uveoskleralen Abfluss [uvea *lat* Traube]. Die Aderhaut wurde früher mit einer Traube verglichen: Da sie sehr gut durchblutet ist, sieht sie rot-bläulich aus, die läppchenartige (lobuläre) Anordnung der Blutgefäße erinnert an Traubenbeeren.

Das Kammerwasser wird vom Auge aktiv produziert (= sezerniert), dem Abfluss wird ein gewisser Widerstand entgegengesetzt (siehe Kap. E 1). So wird ein Augeninnendruck aufgebaut. Da sich der Augapfel kaum ausdehnen kann, resultiert dieser Augeninnendruck aus der Balance von Kammerwasserproduktion und Kammerwasserabfluss. Ist die Produktion des Kammerwassers vermindert und/oder der Abfluss erleichtert, sinkt der Augendruck. Umgekehrt steigt der Druck, wenn der Ziliarkörper mehr Kammerwasser produziert und/oder der Abflusswiderstand erhöht ist (siehe Abb. 2.15).

Warum braucht das Auge einen Augeninnendruck?

1. Der Augendruck sorgt für die Formstabilität des Auges. Bei jeder Blickwendung ziehen die Augenmuskeln relativ kräftig am Augapfel. Auch die Augenlider können auf das Auge drücken. Ein gewisser Augendruck garantiert uns, dass es nicht bei jeder Blickrichtungsänderung und bei jedem Lidschlag zu Deformationen am Auge kommt. Deformationen würden die optische Qualität der Abbildung auf der Netzhaut verschlechtern (siehe Kap. E 4). Der Augendruck hält also das Auge in Form.
2. Der Augendruck ist auch notwendig, um ein Anschwellen von bestimmten Gewebsanteilen des Auges zu verhindern. Der Augendruck ersetzt nämlich den sog. onkotischen Druck [ogkos *gri* Schwellung]. Der onkotische Druck beruht auf der Sogkraft, die im Blut zirkulierende Eiweißmoleküle auf die Flüssigkeit im Nachbargewebe ausüben. Durch ihre «Anziehungskraft» können die Eiweißmoleküle das Gewebe um die Blutgefäße herum aktiv entwässern und von «Abfallstoffen» reinigen. Die Aderhaut des Auges hat aber kleine Poren in ihren Blutgefäßen. Kleine Eiweißmoleküle können durch diese Gefäßporen austreten. Deswegen fällt der onkotische Sog weg. Wie aber kann das Auge dann von den Abfallprodukten unseres Stoffwechsels gereinigt und eine Gewebsschwellung verhindert werden? Das Auge besitzt auch keine Lymphgefäße, die die Abfallstoffe abdrainieren könnten. Hier kommt wieder der Augendruck ins Spiel: Er presst die Flüssigkeit mit den Abfallprodukten zurück in den Blutkreislauf.
3. Das Kammerwasser umströmt kontinuierlich verschiedene Gewebsanteile des Auges, unter anderem auch die Linse und die Hornhaut (siehe Kap. E 1). Linse und Hornhaut besitzen keine eigenen Blutgefäße, man sagt auch, sie sind «avaskulär»[vas *lat* Gefäß]. Wären sie von Blutgefäßen durchzogen, wären sie nicht mehr so durchsichtig, was sich deutlich nach-

teilig auf unsere Sehfunktion auswirken würde. Damit sie auch ohne Blutgefäße überleben können, werden sie permanent vom Kammerwasser umspült und mit Nährstoffen versorgt.

Der Augendruck ist also notwendig. Ist er zu niedrig, kann es längerfristig zu Störungen, insbesondere zu einer Schwellung der Aderhaut kommen. Der Augenarzt spricht dann von einer sog. Aderhautamotio [amotio *lat* Ablösung]. Ein Patient mit einer Aderhautamotio sieht schlecht. Normalerweise erholt sich die Sehfunktion aber rasch, wenn der Augendruck wieder ansteigt. Abbildung 2.16 zeigt uns noch einmal schematisch, was mit einem Auge geschieht, wenn der Augendruck zu hoch bzw. zu niedrig ist.

Wie hoch ist der normale Augendruck? Die Antwort hängt davon ab, was wir unter dem Begriff normal verstehen. Normal im statistischen Sinne sind Augendruckwerte, die sehr häufig (also normalerweise) beim Gesunden vorkommen. Bei den meisten gesunden Menschen liegt der Augendruck im Bereich zwischen 9 und 21 mmHg mit einem Mittelwert von etwa 15 mmHg. Also gibt es auch, wenn auch seltener, gesunde Menschen, die einen Augendruck von weniger als 9 oder mehr als 21 mmHg aufweisen (Abb. 2.17).

Die Tatsache, dass die meisten Gesunden einen Augendruck von weniger als 22 mmHg haben, bedeutet jetzt aber nicht automatisch, dass ab dieser Schwelle die glaukomatöse Schädigung des Au-

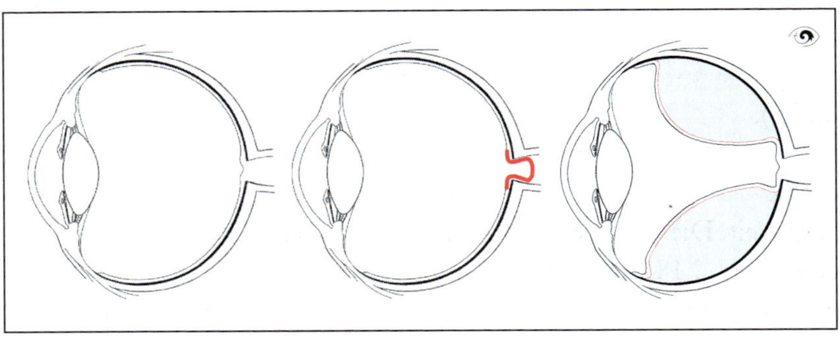

Abb. 2.16: Ist der Augendruck hoch, entsteht ein Glaukomschaden (Mitte), ist er tief, schwillt die Choroidea an (rechts).

Abb. 2.17: Häufigkeitsverteilung der Augendruckwerte bei Gesunden.

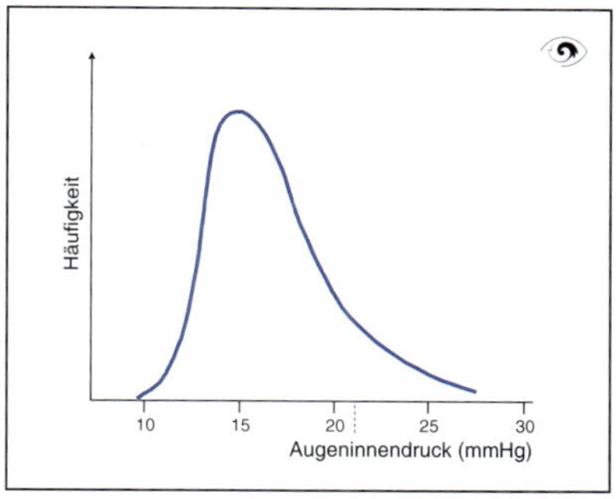

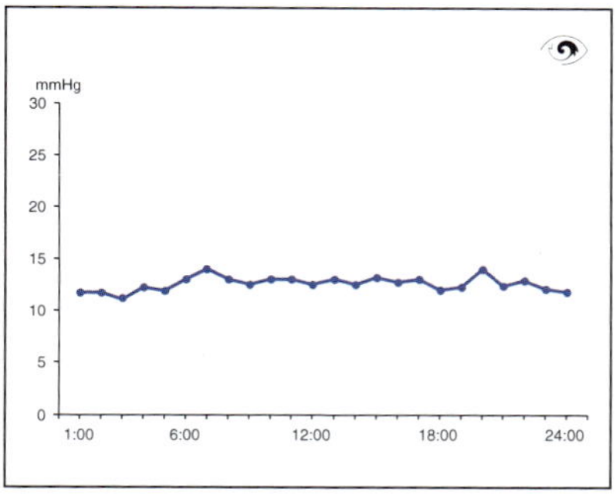

Abb. 2.18: Leichte Schwankungen des Augendruckes über den Tag bei einem Gesunden.

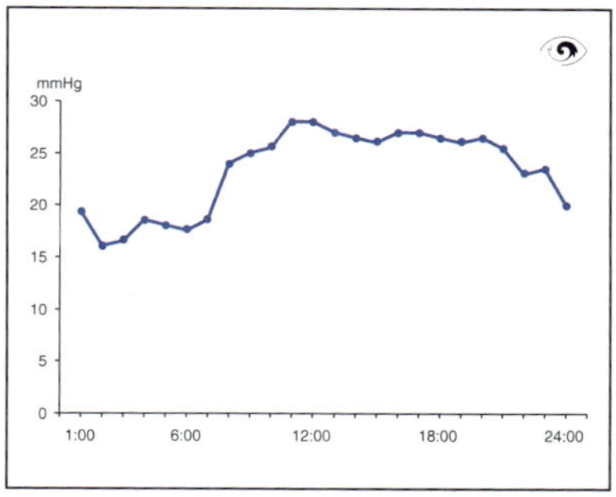

Abb. 2.19: Stärkere Schwankungen des Augendruckes über den Tag bei einem Glaukompatienten.

ges einsetzt. Wie wir noch zeigen werden, kann ein Glaukomschaden auch bei Werten unter 21 mmHg auftreten. Umgekehrt gibt es gesunde Menschen, die problemlos mit einem Augendruck von mehr als 21 mmHg leben. Der noch tolerierbare Augendruck bzw. die Schwelle, ab der ein Schaden eintritt, ist individuell sehr unterschiedlich und hängt von verschiedenen anderen Risikofaktoren ab (siehe Kap. 4 und 5).

Der Augeninnendruck kann übrigens – ähnlich wie der Blutdruck – deutlich schwanken, insbesondere in Abhängigkeit von der Tageszeit. Die Schwankungen sind von Mensch zu Mensch verschieden (Abb. 2.18). Beim Glaukompatienten ist der Augendruck normalerweise nicht nur erhöht, sondern schwankt auch deutlich stärker als beim Gesunden (Abb. 2.19). Um die versteckten Schwankungen, insbesondere die Druckspitzen, sichtbar zu machen, reicht eine einmalige Druckmessung nicht aus; mehrere, über den Tag verteilte Messungen sind notwendig.

Anmerkung: Der Druck wird meist in der Einheit «mmHg» angegeben. Hg ist die chemische Abkürzung für Quecksilber. Wir bestimmen also die Höhe eines Druckes darüber, um wie viele Millimeter er das Quecksilber in einer Quecksilbersäule ansteigen lässt.

2.2.3 Die Bedeutung der Augendurchblutung

Das Auge wird, genau wie das Gehirn, von der Halsschlagader (Arteria carotis) mit Blut versorgt (siehe Abb. 2.20). Die Arteria ophthalmica, eine Abzweigung der Halsschlagader, zieht weiter bis in die Augenhöhle, die sogenannte Orbita, und versorgt das Auge und seine Umgebung mit Blut (Abb. 2.21). Der Wortstamm «ophtha», der in vielen Wörtern, z.B. im Begriff Ophthalmologie, vorkommt, ist aus dem Griechischen entlehnt und wird uns noch häufiger begegnen: Ophthalmos heißt Auge. Entsprechend ist die Ophthalmologie die Augenheilkunde.

Die vorderen Augenabschnitte werden von den Blutgefäßen der Augenmuskeln versorgt, die hinteren Abschnitte besitzen zwei getrennte Kreisläufe: Die Zentralarterie der Netzhaut (Arteria centralis retinae) tritt zusammen mit dem Sehnerv in das Auge ein und versorgt unsere Netzhaut, die Retina [rete *lat* Netz]. Wir bezeichnen das als den retinalen Kreislauf (siehe Abb. 2.22).

Die Aderhaut, Choroidea (siehe Kap. E 1) genannt, wird von den vielen kleinen Ästen des sog. ziliaren Kreislaufes versorgt. Die

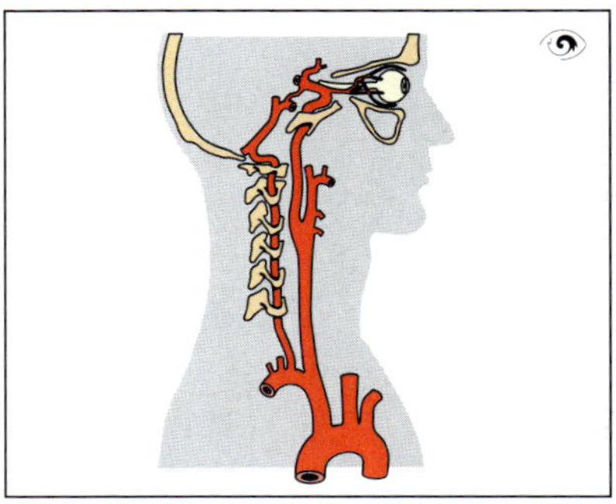

Abb. 2.20: Die Halsschlagader (Arteria carotis) versorgt das Auge und die vorderen Hirnanteile, die Vertebralarterie (Arteria vertebralis) die hinteren Hirnanteile mit Blut.

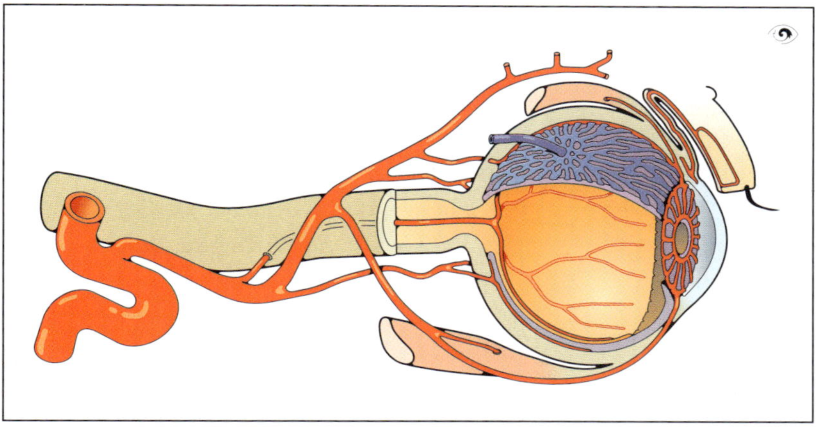

Abb. 2.21: Die Arteria ophthalmica versorgt das Auge und seine Umgebung.

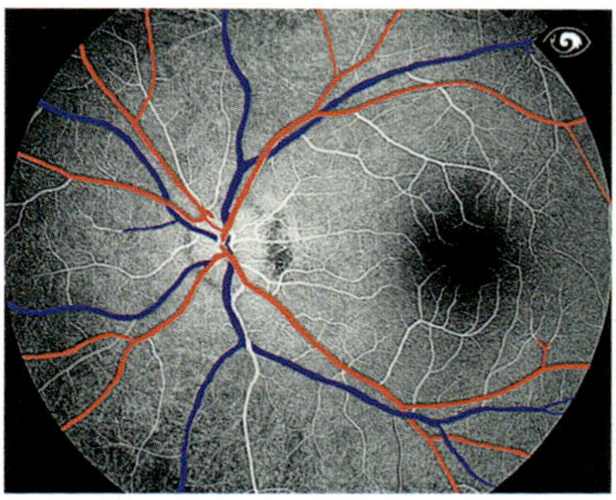

Abb. 2.22: Die Blutgefäße der Netzhaut: Zur Verdeutlichung sind einige Arterien rot und einige Venen blau gefärbt.

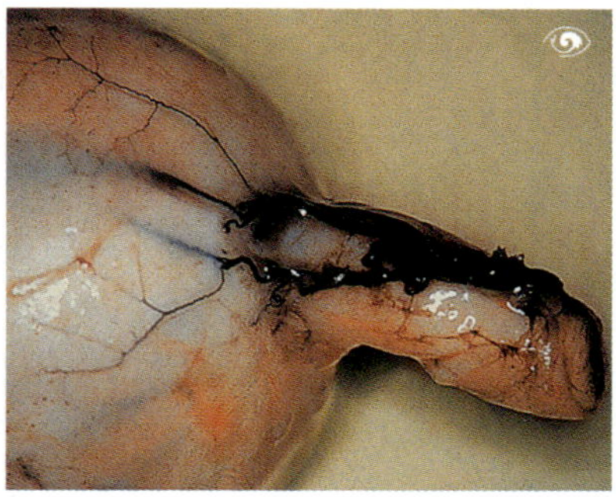

Abb. 2.23: Hier wurden die hinteren Ziliararterien mit Tinte angefärbt.

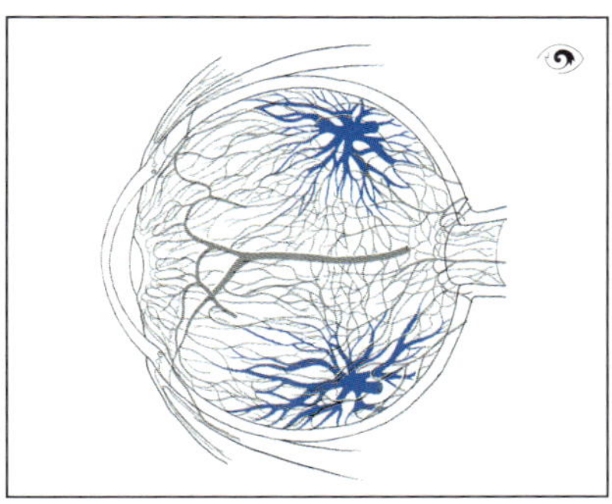

Abb. 2.24: Das Blut fließt von der Choroidea in die Vortexvenen (blau).

Ziliargefäße treten am hinteren Pol durch die Lederhaut (Sklera) in das Auge ein (Abb. 2.23). Wir sprechen vom choroidalen Kreislauf.

Das venöse Blut der Netzhaut fließt über die Zentralvene (Vena centralis retinae) ab. Auch sie zieht, ähnlich wie die Zentralarterie, durch das Zentrum der Papille in den Sehnerv hinein und begleitet ihn ein Stück. Der venöse Abfluss der Aderhaut erfolgt über die Vortexvenen. «Vortex» bedeutet soviel wie Wirbel, was recht gut die Form dieser Venen beschreibt (siehe Abb. 2.24).

Die Papille nimmt in Bezug auf die Durchblutung eine Sonderstellung ein: Ihre Oberfläche wird arteriell vom retinalen Kreislauf, ihre tiefer gelegenen Anteile vom choroidalen Kreislauf versorgt. Der venöse Abfluss erfolgt vollständig über den retinalen Kreislauf, also über die Vena centralis retinae. Die Papillendurchblutung hat also Gemeinsamkeiten mit der Netzhaut, aber auch mit der Aderhaut (Abb. E 1.52). Gefäßaktive (= vasoaktive) Substanzen, also Stoffe, die die Gefäßweite beeinflussen, können aus der Aderhaut in die Papille gelangen. Es erklärt die Anfälligkeit der Papille für Durchblutungsstörungen. Dies wird ausführlich im Kapitel 5 besprochen.

Beim Glaukompatienten ist nun die Augendurchblutung häufig vermindert. Dies stellt einen entscheidenden Risikofaktor dar und wird deswegen im Kapitel 4.2.7 ausführlich besprochen. Dies erhöht die Druckempfindlichkeit, was in Kapitel 5 gezeigt wird.

Zusammenfassung

Unter einem Glaukomschaden verstehen wir den Untergang von retinalen Nervenzellen mitsamt ihren Nervenfasern. Bei der glaukomatösen Papillenatrophie gehen nicht nur die Nervenfasern, sondern auch das Stützgewebe und Blutgefäße im Bereich des Sehnervenkopfes zugrunde, es kommt zur Papillenexkavation. Die Folge sind Gesichtsfeldausfälle, die der Patient jedoch anfänglich nicht wahrnimmt. Bei der Entstehung des Schadens spielen mehrere Faktoren zusammen, im Vordergrund stehen ein erhöhter Augeninnendruck und eine verminderte Durchblutung.

3 Einteilung der Glaukome

Traditionell wird das Glaukom nach der Ursache der Augendrucksteigerung eingeteilt. Der weitaus häufigste Grund für eine Drucksteigerung ist eine verminderte Abflussleichtigkeit des Kammerwassers, meistens in der Gegend des Kammerwinkels und des Trabekelwerkes (siehe Kap. E 1). Die Störung des Kammerwasserabflusses wiederum hat verschiedene Ursachen, die hier im Kapitel 3 besprochen werden.

Obwohl die Häufigkeit einer Augeninnendrucksteigerung mit zunehmendem Alter deutlich zunimmt, kann eine Drucksteigerung in jedem Lebensalter vorkommen. Ein erhöhter Augeninnendruck kann schon beim Neugeborenen vorhanden sein oder kurz nach der Geburt auftreten. Man spricht dann von einem angeborenen Glaukom. Tritt die Drucksteigerung in der Kindheit auf, sprechen wir von einem kindlichen Glaukom, tritt sie im jungen Erwachsenenalter auf, von einem juvenilen Glaukom.

3.1 Angeborenes Glaukom

Die betroffenen Kinder können bereits mit erhöhtem Augendruck auf die Welt kommen oder aber der Druck steigt in den ersten Lebenswochen an.

Die Ursache. Das angeborene Glaukom ist eine seltene Glaukomform. Es sind meist beide Augen betroffen, aber häufig nicht gleich stark. Knaben sind etwas häufiger befallen als Mädchen. Das angeborene Glaukom wird gelegentlich von den Eltern vererbt. Die entsprechenden Gene und die dafür verantwortlichen Mutationen werden zurzeit gesucht und sind teilweise auch bereits beschrieben (siehe Kap. E 3).

Es gibt aber auch sporadische Fälle, d.h. Kinder mit einem angeborenen Glaukom, das sie nicht von ihren Eltern geerbt haben.

Zur Augeninnendrucksteigerung kommt es aufgrund einer ungenügenden Reifung des Kammerwinkels bzw. des Trabekelwerkes während der Schwangerschaft (siehe Kap. E 2). Diese Kinder haben

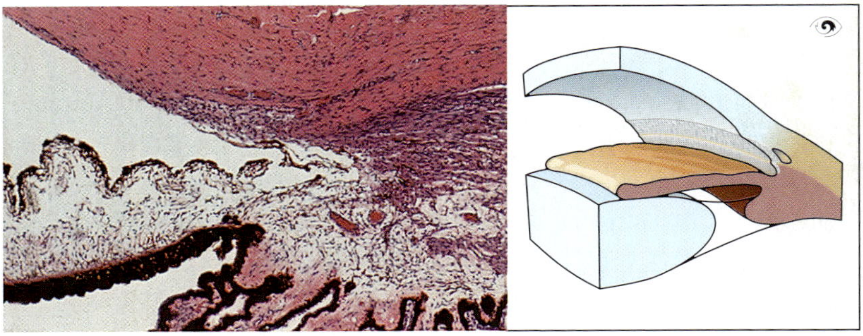

Abb. 3.1: Der normale Kammerwinkel: Links im histologischen Schnitt, rechts schematisch dargestellt.

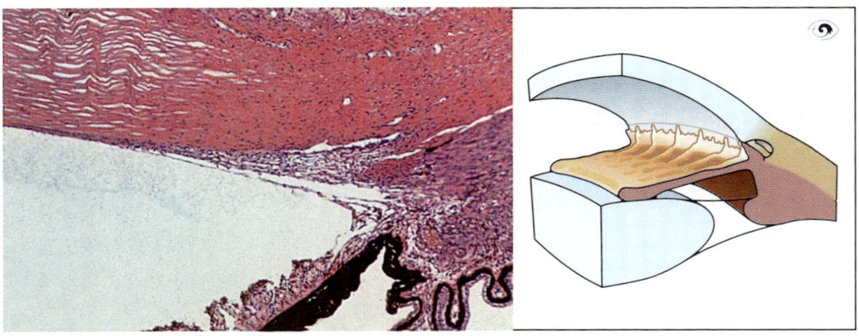

Abb. 3.2: Unvollständig ausgereifter Kammerwinkel.

einen gestörten Kammerwasserabfluss. Da die Produktion des Kammerwassers aber trotzdem normal funktioniert, steigt der Augeninnendruck an.

In Abbildung 3.1 sehen Sie einen normalen, in Abbildung 3.2 einen unvollständig ausgereiften Kammerwinkel. Das Trabekelmaschenwerk hat sich nicht voll ausgebildet und ist auch nicht genügend freigelegt.

Folgen der frühkindlichen Drucksteigerung. Je nach Höhe des Augeninnendruckes kommt es über Wochen und Monate, eventuell auch über Jahre, zu einer Schädigung des Sehnerven. Dies ist grundsätzlich ähnlich wie beim Glaukom des Erwachsenen. Neben der Sehnervenschädigung kommt es beim Säugling wegen der noch bestehenden Dehnbarkeit des Gewebes auch zu einer Vergrößerung des Auges (Abb. 3.3).

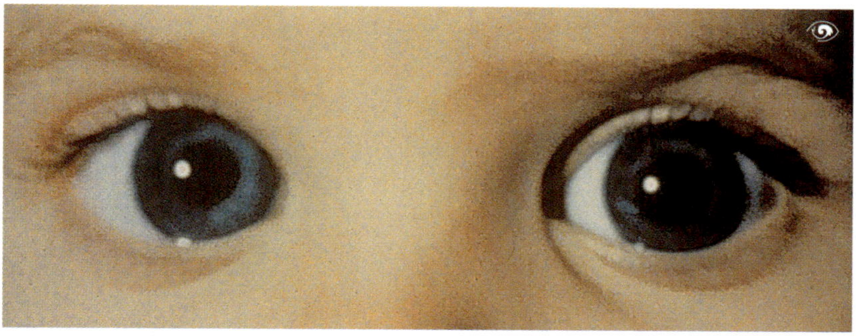

Abb. 3.3: Vergrößerte Augen bei einem Kind mit angeborenem Glaukom.

Alle Anteile der Augenhülle, vor allem Lederhaut und Hornhaut, weiten sich aus. Dies führt zu den großen Augen dieser Kinder. Bestimmte Schichten der Hornhaut lassen sich weniger leicht dehnen, dort entstehen feine Risse. Diese wiederum führen zu einer leichten bis mäßigen Trübung der Hornhaut (Abb. 3.4).

Diese Trübung bildet sich nach einer Augendrucksenkung teilweise wieder zurück. Kinder mit einem angeborenen Glaukom können sehbehindert werden, und zwar durch die Schädigung des Sehnervenkopfes und/oder durch die Hornhauttrübung.

Wie bereits erwähnt, sind Auge, Sehnerv und bestimmte Gehirnteile am Sehvorgang beteiligt. Dieses visuelle System ist bei der Geburt noch nicht vollständig entwickelt. Voraussetzung für die innerhalb der ersten Lebensjahre ablaufende Ausreifung ist ein normales beidäugiges Sehen. Wird ein Auge in der Kindheit am Sehen ge-

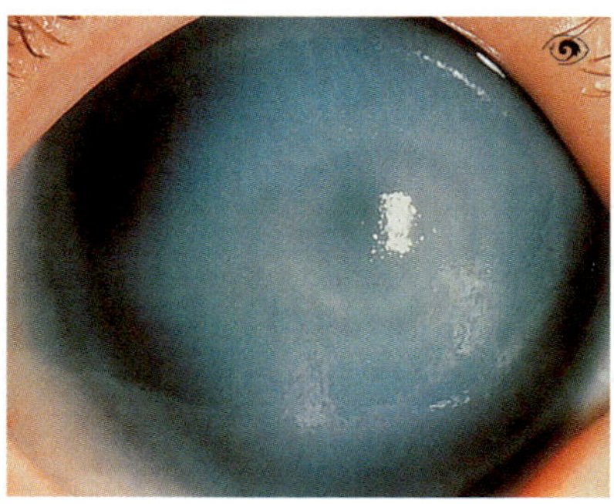

Abb. 3.4: Trübe Hornhaut bei einem Auge mit angeborenem Glaukom.

hindert (z.B. durch einseitige Linsentrübung), ist die Reifung des Sehapparates auf dieser Seite bedroht. Ohne entsprechende Behandlung kann es zu einer entwicklungsbedingten Sehschwäche (= Amblyopie) kommen. Eine Amblyopie kann nur in der Kindheit und nicht mehr im Erwachsenenalter korrigiert werden [amblys *gri* stumpf/opsein *gri* sehen]. Aus diesem Grunde ist es wichtig, dass den kleinen Glaukompatienten möglichst schnell ein normales beidäugiges Sehen ermöglicht wird.

Diagnose des angeborenen Glaukoms. Zum Glück ist das angeborene Glaukom sehr selten, etwa eines von zehntausend Neugeborenen ist betroffen. Die Früherkennung ist bei dieser Krankheit äußerst wichtig, da den Kindern bei rechtzeitiger Diagnosestellung geholfen werden kann.

Gibt es Zeichen und bestimmte Symptome, die den Verdacht auf ein angeborenes Glaukom nahe legen?

Im Vordergrund stehen die zu großen Augen; oft tränen diese Augen und die Kinder zeigen erhöhte Lichtempfindlichkeit mit entsprechendem Augenkneifen. Nicht selten reiben sich die Kinder auch mit den Händen in den Augen.

Wie wird die Diagnose gestellt?

Die Untersuchung von Neugeborenen und Kleinkindern ist etwas schwieriger als die beim Erwachsenen. Besteht ein Glaukomverdacht, ist eine exakte Beurteilung in Narkose notwendig. Nur so kann der Augendruck ohne Belastung für das Kind und auch ohne störendes Augenkneifen gemessen werden (das Kneifen erhöht nämlich kurzfristig den Augendruck). Zudem ist in Narkose eine Untersuchung aller Augenabschnitte, insbesondere auch die Beurteilung des Sehnervenkopfes, möglich.

Therapie des angeborenen Glaukoms. Die Therapie richtet sich nach dem Schweregrad des Krankheitsbildes. In einfachen Fällen kann zunächst mit drucksenkenden Augentropfen begonnen werden. Meist ist aber, vor allem in schweren Fällen, eine drucksenkende

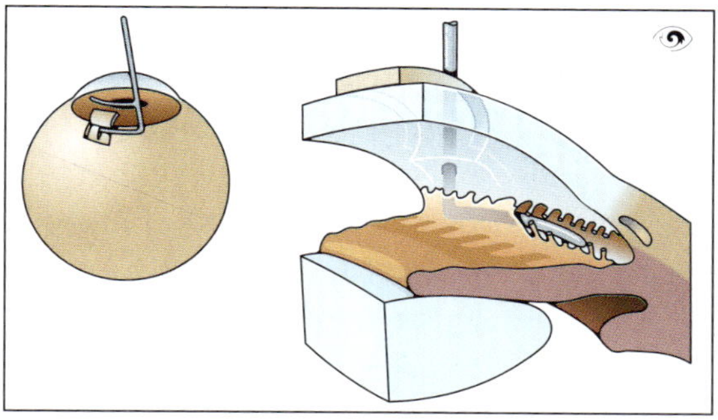

Abb. 3.5: Trabekulotomie bei angeborenem Glaukom.

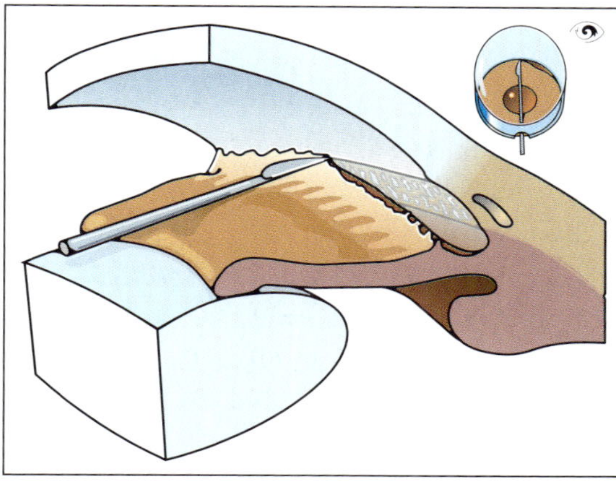

Abb. 3.6: Goniotomie bei angeborenem Glaukom.

Operation notwendig; sowohl den Zeitpunkt als auch die Operationsart legt der behandelnde Augenarzt, bzw. der entsprechende Operateur fest.

Es gibt verschiedene Operationstechniken. Abb. 3.5 zeigt eine Trabekulotomie, Abb. 3.6 eine sog. Goniotomie. Möglich ist auch eine Trabekulektomie, welche wir bei den Operationen des Erwachsenen besprechen und zeigen werden (siehe Kap. 7.4).

Ziel aller Techniken ist es, den Kammerwasserabfluss zu verbessern und damit den Augeninnendruck zu senken.

Da der Augeninnendruck trotz gelungener Operation jederzeit wieder ansteigen kann, sind engmaschige Kontrollen durch den Augenarzt notwendig. Bei einem erneuten Druckanstieg muss eine medikamentöse Therapie eingeleitet oder die Operation wiederholt werden. Mehrfache Wiederholungen der Operation sind möglich und leider manchmal notwendig. Mit dem angeborenen Glaukom können andere Fehlbildungen des Auges oder des übrigen Körpers kombiniert sein. Wir sprechen dann von sog. Syndromen (z.B. Axenfeld-Rieger Syndrom, Peter'sche Anomalie, Aniridie, Neurofibromatose usw.). Das bedeutet konkret, dass bei einem Kind mit einem angeborenen Glaukom immer auch nach anderen Erkrankungen bzw. Fehlbildungen gefahndet werden muss. Umgekehrt aber muss man bei Kindern mit den entsprechenden Fehlbildungen immer auch den Augendruck überprüfen, um ein eventuelles Glaukom frühzeitig zu erkennen bzw. auszuschließen.

3.2 Kindliches Glaukom

Beim kindlichen Glaukom handelt sich im weitesten Sinne auch um ein angeborenes Glaukom. Da der Augendruck aber etwas später, eben erst im Laufe der ersten Lebensjahre ansteigt, spricht man von einem kindlichen Glaukom. Die Ursache der Drucksteigerung ist grundsätzlich ähnlich wie beim angeborenen Glaukom, die Kammerwinkelbucht ist aber besser ausgereift, weshalb die Drucksteigerung später stattfindet. Durch die teilweise Reifung des Abfluss-Systems kann der Augeninnendruck in den ersten Lebensjahren noch normal sein. Im Verlaufe der Kindheit steigt dann der Druck langsam an.

Diagnose des kindlichen Glaukoms. Die klassischen Zeichen des angeborenen Glaukoms fehlen. Das heißt, die Augen sind nicht vergrößert und Symptome wie Tränen, Blenden, Hornhauttrübung usw. fehlen. Gelegentlich wird dieses Glaukom im Rahmen einer Reihenuntersuchung entdeckt. Manchmal lassen die Eltern ihr Kind auch frühzeitig untersuchen, weil in ihrer Familie bereits Glaukome bekannt sind.

Bei anderen Kindern manifestiert sich das Glaukom in Form von Sehstörungen oder Schielen. In diesen Fällen liegt meist bereits ein deutlicher Glaukomschaden vor. Dies weist mit aller Deutlichkeit darauf hin, dass Sehstörungen (inklusive Schielen) bei Kindern immer einer sorgfältigen Abklärung durch den Augenarzt bedürfen.

Die in der Kindheit auftretende Glaukomform wird übrigens häufig vererbt.

Folgen der kindlichen Augendrucksteigerung. Grundsätzlich haben wir die gleichen Folgen wie beim Erwachsenenglaukom. Es kommt zur Papillenexkavation und zu Gesichtsfeldstörungen. Da die Kinder sonst meistens gesund sind und insbesondere die Blutzirkulation meist gut ist, haben sie nach Normalisierung des Augendruckes oft eine sehr gute Prognose. Aus diesem Grunde ist es wichtig, dieses Glaukom frühzeitig zu diagnostizieren und zu behandeln.

Therapie des kindlichen Glaukoms. Die Behandlung ist nicht grundsätzlich anders als bei anderen Glaukomformen. Wenn eine medikamentöse Therapie den Druck nicht genügend senkt, kommt eine Laserbehandlung in Frage. Da die Kammerwinkelbucht nicht völlig ausgereift ist, kann man sie gelegentlich durch eine sog. Lasergoniotomie eröffnen. Der Effekt ist ähnlich wie bei der Goniotomie der angeborenen Glaukome. Wenn auch die Laserbehandlung nicht zum Ziel führt, d.h. der Augendruck immer noch erhöht ist und/ oder bereits Schäden vorliegen, sollte sobald wie möglich operiert werden. Über die Operationsmethode wird der Operateur entscheiden. Auch nach einer gelungenen Operation kann es jederzeit zu einer erneuten Augeninnendrucksteigerung kommen, daher bedarf es weiterhin der regelmäßigen augenärztlichen Kontrolle.

3.3 Juveniles Glaukom

Tritt die Drucksteigerung erst beim älteren Kind oder beim jungen Erwachsenen auf, spricht man von einem juvenilen Glaukom [juvenilis *lat* jugendlich]. Es wird relativ häufig vererbt. Bei intensivem Suchen findet man meist diskrete Hinweise auf eine Kammerwinkelreifungsstörung. Aus diesem Grund wird therapeutisch gelegentlich eine Lasergoniotomie (siehe Kap. E 13) durchgeführt. Im Übrigen aber gleicht das juvenile Glaukom im Erscheinungsbild und in der Therapie dem chronischen Offenwinkelglaukom (siehe Kap. 3.4) und wird deshalb hier nicht weiter besprochen.

Abschließend sei noch daraufhin gewiesen, dass beim Kind auch andere Glaukomformen vorkommen können, wie z.B. ein Sekundärglaukom (nach Entzündungen oder Unfällen usw.). Da sich diese Glaukomformen aber nicht grundsätzlich von denen des Erwachsenen unterscheiden, verzichten wir hier auf eine weitere Besprechung.

3.4 Primäres chronisches Offenwinkelglaukom (POG)

Eine Augendrucksteigerung beruht normalerweise auf einer Störung des Kammerwasserabflusses. Das Kammerwasser fließt vor allem über das im Kammerwinkel gelegene Trabekelwerk in den Schlemm'schen Kanal und von dort zurück in den Blutkreislauf (siehe Kap. E 1). Ist der Kammerwinkel ungenügend ausgereift, hat das Kammerwasser einen erschwerten Zugang zum Trabekelwerk und es kommt zum angeborenen Glaukom (siehe Kap. 3.1). Steigt der Druck später an, sprechen wir vom kindlichen Glaukom (siehe Kap. 3.2). Ist der Abfluss im Kammerwinkel durch die Iris verlegt, spricht man von einem Winkelblockglaukom (siehe Kap. 3.5), ist der Abfluss in Folge einer anderen Augenerkrankung erschwert, resultiert ein sekundäres Glaukom (siehe Kap. 3.6). Ist aber der Kammerwinkel normal ausgereift, liegt keine andere, an der Drucksteigerung beteiligte Augenerkrankung vor und ist schließlich der Zugang zum Kammerwinkel nicht durch die Iris verlegt, dann sprechen wir von einem primär chronischen Offenwinkelglaukom. Offenwinkelglaukom deshalb, weil der Kammerwinkel offen ist, chronisch, weil sich der Verlauf chronisch über Jahre hinzieht und primär, weil das Glaukom nicht auf Grund einer anderen Augenerkrankung entstanden ist.

Der lateinische Fachausdruck lautet «Glaucoma chronicum simplex». Im Englischen wird dieses Glaukom «primary chronic open-angle glaucoma» genannt. Es ist die weitaus häufigste Glaukomform und wird deswegen hier besonders ausführlich besprochen. Wir werden dafür im Folgenden die Abkürzung POG (primäres Offenwinkelglaukom) gebrauchen.

Abb. 3.7: Primär chronisches Offenwinkelglaukom: Der Übergang vom Normaldruck- zum Hochdruckglaukom ist fließend.

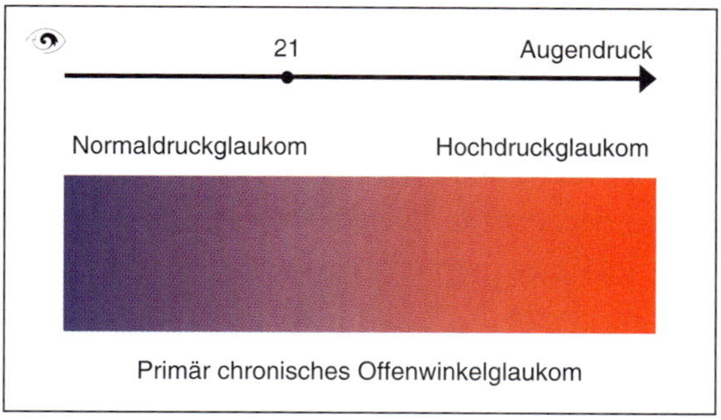

Das POG wird aus historischen Gründen eingeteilt in a) POG mit Glaukomschaden bei erhöhtem Augendruck (= Hochdruckglaukom), b) Augen mit Glaukomschaden, aber normalem Augendruck (= Normaldruckglaukom) und c) in Augen mit erhöhtem Augendruck ohne sichtbaren Glaukomschaden. Diese Einteilung ist arbiträr, d.h. künstlich (Abb. 3.7), da es sich lediglich um verschiedene Manifestationsformen des gleichen Krankheitsbildes handelt. Da diese Einteilung aber in den meisten Lehrbüchern gebraucht wird, werden auch wir diese Unterscheidung machen. Es sei aber betont, dass die Übergänge zwischen den Formen völlig fließend sind.

Je höher der Augendruck, desto größer ist zwar die Wahrscheinlichkeit, dass ein Schaden auftritt; eine klare Grenze, ab der ein Augendruck schädigend wirkt, gibt es aber nicht. Allerdings ändert sich die Gewichtung der verschiedenen Risikofaktoren. Je tiefer der Augendruck ist, bei dem ein Glaukomschaden auftritt oder fortschreitet, desto größer ist die Wahrscheinlichkeit, dass weitere Risikofaktoren (wie z.B. tiefer Blutdruck oder Gefäßfehlregulationen) beim Patienten vorliegen und an der Entstehung des Schaden mitbeteiligt sind.

Abgesehen vom Augendruck unterscheidet sich das Normaldruckglaukom vom Hochdruckglaukom auch ganz leicht im morphologischen Bild. Glaukompatienten mit normalem Augeninnendruck haben im Durchschnitt häufiger Papillenrandblutungen, eine etwas ausgeprägtere peripapilläre Atrophie (d.h. Gewebsverlust um die Papille herum), eine etwas weniger tiefe Exkavation und eine weniger starke Verdrängung des Gefäßstammes der Papille (Abb. 3.8 und 3.9). Veränderungen der Bindehautgefäße und das Auftreten von glitzernden Arealen in der Netzhaut (wir haben dies in der Literatur «gliose like alterations» genannt) sind beim Normaldruckglaukom häufiger als beim Hochdruckglaukom (siehe Abb. 6.32 und 6.33).

Die (wie gesagt etwas künstliche) Grenze zwischen Normal- und Hochdruckglaukom wird meistens bei 21 mmHg festgelegt. Da der Augendruck nun aber sehr stark schwankt, steigt die Wahrscheinlichkeit einer Überschreitung der Druckgrenze mit der Anzahl der Messungen. Wird also der Augendruck bei einem Patienten sehr häufig gemessen, dann steigt die Wahrscheinlichkeit, dass auch einmal ein Druck über 21 mmHg vorkommt. Dies ist grundsätzlich auch beim Gesunden so, nur wird beim Gesunden dieser Grenzwert seltener überschritten. Dies betont nochmals, wie relativ diese Einteilung ist.

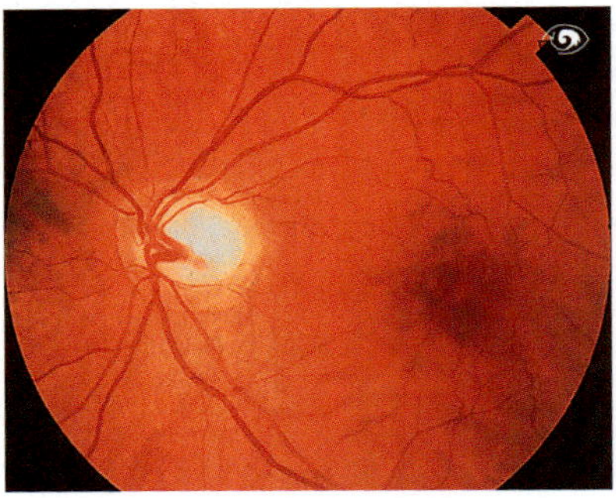

Abb. 3.8: Glaukompapille bei einem Patienten mit erhöhtem Augendruck.

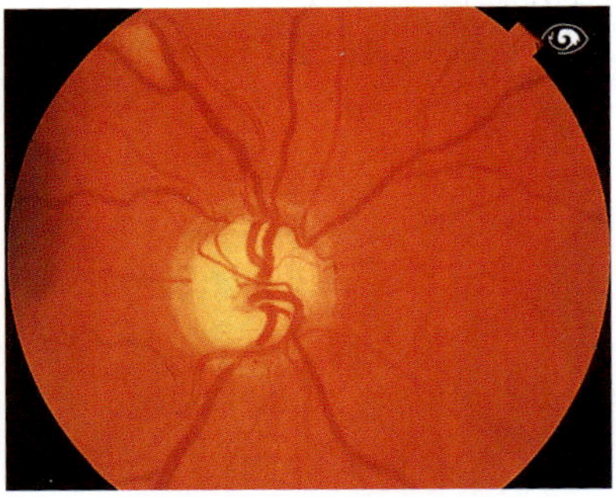

Abb. 3.9: Glaukompapille bei einem Patienten mit normalem Augendruck.

3.4.1 POG mit erhöhtem Augendruck

Es handelt sich um das chronische Offenwinkelglaukom (Glaucoma chronicum simplex) im engeren Sinne. Es wird auch Hochdruckglaukom genannt. Es ist charakterisiert durch einen schleichenden Nervenzelluntergang mit Papillenexkavation und entsprechenden Gesichtsfeldausfällen (siehe Kap. 2.1). Hauptrisikofaktor ist ein erhöhter Augeninnendruck, weitere Risikofaktoren können, müssen aber nicht vorhanden sein (siehe Kap. 4). Der Augendruck ist meist leicht erhöht, auf Werte zwischen 20 und 30 mmHg, gelegentlich auch auf Werte zwischen 30 und 40 mmHg. Da ein Augendruck dieser Höhe noch keine Schmerzen macht und die Gesichtsfeldausfälle anfänglich nicht bemerkt werden, spürt der Patient nicht, dass er ein Glaukom hat. Erst die Vorsorgeuntersuchung beim Augenarzt erbringt die Diagnose. Der Augenarzt misst nicht nur den Augendruck, sondern beobachtet vor allem die Papille. Ist sie glaukomverdächtig oder sogar schon eindeutig glaukomgeschädigt, unternimmt er weitere Abklärungsschritte (siehe Kap. 6).

Obwohl das primäre chronische Offenwinkelglaukom schon beim Jugendlichen auftreten kann, nimmt seine Häufigkeit mit dem Alter stark zu (Abb. 3.10). Es ist die bei weitem häufigste Glaukomform. Bis zu 10 Prozent der älteren Bevölkerung leiden an einem chronischen Offenwinkelglaukom. Menschen afrikanischer Abstammung sind besonders häufig betroffen. Im Gegensatz zum Normaldruckglaukom gibt es keinen wesentlichen Geschlechtsunterschied (siehe Kap. 3.4.2).

Ursache der Drucksteigerung. Wir haben diese Glaukomform definiert als Offenwinkelglaukom. Das heißt, der Augenarzt sieht bei der Betrachtung der Kammerwinkelbucht nichts, was dem Abfluss des Kammerwassers im Wege stehen könnte, und trotzdem steigt der Augendruck an.

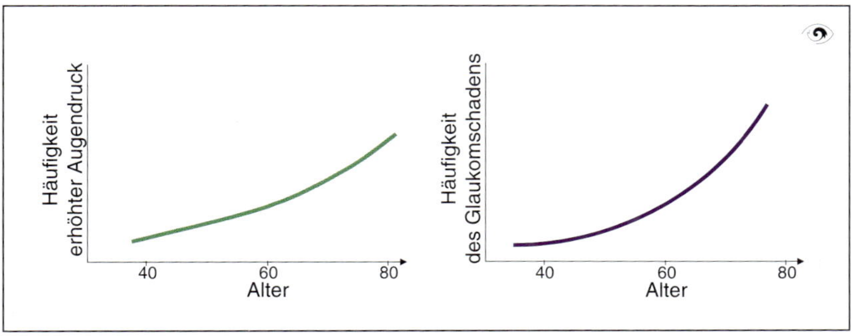

Abb. 3.10: Der Augendruck steigt mit dem Alter. Der Glaukomschaden kann in jedem Alter auftreten. Da er irreversibel ist, steigt die Zahl der geschädigten Patienten im Alter deutlich an.

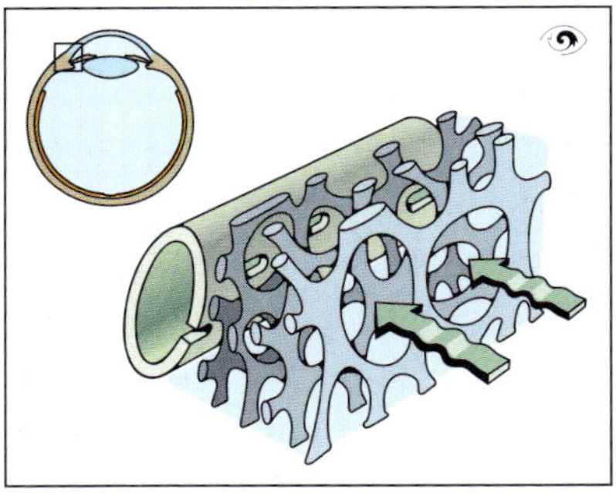

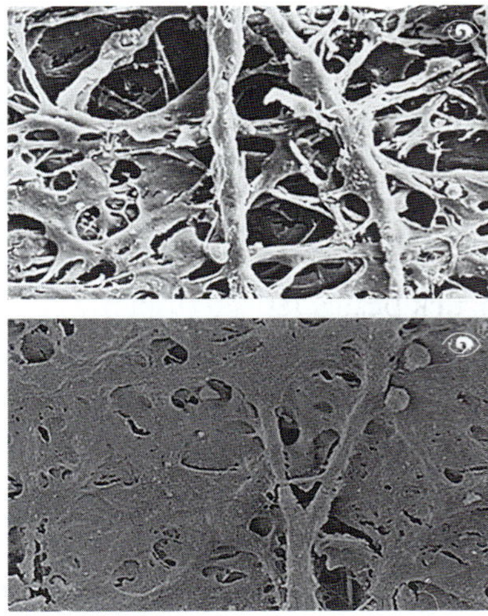

Abb. 3.11: Das Kammerwasser (grün) sickert durch das Trabekelwerk in den Schlemm'schen Kanal.

Abb. 3.12: Trabekelwerk eines Gesunden (oben) und eines Glaukompatienten (unten) in der Vergrößerung.

Ursache hierfür ist die Zunahme des Abflusswiderstandes im Trabekelwerk selbst. Das Kammerwasser muss dieses Maschenwerk durchfließen, um von dort in den Schlemm'schen Kanal zu gelangen (Abb. 3.11). Beim Glaukompatienten lagern sich in diesem Maschenwerk zunehmend Substanzen ab (Abb. 3.12), die den Durchtritt des Kammerwassers erschweren. Warum es zu diesen Ablagerungen kommt, wissen wir noch nicht genau. Wenn Zellen unter einem gewissen Stress stehen (z.B. durch vermehrte freie Sauerstoffradikale), bilden sie solche Substanzen. Ob und wie genau dies beim Glaukompatienten der Fall ist, wird die Forschung der nächsten Jahre zeigen.

Sehr typisch ist die Beobachtung, dass der Augendruck nicht nur im Mittel ansteigt, sondern auch stärker schwankt. Leider ist es so, dass gerade die Druckschwankungen besonders schädlich sind, schädlicher noch als ein stabil erhöhter Augendruck. Und dies leitet nun auch gleich über zur Therapie.

Therapie. Sobald ein Glaukomschaden sichtbar wird, sollte der Augendruck ganz deutlich gesenkt werden. Grundsätzlich gibt es hierfür drei Möglichkeiten: Die medikamentöse Therapie, die Lasertherapie oder die Operation. Meist wird, sofern der Schaden nicht schon zu weit fortgeschritten ist, zuerst versucht, den Augendruck medikamentös zu senken (siehe Kap. 7.2). Bleibt der Druck trotzdem zu hoch oder schreitet der Schaden trotz normalisiertem Augendruck weiter voran, muss meistens operiert werden. Die Operation hat selbstverständlich Vor- und Nachteile (dies werden wir in Kapitel 7.4 besprechen). In diesem Zusammenhang sei aber doch erwähnt, dass die Prognose für das Gesichtsfeld bei operativ gesenktem Augendruck besonders günstig ist. Das liegt wahrscheinlich daran, dass der Augendruck durch eine Operation nicht nur gesenkt, sondern auch stabilisiert wird. Die Laserbehandlung (siehe Kap. 7.3) hat bei dieser Glaukomform keine besonders große Bedeutung. Gelegentlich kann man den Augendruck durch eine sogenannte Trabekuloplastik etwas senken. Der Nachteil ist, dass die Augendruckschwankungen (wenn auch auf tieferem Niveau) bestehen bleiben und dass der Druck nach wenigen Jahren fast regelmäßig wieder ansteigt. Aus diesem Grund möchte man nicht viel Zeit verlieren und geht bei medikamentös nicht einstellbarem Druck oder bei fortschreitendem Schaden meist gleich zur Operation über.

Häufig sind noch andere Risikofaktoren an der Schadensentstehung beteiligt (siehe Kap. 4). Ist der Glaukomschaden bei nur mäßig erhöhtem Augendruck aufgetreten oder schreitet er trotz normalisiertem Druck weiter fort, müssen diese anderen Risikofaktoren unbedingt Berücksichtigung finden.

3.4.2 POG mit normalem Augendruck

Liegt ein Glaukomschaden (Papillenexkavation und/oder Gesichtsfeldausfall) vor, obwohl der Augendruck (bei mehrfacher Messung) immer im Normbereich liegt, spricht man von einem sog. Normaldruckglaukom. Es sei nochmals betont, dass sich das Normaldruckglaukom nicht grundsätzlich vom Hochdruckglaukom unterscheidet. Der Unterschied liegt lediglich im Druckniveau, wobei die Übergänge fließend sind. Eine klare Einteilung ist beim einzelnen Patienten häufig nicht möglich und auch nicht notwendig, denn hinsichtlich der Abklärung und der Behandlung unterscheiden sich ein POG mit Hochdruck und eines mit normalem Augendruck nicht grundsätzlich voneinander.

Wie gesagt, es gibt verschiedene Risikofaktoren, die zur Entstehung eines Glaukomschadens beitragen (siehe Kap. 4). Tritt nun ein Glaukomschaden bei nur leicht erhöhtem oder sogar völlig normalem Augendruck auf, lassen sich fast immer andere wichtige Risikofaktoren finden. Wie diese Faktoren zusammenspielen, werden wir in Kapitel 5 besprechen.

Der Glaukomschaden ist bei Patienten mit hohem und mit normalem Augendruck fast identisch. Es gibt aber feine Unterschiede, die wir bereits vorher besprochen haben. Es sei nochmals wiederholt, dass Patienten mit einem Normaldruckglaukom besonders häufig folgende Veränderungen zeigen: Papillenrandblutungen, peripapilläre Atrophie, weite, seichte Exkavation, einen etwas blasseren Papillenrandsaum (Abb. 3.8 und 3.9), vermehrte Glitzerareale («gliose like alterations») der Netzhaut und Veränderungen der Bindehautgefäße (siehe Kap. 6.6). Diese Veränderungen kann der Augenarzt auch beobachten, sie sind alle ein mehr oder weniger starker Hinweis darauf, dass neben dem Augendruck noch andere Faktoren am Schadensmechanismus beteiligt sein könnten.

Therapie. Grundsätzlich ist die Therapie des POG mit normalem Augendruck ähnlich oder identisch wie die des POG mit erhöhtem Augendruck. Auch beim Normaldruckglaukom wird versucht, den Augendruck weiter zu senken und vor allem zu stabilisieren. Das angestrebte Druckniveau, der sogenannte Zieldruck, liegt aber tiefer als beim Hochdruckglaukom. Häufig wird versucht, den Augendruck auf Werte um 15 mmHg oder noch tiefer abzusenken. Stehen Durchblutungsprobleme im Vordergrund, wird man versuchen, diese so weit wie möglich zu beseitigen bzw. die Durchblutung zu normalisieren. Dies werden wir in Kapitel 7.5 besprechen.

Prognose. Grundsätzlich ist die Prognose des Normaldruckglaukoms ähnlich wie die des Hochdruckglaukoms. Das POG kann, falls nicht eine adäquate drucksenkende Therapie eingeleitet wird, zur Erblindung führen. Interessanterweise haben wir bei Patienten mit Normaldruckglaukom, im Gegensatz zu Patienten mit Hochdruckglaukom, zwar häufig schwere Sehbehinderungen gesehen, aber glücklicherweise selten völlige Erblindungen. Möglicherweise hat das etwas damit zu tun, dass die vaskulären Risikofaktoren (tiefer Blutdruck und Fehlregulation der Blutgefäße) im Alter eher etwas abnehmen. Nichtsdestotrotz muss man natürlich auch das Normaldruckglaukom äußerst ernst nehmen, um Sehbehinderungen oder sogar eine Erblindung zu verhüten.

3.4.3 POG ohne sichtbaren Glaukomschaden

Wenn der Augeninnendruck den – rein statistisch festgelegten – Grenzwert von 21 mmHg übersteigt, aber noch kein Schaden sichtbar ist, liegt eine sog. okuläre Hypertension vor. Obwohl noch kein Glaukomschaden vorhanden ist, sprechen wir bereits von einem Glaukom (siehe Kap. 1.2). Es liegt zwar noch kein fassbarer Schaden vor, aber es besteht ein erhöhtes Risiko für sein Auftreten. Dies soll jetzt aber nicht heißen, dass bei Druckwerten von über 21 mmHg ein Schaden entsteht und darunter nicht. Vielmehr ist beides möglich. Es gibt keine klare Grenze, ab der es zur Entwicklung eines glaukomatösen Schadens kommt. Es kann bei jedem Druckniveau ein Schaden eintreten, allerdings nimmt die Wahrscheinlichkeit hierfür mit steigendem Augendruck zu.

Therapie. Die Frage, wann ein erhöhter Augendruck behandelt werden muss, wird unter Fachleuten häufig diskutiert. Es ist Aufgabe des Augenarztes, anhand des klinischen Bildes, der Höhe des Augendruckes und dem Vorhandensein von weiteren Risikofaktoren abzuschätzen, wann die Einleitung einer Therapie nötig und sinnvoll ist. Je öfter Kontrollen, insbesondere des Gesichtsfeldes und des Sehnervenkopfes, möglich sind, desto eher darf mit der Therapie zugewartet werden. Denn kurze Kontrollintervalle ermöglichen das Erfassen kleinster Veränderungen. Möchte man aber auf der anderen Seite auf Nummer sicher gehen oder sind häufige Kontrollen nicht machbar, dann ist es immer sinnvoll, einen erhöhten Augendruck zu senken. Ab einem Augendruck von 25 mmHg wird fast immer eine drucksenkende Therapie eingeleitet.

3.5 Primäres Winkelblockglaukom

Bei den primären Winkelblockglaukomen liegt meist eine sehr deutliche Drucksteigerung vor. Ihnen allen ist eine teilweise oder vollständige Blockierung der Kammerwasserabflusswege durch die Iris gemeinsam. Es muss unterschieden werden zwischen einer sog. Prädisposition für ein Winkelblockglaukom und dem Winkelblockglaukom selbst [Praedispositio *lat* Veranlagung, Empfindlichkeit]. Bei einem Menschen mit einer Prädisposition sind bestimmte Risikofaktoren vorhanden, die die Wahrscheinlichkeit dafür erhöhen, dass er im Laufe seines Lebens ein akutes Winkelblockglaukom entwickelt. Diese prädisponierenden Faktoren werden wir unten besprechen.

3.5.1 Akutes Winkelblockglaukom

Wir unterscheiden beim primären Winkelblockglaukom zwei Entstehungsmechanismen, a) den Pupillarblock-Mechanismus (Kap. 3.5.1.1) und b) den Plateau-Iris-Mechanismus (Kap. 3.5.1.2).

3.5.1.1 Pupillarblock-Mechanismus

Ein primärer Pupillarblock tritt nur bei Augen mit engem Kammerwinkel auf. Unter dem Kammerwinkel verstehen wir den Winkel, der von peripherer Hornhaut und Iris gebildet wird (siehe Kap. E 1). Einen engen Kammerwinkel finden wir zum einen beim weitsichtigen (hyperopen) Menschen, weil sein Auge kürzer gebaut ist und daher eine flachere Vorderkammer hat, zum anderen beim älteren Menschen, da die Weite von Vorderkammer und Kammerwinkel durch die im Laufe des Lebens zunehmende Verdickung der Linse abnimmt. Das Vorliegen eines einzelnen Risikofaktors führt nur selten zum akuten Winkelblockglaukom. So haben weitsichtige junge Menschen oder normalsichtige ältere Leute selten einen Pupillarblock. Kommen aber mehrere Risikofaktoren zusammen, steigt die Wahrscheinlichkeit deutlich: Klassischerweise kommt das Pupillarblockglaukom vor allem bei älteren weitsichtigen Menschen vor. Allgemein ist das Risiko bei Frauen höher als bei Männern, weil sie eine weniger tiefe Vorderkammer haben.

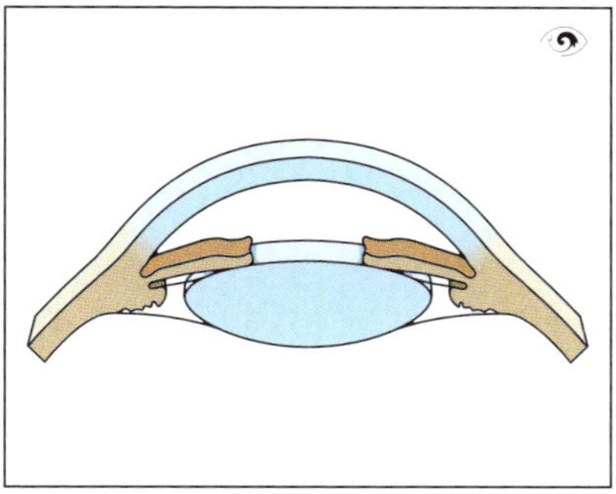

Abb. 3.13: Offener Kammerwinkel bei einem jungen Menschen.

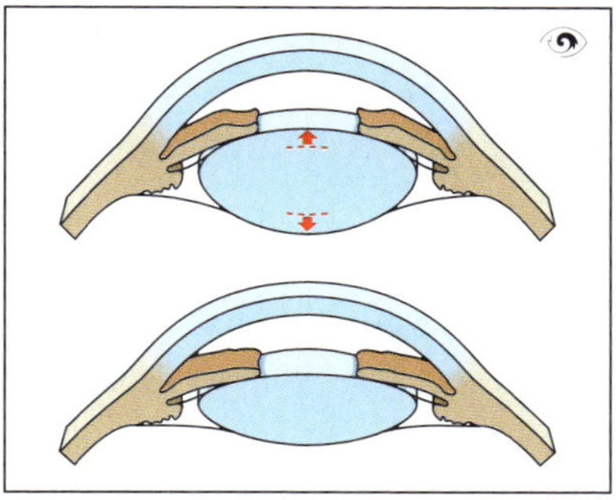

Abb. 3.14: Enger Kammerwinkel: Oben bei einem älteren Menschen mit dicker Linse, unten bei einem jungen Hyperopen.

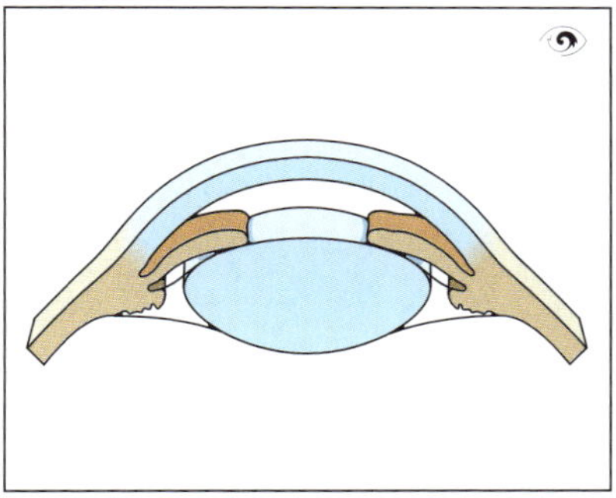

Abb. 3.15: Sehr enger Kammerwinkel bei einem älteren und hyperopen Patienten.

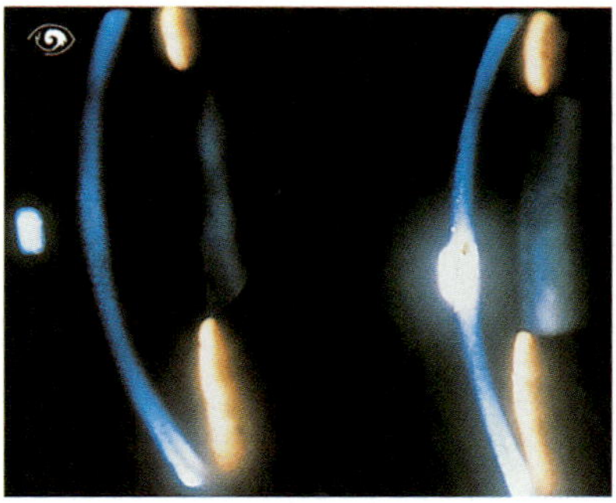

Abb. 3.16: Spaltlampenbild: Links ein normaler Kammerwinkel, rechts ein enger Kammerwinkel bei seichter Vorderkammer.

Die Prädisposition zum Pupillarblock. Auf der Abbildung 3.13 sehen Sie einen Querschnitt durch den Vorderabschnitt eines gesunden Auges. Abbildung 3.14 (oben) zeigt diesen Abschnitt bei einem älteren, normalsichtigen (emmetropen) Menschen. Durch das Wachstum der Linse wird die Vorderkammer abgeflacht und die Iris nach vorn verlagert.

Abbildung 3.14 (unten) zeigt einen Querschnitt durch den Vorderabschnitt eines weitsichtigen (hyperopen) Auges. Wird nun dieses hyperope Auge älter, wird die Linse dicker und es kommt zu einer noch stärkeren Abflachung der Vorderkammer (Abb. 3.15). Diese Abflachung ist an der Spaltlampe sichtbar (Abb. 3.16). In den bisher besprochenen Situationen kann der Augendruck völlig normal sein. Zwar liegt die Iris bereits sehr nahe am Trabekelwerk, der Abfluss ist aber immer noch möglich.

Der akute Glaukomanfall. Bei Patienten mit der oben geschilderten Prädisposition liegt die Iris mit ihrer Rückfläche der Linse auf. Wenn nun starke Kräfte auftreten, etwa, wenn sich der Ringmuskel der Iris zusammenzieht (kontrahiert), um die Pupille zu verengen und gleichzeitig der radiäre (= strahlenförmige) Irismuskel zieht, um die Pupille zu erweitern, entstehen Kräfte, die zwar einerseits die Pupille in Mittelposition halten, aber andererseits die pupillennahen Anteile der Iris kräftig gegen die Linse drücken (Abb. 3.17). Wird die Iris nun so gegen die Linse gedrückt, kann das Kammerwasser nur noch schwer durch die Pupille von der Hinter- in die Vorderkammer fließen. Es entsteht ein Abflusswiderstand, der zur Folge

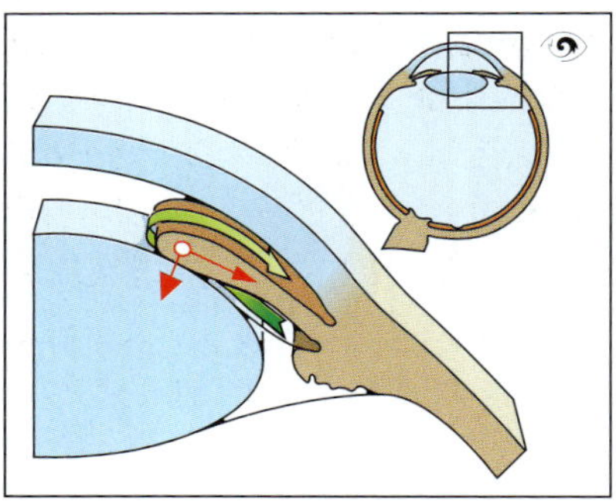

Abb. 3.17: Der Druck der Iris auf die Linse erschwert den Fluss des Kammerwassers.

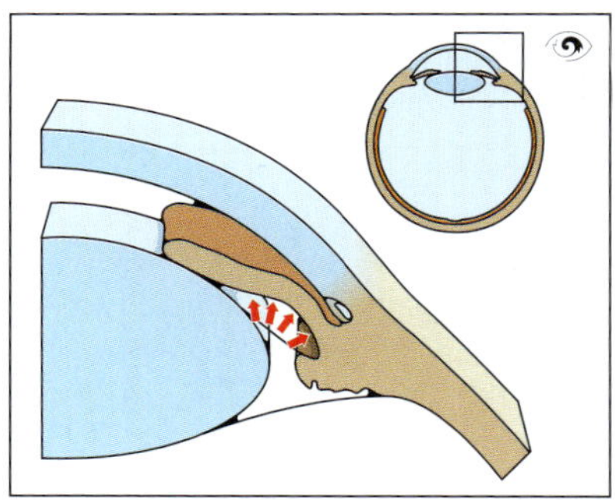

Abb. 3.18: Die Iris verlagert sich durch die Druckdifferenz nach vorn.

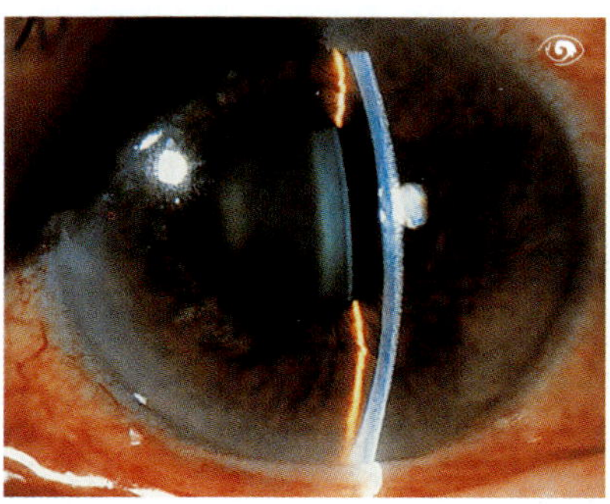

Abb. 3.19: Spaltlampenbild: Enger Kammerwinkel bei vorgedrängter Iris.

hat, dass der Augendruck in der Hinterkammer größer wird als in der Vorderkammer. Durch diese Druckdifferenz wird die Iris an ihrer schwächsten Stelle, dem Außenbereich, nach vorn gewölbt (Abb. 3.18 und 3.19). Dabei verlegt sie das Trabekelwerk, was zur Folge hat, dass die Flüssigkeit nicht mehr aus der Vorderkammer abfließen kann. Es kommt zu einem sehr raschen und starken Druckanstieg, man spricht von einem «Glaukomanfall».

Auslösende Momente. Die Engstellung der Pupille erfolgt über den Irisringmuskel, der vom sog. parasympathischen Anteil unseres Nervensystems gesteuert (= innerviert) wird, ihre Erweiterung über den vom sympathischen Anteil des Nervensystems innervierten radiären Irismuskel. Es gibt Situationen, wo beide Irismuskeln gleichzeitig innerviert werden, also Situationen, in denen die beiden Muskeln gegeneinander ziehen und auf die Linse drücken. Das kommt z.B. vor, wenn wir unter schwerer psychischer Belastung oder unter Schock stehen, aber auch, wenn wir träumen. Ein kleines Beispiel: Ein Elektriker muss in einem Warenhaus eine Glühbirne auswechseln. Dabei stürzt er von der Leiter. Natürlich hat ihn das sehr erschreckt. Er wird in eine Klinik gebracht und, da sich keine relevanten Verletzungen feststellen lassen, rasch wieder nach Hause entlassen. Dort bekommt er, etwa eine Stunde später, Kopfschmerzen. Die Schmerzen werden stärker. Es kommen Übelkeit, Erbrechen und Rötung der Augen hinzu. Er wird wieder in die Klinik eingeliefert. Diesmal lautet die Diagnose: Beidseitiges akutes Winkelblockglaukom. Nebenbei: Der kurz vor der Pensionierung stehende Patient hat schon seit seiner Jugend eine stärkere Weitsichtigkeit (Hyperopie).

Symptome. Da der Augendruck beim akuten Glaukomanfall sehr rasch von normalen auf massiv erhöhte Werte ansteigt, haben die Patienten meist zunehmend starke Augen- und Kopfschmerzen. Allgemeinsymptome wie Bauchkrämpfe, Übelkeit und Erbrechen können, müssen aber nicht hinzukommen. Das Anfallsauge ist stark gerötet (Abb. 3.20), der Patient sieht nur noch sehr trübe. Betrachtet er eine Lichtquelle, so erscheint sie ihm unscharf und von farbigen Ringen (= Halos) umgeben (Abb. 3.21).

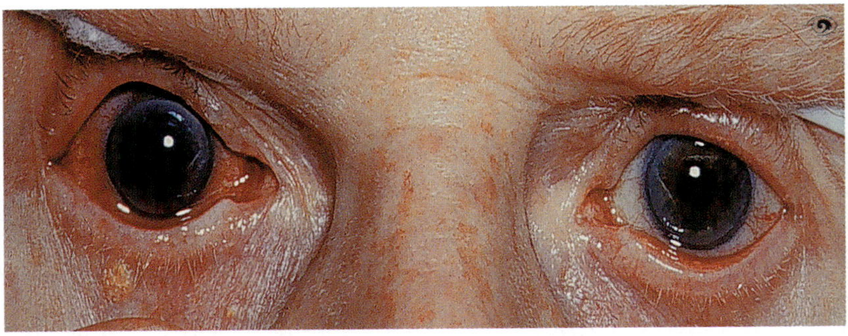

Abb. 3.20: Akuter Glaukomanfall: Das rechte Auge (links im Bild) ist deutlich gerötet.

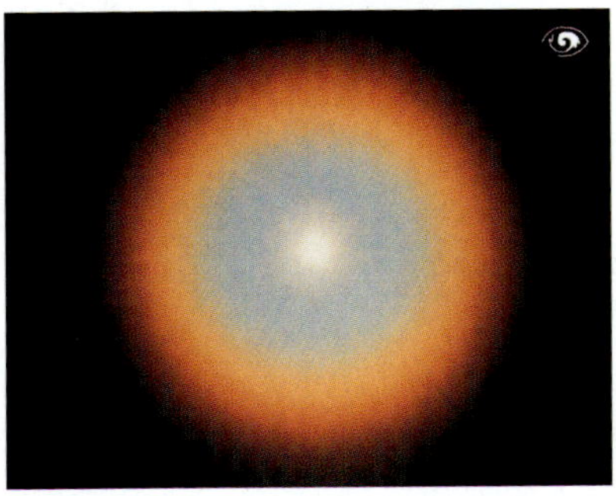

Abb. 3.21: Ein Patient mit einem Hornhautödem sieht farbige Ringe um eine Lichtquelle.

Die Sehstörungen beruhen auf einer druckbedingten Wassereinlagerung in den vorderen Hornhautschichten. Da sich die tiefere Schicht der Hornhaut, das sogenannte Stroma, bei erhöhtem Druck nicht nach hinten ausdehnen kann, wird die Flüssigkeit in die oberste Schicht der Hornhaut, das Epithel, hineingepresst (Abb. 3.22). Die feinen Wassertröpfchen wirken im Epithel wie kleine Linsen und lenken das Licht ab. Das erklärt uns jetzt nicht nur das trübe Sehen des Patienten, sondern auch, warum die Hornhaut während des Glaukomanfalls nicht mehr so glänzend, sondern eher etwas matt aussieht.

Therapie. Da der Augendruck so deutlich erhöht ist und der Patient unter starken Symptomen leidet, ist eine notfallmäßige Behandlung angezeigt (siehe Kap. 7). Das primäre Ziel besteht darin, die Iris wieder vom Trabekelwerk zu entfernen, damit das Kammer-

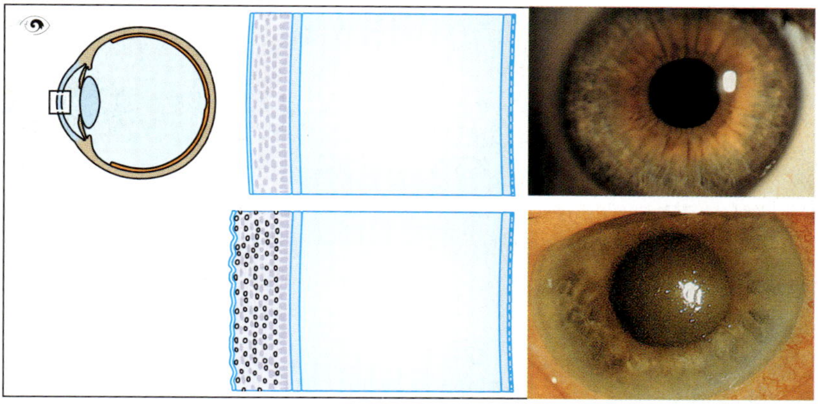

Abb. 3.22: Oben: Normale Hornhaut (links im Schnittbild). Unten: Hornhautepithelödem; die Hornhaut wirkt leicht getrübt.

wasser wieder ablaufen kann. Dazu brauchen wir erst einmal einen Druckausgleich zwischen Vorder- und Hinterkammer. Dieser lässt sich herstellen, indem man eine neue, künstliche Öffnung in den Randbereich der Iris schneidet. Das Kammerwasser muss dann nicht mehr durch die Pupille in die Vorderkammer fließen. Die Öffnung kann man relativ einfach mit dem Laser (siehe Kap. E 13) oder aber chirurgisch machen. Bei Ersterem sprechen wir von der Laseriridotomie, bei Letzterem von der chirurgischen Iridektomie [temnein *gri* schneiden/ektemnein *gri* ausschneiden]. Beide Behandlungen lassen sich allerdings nicht gut bei hohem Druck durchführen.

Die Laseriridotomie wird durch die Hornhauttrübung (schlechter Ausblick für den Patienten = schlechter Einblick für den Arzt!) erschwert, denn um ein Loch in die Iris zu lasern, muss das Laserlicht ungehindert durch die Hornhaut treten können. Sonst besteht die Gefahr, andere Strukturen des Auges zu verletzen. Auch die chirurgische Eröffnung des Auges bei sehr hohem Druck birgt ein Risiko, weil bei hohem Druck z.B. Augengewebe in den Operationsschnitt eingeklemmt werden kann.

Aus diesem Grund wird der Augendruck bei einem frischen Glaukomanfall – zumindest in den ersten Stunden – meist medikamentös gesenkt. Die Augentropfen, die in der Dauertherapie des Glaucoma chronicum simplex verwendet werden, sind aber bei einem so hohen Druck zu schwach wirksam. Hinzu kommt, dass sie vom unter hohem Druck stehenden Auge nur sehr schlecht aufgenommen werden, weil die sogenannte Diffusion erschwert ist.

So ist man gezwungen, stark wirkende Medikamente systemisch zu verabreichen, das heißt, sie werden nicht lokal (in unserem Fall am Auge) angewandt, sondern z.B. in Form einer Tablette oder einer Infusion in den Körper eingebracht und über die Blutbahn an ihren Wirkungsort transportiert. Die verabreichten Substanzen, z.B. Acetazolamid, hemmen vorübergehend die Kammerwasserproduktion oder sind, wie Mannitol und Glycerol, osmotisch (siehe Kap. 7.2.6) wirksam. Gibt man Mannitol intravenös, besteht im Blut zunächst eine höhere Konzentration dieser Substanz als im Auge. Ähnlich wie die in Kapitel 2.2.1 beschriebenen Eiweißmoleküle das Gewebe entwässern, zieht das Mannitol Flüssigkeit vom Auge in die Blutbahn, der Augendruck sinkt. Ist der Druck ausreichend gesenkt, fährt man mit den «klassischen» drucksenkenden Augentropfen fort und führt sobald wie möglich die Lasertherapie oder seltener die operative Therapie durch.

Wenn möglich, möchte man es erst gar nicht zum akuten Glaukomanfall kommen lassen. Man kann eine Iridotomie oder Iridektomie auch prophylaktisch durchführen, z.B. wenn der Augenarzt aufgrund seiner Untersuchungen das Anfallsrisiko für beträchtlich hält oder wenn am Partnerauge bereits ein Anfall aufgetreten ist.

3.5.1.2 Plateau-Iris-Mechanismus

Auch beim Plateau-Iris-Mechanismus kann es zu einer plötzlichen massiven Augendrucksteigerung kommen. Anders als beim Pupillarblock ist beim Plateau-Iris-Mechanismus der Kammerwinkel durch einen schon von vornherein bestehenden, vorverlagerten Irisansatz oder durch Veränderungen an der Iris selbst verengt. Dies wird in Abbildung 3.23 illustriert. Wird die Pupille nun sehr stark erweitert, verdickt sich der äußere Irisanteil so sehr, dass die Kammerwinkelbucht verschlossen wird (Abb. 3.24).

Das Kammerwasser findet keinen Zugang zum Trabekelwerk, es kommt zum akuten Druckanstieg. Auch hier nimmt die Auftritts-

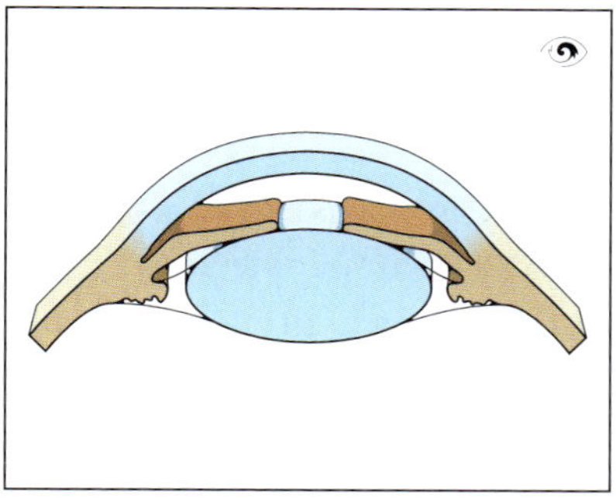

Abb. 3.23: Enger Kammerwinkel bei plateauförmiger Iris.

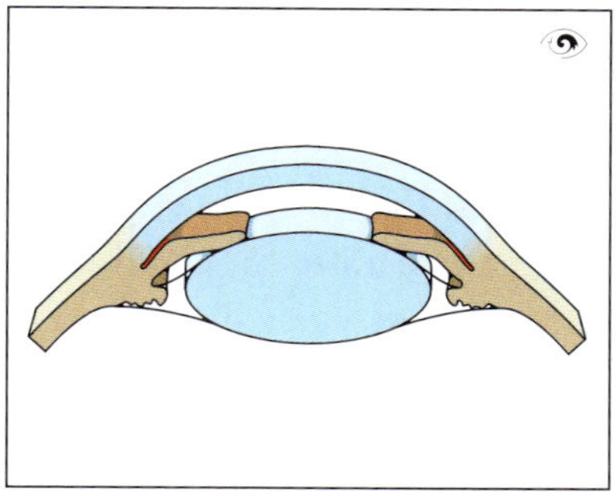

Abb. 3.24: Winkelblock bei Plateau-Iris-Mechanismus.

wahrscheinlichkeit mit dem Alter zu. Wieder müssen wir zwischen einer Prädisposition (also dem bei dieser anatomischen Variante vorliegenden erhöhten Risiko) und dem akuten Anfall selbst unterscheiden. Es muss eine extreme Erweiterung der Pupille vorhanden sein, um einen solchen Anfall auszulösen. Im Normalfall führt eine spontane oder eine leichte medikamentöse Pupillenerweiterung durch den Augenarzt noch nicht zum Glaukomanfall. Beobachtet ihr Augenarzt jedoch eine solche Normvariante, dann wird er bei der medikamentösen Erweiterung der Pupille etwas vorsichtiger sein. Der Plateau-Iris-Mechanismus ist sehr viel seltener als der Pupillarblock-Mechanismus. Es gibt aber Mischformen bzw. Übergänge vom Pupillarblock-Mechanismus zum Plateau-Iris-Mechanismus.

Therapie. In der Akutphase wird primär der Augendruck gesenkt, so, wie wir es beim Pupillarblock-Mechanismus beschrieben haben. Um einen erneuten Druckanstieg zu vermeiden, steht die dauerhafte leichte Engstellung der Pupille im Vordergrund. Meist genügt es, abends ein schwaches Miotikum zu geben (siehe Kap. 7.2.1). Da häufig Übergänge zum Pupillarblock-Mechanismus bestehen, wird nicht selten zusätzlich eine Laseriridotomie vorgenommen.

Prophylaxe. Es gilt, eine massive Pupillenerweiterung zu verhindern. Also Vorsicht bei der medikamentösen Pupillenerweiterung! In ausgeprägten Fällen wird man, ähnlich wie bei einem Patienten, der bereits einen Anfall gehabt hat, die Pupille (vor allem nachts) medikamentös etwas verengen. Da es, wie gesagt, Übergänge und Kombinationen von Pupillarblock-Mechanismus und Plateau-Mechanismus gibt, wird man im Zweifelsfall prophylaktisch auch eine periphere Iridotomie durchführen. Die äußeren (peripheren) Anteile der Iris lassen sich gelegentlich auch durch eine großflächige Behandlung mit Laserstrahlen etwas straffen und verdünnen (Iridoplastik), damit der Kammerwinkel sich erweitert (Gonioplastik).

3.5.2 Intermittierendes Winkelblockglaukom

Ist der Kammerwinkel nicht vollständig (also nicht zirkulär) verschlossen, ist der Druckanstieg in der Regel weniger intensiv und dauert meist auch nicht sehr lange an. Entsprechend sind auch die Symptome schwächer. Meist bemerken die Patienten lediglich leichte Augen- oder Kopfschmerzen. Je nach Höhe des Druckes kommt es vorübergehend auch zu Sehstörungen. Schwerere Allgemeinsymptome, wie z.B. Übelkeit oder Erbrechen, werden selten beobachtet. So lange die Ursache nicht behoben ist, kann sich das gleich mehrfach (intermittierend) wiederholen, man spricht vom intermittierenden Winkelblockglaukom [intermittere *lat* aussetzen]. Das intermittierende Winkelblockglaukom ist also eine milde Sonderform des akuten Glaukoms. Es ist schwächer, weil der Kammerwinkel nicht zirkulär verschlossen ist und wiederholt sich, solange man das Grundübel nicht beseitigt. Meist öffnet sich der nur teilweise verschlossene Kammerwinkel spontan wieder, sodass der Augeninnendruck wieder fällt und der Patient nach anfänglichen Beschwerden wieder Erleichterung verspürt. Durch den häufigen Kontakt der Iris mit dem Trabekelwerk wird dieses aber geschädigt. Daher kann der Augeninnendruck, auch nach Wiedereröffnung des Kammerwinkels, mäßig erhöht bleiben. Wir sprechen dann von einer «Simplex-Komponente». Das bedeutet, dass, ähnlich wie beim Glaucoma chronicum simplex (POG), der Augendruck erhöht ist, auch wenn der Kammerwinkel zirkulär offen ist. Der erhöhte Abflusswiderstand liegt dann wie beim POG im Trabekelwerk (siehe Kap. 3.4.1). Diese Veränderungen sind aber für den Augenarzt nicht sichtbar.

Therapie. Je nach Höhe des Augendruckes und nach Irismorphologie wird der Augenarzt zuerst einmal den Augendruck durch Medikamente senken. Dann muss eine Situation geschaffen werden, bei der der Kammerwinkel dauerhaft offen bleibt. Je nach Konfiguration kann dies durch pupillenverengende Tropfen oder durch eine Laseriridotomie, eventuell auch durch beides geschehen. Gelegentlich ist die Augenlinse so dick, dass man den Kammerwinkel nur offen halten kann, indem man sie entfernt (sog. Kataraktoperation, siehe Kap. E 5). Bleibt eine Simplexkomponente zurück, wird das Glaukom wie unter 3.4.1 besprochen behandelt.

3.5.3 Chronisches Winkelblockglaukom

Beim chronischen Winkelblockglaukom ist der Augendruck mehr oder weniger permanent erhöht. Der Kammerwinkel ist eng und oft durch Verwachsungen an einigen Stellen verschlossen. Dies ist in Abbildung 3.25 dargestellt.

Die Ursache dieser Verklebungen und Verwachsungen in der Kammerwinkelbucht sind oft nicht klar. Bei einigen Patienten entstehen sie durch intermittierende Verschlüsse. Die Iris löst sich bei der «Wiedereröffnung» nicht mehr ganz vollständig vom Trabekelwerk ab. Gelegentlich ist das chronische Winkelblockglaukom auch Folge von leichten Entzündungen, die eventuell unbemerkt abgelaufen sind. Bei wieder anderen kann es auch die Folge einer Behand-

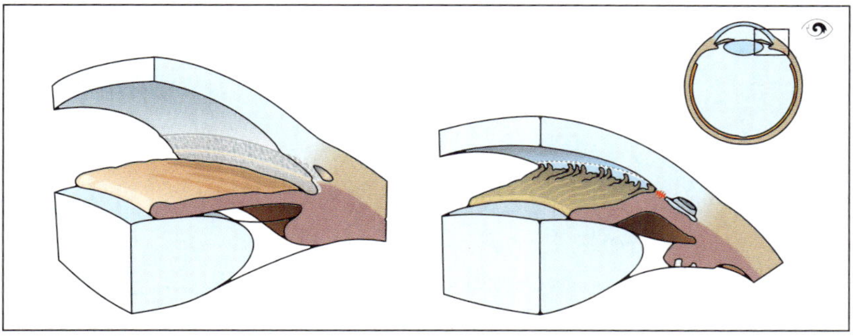

Abb. 3.25: Chronischer Winkelblock mit Verklebungen und Verwachsungen. Links zum Vergleich ein normaler Kammerwinkel.

lung sein. Neben diesen peripheren Verwachsungen spielt häufig die «Simplex-Komponente» eine Rolle, die wir beim intermittierenden Winkelblockglaukom besprochen haben.

Therapeutisch versucht man zunächst, den Kammerwinkel mit den Methoden, die wir vorher beschrieben haben, zu öffnen. Echte Verklebungen und Verwachsungen können aber nicht mehr gelöst werden. Der Augendruck muss dann grundsätzlich ähnlich behandelt werden wie beim POG. Dies bedeutet medikamentöse Drucksenkung und, sollte das nicht ausreichen, auch die Operation. Prophylaktisch ist man bemüht, eine erneute Berührung von Iris und Kammerwinkel zu vermeiden. Besteht Rückfallgefahr, wird man versuchen, dies entweder durch eine Iridotomie oder eine medikamentöse Miosis (Engstellung der Pupille) zu verhindern.

3.5.4 Ziliarblockglaukom

Bei dieser seltenen Form des Glaukoms berührt der Ziliarkörper die Linse. Dadurch wird ein Teil des Kammerwassers nicht mehr in den Raum vor der Linse, sondern nach hinten in den Glaskörperraum abgegeben. Dadurch werden Linse und Iris nach vorne gepresst. Diese Situation tritt, wie gesagt, selten auf und wenn, dann meistens nach einem intraokulären Eingriff, also nach einer Operation, bei der das Auge eröffnet wurde. Spontane Fälle sind extrem

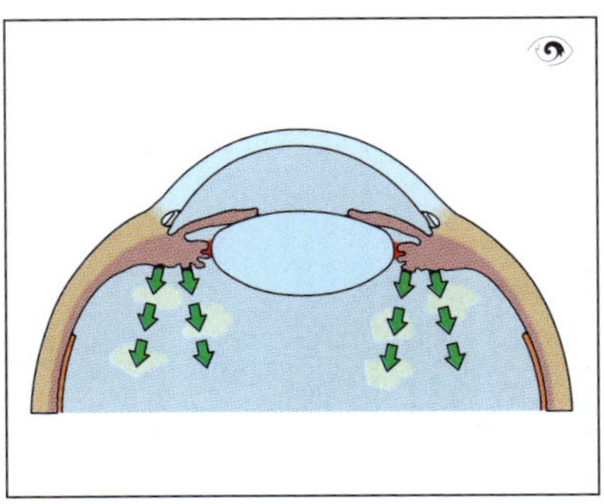

Abb. 3.26: Beim Ziliarblock wird Kammerwasser in den Glaskörperraum sezerniert.

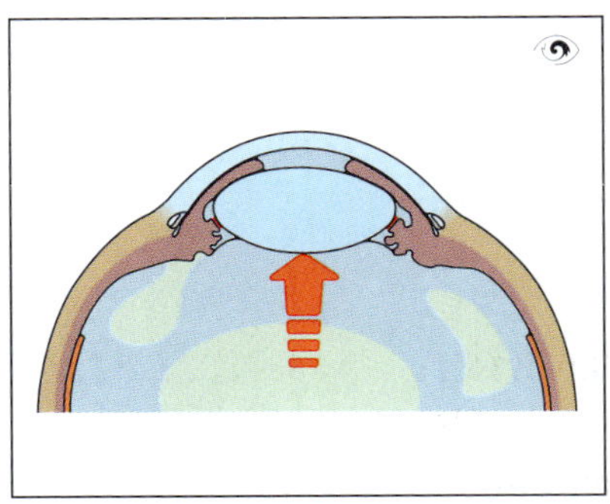

Abb. 3.27: Durch Schwellung des Glaskörperraumes wird das Iris-Linsen-Diaphragma nach vorne gedrückt und der Kammerwinkel verschlossen.

selten. Frauen im mittleren Lebensalter sind häufiger betroffen. Die anatomische Situation, die zu diesem Anfall prädisponiert, ist in Abbildung 3.26, die akute Anfallsituation in Abbildung 3.27 dargestellt.

Die Behandlung ist hier anders als beim akuten Winkelblockglaukom. Es werden Medikamente gegeben, die die Pupille weitstellen (Mydriatika), denn diese beeinflussen neben der Iris auch den Ziliarkörper und heben im Idealfall die Berührung zwischen Ziliarkörper und Linse auf. Häufig ist aber zusätzlich ein Lasereingriff oder eine Operation notwendig. Dabei muss eine Verbindung zwischen Glaskörperraum und hinterer Augenkammer (also dem Raum zwischen Iris und Linse), wenn möglich auch noch eine Verbindung zur Vorderkammer geschaffen werden. Gelegentlich muss auch die Linse entfernt werden.

3.6 Sekundärglaukom

Viele Augenerkrankungen, -verletzungen und -operationen, aber unter Umständen auch deren Behandlung, können zu erhöhtem, gelegentlich aber auch zu erniedrigtem Augendruck führen. Wir wollen im Folgenden die wichtigsten Erkrankungen, die zu einem Druckanstieg führen können, besprechen.

3.6.1 Sekundäres Offenwinkelglaukom

Steigt der Augendruck in Folge einer anderen Augenerkrankung bei offenem Kammerwinkel an, sprechen wir von einem sekundären Offenwinkelglaukom.

3.6.1.1 Glaukom bei Pseudoexfoliationssyndrom

Unter einem Pseudoexfoliationsglaukom versteht man ein chronisches Glaukom, das bei einem Patienten mit Pseudoexfoliationssyndrom (PEX-Syndrom) auftritt [folium *lat* Blatt]. Der Begriff Pseudoexfoliation wurde eingeführt, weil das klinische Bild an das Abblättern der Linse (das wäre dann das echte Exfoliationssyndrom) erinnert. In Wirklichkeit aber hat PEX mit diesem echten Exfoliationssyndrom nichts zu tun.

Man muss zwischen dem Pseudoexfoliationssyndrom (PEX) und dem Glaukom bei PEX, auch Pseudoexfoliationsglaukom genannt, unterscheiden. Nicht alle Menschen mit einem PEX-Syndrom entwickeln im Laufe ihres Lebens ein Glaukom, aber PEX erhöht die Wahrscheinlichkeit dafür. Ein POG, das auch ohne PEX aufgetreten wäre, kann sich beim zusätzlichen Vorhandensein von PEX deutlich verstärken, der Zeitpunkt des Druckanstieges kann auch vorverlegt sein.

Unter dem PEX-Syndrom versteht man die Ablagerung von abnormen Eiweißverbindungen in allen Anteilen des Auges, die von Kammerwasser umspült werden. Besonders gut sieht man PEX-Material auf der Linsenvorderfläche. Da die Iris durch die Pupillenbewegung einen Teil der Linse dauernd reinigt, entsteht ein typisches Muster mit Ablagerungen auf der Vorderfläche der Linse, einmal im Zentrum und einmal außen in der Peripherie (Abb. 3.28). PEX-Material lagert sich aber auch im Trabekelwerk ab (Abb. 3.29). Dies führt zur Erhöhung des Abflusswiderstandes und schließlich bei einem Teil der Patienten zum Glaukom. Das PEX-Syndrom nimmt mit dem Alter stark zu und ist häufiger als früher angenommen. PEX ist eine altersbezogene Erkrankung der Fibrillen, die auch in anderen Organen vorkommt und am Auge zu verschiedenen Symptomen führen kann. So ist bei diesen Patienten beispielsweise der Aufhängeapparat der Linse (die sog. Zonulafasern) brüchiger, was eine später vielleicht einmal nötige Kataraktoperation (siehe Kap. E 5) erschweren kann.

Durch das Reiben der Iris auf der etwas uneben gewordenen Linsenvorderfläche kommt es zu einem Pigmentverlust am hinteren Irisblatt. Es lässt sich ein Transilluminationsphänomen beobachten: Wenn Licht durch die Pupille in das Auge einstrahlt, kommt das vom Augenhintergrund reflektierte Licht normalerweise nur durch die Pupille, nicht aber durch die Iris zurück, denn die Iris wirkt ja als dichte Blende. An den Stellen aber, wo schon viel Irispigment verloren gegangen ist, fällt die Blendenwirkung weg und wir sehen diese Stellen rot aufleuchten (Abb. 3.30) [transilluminare *lat* durchleuchten].

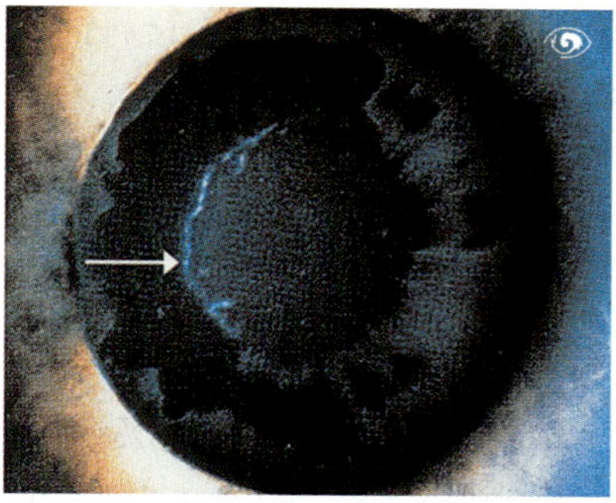

Abb. 3.28: PEX-Material (→) auf der Linse.

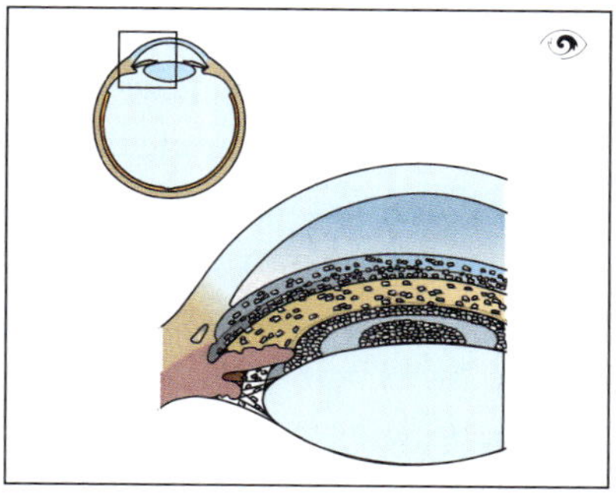

Abb. 3.29: PEX-Material auf Linse, Iris und im Kammerwinkel.

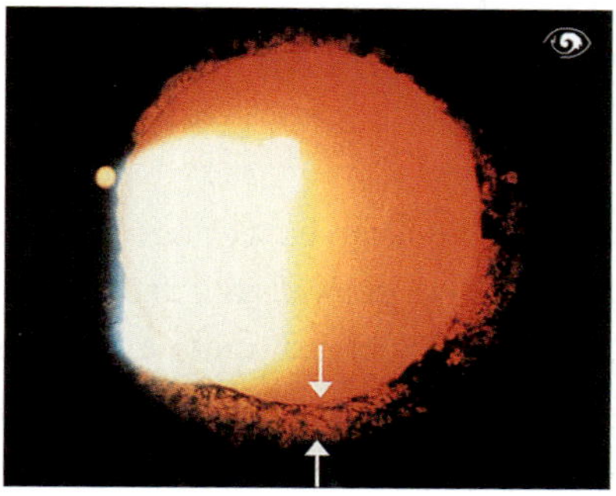

Abb. 3.30: Transilluminationsphänomen der pupillennahen Iris bei PEX (→).

Anmerkung: Das Licht, das vom Augenhintergrund zurückgeworfen wird, ist rot, da der Augenhintergrund stark durchblutet ist. Wir sprechen vom sog. Fundusrot. Das erklärt übrigens auch, warum die Pupille auf Fotos, die mit Blitzlicht gemacht wurden, manchmal rot erscheint. Die Pupille leuchtet nur in die Richtung rot auf, von der die Beleuchtung kommt. Deswegen können «rote Augen» auf Fotos vermieden werden, wenn man das Blitzlicht etwas seitlich von der Kamera hält. Den gewünschten Effekt erhält man auch, indem man vorblitzt und so die Pupille verengt.

Die Ursache des PEX-Syndroms ist noch nicht bekannt. Es tritt in verschiedenen geographischen Regionen unterschiedlich häufig auf. Besonders verbreitet ist es in Skandinavien. Frauen sind etwas öfter betroffen als Männer.

Wie erwähnt, haben Patienten mit PEX-Syndrom eine deutlich erhöhte Wahrscheinlichkeit für einen Druckanstieg. Das «PEX-Glaukom» unterscheidet sich nicht grundsätzlich vom POG. Es gibt aber einige Charakteristika, die man sich merken muss:

Der Augendruck steigt meist innerhalb kürzerer Zeit an und schwankt gelegentlich massiv. Starke Druckschwankungen sind, wie wir ja bereits erwähnt haben, für die Papille noch schädlicher als eine stabile, dauerhafte Druckerhöhung. Möglicherweise wird das Risiko für einen Glaukomschaden durch PEX-bedingte Veränderungen der Blutgefäße noch verstärkt. Patienten mit PEX-Glaukom müssen besonders intensiv behandelt werden, häufig ist eine Operation unumgänglich.

3.6.1.2 Glaukom bei Pigmentdispersionssyndrom

Pigmente sind Farbstoffe [pingere *lat* malen]. Das wichtigste Pigment des menschlichen Körpers heißt Melanin [melas *gri* schwarz]. Es ist verantwortlich für die Braunfärbung der Haut und spielt auch im Auge eine wichtige Rolle: Zwischen Netzhaut und Aderhaut liegt ein melaninreiches Pigmentblatt. Das Pigmentblatt hat viele Aufgaben, unter anderem absorbiert es das Licht, das nicht von der Netzhaut aufgenommen wird.

Auch die Iris (siehe Kap. E 1) ist sehr pigmentreich, da sie, um als Blende zu funktionieren, viel Licht absorbieren muss. Die hintere Schicht der Iris ist, ausser bei Menschen mit Albinismus, sehr melaninreich. Vor dieser dunkel gefärbten Schicht liegt das sogenannte Irisstroma, welches mehr oder weniger pigmentiert ist. Unsere Augenfarbe richtet sich danach, wie viel Melanin unser Stroma enthält: Menschen, die wenig oder kein Pigment im Stroma haben, haben blaue Augen, umgekehrt haben Menschen mit viel Melanin im Stroma dunkle Augen.

Wir unterscheiden das Pigmentdispersionssyndrom vom Glaukom bei Pigmentdispersionssyndrom. Das Pigmentdispersionssyndrom erhöht zwar das Risiko für einen Augendruckanstieg deutlich, aber nicht jeder Mensch mit einem Pigmentdispersionssyndrom entwickelt im Laufes seines Lebens ein Glaukom.

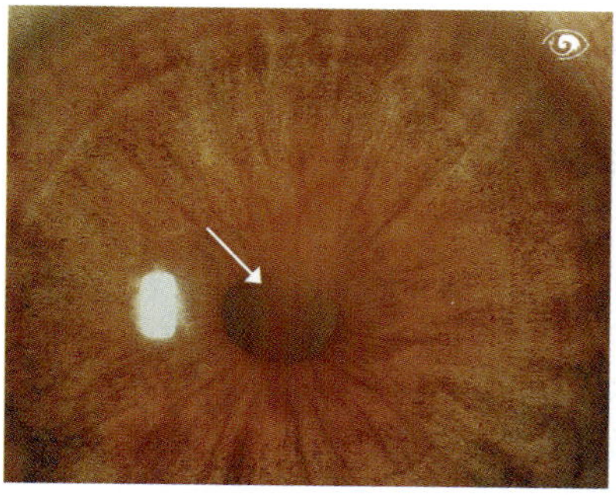

Abb. 3.31: Ablagerungen auf der Hornhautrückfläche bei Pigmentdispersionssyndrom (→).

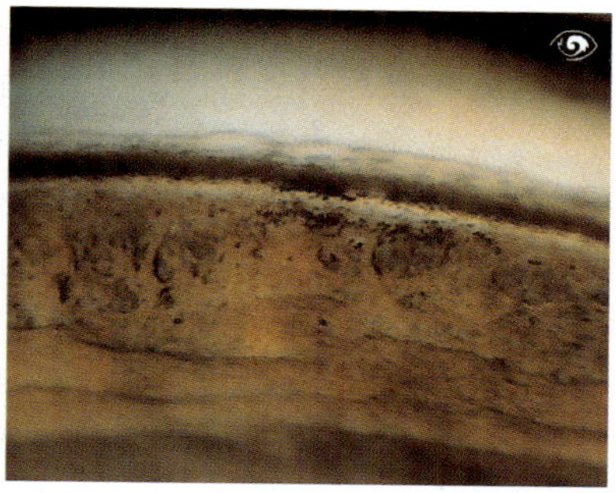

Abb. 3.32: Pigmentablagerung im Kammerwinkel bei Pigmentdispersionssyndrom.

Unter dem Pigmentdispersionssyndrom versteht man eine Ablagerung von Melaninkörnern in allen von Kammerwasser umspülten Anteilen des Auges [dispersio *lat* Zerstreuung].

Besonders gut sieht man die Ablagerungen auf der Rückfläche der Hornhaut: Wir nennen dies nach dem Entdecker «Kruckenbergspindel» (Abb. 3.31).

Die Ablagerung ist spindelförmig, weil das Kammerwasser permanent rotiert. Die Hornhaut ist der Luft ausgesetzt und kühlt sich entsprechend ab. Dadurch ist der vordere Teil des Kammerwassers kälter als der hintere. Die wärmeren Anteile steigen auf, die kälteren ab – die Flüssigkeit rotiert.

Besonders eindrücklich ist die Pigmentablagerung im Kammerwinkel (Abb. 3.32). Dies kann zum Pigmentglaukom führen, wie wir unten besprechen werden.

Das ausgestreute Melanin stammt von der Rückfläche der Iris: Patienten mit einem Pigmentdispersionssyndrom haben eine andere Architektur der vorderen Augenabschnitte. Meist sind sie mittelgradig myop, die Vorderkammer ist besonders tief und der Kammerwinkel weit offen. Die Iris ist konkav nach hinten gewölbt (Abb. 3.33). Dadurch kommt es zum Kontakt zwischen Iris und Aufhängeapparat der Linse (den sog. Zonulafasern) und durch mechanisches Reiben zu entsprechendem Pigmentverlust.

Beim Lidschlag presst ein Patient mit Pigmentdispersionssyndrom aufgrund der veränderten Anatomie vermehrt Kammerwasser aus der Hinter- in die Vorderkammer, dadurch ist der Druck in der Vorderkammer kurzzeitig höher als in der Hinterkammer. Der Rückfluss des Kammerwassers ist nicht möglich, weil die Iris wie ein Ventil gegen die Linse drückt. Durch das Druckgefälle werden die peripheren Anteile der Iris nach hinten verlagert, sodass die Hinterfläche der Iris die Zonulafasern berührt (Abb. 3.34).

Durch die Reibung an den Zonulafasern verliert die Iris Pigment, was zu einer speichenförmigen Aufhellung führt. Man nennt dies «Kirchenfenster-Phänomen» (Abb. 3.35). Licht, das ins Auge

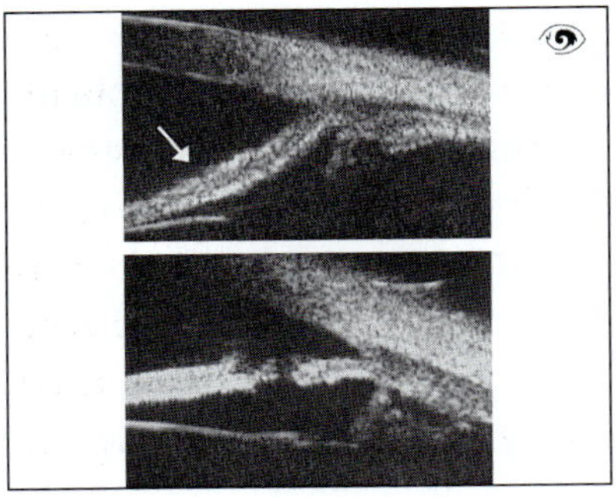

Abb. 3.33: Pigmentdispersionssyndrom im Ultraschall: Oben erkennt man die nach hinten gewölbte Iris (→), unten ist die Iris nach einer Iridotomie gestreckt.

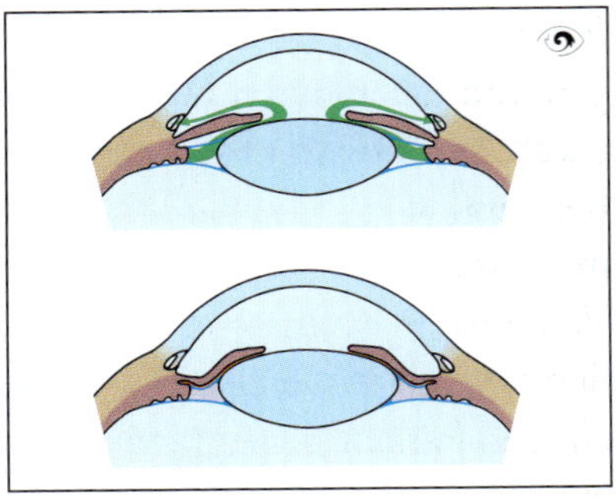

Abb. 3.34: Iriskonfiguration bei Pigmentdispersionssyndrom: a) normale Position, b) nach Lidschlag.

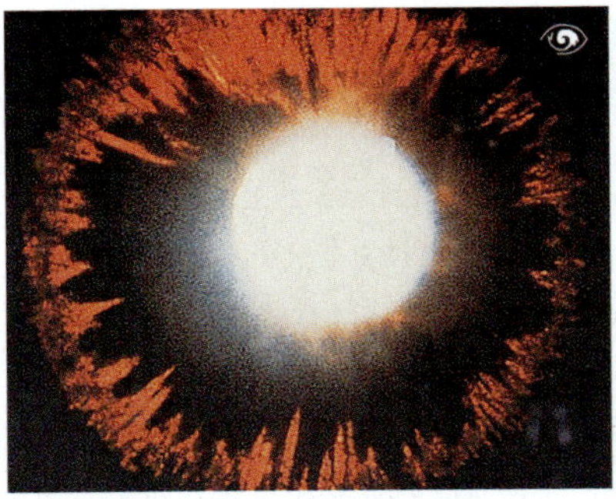

Abb. 3.35: Kirchenfensterphänomen bei Pigmentdispersionssyndrom.

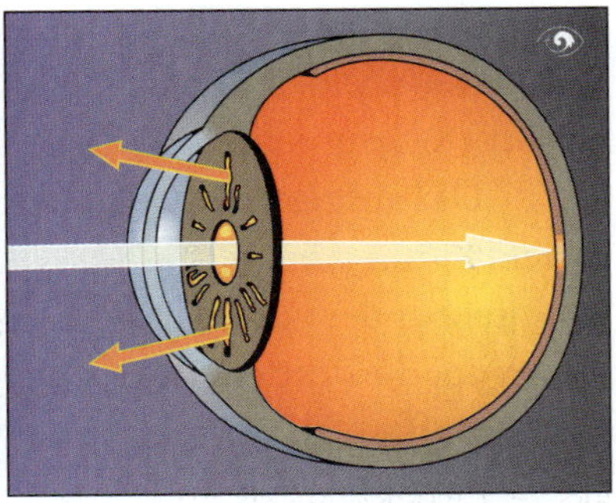

Abb. 3.36: Beim Kirchenfensterphänomen tritt rotes Funduslicht durch die Irisdefekte aus.

einstrahlt, wird nicht nur durch die Pupille, sondern auch durch die Irisdefekte hindurch reflektiert (vgl. auch Transilluminationsphänomen bei PEX-Syndrom, Abb. 3.30). Das Pigmentdispersionssyndrom tritt bei Männern häufiger auf als bei Frauen. Die meisten Patienten sind mittelstark kurzsichtig (myop). Häufig tritt das Syndrom im Alter zwischen 20 und 50 Jahren auf, bei älteren Patienten verschwindet es oder schwächt sich zumindest deutlich ab. Das liegt daran, dass die dicker werdende Linse die Iris vom Zonulaapparat wegdrückt, die Akkommodation abnimmt und die Melaninreserve kleiner wird. Das Syndrom kann sich so «auswachsen», dass man es bei älteren Patienten kaum mehr sieht.

Bei einem Teil der Patienten mit Pigmentdispersionssyndrom kommt es zu einem Druckanstieg. Wir sprechen dann von einem Pigmentglaukom. Warum die einen Patienten einen Druckanstieg zeigen und die anderen nicht, ist nicht genau bekannt. Beim Pigmentglaukom-Patienten ist häufig der Kammerwinkel verstärkt pigmentiert, auffallend weit und oft, ähnlich wie beim kongenitalen Glaukom, mit zusätzlichem Material belegt. Das Glaukom kann eine schwere Verlaufsform annehmen, vor allem, weil der Augendruck häufig deutlich schwankt. Gelegentlich kann der Druck sehr stark ansteigen, bei einigen Patienten geschieht dies besonders nach intensiver körperlicher Belastung.

Die Therapie ist ähnlich wie beim POG. Auch hier wird primär versucht, den Druck medikamentös zu senken, auch eine Argon-Laser-Trabekuloplastik (siehe Kap. 7.3) kann vorübergehend den Druck senken. Die meisten Patienten aber bedürfen einer operativen Drucksenkung.

Zusätzlich kommen noch folgende Behandlungen in Frage: Eine periphere Laseriridotomie führt zum Druckausgleich zwischen Hinter- und Vorderkammer und verringert dadurch die Wölbung der Iris nach hinten (Abb. 3.33). Wenn unter körperlicher Belastung akute Druckspitzen auftreten, kann dies prophylaktisch mit einer leichten Engstellung der Pupille vermindert werden (z.B. durch Tropfen von Pilocarpin 1% eine halbe Stunde vor dem Sport).

3.6.1.3 Weitere Ursachen

Es gibt viele Ursachen für ein sekundäres Offenwinkelglaukom. Die meisten sind aber so selten, dass wir sie nicht im Einzelnen besprechen möchten. Nur einige Beispiele seien erwähnt:

Bei einem «überreifen» grauen Star (siehe Kap. E 5) gelangt Linsenprotein ins Kammerwasser und verstopft das Trabekelwerk. Dies sehen wir heute kaum mehr, da sehr stark getrübte Linsen praktisch immer operiert werden.

Auch eine Blutung kann das Trabekelwerk verstopfen. Allerdings sind bei einer frischen Blutung die roten Blutkörperchen noch so flexibel, dass sie das Trabekelwerk durchwandern können. Bleibt das Blut aber längere Zeit, z.B. im Glaskörperraum hängen, verliert es seine Flexibilität. Gelangen die roten Blutkörperchen dann später in das Kammerwasser, verstopfen sie das Trabekelwerk und können lange Zeit nach der akuten Blutung einen Druckanstieg hervorrufen. Ein Tumor kann direkt oder indirekt die Abflusswege verstopfen. Eine Netzhautablösung führt normalerweise eher zu tiefem Druck, selten aber kann es zu einer Drucksteigerung kommen. Augendrucksteigerungen werden aber nicht selten nach Netzhautoperationen beobachtet. Bei einer Augenverletzung kann auch das Trabekelwerk mitbeteiligt sein – durch Vernarbungen kommt es zur Abflussbehinderung und zur längerfristigen Drucksteigerung. Bei einer Laseriridotomie wird kurzfristig Irismaterial in das Kammerwasser ausgeschwemmt. Dies kann in den ersten ein bis zwei Tagen zu Augendrucksteigerungen führen, der Druck normalisiert sich aber meistens rasch wieder.

Eine Argon-Laser-Trabekuloplastik (siehe Kap. 7.3.2) wird durchgeführt, um beim Offenwinkelglaukom den Druck zu senken. Oft kommt es in den ersten ein bis zwei Tagen aber zu einer leichten Drucksteigerung. Als sehr seltene Komplikation kann es langfristig zu massiven Augendrucksteigerungen kommen.

Wir haben gesehen, dass das Kammerwasser über Trabekelwerk und Schlemm'schen Kanal in den venösen Kreislauf zurückfließt. Steigt nun der Venendruck über der Sklera (also in den episkleralen Venen) an, entsteht ein Rückstau und der Augeninnendruck steigt. Für diese venöse Drucksteigerung gibt es verschiedene Gründe, gelegentlich lässt sich aber auch keine Ursache finden. Abbildung 3.37 zeigt ein solches Beispiel mit stark erweiterten Venen bei erhöhtem Venendruck.

Die lokale Anwendung von Steroiden (entzündungshemmende, cortisonhaltige Tropfen und Salben) kann zu einer leichten, unter Umständen aber auch zu einer sehr starken Augendrucksteigerung führen. Die Steroide provozieren die Bildung von Material (u.a. Mukopolysaccharide und Proteine), das sich im Trabekelwerk ablagert. Normalerweise sinkt der Augendruck aber nach Beendigung der Therapie wieder. Ob jemand auf Steroide mit einer Drucksteigerung reagiert oder nicht, ist genetisch festgelegt. Es gibt sog. «responder» [respond *eng* antworten], d.h. Menschen, die auf Steroide reagieren. Haben sie einmal reagiert, werden sie unter einer Steroidtherapie immer wieder einen Druckanstieg zeigen. Andere Menschen haben diese Veranlagung nicht. Sie sind sog. «non-responder» und können langfristig mit Steroiden behandelt werden, ohne dass es zu einem Druckanstieg kommt. Bei einer systemischen Steroidtherapie ist eine Drucksteigerung viel seltener und weniger stark ausgeprägt als bei einer Lokaltherapie am Auge.

Der Druck steigt nach lokaler Steroidgabe – wie gesagt nur beim «responder» – normalerweise etwa 10 bis 14 Tage nach Therapiebeginn an.

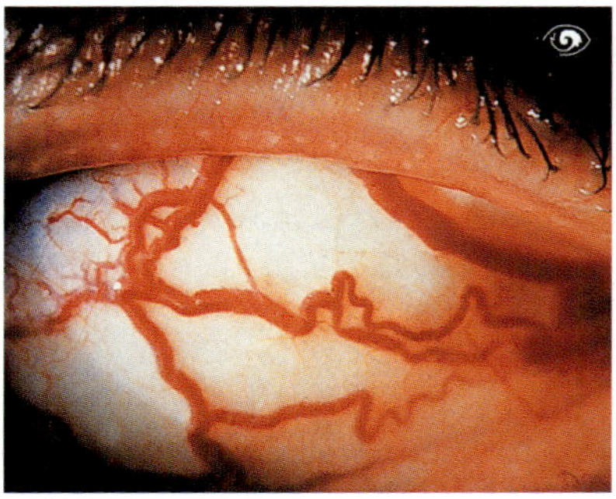

Abb. 3.37: Gestaute episklerale Venen.

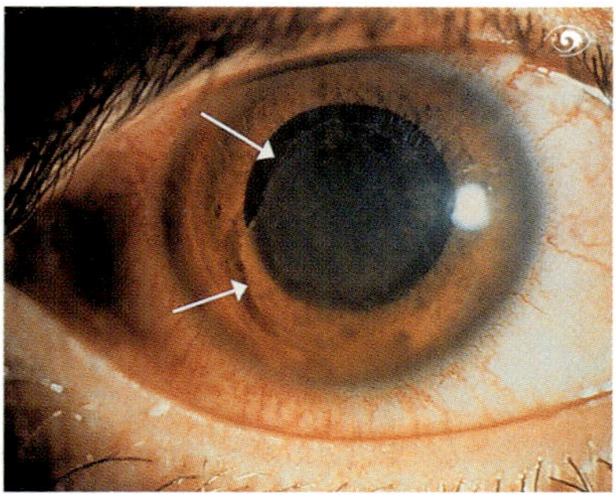

Abb. 3.38: Fibrin (→) in der Vorderkammer bei Iritis.

Akute Entzündungen, z.B. der Iris, können zu vorübergehender Senkung, aber auch zur längerfristigen Steigerung des Augendruckes führen (Abb. 3.38). Insbesondere bei der sog. Heterochromiezyklitis führt die Entzündung an dem Auge mit der helleren Iris, häufig zu starken Drucksteigerungen. Heterochromie-Patienten haben eine Iris leicht heller als die andere [heteros *gri* anders beschaffen/chroma *gri* die Hautfarbe].

Die Therapie all dieser Spezialformen des sekundären Offenwinkelglaukoms besteht vor allem in der Behandlung des Grundleidens. Wenn dies aber nicht möglich ist oder wenn der Augendruck trotzdem hoch bleibt, wird eine ähnliche Behandlung wie beim POG durchgeführt (siehe Kap. 3.4).

3.6.2 Sekundäres Winkelblockglaukom

Wir haben unter 3.5.1 verschiedene Mechanismen besprochen, die primär zum Verschluss des Kammerwinkels führen. Nun möchten wir die Kammerwinkelverschlüsse besprechen, die sekundär, d.h. in Folge von anderen Augenerkrankungen, auftreten.

Auch hier kann es zu einem mehr oder weniger akut eintretenden Verschluss kommen. Beim akuten Verschluss legt sich die Iris meist zirkulär, aber reversibel (also rückbildungsfähig) vor das Trabekelwerk, während sie sich bei der chronischen Form meist nicht ganz zirkulär, dafür aber meist irreversibel vor das Trabekelwerk legt. Es gibt auch hier eine Vielzahl von Erkrankungen, die wir nicht alle im Detail besprechen können. Ein sekundärer Winkelblock kann z.B. auftreten bei Schwellung oder Ortsverschiebung der Linse (z.B. durch einen Unfall oder bei verschiedenen Syndromen), nach Operationen oder unter einer Miotikatherapie (siehe Kap. 7.2.1).

Wir haben beim primären Winkelblockmechanismus (siehe Kap. 3.5.1) gesehen, dass bei ungünstiger Konstellation die pupillennahe Iris so stark auf die Linse drücken kann, dass eine Druckdifferenz zwischen Hinter- und Vorderkammer entsteht. Eine solche Druckdifferenz kann auch sekundär auftreten, wenn der pupillennahe Anteil der Iris mit der Linse verklebt (Abb. 3.39). Eine solche Verklebung (auch «Synechie» genannt) kann durch eine länger-

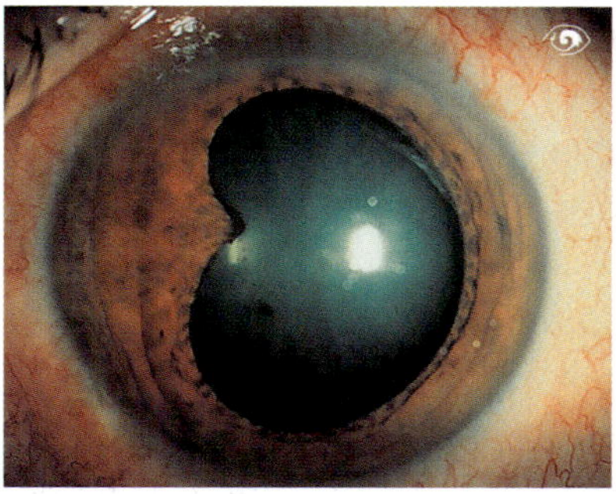

Abb. 3.39: Hintere Synechie: Die Iris ist an einer Stelle mit der Linse verklebt.

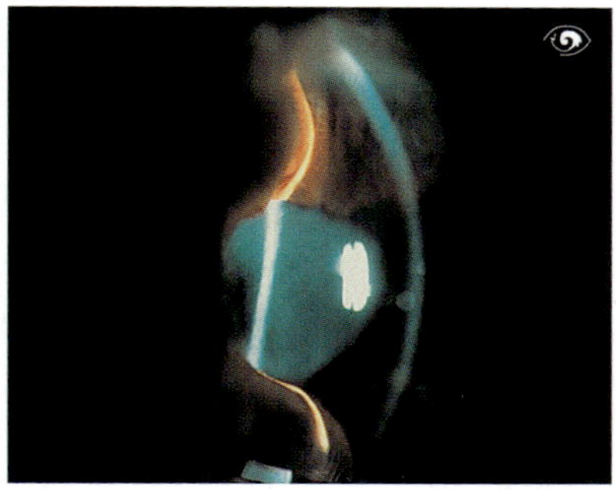

Abb. 3.40: Spaltlampenbild einer Napfkucheniris.

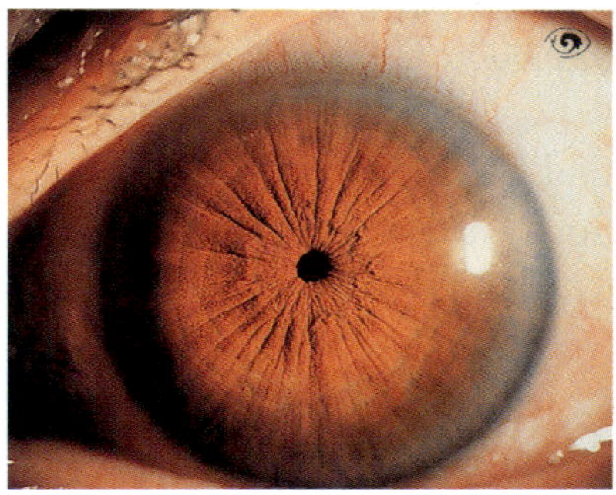

Abb. 3.41: Enge Pupille bei Miotikatherapie.

dauernde intraokuläre (= im Auge gelegene) Entzündung entstehen. Das Entzündungsmaterial (Zellen und sogenanntes Fibrin) verklebt die Iris so stark mit der Linse, dass das Kammerwasser nur noch sehr erschwert von der Hinter- in die Vorderkammer fließen kann. Die Iris wird in der Peripherie nach vorne gedrückt und blockiert den Kammerwinkel. Sie nimmt dabei die Form eines Napfkuchens an und wird dementsprechend Napfkucheniris genannt (Abb. 3.40). Solche Verklebungen kommen heute zum Glück nur noch selten vor, weil sich chronische intraokuläre Entzündungen heute besser behandeln lassen und weil bei solchen Entzündungen vorsichtshalber die Pupille weitgestellt wird.

Zu einer ähnlichen, aber meist nicht vollständigen Verklebung kann es auch durch jahrelange intensive Miotikatherapie kommen. Das liegt daran, dass sich unter der Dauertherapie mit Miotika ein leichter Reizzustand einstellt und die Pupille auch noch stillgelegt ist (Abb. 3.41). Hätte sie etwas mehr «Spiel», könnte sie die frischen Synechien eventuell immer wieder aufreißen. Aber auch dies sieht man heute nur noch selten, vor allem deswegen, weil die neueren Glaukommedikamente diese Nebenwirkungen nicht mehr haben.

Das Neovaskularisationsglaukom. Eine besondere Form des sekundären Kammerwinkelverschlusses liegt beim Neovaskularisationsglaukom vor. Der Begriff Neovaskularisation bedeutet Neubildung von Blutgefäßen. Haben sich neue Blutgefäße auf der Iris gebildet, spricht man von «Rubeosis iridis» [ruber *lat* rot] (Abb. 3.42), da die neugebildeten Blutgefäße der Iris eine rötliche Farbe geben. Wachsen neugebildete Blutgefäße über die Iris bis in den Kammerwinkel hinein, wird er verschlossen, einerseits durch die Blutgefäße und das begleitende Gewebe selbst, andererseits aber vor allem dadurch, dass die Blutgefäße Teile der Iris in den Kammerwinkel hineinziehen (Abb. 3.43).

Eine solche Neovaskularisation kommt vor, wenn größere Anteile der Netzhaut nicht mehr normal durchblutet sind. Bekommen einige Anteile der Netzhaut noch etwas Sauerstoff, aber doch nicht mehr genügend, dann bilden sie einen Stoff, der das Wachstum von neuen Blutgefäßen auf der Netzhaut anregt. Gelangen diese Wachstumsstoffe aber in die Vorderkammer (vor allem wenn, z.B. nach einer Katarakt-Operation, die Linse fehlt), werden auch auf der Iris neue Blutgefäße gebildet. Dies ist eine gefürchtete Komplikation bei der diabetischen Netzhauterkrankung (sog. diabetische Reti-

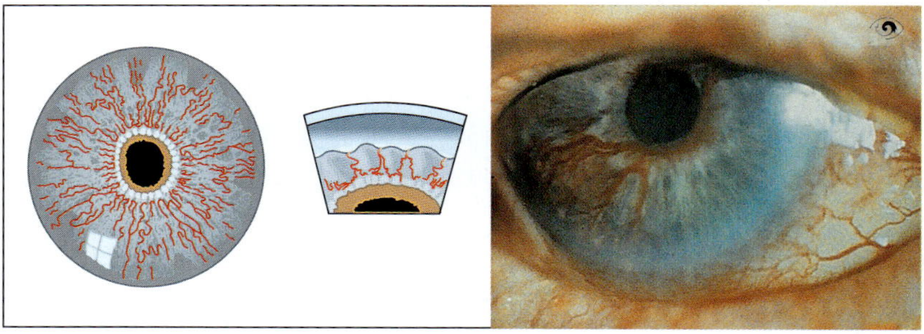

Abb. 3.42: Rubeosis iridis: Neugebildete Irisgefäße verlegen den Kammerwinkel und evertieren den Pupillarsaum.

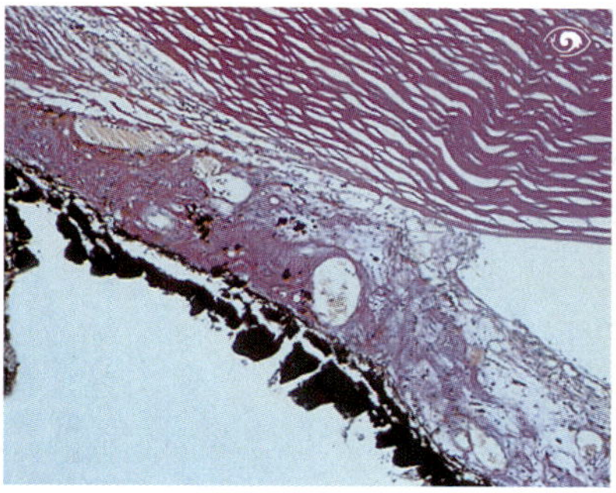

Abb. 3.43: Verschluss des Kammerwinkels durch Verwachsungen bei Rubeosis.

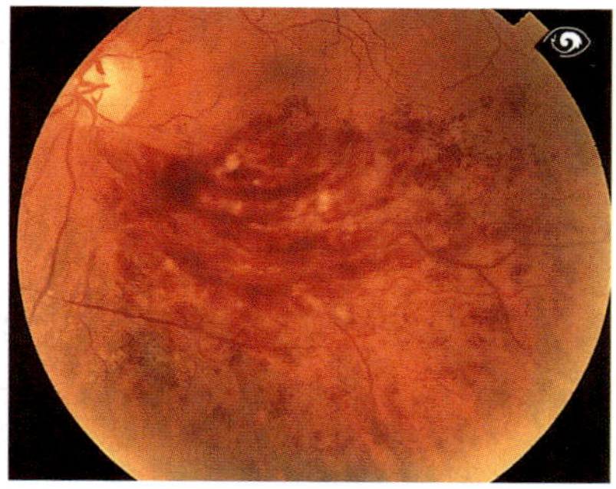

Abb. 3.44: Retinaler Venenverschluss: Die roten Flecken entsprechen Netzhautblutungen, die gelb-weißen Flecken durch Sauerstoffmangel entstandene Nervenfaserschwellungen.

nopathie) und bei den Venenverschlüssen der Netzhaut (sog. Ast- und Zentralvenenthrombosen) (Abb. 3.44).

Diese Komplikation der beiden Erkrankungen kann man heute glücklicherweise oft durch eine Lasertherapie verhüten. Den Diabetes mellitus und seine Komplikationen werden wir in Kapitel E 7 besprechen.

Auch bei der Therapie des sekundären Kammerwinkelverschlusses wird versucht, die Grundkrankheit zu behandeln. Meistens aber bleibt eine Drucksteigerung zurück. In dem Fall wird wiederum zuerst medikamentös behandelt. Bei der Napfkucheniris muss man eine periphere Iridotomie oder Iridektomie durchführen. Oft aber sind, insbesondere beim Neovaskularisationsglaukom, weitere operative Maßnahmen notwendig (siehe Kap. 7.4).

Zusammenfassung

Für eine Augendrucksteigerung gibt es viele Ursachen. Beim angeborenen Glaukom ist der Kammerwinkel unvollständig ausgereift. Ist der Kammerwinkel besser, aber immer noch unvollständig ausgereift, kommt es erst im kindlichen Alter (kindliches Glaukom) bzw. in der Adoleszenz (juveniles Glaukom) zur Drucksteigerung. Beim primär chronischen Offenwinkelglaukom (POG) steigt der Druck an, obwohl der Kammerwinkel ausgereift und offen ist und obwohl keine anderen druckverursachenden Augenerkrankungen vorliegen. Die Ursache der Drucksteigerung liegt in einem verminderten Abfluss durch das Trabekelwerk. Das POG ist die weitaus häufigste Glaukomform und tritt vor allem bei älteren Menschen auf. Der Druckanstieg ist schleichend und wird vom Patienten nicht bemerkt. Es kommt zu einem fortschreitendem Gesichtsfeldverfall, den der Patient anfänglich ebenfalls nicht wahrnimmt. Beim sog. Winkelblockglaukom steigt der Augendruck aufgrund einer Verlegung des Kammerwinkels durch die Iris rasch und stark, was z.T. heftige Symptome hervorruft. Der Augendruck kann auch sekundär als Folge eines Pseudoexfoliationssyndroms oder eines Pigmentdispersionssyndroms ansteigen. Zu sekundären Druckanstiegen kommt es u.a. auch nach Verletzungen, durch bestimmte Medikamente, nach Entzündungen oder als Komplikation der diabetischen Retinopathie, nach retinalen Venenverschlüssen und einigen anderen Augenerkrankungen.

4 Risikofaktoren

Wir haben in Kapitel 2 den Glaukomschaden beschrieben und aufgezeigt, dass ein erhöhter Augendruck einen sehr wichtigen (aber nicht den einzigen) Risikofaktor für das Auftreten eines Schadens darstellt. Deswegen haben wir der Ursache der Augendrucksteigerung das ganze Kapitel 3 gewidmet. Es gibt aber noch weitere Risikofaktoren, welche wir in diesem Kapitel besprechen möchten. Es gilt klar zu unterscheiden zwischen den Risikofaktoren, die zu einer Steigerung des Augendruckes beitragen und denen, die direkt an der Entstehung des Glaukomschadens beteiligt sind.

4.1 Allgemeine Risikofaktoren für eine Drucksteigerung

Wir haben in Kapitel 3 klar definierte Krankheitsbilder beschrieben, die zu einer Augendrucksteigerung führen. Daneben gibt es eine Reihe von allgemeinen Risikofaktoren, die den Augeninnendruck ebenfalls mehr oder weniger beeinflussen können. Diese Faktoren werden wir im Folgenden besprechen.

4.1.1 Alter

Das Alter spielt beim Glaukom (vor allem beim POG, Kap. 3.4) eine große Rolle. Wir haben zwar gesehen, dass das Glaukom schon bei Kindern, ja sogar bei Neugeborenen, auftreten kann, dies aber ist relativ selten, die große Mehrheit der Patienten mit erhöhtem Augendruck ist älter als 40 Jahre.

Auch beim Gesunden steigt der Augendruck im Durchschnitt im Laufe des Lebens leicht an. Dies ist durch einen Alterungsprozess im Trabekelwerk bedingt. Da aber gleichzeitig die Kammerwasserproduktion sinkt, ist der Druckanstieg nur mäßig.

Bei einigen Menschen steigt der Augendruck im Alter nicht nur ganz leicht, sondern deutlich an. Die Gründe dieses verstärkten Druckanstieges sind noch nicht restlos geklärt. Faktoren wie z.B. die Vererbung sind anscheinend von entscheidender Bedeutung. Bei den meisten Glaukompatienten beginnt der Druckanstieg zwischen dem 40. und 50. Lebensjahr. Wird dies nicht behandelt, steigt der Druck im höheren Alter meistens noch weiter an. Bei einigen Glaukompatienten beginnt der Druckanstieg erst später. Die Anzahl der Menschen mit einem Augendruck von über 21 mmHg nimmt also im Alter sehr stark zu (Abb. 3.10). Dies ist von besonderem Interesse, da ja die Lebenserwartung ständig zunimmt.

4.1.2 Familiäre Belastung

Unter familiärer Belastung verstehen wir das gehäufte Vorkommen einer Erkrankung innerhalb einer Familie. Eine solche Häufung kann auf Vererbung beruhen. Es kann aber auch daran liegen, dass Familienmitglieder, insbesondere, wenn sie zusammenleben, den gleichen Umwelteinflüssen ausgesetzt sind. Im Folgenden möchten wir den Vererbungsfaktor diskutieren.

Seit langer Zeit weiß man, dass Kinder von Glaukompatienten eine höhere Wahrscheinlichkeit haben, ebenfalls ein Glaukom zu entwickeln. Das bedeutet aber auch, dass nicht alle Kinder von Glaukomeltern ein Glaukom bekommen. Außerdem kann ein Glaukom auch spontan auftreten, d.h., ohne dass bei den Vorfahren des Patienten ein Glaukom bekannt ist.

Ein Einfluss der Vererbung wird vor allem beim angeborenen, beim kindlichen und beim juvenilen Glaukom beobachtet. Aber auch bei diesen Glaukomformen gibt es spontane Erkrankungen ohne erbliche Belastung. Etwas komplexer ist die Situation bei den chronischen Glaukomen älterer Patienten. Hier muss man besonders zwischen der erblichen Veranlagung für erhöhten Augendruck und der erblichen Veranlagung, bei einem gegebenen Augendruck (evtl. sogar bei normalem Druck) einen Glaukomschaden zu erleiden, unterscheiden (siehe Kap. 4.2).

Die Vererbungslehre (Genetik) ist für die moderne Medizin von großer Bedeutung. Mit Hilfe der sogenannten Molekulargenetik (siehe Kap. E 3) ist es möglich geworden, den genetischen Code zu entschlüsseln und auch krankhafte Veränderungen im genetischen Code zu erkennen. So können auch die Entstehungsmechanismen von Erkrankungen besser verstanden werden (siehe Kap. E 3). Auch in Bezug auf das Glaukom ist momentan eine rasante Entwicklung im Gange, trotzdem lässt sich im Moment noch relativ wenig sagen. Wir wissen definitiv, dass nicht nur ein Gen für die Entstehung des Glaukoms verantwortlich gemacht werden kann. Offensichtlich gibt es verschiedene Gene, die, wenn sie krankhaft verändert sind, zu einem Glaukom führen können. Umgekehrt weiß man, dass eine Veränderung (Mutation) eines dieser Gene allein noch nicht unbedingt zum Glaukom führen muss. Offensichtlich spielen hier mehrere Faktoren zusammen. Eine entsprechende Veränderung im Genmaterial erhöht meist nur das Krankheitsrisiko. Die Krankheit tritt aber erst dann auf, wenn entweder zusätzlich bestimmte Umwelteinflüsse vorhanden oder weitere Gene ebenfalls verändert sind.

Viele Patienten fragen in der Sprechstunde nach der Vererbung. Wir müssen dann leider sagen, dass wir im Moment noch nicht allzu viele Informationen haben, die wir in einfacher Form weitergeben können. Es ist aber damit zu rechnen, dass sich dies in wenigen Jahren deutlich ändern wird. Sicher kann man empfehlen, dass sich immer dann, wenn in der Familie bereits ein Glaukom bekannt ist, die Blutsverwandten augenärztlich untersuchen lassen sollten. Ist die Erkrankung in der Familie schon in der Kindheit aufgetreten, sollte man die Verwandten selbstverständlich auch frühzeitig untersuchen. Ist das Glaukom erst im Alter aufgetreten, genügt eine Kontrolle im Erwachsenenalter. Während wir bei Menschen ohne erbliche Vorbelastung eine erste Kontrolle beim Augenarzt im Alter zwischen 35 und 45 Jahren empfehlen, würden wir bei Patienten mit erblicher Belastung eine erste Kontrolle bereits im Alter zwischen 20 und 30 Jahren, spätestens aber zwischen dem 30. und dem 40. Lebensjahr durchführen.

4.1.3 Rasse

Die Rassenzugehörigkeit spielt eine entscheidende Rolle. Es ist allerdings nicht immer leicht, den Einfluss der Rasse von den sozioökonomischen Gegebenheiten zu trennen. Es scheint aber tatsächlich so zu sein, dass Patienten afrikanischer Abstammung häufiger und früher eine Augendrucksteigerung aufweisen. Auf der anderen

Seite haben Weiße, insbesondere in den nördlichen Ländern, viel häufiger ein Pseudoexfoliationsglaukom. Interessanterweise ist auch das Pigmentglaukom bei Weißen häufiger als bei dunkelhäutigen Menschen. In asiatischen Ländern findet man häufiger Winkelblockglaukome. Das Normaldruckglaukom ist bei Japanern viel häufiger, was wir noch in Kapitel 4.2.4 besprechen werden.

4.1.4 Geschlecht

Zwischen gesunden Frauen und Männern gibt es in Bezug auf den Augendruck keinen Unterschied. Die beschriebenen Krankheitsbilder treten allerdings unterschiedlich oft auf. So haben Frauen häufiger ein Winkelblock-, Männer häufiger ein Pigmentdispersionsglaukom. Frauen haben wiederum häufiger ein Normaldruckglaukom und eine erhöhte Druckempfindlichkeit, was in Kapitel 4.2.5 besprochen wird.

4.1.5 Arteriosklerose

Die Arteriosklerose ist eines der gesundheitlichen Hauptprobleme in unserer Gesellschaft. Sie führt zu Herzinfarkt, Schlaganfall und vielen weiteren Erkrankungen. Da die Arteriosklerose in der Medizin und damit auch in der Augenheilkunde eine sehr wichtige Erkrankung darstellt, haben wir ihr ein Ergänzungskapitel (siehe Kap. E 6) gewidmet. Dort werden auch die Risikofaktoren, die zur Arteriosklerose führen (wie Rauchen, erhöhte Blutfette, erhöhter Blutdruck usw.) besprochen.

Auch in den zuführenden Blutgefäßen des Auges ist die Arteriosklerose häufig. Daraus ergibt sich, dass die Arteriosklerose für viele Augenerkrankungen (vor allem die arteriellen und venösen Gefäßverschlüsse) einen wichtigen Risikofaktor darstellt. Interessanterweise haben Patienten mit Arteriosklerose auch häufiger und früher eine Katarakt (Linsentrübung, «Grauer Star», siehe Kap. E 5) oder eine Makulopathie (eine Altersveränderung der Netzhautmitte, siehe Kap. E 9). Wahrscheinlich sind beide Erkrankungen keine direkte Folge der Arteriosklerose, sondern weisen vielmehr ähnliche

Mechanismen in der Krankheitsentstehung auf. Wir sprechen dann eher von Risikoindikatoren als von Risikofaktoren [indicare *lat* anzeigen]. Deswegen sind auch Risikofaktoren für die Arteriosklerose gleichzeitig wichtige Risikoindikatoren für den Grauen Star oder für die Makulopathie.

Nun ist es so, dass die Arteriosklerose die Wahrscheinlichkeit für das Auftreten eines Glaukomschadens nicht wesentlich erhöht. Dies ist überraschend, da wir heute wissen, dass Glaukompatienten im Durchschnitt eine verminderte Augendurchblutung aufweisen. Die Ursache der Durchblutungsstörung beim Glaukom ist aber häufiger durch eine Fehlregulation der Durchblutung als durch eine Arteriosklerose bedingt (dies werden wir im Kap. 4.2.7 besprechen). Zwischen der Arteriosklerose (und ihren Risikofaktoren) und dem Augendruck gibt es einen, allerdings schwachen, Zusammenhang. Das bedeutet, dass Patienten mit Arteriosklerose eine etwas höhere Wahrscheinlichkeit für einen erhöhten Augendruck haben als gleichaltrige Menschen ohne Arteriosklerose. Dieser Zusammenhang ist aber, wie gesagt, schwach. Und Vorsicht: Man kann bei einer Einzelperson mit erhöhtem Augendruck nicht einfach davon ausgehen, dass sie nun auch automatisch eine Arteriosklerose hat. Interessanterweise sinkt im Mittel der Augendruck der gesunden Japaner im Laufe des Lebens. Es ist bekannt, dass die Arteriosklerose in Japan viel weniger verbreitet ist als bei uns in Europa.

Gelegentlich werden Blutdruck und Augendruck verwechselt und häufig fragt der Patient nach dem Zusammenhang. Obwohl Blutdruck und Augendruck unabhängig reguliert werden, besteht bei Patienten mit erhöhtem Blutdruck ein ganz leicht erhöhtes Risiko für erhöhten Augendruck. Aber auch hier ist die Korrelation relativ schwach. Viele Menschen mit hohem Blutdruck haben einen normalen Augendruck und umgekehrt. Das Gleiche gilt für die anderen Risikofaktoren der Arteriosklerose: Patienten mit erhöhten Blutfetten, Raucher usw. haben im Durchschnitt ein leicht erhöhtes Risiko für einen Druckanstieg.

4.1.6 Kurz- und Weitsichtigkeit

Es gibt normalsichtige (emmetrope), weitsichtige (hyperope) und kurzsichtige (myope) Augen. Dies finden Sie detailliert in Kapitel E 4 beschrieben.

Gesunde hyperope und myope Patienten haben im Durchschnitt den gleichen Augeninnendruck wie emmetrope Menschen. Bei weitsichtigen Augen aber besteht ein höheres Risiko für ein Winkelblockglaukom (siehe Kap. 3.5), bei kurzsichtigen Augen für ein Pigmentdispersionsglaukom (siehe Kap. 3.6.1). Myope Augen sind auch druckempfindlicher (siehe Kap. 4.2.6).

Zusätzlich haben kurzsichtige Augen glaukomunabhängige Risiken, die durch die Größenzunahme des Auges bedingt sind. So haben Myope z.B. häufiger eine Netzhautablösung als Normalsichtige.

4.2 Risikofaktoren für einen Glaukomschaden

Den Glaukomschaden haben wir ausführlich in Kapitel 2.1 besprochen. Nun gibt es eine Reihe von Risikofaktoren für diesen Schaden. In diesem Zusammenhang geht es um Faktoren, die die Wahrscheinlichkeit für das Auftreten oder das Fortschreiten eines Glaukomschadens beeinflussen bzw. erhöhen. Aus wissenschaftlicher Sicht gibt es zwei Wege, solche Faktoren zu finden. Nehmen wir zum Beispiel die Kurzsichtigkeit als potentiellen (möglichen) Risikofaktor für einen Glaukomschaden. Man kann natürlich schauen, ob bei Kurzsichtigen ein Glaukomschaden häufiger vorkommt als bei Normalsichtigen. Man kann aber auch umgekehrt prüfen, ob unter den Patienten mit einem Glaukomschaden häufiger Kurzsichtige vorkommen als in der normalen Bevölkerung. In einem nächsten Schritt prüft man, ob sogar ein quantitativer (= mengenmäßiger) Zusammenhang besteht. Um beim Beispiel der Kurzsichtigkeit zu bleiben: Man könnte schauen, ob zwischen der Häufigkeit des Glaukomschadens und der Stärke der Kurzsichtigkeit ein Zusammenhang besteht. Aber selbst wenn sich solche statistischen Zusammenhänge nachweisen lassen, bedeutet dies noch nicht, dass die Zusammenhänge unbedingt ursächlich oder kausal sind [kausa *lat* Ursache, Grund]. Zwei Situationen (A) und (B) können gehäuft gemeinsam auftreten, ohne sich gegenseitig zu beeinflussen, wenn sie beide Folge eines dritten Faktors (C) sind. Erst wenn (mit Hilfe sogenannter Interventionsstudien) gezeigt werden kann, dass eine Krankheit nach Beseitigung eines Risikofaktors seltener wird oder besser verläuft, ist ein kausaler Zusammenhang bewiesen.

Für die Entstehung des Glaukomschadens gibt es heute eine Reihe von gesicherten Risikofaktoren. Einige von ihnen, leider nicht alle, lassen sich therapeutisch beeinflussen. Andere Faktoren sind mit dem Glaukomschaden assoziiert, aber es gibt keinen direkten Kausalzusammenhang. Seit Mitte des 19. Jahrhunderts weiß man, dass erhöhter Augendruck zum Glaukomschaden führen kann. Der erhöhte Augendruck ist auch ohne Zweifel der häufigste und wichtigste Risikofaktor für den Glaukomschaden. Deswegen haben wir dem Druck auch ein eigenes Kapitel (siehe Kap. 3) gewidmet. Andere Faktoren spielen aber mit Sicherheit auch eine Rolle. Dies geht schon daraus hervor, dass etwa ein Viertel der Patienten mit Glaukomschaden keinen erhöhten Augendruck aufweist (Abb. 4.1). Es kommt hinzu, dass ein mäßig erhöhter Augendruck bei einigen Menschen zum Glaukomschaden führt, bei anderen aber nicht. Dies unterstreicht die Bedeutung anderer Risikofaktoren. Wie wir in Kapitel 2.2.1 am Beispiel eines Autounfalls erklärt haben, entsteht ein Ereignis häufig aus dem Zusammenspiel mehrerer Einzelfaktoren. Genauso ist es beim Glaukomschaden: Jeder Risikofaktor kann zwar alleine zu einem Schaden führen, wenn er stark ausgebildet ist, dies aber ist die Ausnahme, denn in den meisten Fällen kommen mehrere Faktoren zusammen. Ihr Zusammenspiel werden wir in Kapitel 5 erklären.

4.2.1 Augendruck

Je höher der Augendruck, desto größer ist die Wahrscheinlichkeit für das Auftreten und Fortschreiten eines Glaukomschadens (Abb. 4.2). Ein kurzfristiger, wenn auch massiver Druckanstieg, wie z.B. beim Glaukomanfall, wird erstaunlich gut vertragen. Der hohe

Augendruck ist also weniger akut schädigend, sondern hat seine Bedeutung vielmehr in der chronischen Erhöhung. Interessanterweise sind Augendruckschwankungen noch wichtiger als der mittlere Augendruck. Es hat sich gezeigt, dass Patienten mit starken Druckschwankungen und damit verbundenen Druckspitzen besonders häufig einen Schaden aufweisen und auch besonders häufig ein Fortschreiten des Schadens zeigen. Eine Erklärung dafür finden Sie in Kapitel 5. Deswegen ist das Ziel der Therapie nicht nur, den Augeninnendruck des Patienten zu senken, sondern vor allem auch, ihn vor Druckschwankungen zu schützen (siehe Kap. 7).

Nicht übersehen sollte man aber, dass fast 80 Prozent der Patienten mit erhöhtem Augendruck nie einen Glaukomschaden bekommen und, dass umgekehrt, fast 30 Prozent der Patienten mit einem Glaukomschaden nie einen erhöhten Augendruck haben.

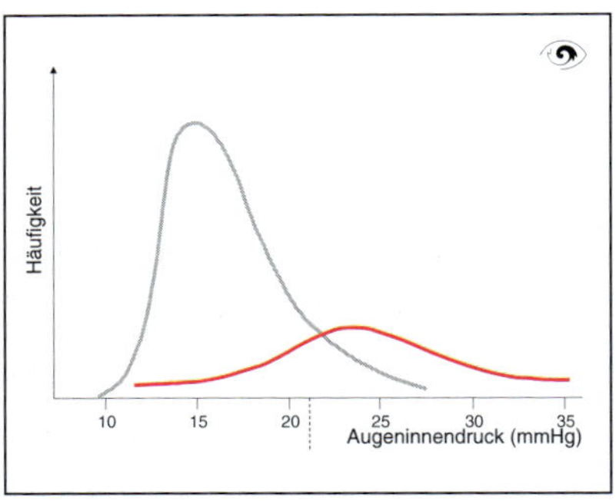

Abb. 4.1: Häufigkeitsverteilung des Augeninnendruckes bei Gesunden (graue Kurve) und bei Glaukompatienten (rote Kurve).

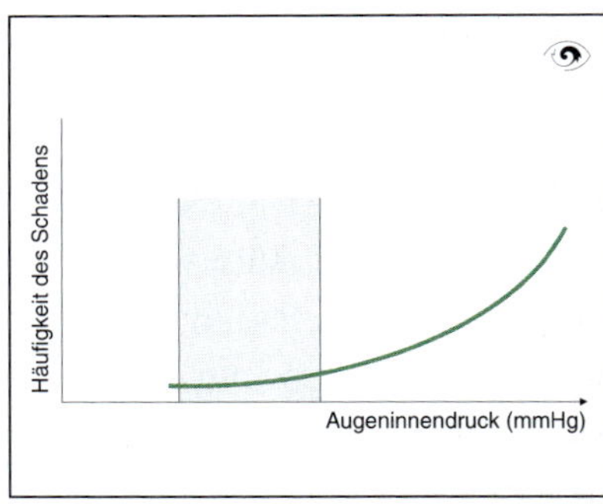

Abb. 4.2: Je höher der Augendruck, desto häufiger entsteht ein Glaukomschaden. Der Normbereich ist grau unterlegt.

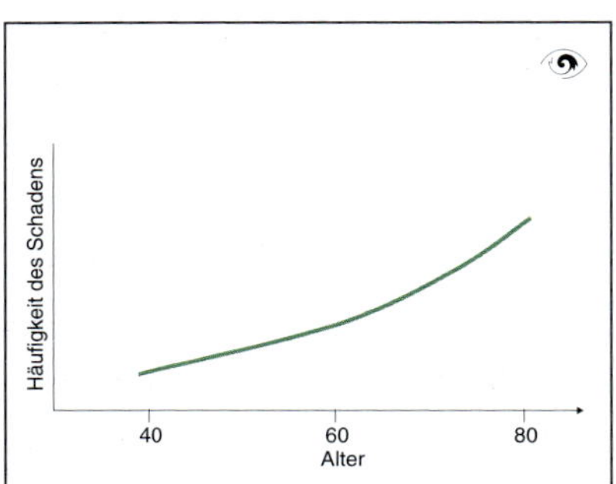

Abb. 4.3: Da der Glaukomschaden nicht reversibel ist, steigt die Häufigkeit des Schadens mit dem Alter deutlich an.

4.2.2 Alter

Wir haben in Kapitel 4.1.1 den Einfluss des Alters auf den Augendruck beschrieben. Die Häufigkeit des Glaukomschadens ist noch deutlicher altersabhängig (Abb. 4.3). Die Ursache dafür liegt nicht nur in der Zunahme der Risikofaktoren, sondern vor allem auch darin, dass sich der Verlust von Nervenfasern im Laufe des Lebens addiert. Dagegen gibt es keine sicheren Hinweise dafür, dass der Schaden im Alter besonders schnell fortschreitet oder dass ältere Menschen eine erhöhte Druckempfindlichkeit haben. Da das Fortschreiten des Schadens über lange Zeit nicht oder nur kaum bemerkt wird, es sich aber in der Spätphase dramatisch bemerkbar machen kann, ist die Wahrscheinlichkeit für eine subjektiv bemerkte Verschlechterung im Alter viel höher. Dies aber nicht – wie gesagt – weil das Glaukom sich im Alter besonders rasch verschlechtert, sondern weil ältere Menschen bereits viel länger «Zeit hatten», einen langsam fortschreitenden Glaukomschaden zu entwickeln.

4.2.3 Familiäre Belastung

Wir haben in Kapitel 4.1.2 den Einfluss der Genetik auf den Augendruck besprochen. Die genetischen Voraussetzungen eines Patienten haben auch einen gewissen Einfluss darauf, ob er einen gegebenen Augendruck schadlos toleriert oder nicht. Das familiäre Vorkommen eines Glaukomschadens gibt dem Arzt wichtige Hinweise auf die Schwere der Erkrankung. Haben Familienangehörige bereits einen Glaukomschaden erlitten, so steigt die Wahrscheinlichkeit für das Auftreten eines Schadens oder für ein entsprechendes Fortschreiten des Schadens beim Patienten an. Dies bedeutet, dass ein Patient mit familiärer Vorbelastung besonders intensiv betreut und behandelt werden muss.

Es gibt offensichtlich auch eine genetische Veranlagung, die die Empfindlichkeit gegenüber dem Augendruck beeinflusst. Genaueres hierüber ist aber noch nicht bekannt. Zum Teil hängt es wohl damit zusammen, dass die übrigen Risikofaktoren für einen Glaukomschaden (wie z.B. vaskuläre Fehlregulationen) ebenfalls vererbt werden können (siehe Kap. E 8).

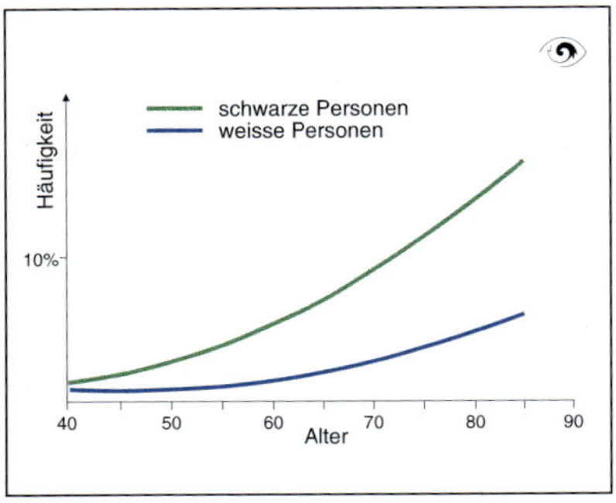

Abb. 4.4: Der Glaukomschaden kommt bei schwarzen Menschen deutlich häufiger vor als bei Weißen.

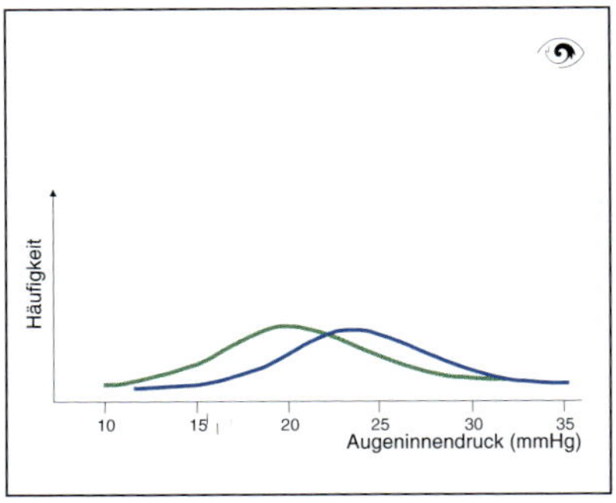

Abb. 4.5: Der Augendruck bei Patienten mit einem Glaukomschaden ist bei den Europäern im Mittel höher (blaue Kurve) als bei den Japanern (grüne Kurve).

4.2.4 Rasse

Die ethnische Abstammung hat sowohl auf den Augendruck (siehe Kap. 4.1.3) als auch auf den Glaukomschaden Einfluss. Wir möchten aber nochmals darauf hinweisen, dass dieser Einfluss schwer vom Einfluss der Lebensbedingungen zu trennen ist. Patienten afrikanischer Abstammung haben nicht nur häufiger einen erhöhten Augendruck, sondern auch eine höhere Wahrscheinlichkeit dafür, bei einem gegebenen Augendruck einen Schaden zu entwickeln (Abb. 4.4). Sie müssen also besonders intensiv behandelt werden. Interessant ist die Verteilung der Häufigkeit des Augendruckes bei Patienten mit POG. Die Häufigkeit des Normaldruckglaukoms ist in Japan viel höher als etwa bei uns (Abb. 4.5). Japaner haben auch viel häufiger vaskuläre Fehlregulationen (siehe Kap. 5). Hier dürften neben der erblichen Veranlagung auch die Lebensbedingungen der Menschen eine entscheidende Rolle spielen. Wir haben in der Schweiz beobachtet, dass das Normaldruckglaukom häufiger bei der städtischen Bevölkerung vorkommt als bei der Ländlichen, bei Akademikern häufiger als bei Nichtakademikern, bei Schlanken häufiger als bei Fettleibigen usw. Möglicherweise liegt ein Grund für solche Unterschiede in der unterschiedlichen Häufigkeit von vaskulären Fehlregulationen (siehe Kap. E 8).

4.2.5 Geschlecht

Obwohl der Augendruck bei beiden Geschlechtern etwa gleich ist, haben Frauen viel häufiger ein Normaldruckglaukom als Männer. Eine der Ursachen hierfür liegt darin, dass das sog. vasospastische Syndrom bei Frauen häufiger vorkommt als bei Männern (siehe Kap. E 8). Aber auch beim Offenwinkelglaukom mit erhöhtem Druck erleiden die Frauen trotz gleichem Augendruck etwas häufiger einen Schaden als die Männer.

4.2.6 Kurz- und Weitsichtigkeit

Weitsichtige haben zwar ein erhöhtes Risiko für ein akutes Winkelblockglaukom (siehe Kap. 3.5), aber keine erhöhte Druckempfindlichkeit. Daher entwickeln sie weder häufiger noch seltener einen Glaukomschaden als ein Normalsichtiger mit gleichem Augendruck. Anders ist hingegen die Situation beim Kurzsichtigen: Das kurzsichtige Auge ist verstärkt druckempfindlich. Das heißt konkret, dass ein Kurzsichtiger bei gleichem Augendruck eine größere Wahrscheinlichkeit hat, einen Schaden zu entwickeln als ein Normalsichtiger. Erschwerend kommt hinzu, dass die Form der glaukomatösen Papillenexkavation beim myopen anders und damit schwerer einschätzbar ist als beim emmetropen Auge (Abb. 4.6 und 4.7). Zusätzlich sind die Gesichtsfeldausfälle häufig schwerer zu interpretie-

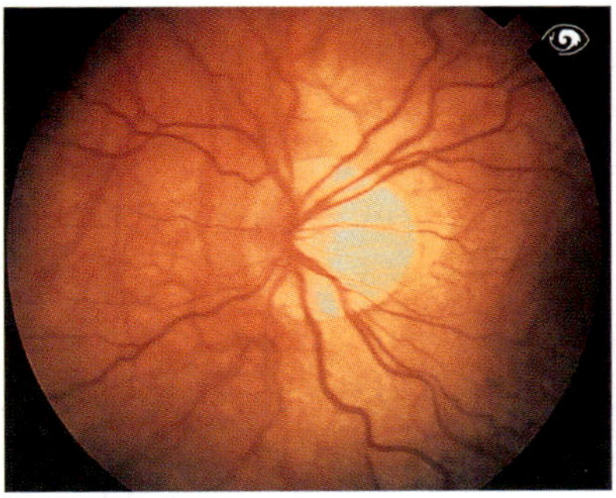

Abb. 4.6: Papille bei einem gesunden myopem Auge.

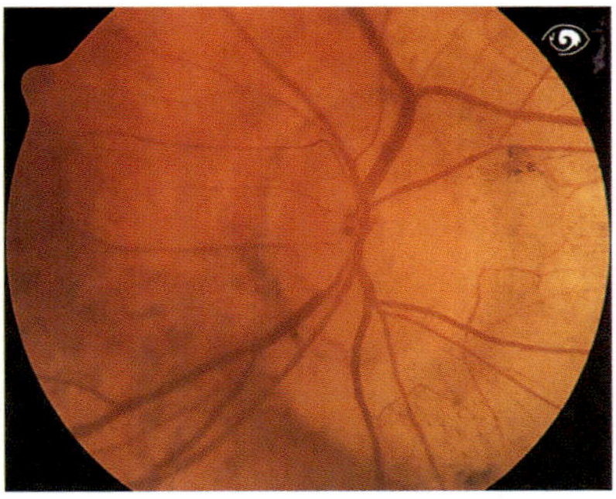

Abb. 4.7: Papille bei myopem Auge mit Glaukom.

ren. Oft weiß man nicht sicher, ob ein Gesichtsfeldausfall durch die Myopie an sich oder durch das Glaukom bedingt ist. Aus allen diesen Gründen brauchen kurzsichtige Glaukompatienten eine besonders intensive Überwachung und Behandlung.

4.2.7 Durchblutungsstörungen

Seit der Entdeckung des Glaukomschadens Mitte des 19. Jahrhunderts wird vermutet, dass neben dem Augendruck auch Durchblutungsstörungen an seiner Entstehung beteiligt sind.

Leider ist es so, dass die Durchblutung am Auge zwar gut beobachtet, aber nur schwer gemessen werden kann (siehe Kap. E 11). Dies gilt insbesondere für die Durchblutung von Aderhaut und Papille, also dort, wo es für das Glaukom am wichtigsten wäre. Daher basierte die Annahme, dass die Durchblutung eine wichtige Rolle spielen könnte, früher hauptsächlich auf indirekten Beobachtungen (siehe Kap. E 8). Heute ist es, wenn auch noch nicht mit perfekt ausgereiften Methoden, möglich, die Augendurchblutung zu messen und alles weist darauf hin, dass die Durchblutung beim Glaukompatienten im Durchschnitt vermindert ist. Zunächst hatte man angenommen, dass die Durchblutungsstörung eine Sekundärfolge des Glaukomschadens sei. Die Tatsache, dass die Durchblutungsverminderung am Auge dem Schaden häufig vorausgeht und ähnliche Durchblutungsstörungen auch in anderen Körperregionen von Glaukompatienten beobachtet werden können, spricht aber eindeutig dafür, dass zumindest ein Teil dieser Störungen als primär anzusehen ist.

Nun lässt sich bei einigen Glaukompatienten eine veränderte Ruhedurchblutung, vor allem aber eine abnorme Durchblutungsabnahme auf Reize, wie zum Beispiel Kälte oder emotionelle Belastung, feststellen. So kann man beispielsweise an den Fingerspitzen von Patienten mit einem Normaldruckglaukom sehr häufig eine abnorme Reaktion der Durchblutung auf Kälteprovokation beobachten (siehe Kap. E 8). Patienten mit Glaukomschaden haben zwar selten, aber häufiger als Gesunde Hörstörungen oder Ohrensausen (Tinnitus), recht häufig stumme myokardiale Ischämien (Abb. 4.8) und gelegentlich ischämische Veränderungen im Gehirn (Abb. 4.9).

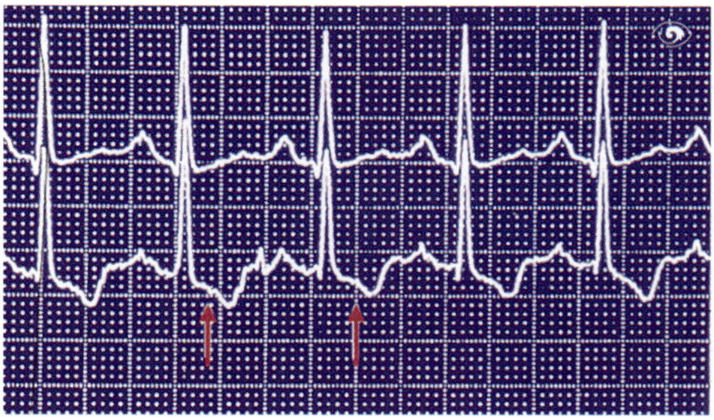

Abb. 4.8: EKG mit ST-Senkungen (rote Pfeile). Hinweis auf myokardiale Ischämien.

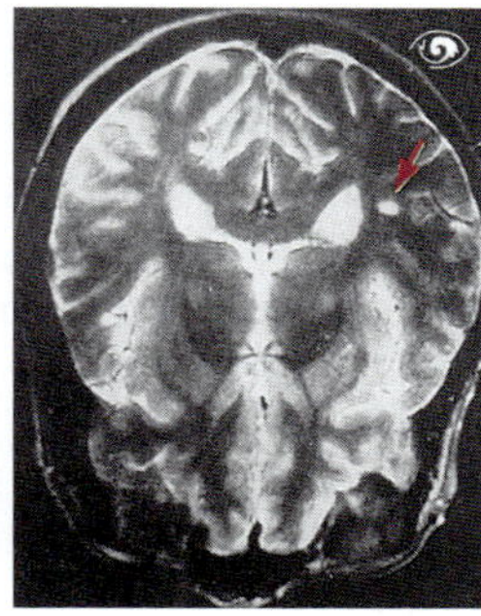

Abb. 4.9: Ischämische Veränderungen (→) im Gehirn eines Glaukompatienten (Bild einer Magnetresonanztomographie).

Vieles deutet darauf hin, dass es sich hier nicht um arteriosklerosebedingte Durchblutungsstörungen, sondern um vaskuläre Fehlregulationen handelt.

Es ist also statistisch gesichert, dass Patienten mit einem Glaukomschaden häufiger Durchblutungsstörungen aufweisen als gleichaltrige Gesunde. Je tiefer der Augendruck, bei dem der Glaukomschaden aufgetreten ist oder fortschreitet, desto höher ist die Wahrscheinlichkeit, dass Durchblutungsstörungen an der Entstehung des Schadens beteiligt sind (siehe Kap. 5). Im Extremfall können diese Durchblutungsstörungen sogar bei sehr niedrigem Augendruck schon zu einem Glaukomschaden führen.

Woher kommen nun diese Durchblutungsstörungen? Generell ist ja die Arteriosklerose die häufigste Ursache für Durchblutungsstörungen. Sie kann zu Gefäßverengungen, Thrombosen und Embolien führen. Die Hauptursache der Durchblutungsstörungen beim Glaukom ist aber nicht die Arteriosklerose (siehe Kap. E 6). Natürlich kann auch ein Glaukompatient eine Arteriosklerose entwickeln und natürlich kann diese Arteriosklerose den Krankheitsverlauf ungünstig beeinflussen. Wir haben aber in den Achtzigerjahren zeigen können, dass die Hauptursache der Durchblutungsstörung beim Glaukom vielmehr in einer Fehlregulation der Blutgefäße (siehe Kap. E 8) liegt. Da es etwas weit führen würde, die Beweisführung hierfür im Detail niederzuschreiben, verweisen wir den interessierten Leser auf die weiterführende Literatur (siehe Kap. Z 3). Patienten mit einer Veranlagung zu vaskulären Fehlregulationen haben oft einen niedrigen Blutdruck und neigen zu Gefäßkrämpfen (Vasospasmen). Auf beides möchten wir im Folgenden kurz eingehen:

Blutdruck. Es ist heute allgemein bekannt, dass ein erhöhter Blutdruck ein gesundheitliches Risiko ist. Die Tatsache aber, dass auch ein zu niedriger Blutdruck, insbesondere bei der Entwicklung eines Glaukomschadens, ebenfalls ein Risiko darstellen kann, hat bis vor kurzem leider wenig Beachtung gefunden. Mittlerweile belegen zahlreiche Studien, dass sowohl das Auftreten wie auch das Fortschreiten des Glaukomschadens in Zusammenhang mit einem niedrigen Blutdruck steht. Nun hat der Mensch nicht einen konstanten Blutdruck, vielmehr variiert der Blutdruck im Laufe des Tages und in Abhängigkeit von unseren Tätigkeiten, von Körperlage und von Nahrungs- und Medikamenteneinnahme, erheblich. Daher führt man, um ein möglichst realistisches Bild zu erhalten, eine Blutdruckmessung über 24 Stunden durch (Abb. 4.10).

Häufig ist der Blutdruck beim Glaukompatienten während des Tages völlig normal, sinkt aber in der Nacht stärker ab als beim Gesunden. Dieser nächtliche Abfall verdient besondere Beachtung (Abb. 4.11).

Einige Patienten mit nächtlichem Blutdruckabfall haben während des Tages sogar einen erhöhten Blutdruck und werden eventuell mit blutdrucksenkenden Medikamenten behandelt.

Auch ein stärkerer orthostatischer Blutdruckabfall bei einem Wechsel vom Liegen zum Stehen kann für den Glaukompatienten schädlich sein [orthos *gri* aufrecht/stasein *gri* stehen].

Wenn nun ein erhöhter Augendruck das Auftreten eines Glaukomschadens nicht hinreichend erklärt oder es trotz Drucknormalisierung zum Fortschreiten des Schadens kommt, sollte eine 24-Stunden-Blutdruckmessung erfolgen (Abb. 4.11). Die therapeutischen Konsequenzen eines tiefen Blutdruckes werden wir in Kapitel 7 besprechen.

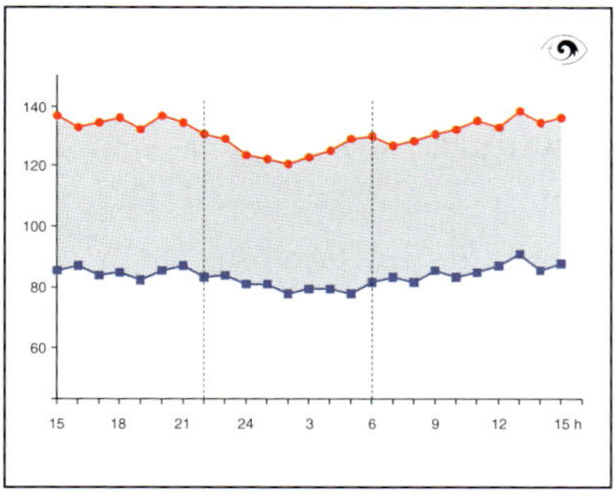

Abb. 4.10: 24-Stunden-Blutdruck bei einem Gesunden. Rot: Systolische Werte, blau: Diastolische Werte (mmHg).

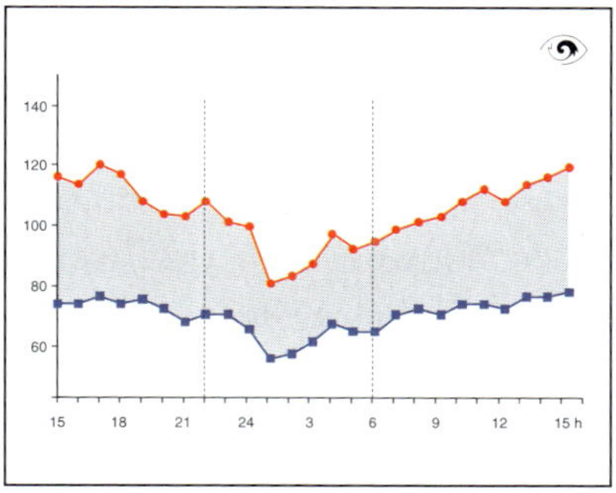

Abb. 4.11: 24-Stunden-Blutdruck bei einem Glaukompatienten: Ausgeprägter nächtlicher Blutdruckabfall (mmHg).

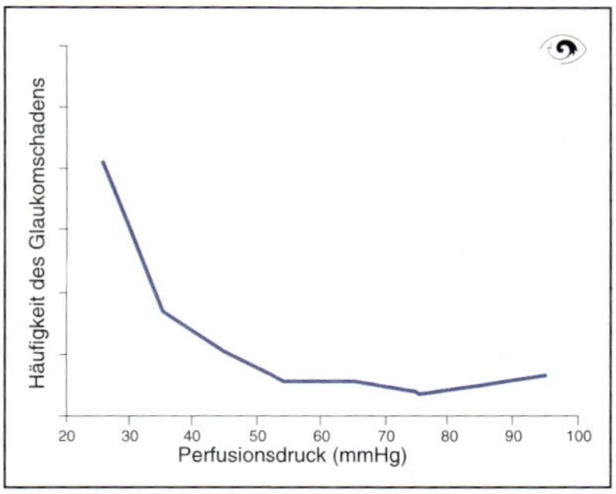

Abb. 4.12: Je tiefer der Perfusionsdruck (Blutdruck minus Augendruck), desto häufiger der Glaukomschaden.

Nicht selten haben Patienten in jungen Jahren einen niedrigen, im mittleren Alter einen normalen und später sogar einen erhöhten Blutdruck. Bestehen bei einem solchen Patienten zum Zeitpunkt der Glaukomabklärung keine (nächtlichen) Blutdruckabfälle mehr, ist der schädigende Faktor des tiefen Blutdruckes spontan beseitigt worden und eine diesbezügliche Therapie erübrigt sich.

Ein erhöhter Blutdruck – so wichtig er bei anderen Erkrankungen ist – hat beim Glaukom nur eine untergeordnete Bedeutung (Abb. 4.12). Natürlich führt ein hoher Blutdruck langfristig zu Arteriosklerose, die für das Auge generell ungünstig ist und auch einen gewissen negativen Einfluss auf den Glaukomverlauf haben kann.

Blutdruckabfälle kommen bei Patienten mit vasospastischem Syndrom gehäuft vor. Leider ist es so, dass ausgerechnet bei Patienten mit einem vasospastischen Syndrom ein Blutdruckabfall die Augendurchblutung stört, weil die abnorme Regulation der Blutgefäße keine normale Anpassung erlaubt (siehe Kap. 5.3).

Vasospasmen. Es gibt Menschen, die auf gewisse Reize wie Kälte oder emotionalen Stress intensiver mit einer Gefäßverengung reagieren als Gesunde (Abb. 4.13). Man spricht von einem sogenannten vasospastischen Syndrom (siehe E 8). Die Gefäßverengungen kommen in bestimmten Organen gehäuft vor, oft sind die Hände beteiligt und die Patienten klagen über kalte Hände. Wir konnten zeigen, dass bei diesen Patienten auch Fehlregulationen am Auge auftreten können.

Die Blutgefäße des Auges regulieren die Durchblutung der verschiedenen Augenanteile, wobei die Durchblutungsstärke kontinuierlich dem jeweiligen Bedarf angepasst wird. Wird z.B. das Auge belichtet, nimmt die Durchblutung in Netzhaut und Sehnerv beim Gesunden sofort zu, fällt der Blutdruck ab, erweitern sich die Blutgefäße, um eine Mangeldurchblutung zu verhindern usw. Die Durchblutung des Auges wird also aktiv reguliert.

Beim Patienten mit vasospastischem Syndrom sind diese Anpassungsmechanismen gestört. In diesem Zusammenhang möchten wir Ihnen erklären, warum ihr Arzt Sie eventuell nach kalten Händen oder niedrigem Blutdruck fragt. Diese Symptome geben ihm einen ersten Hinweis, ob ein vasospastisches Syndrom vorliegen könnte. Die Untersuchung der Bindehautgefäße, des Augenhintergrun-

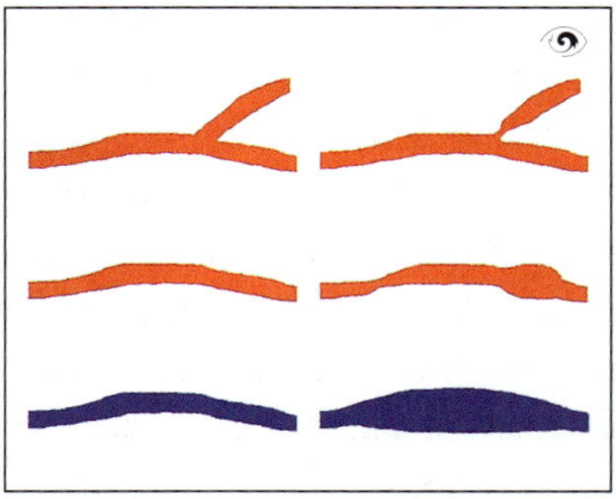

Abb. 4.13: Schematische Zeichnung der vaskulären Dysregulation. Rot: Arterien, blau: Venen.

des (siehe Kap. E 8) und vor allem die Messung der Durchblutung unter verschiedenen Bedingungen liefern ihm weitere Informationen, anhand derer er den Verdacht widerlegen oder erhärten kann (siehe Kap. E 11).

4.2.8 Diabetes mellitus

Diabetes ist eine sehr wichtige Erkrankung, die zu schweren Augenveränderungen führen kann (siehe Kap. E 7). Wir möchten uns hier auf ihre Bedeutung für den Glaukomschaden beschränken. Wir haben bereits früher erwähnt, dass Diabetiker als Komplikation der diabetischen Retinopathie eine schwere Augendrucksteigerung bekommen können (siehe Kap. 3.6.2). Ob aber Patienten mit Diabetes mellitus – bei gleichem Augendruck – ein höheres Risiko für einen Glaukomschaden haben als Gesunde, ist noch nicht bekannt. Das bedeutet, dass wir noch nicht wissen, ob Diabetiker eine erhöhte Augendruckempfindlichkeit haben. Während man früher annahm, dass der Diabetes einen sehr wichtiger Risikofaktor für die Entstehung eines Glaukomschadens darstellt, gehen wir heute davon aus, dass er eine eher untergeordnete Bedeutung hat.

4.2.9 Papillenmorphologie

Je stärker der Glaukomschaden an der Papille, umso größer ist auch die Wahrscheinlichkeit für ein zukünftiges Fortschreiten des Schadens. Es ist nicht sicher, ob es sich dabei um einen echten Risikofaktor handelt. Theoretisch wäre es möglich, dass eine bereits geschädigte Papille deutlich empfindlicher auf die Risikofaktoren, insbesondere auf eine Druckerhöhung, reagiert. Es könnte aber auch sein, dass es sich dabei lediglich um einen Risikoindikator handelt. Hat nämlich ein Patient in der Vergangenheit einen Schaden erlitten, dann ist die Wahrscheinlichkeit (wenn die Ursache nicht beseitigt ist) groß, dass er auch zukünftig weiter Schaden erleidet. Ein klarer Risikofaktor hingegen sind Papillenrandblutungen. Das Auftreten dieser Blutungen weist fast mit Sicherheit auf ein Fortschreiten des Schadens hin. In wieweit nun das aus den Blutgefäßen ausgetretene

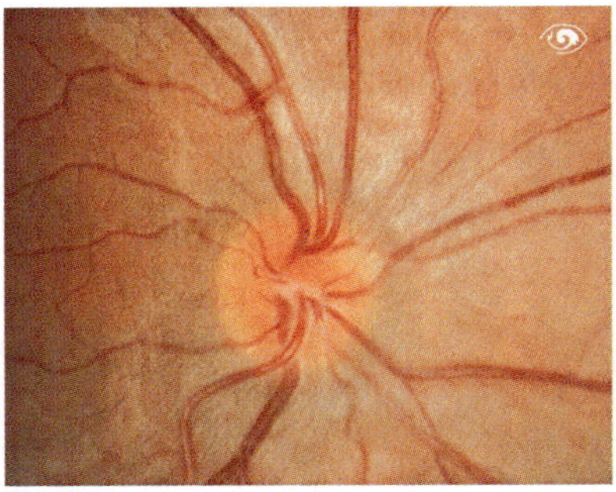

Abb. 4.14: Kleine, normale Papille.

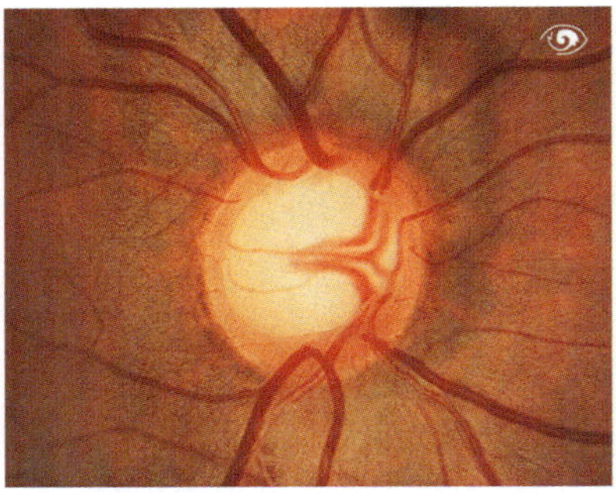

Abb. 4.15: Große, normale Papille.

Blut nur ein Zeichen einer Schädigung ist oder aber selbst an der Schädigung beteiligt ist, wissen wir noch nicht sicher. Wir nehmen an, dass dieses Blut sekundär zu Gefäßspasmen führt.

Die Größe des Sehnervenkopfes scheint kein Risikofaktor zu sein. Große und kleine Papillen scheinen bei gleichem Druck etwa gleich häufig geschädigt zu werden. Für die Papilleninterpretation aber ist die Größe ganz entscheidend: Da die Anzahl der Nervenfasern beim Gesunden in etwa konstant ist, bleibt bei einer großen Papille in der Mitte sozusagen Platz offen. Dies nennt man eine physiologische (= normale) Exkavation. Die Fläche des neuroretinalen Randsaumes ist beim Gesunden recht konstant. Unter dem neuroretinalen Randsaum verstehen wir den Teil der Papille, der mit Nervenfasern ausgefüllt ist. Abbildung 4.14 zeigt eine normale kleine, Abbildung 4.15 eine normale große Papille. Beachten Sie die physiologische Exkavation, und Sie verstehen, warum man bei der Interpretation der Papillenexkavation immer auch die Papillengröße berücksichtigen muss.

4.2.10 Weitere Faktoren

Es gibt eine Reihe von weiteren Faktoren, die wir nicht ausführlicher besprechen, zum Teil weil sie selten sind, zum Teil weil wir bisher nur wenig darüber wissen. Das POG kommt z.B. häufiger bei Patienten mit Autoimmunerkrankungen, also Erkrankungen, bei denen sich das Immunsystem (Abwehrsystem) gegen eigene Körperbestandteile richtet, vor. Auffallend viele POG-Patienten leiden an Schilddrüsenerkrankungen. Aber auch bestimmte Blutgefäßentzündungen können zum Glaukomschaden führen und schließlich finden wir gelegentlich eine sog. «empty sella», d.h. dass wir im Röntgenbild einen Hohlraum an der Stelle sehen, wo normalerweise die Hypophyse (= Hirnanhangdrüse) sitzt.

Zusammenfassung

Unter einem Risikofaktor versteht man einen Faktor, der die Wahrscheinlichkeit für das Auftreten eines anderen Ereignisses erhöht. In diesem Zusammenhang geht es einerseits um das Risiko für eine Augendrucksteigerung und andererseits um das Risiko, einen Glaukomschaden zu erleiden.

Hauptrisiken für einen Augendruckanstieg sind Alter, familiäre Belastung, Rasse, Arteriosklerose und Kurzsichtigkeit. Hauptrisiken für einen Glaukomschaden sind erhöhter Augendruck, vaskuläre Fehlregulationen mit arterieller Hypotonie und Vasospasmen, weibliches Geschlecht und Rasse.

5 Entstehungsmechanismen des Glaukomschadens

In Kapitel 2 wird der Glaukomschaden, in Kapitel 3 werden die Gründe für eine Augendrucksteigerung und in Kapitel 4 weitere Risikofaktoren für einen Glaukomschaden besprochen. Nun wollen wir die Mechanismen erklären, über die die Risikofaktoren zum Glaukomschaden führen. Wir haben bereits gesehen, dass der Schaden im Wesentlichen aus einem Zellverlust besteht. Die retinalen Nervenzellen (= Ganglienzellen) und ihre Nervenfortsätze, aber auch andere Zellen im Papillenbereich gehen zugrunde. Grundsätzlich können Zellen auf zwei verschiedene Arten absterben: Durch die Nekrose (Abb. 5.1) [nekros *gri* Tod] oder durch die Apoptose (Abb. 5.2) [apoptein *gri* herunterfallen].

Bei einer Nekrose zerfällt die Zelle mehr oder weniger ungeordnet, und es kommt zu einer entzündlichen Umgebungsreaktion. Ursache hierfür kann z.B. eine mechanische Quetschung, eine Verbrennung oder eine Verätzung, aber auch ein Sauerstoffmangel sein. Wir konzentrieren uns im Folgenden auf die Apoptose, weil sie für das Glaukom wichtig ist.

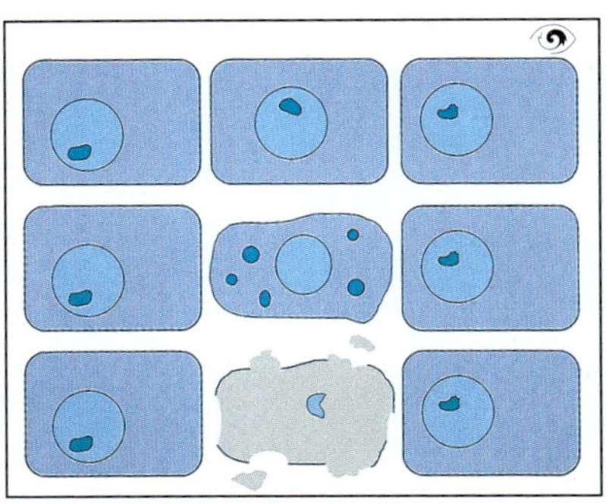

Abb. 5.1: Zelltod durch Nekrose: Die mittlere Zelle «zerfällt», der Zellinhalt wird freigesetzt.

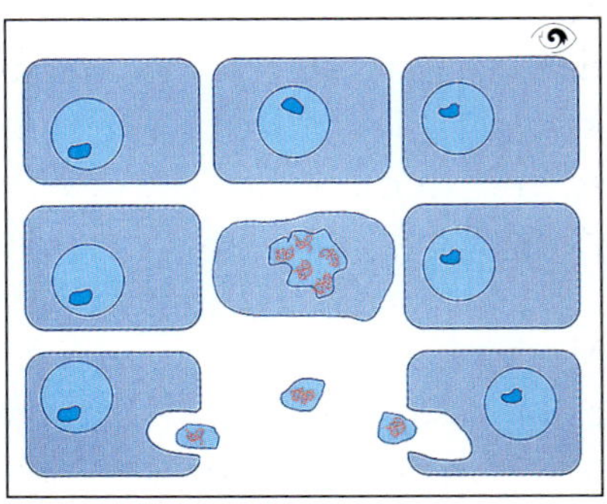

Abb. 5.2: Zelltod durch Apoptose: Die mittlere Zelle «verdaut sich selbst». Die in Membranen abgepackten Zellanteile werden von den Nachbarzellen aufgenommen.

5.1 Die Apoptose, der programmierte Zelltod

Diese Form des Zelltodes ist ein fundamentaler biologischer Prozess, der bei der Entwicklung eines Organismus, aber auch bei der sogenannten Gewebshomöostase (= eine Art Fließgleichgewicht) und der Entfernung von krankhaft veränderten Zellen eine wichtige Rolle spielt. Die Zelle kann Enzyme herstellen, mit denen sie sich selbst «verdaut». Es bleiben dann nur kleine, in Membranen verpackte Kügelchen von ihr übrig, die dann von anderen Zellen aufgenommen werden (Abb. 5.2).

5.1.1 Die Zelle im Dialog

Eine normal funktionierende Zelle «spürt», ob sie im Organismus noch gebraucht wird oder nicht. Sie empfängt ständig Informationen aus der Umgebung, die ihr mitteilen, ob sie entweder einfach weiterleben, sich teilen und vermehren oder aber sich selbst beseitigen soll (Apoptose). Wenn wir uns beispielsweise versehentlich mit dem Messer eine kleine Kerbe in die Haut schneiden, wird dieser Defekt in den nächsten Tagen oder Wochen wieder zuwachsen. Das heißt, die verbleibenden Zellen haben die Information bekommen, dass sie sich teilen und vermehren sollen. Ist der Defekt dann zugewachsen, bekommen die Zellen die Information, dass sie sich nicht mehr weiter teilen sollen. Oder wird z.B. ein weißes Blutkörperchen nicht mehr gebraucht, erhält es auch das Signal, sich selbst zu beseitigen (Apoptose). Die Informationen aus der Umgebung sind physikalischer (z.B. Berührungen zwischen Zellen) und vor allem chemischer Natur, d.h. die Zellen empfangen Botenstoffe, die von anderen Zellen «abgeschickt» werden (Abb. 5.3).

Für den «Tod auf Befehl» besitzen die Zellen verschiedene Mechanismen zur Selbstvernichtung, die den übrigen Organismus nicht wesentlich in Mitleidenschaft ziehen.

Bei einer Krebszelle funktioniert dies leider nicht. Obwohl die Umgebung keinen Zellteilungsbedarf anmeldet, teilt sie sich weiter, egal, ob das für den Gesamtorganismus Sinn macht oder nicht.

Bei den sog. degenerativen Erkrankungen (z.B. bei der Parkinson'schen Erkrankung) finden wir das Gegenteil: Zellen, die eigent-

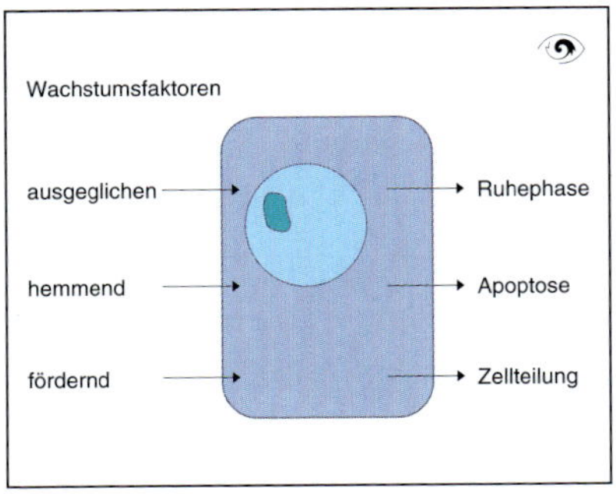

Abb. 5.3: Die Zelle reagiert auf Informationen der Umgebung.

lich noch gebraucht werden, gehen fälschlicherweise zugrunde [degeneratio *lat* Entartung, Ersatz vollwertiger Substanzen durch minderwertige].

Die molekulare Biologie (siehe Kap. E 3) hilft uns zu verstehen, wie die Informationen zwischen den Zellen ausgetauscht und weiterverarbeitet werden. Es hat sich z.B. gezeigt, dass nach einem primären Schaden, z.B. nach Gefäßverschlüssen im Gehirn, verzögert auch noch nach Tagen sekundär Nervenzellen der Umgebung in Folge von «Fehlinformationen» absterben. Auch diesen sekundären Schadensmechanismus verstehen wir allmählich und wollen ihn natürlich verhüten.

In Bezug auf das Glaukom wissen wir, dass zumindest ein Teil der Nervenzellen (Ganglienzellen) durch einen Apoptose-mechanismus abstirbt. Die Ganglienzellen haben eine sehr komplexe Form, da sie mit vielen anderen Zellen der Netzhaut in Kontakt stehen (Abb. 5.4). Bevor sie absterben, verringern die Nervenzellen die Anzahl ihrer Kontakte zu den anderen Nervenzellen. Dies zeigt sich morphologisch darin, dass sie weniger Ausläufer (Dendriten) haben (Abb. 5.5) [dendron *gri* Baum, die feine Verästelung der Nervenzellen erinnert nämlich an einen Baum]. Diese Reduktion der Kontakte führt beim Glaukompatienten zu bereits vor den eigentlichen Ausfällen auftretenden, diskreten Störungen. Schließlich geht die Zelle ganz zugrunde (Abb. 5.6). Ob eventuell auch ein Teil der Ganglienzellen durch Nekrose stirbt, wissen wir noch nicht.

Warum bekommt die Ganglienzelle eine Fehlinformation, die sie glauben lässt, dass sie nicht mehr notwendig sei? Eine Frage, die

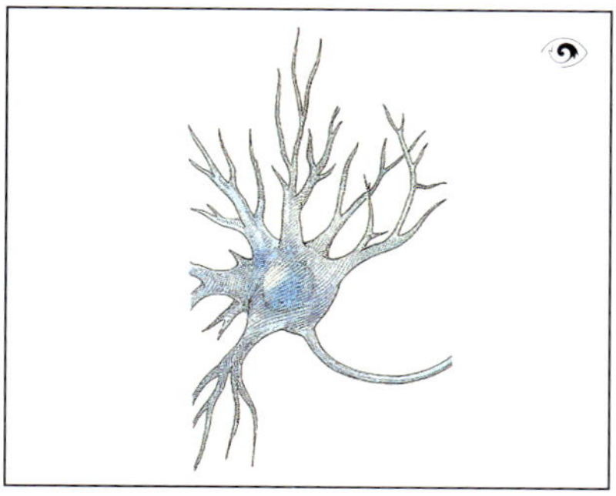

Abb. 5.4: Ausschnitt einer normalen Nervenzelle.

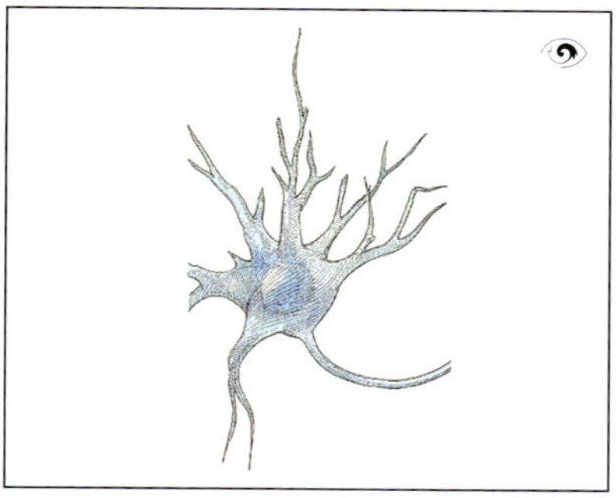

Abb. 5.5: Nervenzelle mit reduzierter Dentritenzahl.

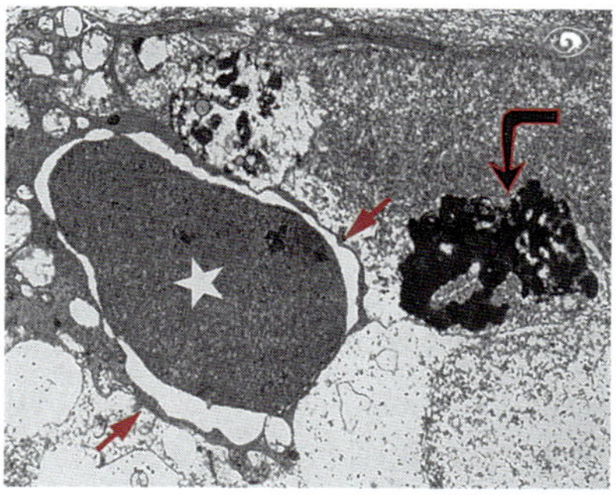

Abb. 5.6: Sterbende Ganglienzellen, links in einer frühen Phase (→) mit homogenisiertem Zellkern (*), rechts im Terminalstadium (gebogener Pfeil).

die Forscher momentan sehr beschäftigt. Obwohl viele Zusammenhänge noch nicht klar sind, möchten wir einige denkbare Mechanismen schildern.

5.1.2 Ursachen der Apoptose

Informationsmangel. Eine Nervenfaser transportiert in ihrem Inneren in beiden Richtungen sehr viele verschiedene Moleküle. Dies nennt man axoplasmatischen Fluss (Abb. 5.7) [axon *gri* Achse/ Achsenzylinderfortsatz einer Ganglienzelle]. Es gibt u.a. Moleküle, die der Nervenzelle mitteilen, dass der Kontakt zur nächsten Nervenzelle am Ende des Axons (der Nervenfaser) intakt ist. Mit dem Verlust dieses Kontaktes verliert die Zelle ihre Existenzberechtigung.

Bei sehr hohem Augendruck kommt der axoplasmatische Fluss zum Erliegen. Dies hat unter anderem zur Folge, dass die Informati-

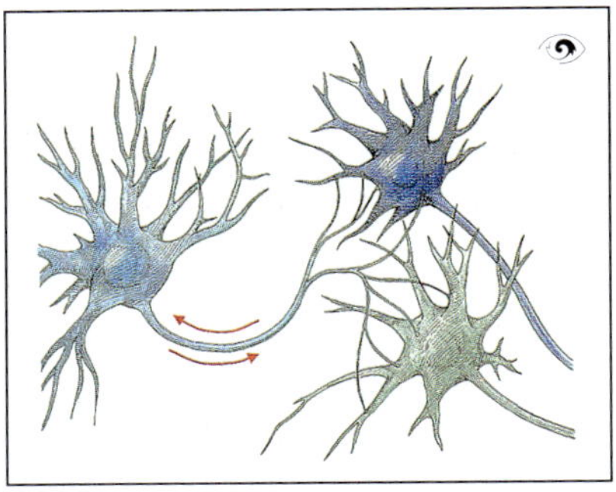

Abb. 5.7: Durch den axoplasmatischen Fluss werden Moleküle und Zellorganellen transportiert.

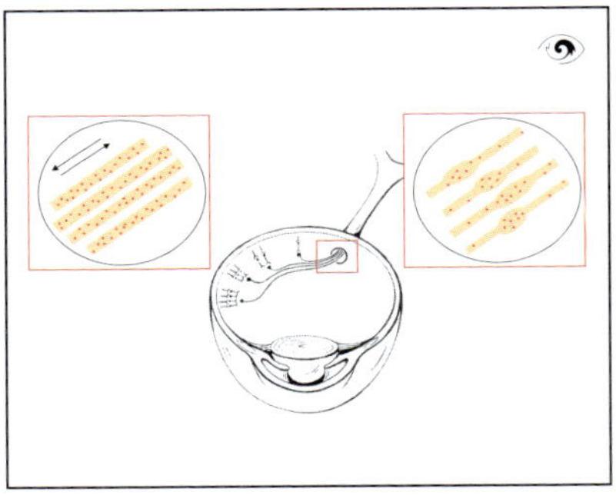

Abb. 5.8: Normaler (links) und teilweise blockierter (rechts) axoplasmatischer Fluss im Papillenbereich.

on «Verbindung intakt» von der nächstliegenden Gehirnzelle nicht mehr beim Zellkörper der Netzhautganglienzelle ankommt. Dies kann ein Grund sein, warum die Maschinerie des Zelltodes losgeht. Die Ursache dieses gestörten axoplasmatischen Flusses kann einerseits mechanisch die Druckdifferenz zwischen Auge und Sehnerv sein, andererseits aber auch auf einer gedrosselten Durchblutung in dieser Region beruhen (Abb. 5.8).

Fehlinformationen. Beim Glaukompatienten ist die Konzentration von bestimmten Botenstoffen in der Netzhaut zu hoch. Ein Beispiel ist das Glutamat. In normaler Konzentration erregt Glutamat Nervenzellen, in zu hohen Konzentrationen bringt es diese Zellen quasi um. Warum die Glutamatkonzentration beim Glaukom ansteigt, ist noch nicht endgültig geklärt. Wahrscheinlich ist eine Folge des Sauerstoffmangels, bzw. der Reperfusion (siehe Kap. 5.2.1).

Sauerstoffmangel. Ein anderer wichtiger Stimulator für die Apoptose ist die sog. Ischämie [ischein *gri* zurückhalten/haima *gri* Blut]. Der Begriff steht für eine ungenügende Blutversorgung. Wir wissen, z.B. vom Gehirn, dass eine Ischämie zum Zelltod führen kann. Glaukompatienten haben permanent oder episodisch eine schlechtere Augendurchblutung.

5.2 Die Bedeutung der Augendurchblutung

Wir haben gesehen, dass unter anderem erhöhter Augendruck, tiefer Blutdruck und vaskuläre Fehlregulationen Risikofaktoren für den Glaukomschaden darstellen. Wie bringen wir dies zusammen?

5.2.1 Rolle der vaskulären Dysregulationen

Vaskuläre Dysregulationen können, wie in Kapitel E 8 ausführlich beschrieben, auch das Auge betreffen. Dies hat zur Folge, dass die normale Autoregulation gestört wird. Unter Autoregulation verstehen wir die Fähigkeit eines Gewebes, die Durchblutung dem momentanen Bedarf, unabhängig vom Perfusionsdruck, anzupassen [autos *gri* selbst]. Der Perfusionsdruck ist die Differenz zwischen dem Druck in den Arterien und dem Druck in den Venen. Der Druck in den Venen ist im Auge mindestens so groß wie der Augendruck (sonst würden Sie nämlich kollabieren). Dies bedeutet, dass der Perfusionsdruck im Auge der Differenz vom arteriellen Blutdruck zum Augendruck entspricht. Funktioniert die sog. Autoregulation, ändert sich die Durchblutung der Netzhaut und des Sehnervenkopfes nicht, wenn Augendruck oder Blutdruck innerhalb eines gewissen Grenzbereichs schwanken (Abb. 5.9).

Ist die Autoregulation hingegen gestört, dann variiert die Durchblutung in Abhängigkeit von Augendruck und Blutdruck, was für das Gewebe ungünstig ist (Abb. 5.10).

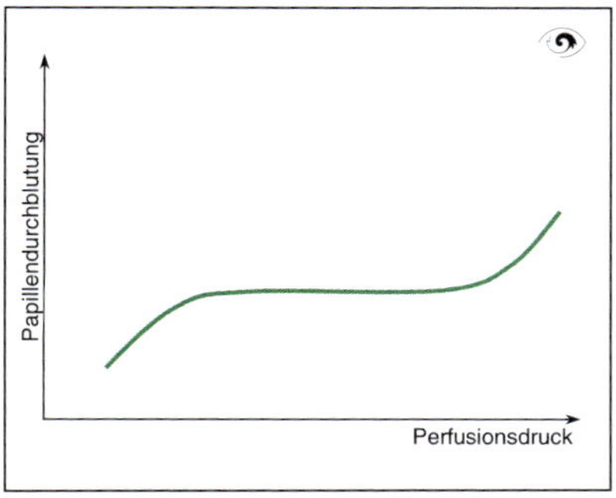

Abb. 5.9: Beim Gesunden sind Papillen- und Netzhautdurchblutung innerhalb gewisser Grenzen vom Perfusionsdruck unabhängig.

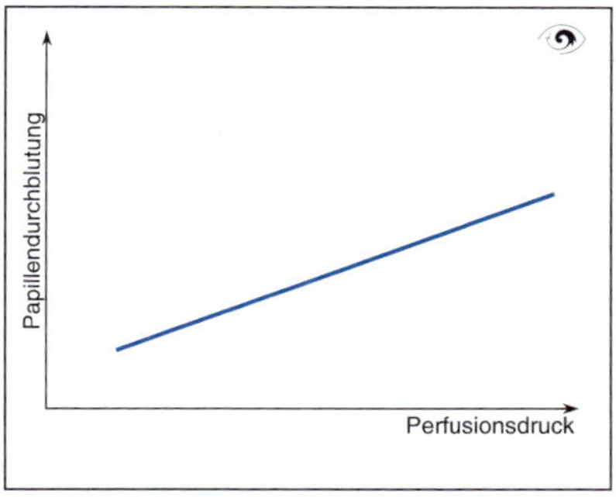

Abb. 5.10: Bei einer gestörten Autoregulation ist die Durchblutung direkt vom Perfusionsdruck abhängig.

5.2.2 Einfluss des Augendruckes

Der Augendruck kann in mehrfacher Weise schädigen. Er kann mechanisch die schwächste Stelle im Auge, nämlich die Papille schädigen. An dieser Stelle ist nämlich die Lederhaut dünn und durchlöchert. Man nennt dies die Lamina cribrosa [cribrum *lat* Sieb]. Gewisse Augen haben eine höhere Druckempfindlichkeit so z.B. höher myope Augen.

Der Augendruck kann, wenn er deutlich erhöht ist, den axoplasmatischen Fluss stören und damit auch den Informationsaustausch der Zellen reduzieren (Abb. 5.8).

Schließlich kann der Augendruck auch die Durchblutung vermindern. Eine Drosselung der Durchblutung entsteht entweder bei sehr hohem Augendruck oder schon bei mäßig erhöhtem oder sogar normalem Augendruck, wenn eine zusätzliche Störung der Autoregulation vorliegt (Abb. 5.11).

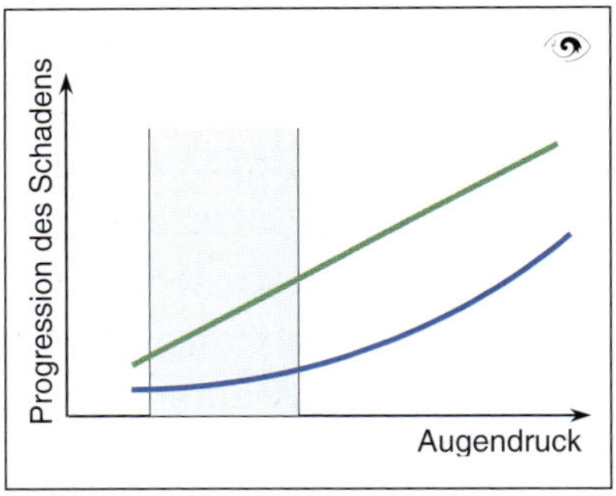

Abb. 5.11: Bei intakter Autoregulation (blau) kommt es erst bei deutlich erhöhtem Augendruck zum Schaden, bei gestörter Autoregulation (grün) kann der Schaden schon bei tiefem oder normalem Augendruck auftreten.

5.2.3 Einfluss des Blutdruckes

Die Blutdruckwerte sind von Individuum zu Individuum recht unterschiedlich und schwanken über den Tag beträchtlich, ohne dass deswegen die Augen eines Gesunden leiden würden. Blutdruckabfälle führen aber dann zur Drosselung der Augendurchblutung, wenn sie entweder massiv sind oder wenn die Autoregulation gestört ist, denn dann hängt die Augendurchblutung direkt vom Perfusionsdruck ab. Ein tiefer Blutdruck hat also diesbezüglich einen ähnlichen Einfluss wie ein hoher Augendruck.

5.2.4 Weitere Faktoren

Die Durchblutung wird durch viele weitere Faktoren bestimmt. Die Augendurchblutung ist zum Beispiel bei Patienten mit hoher Myopie schlechter. Zusätzlich gibt es erhebliche anatomische Unterschiede zwischen den einzelnen Individuen in der Architektur der Blutgefäße, weshalb einige Menschen früher Durchblutungsstörungen zeigen als andere.

5.3 Der Reperfusionsschaden

Wir haben bereits darauf hingewiesen, dass Augendruck- und Blutdruckschwankungen schädlicher sind als ein stabil erhöhter Augendruck oder ein stabil verminderter Blutdruck, insbesondere bei Patienten, die wegen vaskulärer Dysregulationen eine gestörte Autoregulation haben. Das bedeutet, dass eine sehr schwankende Blutversorgung des Auges schädlicher ist als eine kontinuierlich verminderte Durchblutung, wie es z.B. bei der Arteriosklerose der Fall ist.

Wahrscheinlich wird der Blutfluss aber selten so gedrosselt, dass eine so ausgeprägte Ischämie entsteht, dass die Zellen deswegen absterben. Viel häufiger aber dürfte es zu einem sogenannten Reperfusionsschaden kommen. Unter Reperfusion versteht man die normale Wiederdurchblutung im Anschluss an eine Phase gestörter Durchblutung. Interessanterweise und für viele vielleicht überraschend, kommt es gerade in dieser Phase des wieder normalisierten Blutflusses zum Schaden. Dies möchten wir kurz erklären:

Nimmt die Durchblutung ab, kommt es zu einem relativen Mangel an Sauerstoff und anderen Molekülen. Dies führt zu einer gewissen Schädigung in der Zelle, insbesondere in den sog. Mitochondrien. Eine Zelle hat viele Einzelbestandteile, darunter auch die Mitochondrien. Mitochondrien muss man sich wie kleine «Zellkraftwerke» vorstellen, in denen Zucker und Fette «verbrannt» werden. Bei diesem «Verbrennungsvorgang» wandern Elektronen, von sogenannten Zytochromen vermittelt, von Energiestufe zu Energiestufe und liefern so der Zelle Energie. Während einer Durchblutungsstörung wird dieser Elektronentransport teilweise behindert. Nach der Normalisierung der Durchblutung kommen einzelne Elektronen von ihrem Weg ab und treffen auf die wieder vorhandenen Sauerstoffmoleküle. Dabei entstehen sog. freie Sauerstoffradikale. Auch das Hypoxanthin, ein Abbauprodukt des Energieträgers Adenosintriphosphat (ATP), bildet solche freie Sauerstoffradikale. Dies führt zur oxidativen Schädigung von verschiedenen Zellstrukturen, insbesondere von Mitochondrien und Zellkern. Die Zelle erkennt den Schaden und kann ihn auch selbst weitgehend wieder reparieren. Wird aber der Schaden zu groß, «kapituliert» die Zelle und entscheidet sich für den «Selbstmord», also für die Apoptose. In unserer Forschung haben wir in den Lymphozyten verschiedene Hinweise darauf gefunden, dass ein solcher Prozess beim Glaukom tatsächlich abläuft (die Lymphozyten gehören zu den weißen Blutkörperchen und spielen eine wichtige Rolle in der Infektabwehr, nach neuesten Erkenntnissen aber auch in der Reparatur des Nervensystems). Das erklärt nun also, warum starke Blut- und Augendruckschwankungen bei Menschen mit gestörter Autoregulation, noch schädlicher sind als ein konstant hoher Augendruck oder ein konstant niedriger Blutdruck. Die Reperfusionsmechanismen erklären auch, warum es zu einer glaukomatösen und nicht zu einer blanden Papillenatrophie kommt (siehe Kap. 2.1.2). Der Grund dafür liegt in der hohen Empfindlichkeit der Astrozyten (Stützzellen) gegenüber freien Sauerstoffradikalen. Anstatt eine gliöse Narbe zu bilden, verschwinden sie teilweise selbst.

5.4 Das pathogenetische Konzept

Wir möchten hier unsere heutigen Vorstellungen über die Pathogenese des Glaukomschadens zusammenfassen [genere *lat* entstehen]. Auf diesem Gebiet wird zurzeit intensiv geforscht, weshalb in diesem Zusammenhang in den kommenden Jahren sicher neue Gesichtspunkte hinzukommen werden. Wir wissen, dass beim Glaukom sowohl Nervenzellen wie Gliazellen absterben. Über den Todesmechanismus wissen wir noch wenig. Sicher stirbt ein Teil der Zellen via Apoptose. Der Augendruck ist sehr vielfältig am Geschehen beteiligt. Er kann, wenn er deutlich erhöht ist, mechanisch die Papille schädigen und er kann den axoplasmatischen Fluss behindern. Er kann aber auch eine Ursache der verminderten Durchblutung sein, ähnlich wie der Blutdruckabfall, und zwar vor allem dann, wenn wegen vaskulären Dysregulationen die gestörte Autoregulation keine Kompensation erlaubt. Die Drosselung der Durchblutung führt zum Sauerstoffmangel, der aber für sich allein wahrscheinlich selten zum Zelltod führt. Der relative Sauerstoffmangel führt, vor allem in der Phase des Wiederanstieges der Sauerstoffkonzentration, zu sekundären Schäden, weil in dieser Phase vermehrt freie Sauerstoffradikale gebildet werden. Die Glutamatkonzentration steigt auf toxische (giftige) Werte an, weil die Sauerstoffradikale die Astrozyten bei der Aufnahme von Glutamat hemmen. Damit kann die erhöhte Glutamatkonzentration zum Zelltod der Ganglienzellen beitragen. Möglicherweise geben untergehende Zellen weiter negative Informationen auf lokaler Ebene an die umliegenden Zellen ab (Abb. 5.12).

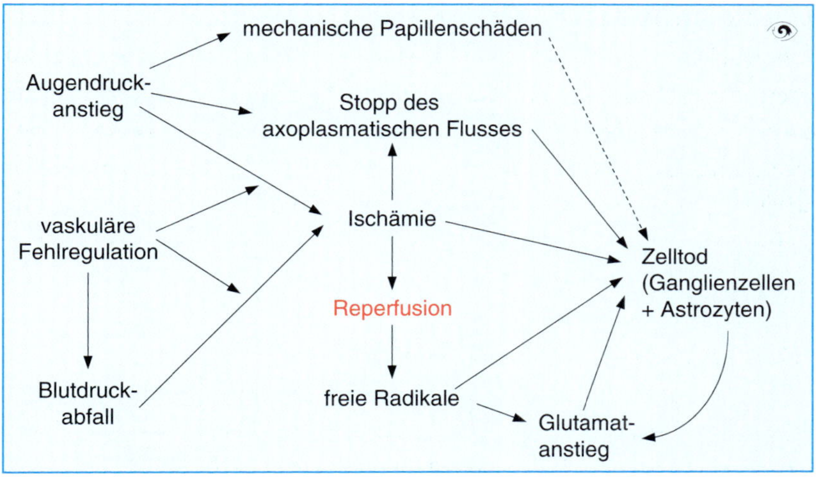

Abb. 5.12: Unser pathogenetisches Konzept: Sowohl zu hoher Augendruck als auch zu tiefer Blutdruck können zum Glaukomschaden führen, insbesondere, wenn zusätzlich vaskuläre Dysregulationen vorliegen.

Zusammenfassung

Beim Glaukom gehen Nervenzellen und Gliazellen zugrunde. Dies geschieht vorwiegend durch die sog. Apoptose, den «programmierten» Zelltod. Die Apoptose wird wahrscheinlich durch einen gestörten axonalen Informationsfluss und Durchblutungsstörungen eingeleitet. Die Ursache dieser Durchblutungsstörungen sind Augendruckanstiege oder Blutdruckabfälle und zwar vor allem dann, wenn die gestörte Autoregulation die Augenperfusion nicht konstant halten kann. Bei einer Durchblutungsstörung ist die Reperfusion wahrscheinlich schädlicher als die Ischämie selbst. Das erklärt die besonders schädigende Wirkung von Augen- und Blutdruckschwankungen. Der Reperfusionschaden beruht auf der Vermehrung von freien Sauerstoffradikalen, was u.a. einen Anstieg des Glutamats auf toxische Höhe zur Folge hat.

6 Diagnostik

Die Frühdiagnose eines Glaukoms ist sehr wichtig, weil eine frühzeitig eingeleitete Therapie viel erfolgversprechender ist als eine Therapie, die erst einsetzt, wenn der Schaden schon weit fortgeschritten ist. Das klingt einfach, ist aber in Wirklichkeit recht schwierig, weil a) die Diagnose nur gestellt werden kann, wenn der Patient beim Arzt erscheint und b) in der Frühphase eine Veränderung unter Umständen schwer von einer Normvariante unterschieden werden kann. Oft bleibt für eine gewisse Zeit eine Unsicherheit darüber, ob ein Patient tatsächlich einen Glaukomschaden entwickelt oder nicht.

6.1 Welche Symptome bemerkt der Patient?

Wie bereits mehrfach erwähnt, bemerkt der Patient mit chronischem Glaukom lange Zeit nichts. Manchmal sieht der Arzt bei der Erstuntersuchung Patienten, die bereits den größten Teil ihres Gesichtsfeldes unbemerkt verloren haben. Aus diesem Grunde muss man nach einem Glaukom suchen und darf nicht abwarten, bis die ersten Symptome auftreten.

Anders ist es beim selteneren akuten Glaukom. Wegen eines raschen und viel höheren Druckanstieges kommt es zu starken Symptomen im Sinne von Kopfschmerzen, Übelkeit, Erbrechen, Sehstörungen, rotem Auge usw. Ein akutes Glaukom führt den Patienten fast immer zum Arzt, gelegentlich besteht aber das Problem, dass die Symptome von so allgemeiner Natur sind, dass nicht sofort an einen Glaukomanfall gedacht wird.

6.2 Wann sollte der Patient den Augenarzt aufsuchen?

Wir empfehlen, den Augarzt immer dann aufzusuchen, wenn Sehstörungen, egal in welcher Form, auftreten. Sehstörungen sind zwar nicht unbedingt typisch für ein Glaukom, bedürfen aber immer einer Abklärung. Hinter einer Sehstörung können sich die verschiedensten Erkrankungen verbergen. Insbesondere, wenn die Störung innerhalb von relativ kurzer Zeit aufgetreten ist, sollte der Patient zum Augenarzt gehen. Das Gleiche gilt, wenn Blitze oder Schmerzen im Auge oder seiner Umgebung auftreten, das Auge gerötet ist oder plötzlich Doppelbilder wahrgenommen werden. Es gilt der Grundsatz: Im Zweifelsfall lieber einmal zu viel als einmal zu wenig zum Augenarzt!

Viele Menschen haben überhaupt keine Augensymptome und fühlen sich völlig gesund. Wenn in der Familie kein Glaukom bekannt ist, empfehlen wir die erste augenärztliche Kontrolle im Alter von etwa 40 Jahren. Dies ist gerade die Zeit, in der bei den meisten Menschen die erste Lesebrille angepasst werden muss. Es kann dann bei der gleichen Konsultation die Brille rezeptiert und eine Glaukom-Vorsorgeuntersuchung durchgeführt werden. Bestehen Symptome, liegt eine familiäre Belastung vor oder sind andere Risikofaktoren (siehe Kap. 4) bekannt, empfehlen wir, die augenärztliche Kontrolle bereits zu einem früheren Zeitpunkt durchzuführen.

Der Augenarzt wird relativ schnell sehen, ob ein Glaukom vorliegen könnte oder nicht. Besteht ein gewisser Verdacht, können allerdings nur relativ aufwendige Untersuchungen die Diagnose endgültig bestätigen bzw. das Ausmaß des Schadens erfassen.

6.3 Die Untersuchung beim Augenarzt

Wenn Sie heutzutage eine Augenarztpraxis betreten, werden Sie sehen, dass dort mit modernster Technik gearbeitet wird. Aber keine Angst: Die Augenuntersuchung ist weder unangenehm noch gefährlich.

Ihr Augenarzt wird Ihnen zuerst einige Fragen stellen. Er wird Sie insbesondere fragen, ob Sie Sehstörungen bemerkt haben, ob in Ihrer Familie irgendwelche Augenerkrankungen vorkommen, ob Sie an anderen Erkrankungen wie z.B. Diabetes mellitus leiden usw. Er wird auch nach Ihrer Durchblutungssituation fragen, z.B. danach, ob Sie häufig kalte Hände haben. Er wird sich nach den Medikamenten erkundigen, die Sie zurzeit einnehmen. Daher ist es ratsam, diese Medikamente vorher aufzuschreiben und dem Arzt die Liste bei Bedarf auszuhändigen.

6.3.1 Allgemeine augenärztliche Untersuchung

Bei der Erstuntersuchung wird der Augenarzt ihre Sehschärfe bestimmen. Die Sehschärfe ist ein Maß für das Auflösungsvermögen des Auges. Sie sagt etwas über die Wahrnehmungsfähigkeit des Auges aus, was z.B. für das Lesen und Erkennen von Gegenständen, Menschen, Verkehrstafeln usw., wichtig ist. Die Sehschärfe nennt man auch den Visus. Entspricht die Sehschärfe der der gesunden Durchschnittsbevölkerung, spricht man von einem Visus von 1,0 oder 100%. Hat ein Patient z.B. eine Sehschärfe von 0,5 (d.h. 50%) bedeutet das, dass die Sehzeichen doppelt so groß sein müssen, damit der Patient sie noch erkennen kann. Ist der Visus vermindert, wird der Augenarzt nach der Ursache dafür fahnden (siehe z.B. Kap. E 9). Beim Glaukom bleibt die Sehschärfe lange Zeit völlig normal. Viele Glaukompatienten haben allerdings eine reduzierte Sehschärfe, weil sie gleichzeitig an anderen Augenerkrankungen, wie etwa dem grauen Star, leiden. Wenn sie bereits Brillenträger sind, ist es ratsam, das Brillenrezept beim ersten Arztbesuch mitzubringen. Nach der Visusbestimmung untersucht der Arzt das Auge an der Spaltlampe (Abb. 6.1).

Die Spaltlampe ist ein schwenkbares Mikroskop mit ebenfalls schwenkbarer Beleuchtung. Dadurch ist es möglich, das Auge aus verschiedenen Richtungen und mit unterschiedlichen Beleuchtungen zu untersuchen. Normalerweise wird die Belichtung spaltförmig eingestellt, sodass der Augenarzt einen «optischen Schnitt» durch das Auge erhält (daher auch der Name Spaltlampe) (Abb. 6.2).

Um die tieferen Abschnitte des Auges, vor allem Papille und Netzhaut, scharf zu sehen, verwendet der Augenarzt ein Kontaktglas (Abb. 6.3), das auf das Auge aufgesetzt wird, oder aber eine Linse (Abb. 6.4), die er in kurzer Distanz vor das Auge hält.

Das Kontaktglas ist auf der Untersucherseite flach, auf der dem Patienten zugewandten Seite entsprechend der Hornhautkrümmung gewölbt. So wird der starke Brechungseffekt der Hornhaut aufgehoben und der Arzt kann die hinteren Augenabschnitte direkt unter dem Mikroskop betrachten. In das Kontaktglas sind verschiedene Spiegel eingeschliffen (Abb. 6.5), die die Betrachtung der peripheren Anteile des Augenhintergrundes durch die Pupille ermögli-

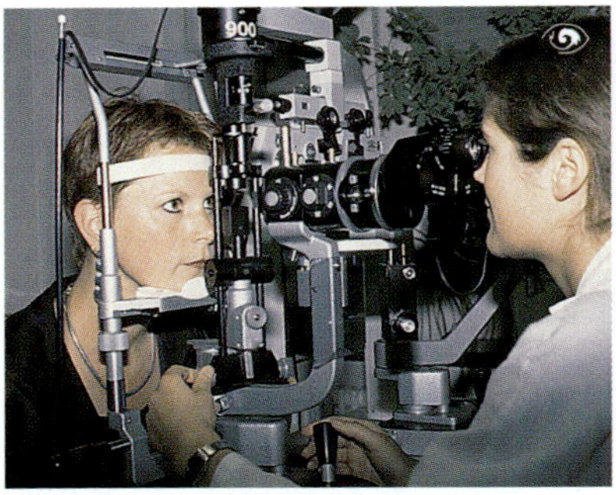

Abb. 6.1: Untersuchung an der Spaltlampe.

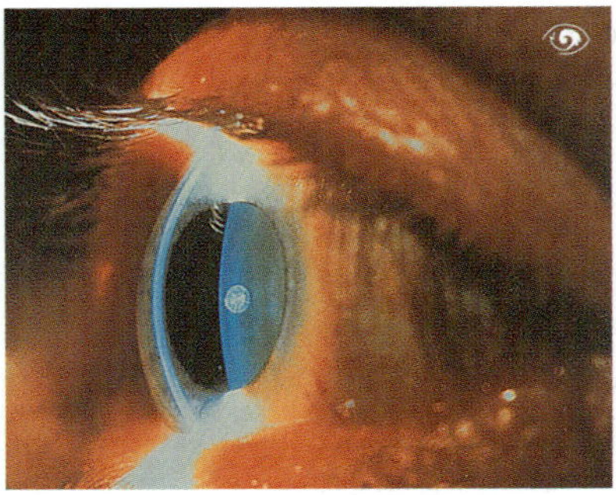

Abb. 6.2: Mit der spaltförmigen Beleuchtung können die einzelnen Augenabschnitte untersucht werden.

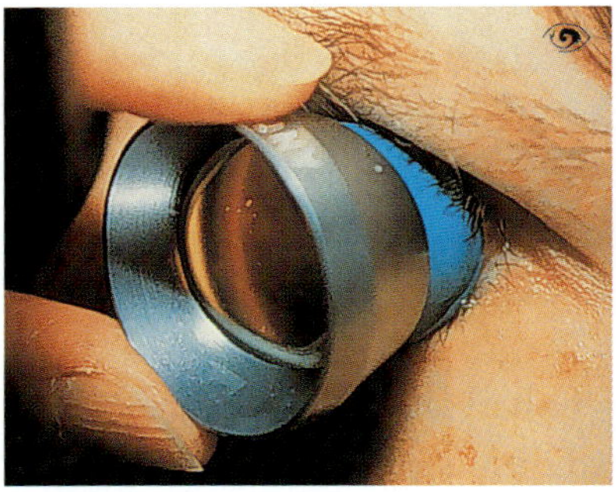

Abb. 6.3: Mit dem Kontaktglas werden Kammerwinkel und Augenhintergrund beurteilt.

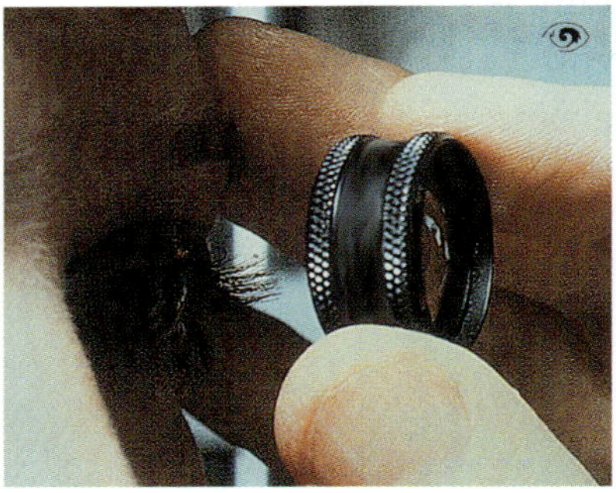

Abb. 6.4: Mit Hilfe einer Linse kann der Arzt den Augenhintergrund an der Spaltlampe betrachten.

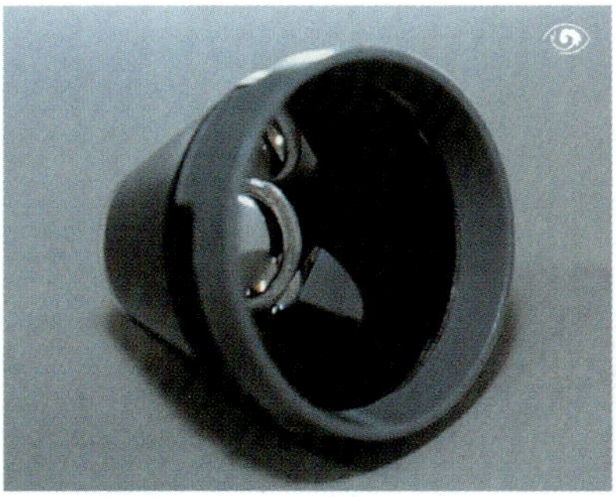

Abb. 6.5: Kontaktglas mit eingeschliffenen Spiegeln.

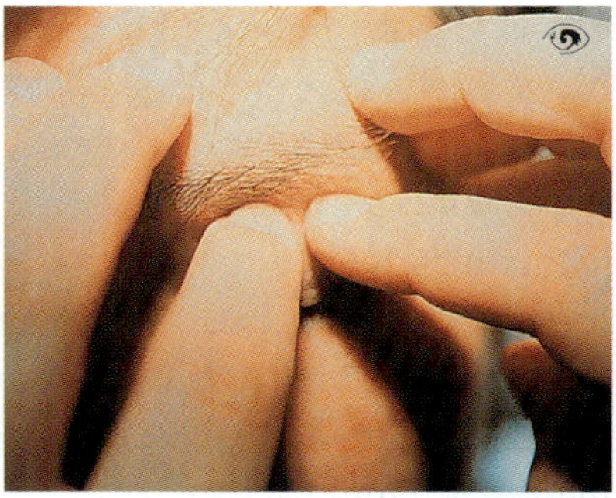

Abb. 6.6: Der Augendruck lässt sich auch grob mit den Fingern abschätzen (durch das geschlossene Lid).

chen. Einer der Spiegel ist so geschliffen, dass sich in ihm der Kammerwinkel betrachten lässt.

Mit Hilfe von stark brechenden Sammellinsen (Konvexlinsen) können die hinteren Augenabschnitte ebenfalls durch das Spaltlampenmikroskop beobachtet werden (Abb. 6.4). Dabei sieht der Arzt aber ein umgekehrtes Bild, das nicht nur auf dem Kopf steht, sondern auch kleiner ist als das Bild, das man mit dem Kontaktglas erhält.

Um die hinteren Augenabschnitte gut stereoförmig zu sehen, muss die Pupille medikamentös erweitert werden. Dazu tropft der Augenarzt dem Patienten ein sogenanntes Mydriatikum in das Auge [amydros *gri* dunkel]. Meist dauert es etwa 10 bis 20 Minuten, bis die Pupille ausreichend erweitert ist. Durch die Mydriasis ist der Patient vor allem beim Nahsehen gestört und stärker lichtempfindlich, dies normalisiert sich aber innerhalb weniger Stunden, selten kann es einmal Tage dauern.

6.3.2 Augendruckmessung

Die Augeninnendruckmessung wird auch Tonometrie genannt [tonos *gri* Spannung/metrein *gri* messen]. Früher, als es noch keine speziellen Messgeräte gab, musste der Augendruck mit den Fingern «erfühlt» werden. Dazu legt man die beiden Zeigefinger auf das Auge und drückt abwechselnd mit einem der beiden Finger (Abb. 6.6). Ein erfahrener Untersucher kann so die Druckhöhe in etwa abschätzen. Diese Methode wird heute noch angewandt, um schnell und ohne Instrumente eine erste Information über die aktuelle Drucklage des Auges zu bekommen.

Heute sind verschiedene Geräte zur Augendruckmessung erhältlich: Wir unterscheiden Kontaktmessgeräte, die das Auge bei der Messung berühren und Nicht-Kontakt-Messgeräte, die das Auge bei der Messung nicht direkt berühren. Das Standardverfahren in der Augenheilkunde ist die sogenannte Goldmann-Applanationstonometrie, benannt nach dem Berner Augenarzt Hans Goldmann (1899–1991), der diese Methode entwickelt hat (Abb. 6.7). Bei der Applanationstonometrie wird die Kraft ermittelt, die nötig ist, um eine bestimmte Hornhautfläche abzuflachen (= zu applanieren) (Abb. 6.8). Da die Kraft vom Augendruck abhängig ist, sind die Geräte so geeicht, dass der Augendruck direkt abgelesen werden kann.

Um nun sicher zu gehen, dass immer die gleiche Fläche applaniert wird, hat Goldmann ein einfaches, aber sehr effizientes Prinzip entwickelt: Der Augenarzt betrachtet die Hornhaut durch einen kleinen Kunststoffzylinder, der gleichzeitig die Hornhaut applaniert. Unmittelbar vor der Messung wird ein fluoreszierender Farbstoff (Fluoreszein) ins Auge gegeben. Dort, wo der Kunststoffzylinder die Hornhaut abflacht, wird auch das Fluoreszein verdrängt. Der Arzt sieht dann durch den Zylinder einen Farbring aufleuchten. Hierzu wird das Auge mit Blaulicht beleuchtet, da der Farbstoff bei blauem Licht grün fluoresziert und so besser sichtbar ist.

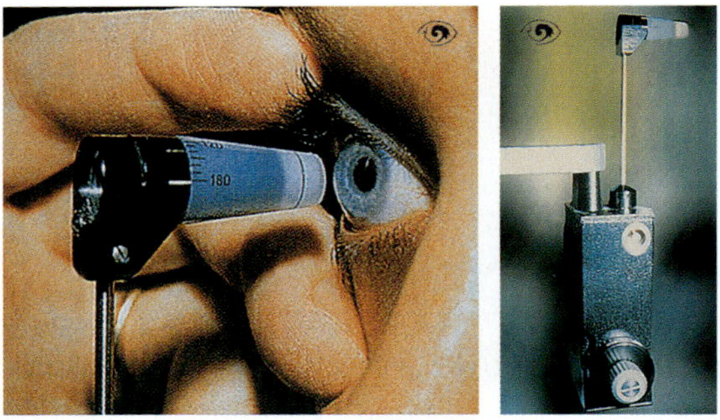

Abb. 6.7: Applanationstonometer nach Goldmann.

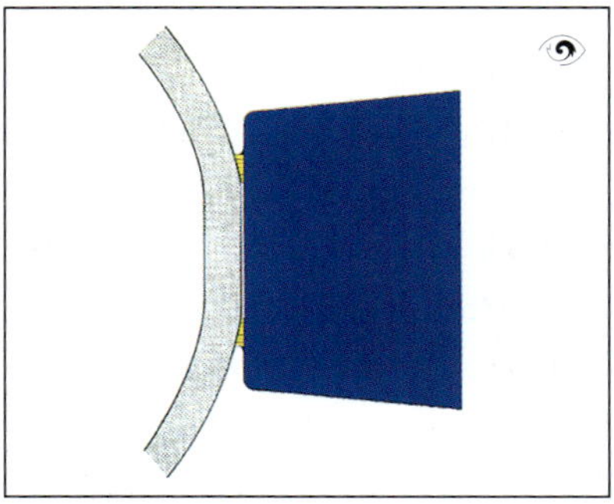

Abb. 6.8: Bei der Applanationstonometrie wird ein definierter Hornhautanteil abgeflacht.

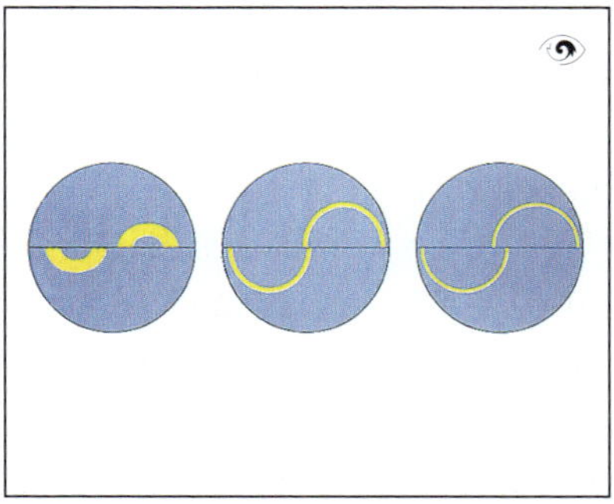

Abb. 6.9: So sieht der Arzt die Fluoreszeinbilder bei der Druckmessung: Links ist die applanierte Fläche zu klein, rechts zu groß, in der Mitte korrekt.

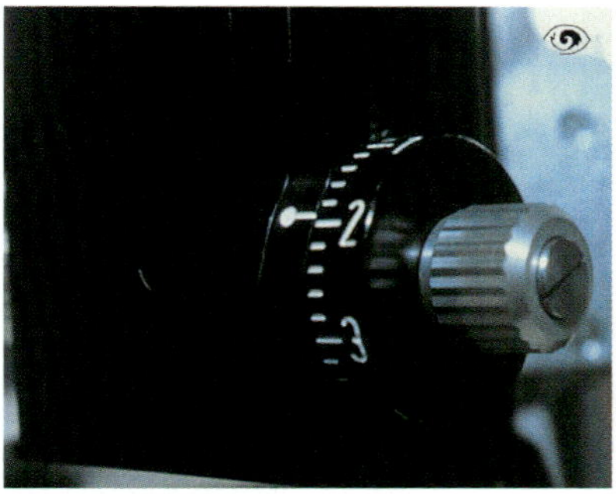

Abb. 6.10: Kraftschraube am Applanationstonometer.

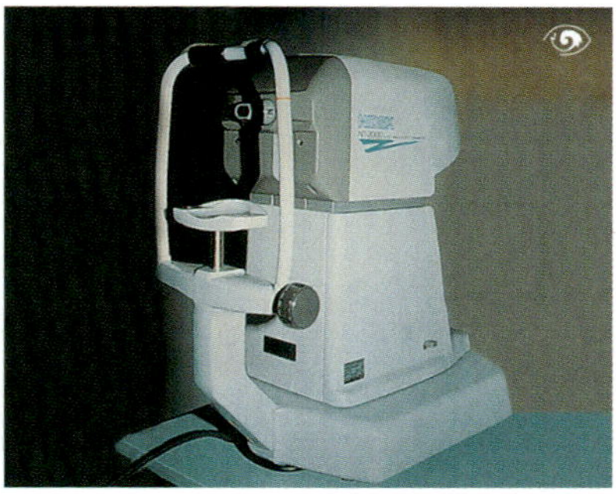

Abb. 6.11: Beispiel für ein Nicht-Kontakt-Messgerät.

Goldmann hat weiter die Idee gehabt, in diesen Kunststoffzylinder ein Prisma einzubauen, das die obere Bildhälfte gegen die untere Bildhälfte vertikal verschiebt. Die Verschiebung entspricht nun genau dem gewünschten Durchmesser der abzuflachenden Fläche. Damit sieht der Augenarzt das in Abbildung 6.9 gezeigte Bild: links sehen Sie das Bild bei ungenügender Applanation, in der Mitte bei idealer Applanation und rechts bei zu starker Applanation. Der Arzt dreht also an der Kraftschraube, bis er das mittlere Bild sieht. Den Augendruck kann er dann direkt an der Kraftschraube ablesen (Abb. 6.10).

Da das Auge mit dem Kunststoffzylinder berührt wird, ist es nötig, die Hornhautoberfläche mit einem Tropfen Lokalanästhetikum unempfindlich zu machen. Bereits Sekunden nach der Tropfengabe wird die Hornhautoberfläche schmerzunempfindlich. Unmittelbar nach dem Druckmessen sieht der Patient leicht verschwommen, was sich aber innerhalb von Minuten wieder normalisiert.

Bei den Nicht-Kontakt-Messgeräten (Abb. 6.11) wird die Hornhaut durch einen Luftstrom definierter Stärke applaniert. Eine spezielle Optik ist in der Lage, Geschwindigkeit und Ausmaß der Applanation zu erfassen und daraus den Augendruck zu berechnen. Vorteil dieser Methode ist, dass kein Lokalanästhetikum benötigt wird und eine Keimübertragung durch einen unsauberen Tonometerzylinder ausgeschlossen ist. Die Messung ist allerdings, speziell im Bereich von hohen Drucken, nicht so genau wie die Goldmann-

Applanationstonometrie. Daher sollte man Werte, die trotz mehrfacher Messung nicht eindeutig ausfallen, mit dem Goldmann-Tonometer überprüfen.

6.3.3 Beurteilung des Kammerwinkels

Die Untersuchung des Kammerwinkels nennt sich auch Gonioskopie [gonios *gri* Knie/skopein *gri* schauen]. Die Kammerwinkelbucht erinnert etwas an eine Kniekehle bei angewinkeltem Knie, daher der Name. Der Kammerwinkel wird immer dann beurteilt, wenn der Augenarzt die Ursache einer Drucksteigerung sucht oder er den Verdacht hat, dass sich der Kammerwinkel verschließen und damit ein akutes Winkelblockglaukom auslösen könnte. Der Kammerwinkel ist nicht direkt einsehbar, weil die periphere Hornhaut nicht transparent ist. Daher benötigt der Augenarzt bei der Gonioskopie ein Kontaktglas.

Bei der Untersuchung wird das Kontaktglas nach Gabe eines Lokalanästhetikums auf das Auge gesetzt. Durch einen Kontaktglasspiegel (Abb. 6.12) kann der Augenarzt in den Kammerwinkel schauen. Um den Kammerwinkel zirkulär zu betrachten, dreht er während der Untersuchung das Kontaktglas um 360°.

Nun kann er sehen, ob sich im Kammerwinkel Material oder Gewebe (z.B. Blut, abgeschilfertes Material, Entzündungszellen) befindet, das nicht dorthin gehört, und ob die Iris an irgendeiner Stelle

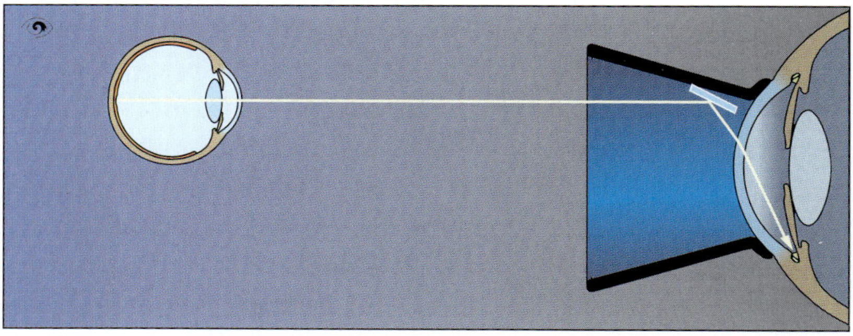

Abb. 6.12: Mit Hilfe eines speziellen Kontaktglases kann der Arzt den Kammerwinkel einsehen.

verklebt ist. Er beurteilt die Kammerwinkelweite und beantwortet damit die Frage, ob sich der Kammerwinkel verschließen könnte, und auch, ob angeborene Anomalien im Kammerwinkel vorliegen. Abbildung 6.13 zeigt einen normalen Kammerwinkel, Abbildung 3.32 einen Kammerwinkel, der aufgrund eines Pigmentdispersions-Syndroms stärker mit Pigment belegt ist als üblich.

6.3.4 Beurteilung des Sehnervenkopfes

Die Beurteilung der Papille ist der wichtigste Schritt zur Diagnose eines Glaukoms. Dies setzt aber viel Erfahrung voraus. Der Augenarzt beurteilt zunächst die Größe der Papille. Wie wir bereits in Kapitel 4.2.9 besprochen haben, weist eine große Papille eine stärkere physiologische Exkavation auf als eine kleine Papille, ohne dass dies einen Krankheitswert hat (Abb. 4.15). Es gilt: Je größer die Papille, desto größer ist beim Gesunden die Exkavation. Dies muss bei der Frage, ob eine Exkavation bereits Krankheitswert hat, berücksichtigt werden.

Weiterhin betrachtet der Arzt die Form der Exkavation. Aus ihr wiederum kann er schließen, ob die Exkavation angeboren ist oder ob sie sich erst im Laufe des Lebens pathologisch vergrößert hat. Er beurteilt auch die Färbung des neuroretinalen Randsaumes, dem Anteil der Papille, in dem sich die Nervenfasern befinden (Abb. 6.14).

Auch eine Atrophie um die Papille herum (= peripapillär) ist ein gewisser Hinweis auf einen Glaukomschaden (Abb. 6.15), sie kann aber auch bei anderen Erkrankungen und sogar beim Gesunden vorkommen. Dagegen ist eine kleine Blutung am Papillenrand ein fast sicheres Zeichen für ein Glaukom, insbesondere, wenn andere Krankheiten am Auge ausgeschlossen werden können (Abb. 6.16). Papillenrandblutungen deuten auf einen fortschreitenden Glaukomschaden hin. Lokale Verengungen der Blutgefäße sind ein weiterer Hinweis auf ein Glaukom, sie können aber auch bei Papillenveränderungen anderer Ursache auftreten. Erscheinen die Blutgefäße am Exkavationsrand wie abgeknickt, so deutet dies auf eine glaukomatöse Exkavation hin (Abb. 6.17).

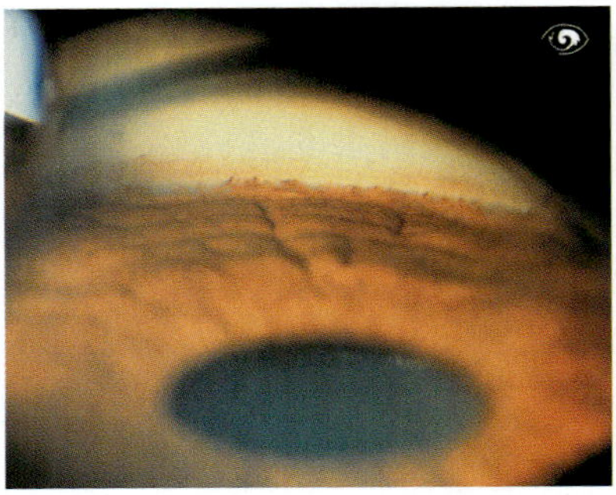

Abb. 6.13: Normaler Kammerwinkel im Gonioskop.

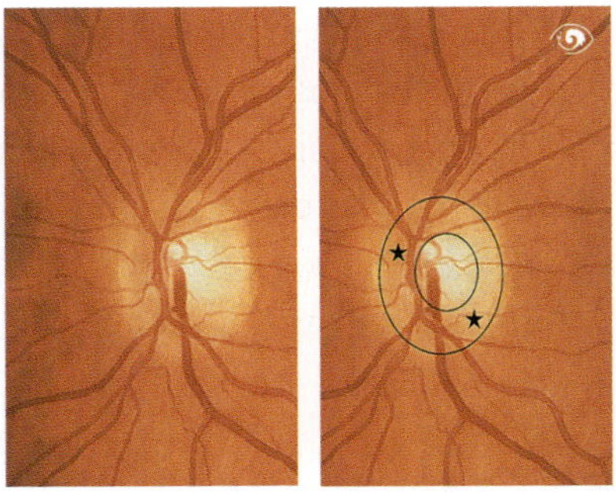

Abb. 6.14: Der neuroretinale Randsaum (*) entspricht den Nervenfasern in der Papille

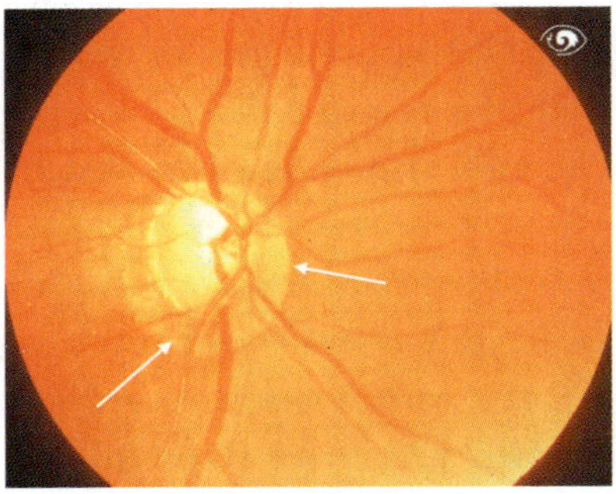

Abb. 6.15: Peripapilläre Aderhautatrophie (→).

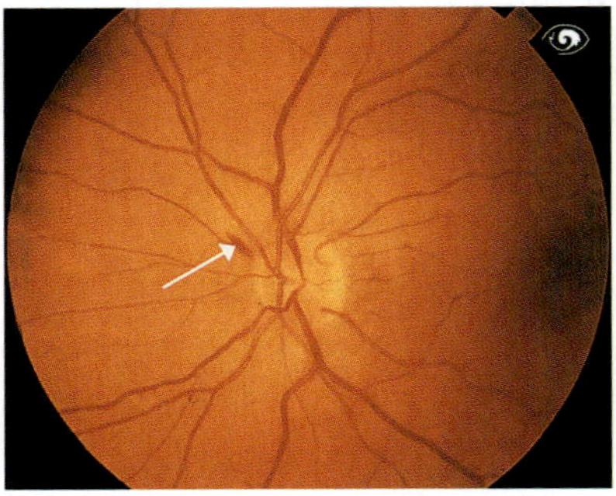

Abb. 6.16: Papillenrandblutung (→).

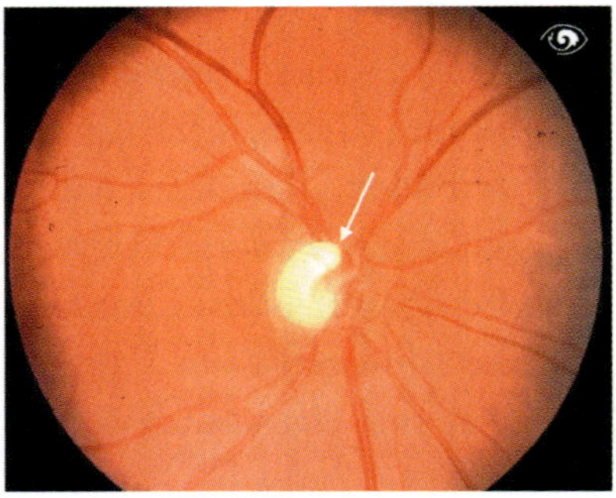

Abb. 6.17: Scheinbare «Abknickung» der Blutgefäße (→) am Exkavationsrand.

Aus all diesen möglichen Hinweisen kann der Arzt nun schließen, ob ein Glaukom vorliegt oder nicht. Leider gibt es aber Grenzfälle, die nicht eindeutig sind. Fällt auch die Gesichtsfelduntersuchung normal aus, bleibt nichts anderes übrig als abzuwarten, ob die Veränderungen zunehmen oder konstant bleiben. Ein Fortschreiten der Veränderungen ist dann ein sicheres Krankheitszeichen.

6.4 Dokumentation von Papille und Nervenfaserschicht

Seit Jahren werden verschiedene Techniken entwickelt, die die Beurteilung der Papille objektivier- und quantifizierbar machen sollen. Keine der Methoden, die wir im Folgenden kurz besprechen wollen, ist bis jetzt wirklich befriedigend. Daher ist die persönliche Beurteilung der Papille durch den Augenarzt immer noch das wichtigste Entscheidungskriterium.

6.4.1 Papillenfoto

Ein Foto der Papille und ihrer Umgebung ist für die Verlaufsbeurteilung sehr hilfreich. Wenn der Patient später wieder zum Augenarzt kommt, kann dieser den aktuellen Spaltlampenbefund mit den Fotoaufnahmen von früher vergleichen. Es gibt auch die Möglichkeit, Stereofotos zu machen und die Fotos quantitativ auszumessen. So lässt sich beispielsweise die Größe des neuroretinalen Randsaumes bestimmen. Wird diese in späteren Aufnahmen langsam kleiner, ist das ein Hinweis auf das Fortschreiten des Glaukomschadens.

Es wurden auch Techniken entwickelt, die helfen sollen, alte und neue Fotos besser miteinander zu vergleichen. Feine Veränderungen, die man mit bloßem Auge nicht ohne weiteres sieht, lassen sich so besser erkennen. Da diese Techniken aber bis jetzt keinen Einzug in die Praxis gehalten haben, möchten wir auf ihre Beschreibung verzichten.

6.4.2 Laser-Scanning-Tomographie

«Scanning» lässt sich am besten mit «punktweise abtasten» übersetzen. Ein einfacher Laserscanner funktioniert folgendermaßen: Zunächst wird mit einem Laserstrahl (siehe Kap. E 13) ein einzelner Punkt auf der Netzhaut beleuchtet. Dann wird gemessen, wie viel Licht bei der Beleuchtung dieses Punktes reflektiert wird. Der Vorgang des «mit einem Laserlicht beleuchten und die Reflektionsintensität messen» wird dann nacheinander für eine große Anzahl von Punkten wiederholt. Hierfür gibt es verschiedene Geräte, die ähnlich funktionieren: Beim sog. Heidelberg-Retina-Tomographen beispielsweise werden 65'536 Punkte wiederholt (256 Punkte pro Zeile bei 256 Zeilen). Diese Messung für alle 65'536 Punkte dauert insgesamt 32 Millisekunden. Das Ergebnis kann direkt auf einem Monitor sichtbar gemacht werden. In Abbildung 6.18 ist die reflektierte Intensität in Abhängigkeit vom Ort (in X/Y angegeben) auf der Netzhaut dargestellt. Deshalb wird diese Darstellung auch als «Reflektivitätsdiagramm» bezeichnet. Die gemessene Reflektivität wird üblicherweise farbig codiert: gelb bedeutet «viel reflektiert», dunkelbraun bedeutet «wenig reflektiert», die Rottöne bilden die entsprechenden Zwischenstufen. Eine Information über die tatsächliche Papillenfarbe, wie man sie z.B. bei der Farbfotografie erhält, liefert das Reflektivitätsdiagramm nicht. Das liegt daran, dass der Laserstrahl monochromatisch (einfarbig) ist.

Mit einem einfachen Laserscanner, der Reflektivitätsbilder erzeugt, lassen sich keine Berechnungen der dreidimensionalen Oberflächenstruktur am Augenhintergrund durchführen. Zur dreidi-

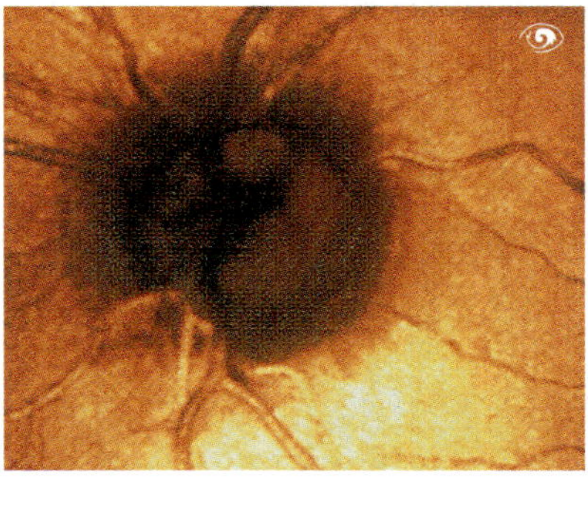

Abb. 6.18: Reflexbild der HRT-Untersuchung.

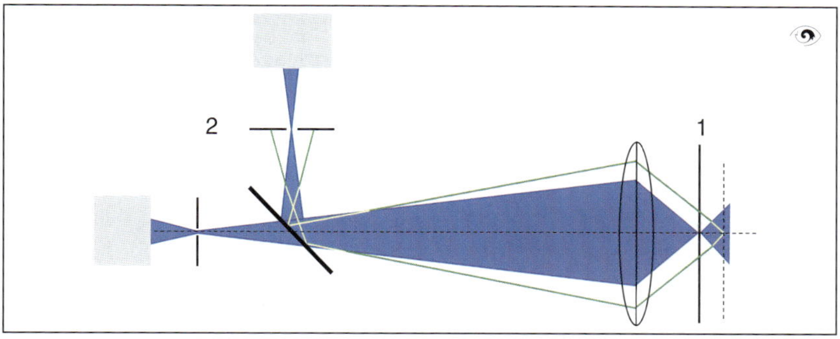

Abb. 6.19: Das Prinzip der konfokalen Abbildung: (1) Ebene, die abgebildet wird, (2) fokale Blende.

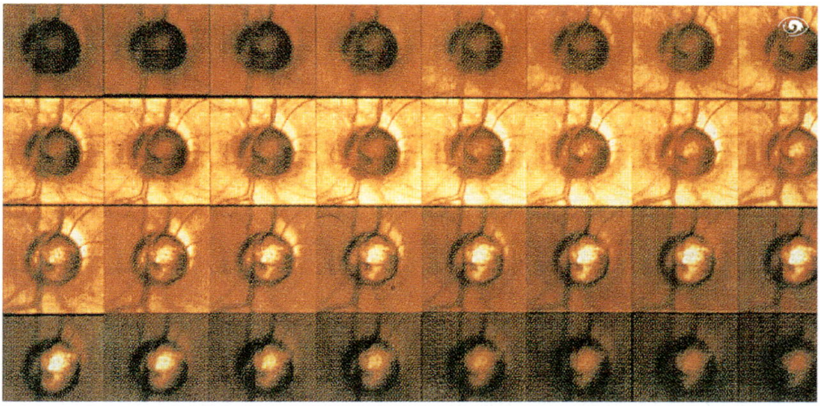

Abb. 6.20: Reflexbilder aus verschiedenen Fokalebenen im HRT.

mensionalen Messung bedarf es der sogenannten konfokalen Messtechnik. Bei dieser Technik wird nicht das gesamte Licht, das bei Beleuchtung eines Punktes (X/Y) von der Netzhaut reflektiert wird, registriert, sondern nur der Anteil, der aus einer bestimmten Ebene in Z-Richtung stammt. Technisch realisiert wird dies durch eine sogenannte konfokale Blende, die vor den Detektor geschaltet wird (Abb. 6.19) [detegere *lat* aufdecken]. Licht, das innerhalb der sogenannten Fokalebene reflektiert wird, kann die Blende passieren, Licht, das hinter oder vor der Fokalebene reflektiert wird, wird von ihr absorbiert.

Die konfokale Messtechnik ermöglicht uns also, nacheinander Reflektivitätsbilder aus verschiedenen Fokalebenen aufzunehmen (Abb. 6.20).

Eine solche Serie von Schnittbildern auf verschiedenen Fokalebenen ähnelt einer Aufnahmeserie bei der sogenannten Computertomographie. Deshalb hat sich der Begriff «Laser-Scanning-Tomographie» eingebürgert [temnein *gri* schneiden/graphein *gri* zeichnen, schreiben]. Der Computer kann nun aus einer Serie von Schnittbildern die dreidimensionale Konfiguration einer Oberfläche, in unserem Falle der Papillenoberfläche, berechnen und ebenfalls farbcodiert ausdrucken (Abb. 6.21). Dies ermöglicht es auch, die Resultate, z.B. in Form von Profilschnitten durch die Papille (Abb. 6.22) oder entlang eines Kreises um die Papille, darzustellen. Der Computer kann auch

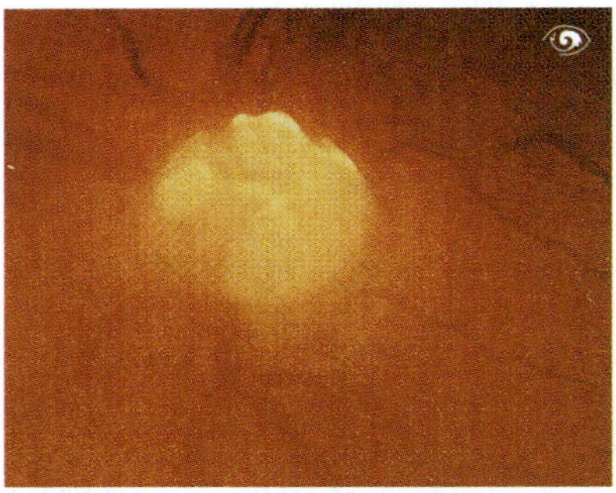

Abb. 6.21: Errechnete und farbcodiert dargestellte dreidimensionale Oberflächenkonfiguration der Papille.

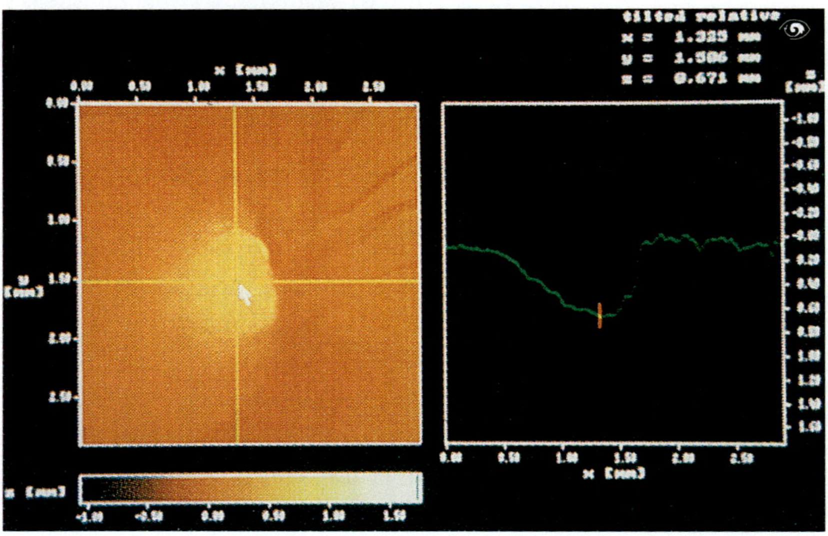

Abb. 6.22: Profil einer Oberflächenkonfiguration der Papille im HRT.

verschiedene Flächen, wie z.B. die des neuroretinalen Randsaumes, berechnen. Man erhofft sich davon, dass sich glaukomatöse Veränderungen früher erfassen und in ihrem Verlauf besser beobachten lassen. Der Einsatz solcher Geräte ist aber im Moment noch beschränkt, da sie teuer sind und die Papillenbeurteilung durch einen erfahrenen Augenarzt noch nicht ersetzen können.

Die Bilder, die wir hier gezeigt haben, sind mit einem Heidelberg-Retina-Tomographen aufgenommen. Daneben gibt es aber auch Geräte von anderen Firmen, z.B. das TopSS-Gerät.

6.4.3 Messung der Nervenfaserdicke

Der Verlust der Nervenfasern, die an der Netzhautoberfläche zur Papille ziehen, ist ein Bestandteil der glaukomatösen Atrophie. Es wäre schön, wenn man diese Nervenfasern direkt sehen könnte. Dann ließe sich nämlich beurteilen, ob ein Verlust stattgefunden hat oder nicht. Die Nervenfaserschicht ist aber sehr schwierig zu erkennen, da die Netzhaut durchsichtig ist. Das muss sie sein, damit das Licht zu den in den tieferen Netzhautschichten gelegenen Fotorezeptoren (= Sinneszellen) vordringen kann. Lediglich im rotfreien Licht an der Spaltlampe wird die Nervenfaserschicht für den Augenarzt einigermaßen deutlich sichtbar. Die Beurteilung aber bedarf sehr großer Erfahrung.

Es wurden fotografische Techniken entwickelt, um die Nervenfaserschicht sichtbar zu machen. Fotografiert wird im rotfreien (also im grünen) Licht mit vorgeschalteten Filtern, um den Kontrast zu erhöhen (siehe Abb 2.2 und 2.3). Aber auch diese Aufnahmen lassen sich nicht leicht herstellen, insbesondere wird es schwierig, wenn der Patient eine Katarakt hat. Aber auch unter optimalen Aufnahmebedingungen bleibt die Interpretation der Fotos schwierig. Um die Dicke der Nervenfaserschicht besser messen zu können, wurde eine weitere spezielle Technik entwickelt, bei der eine bestimmte Eigenschaft von polarisiertem Licht genutzt wird: Fällt polarisiertes Licht auf eine regelmäßig angeordnete Struktur (wie z.B. die Nervenfaserschicht), wird der Lichtstrahl so in zwei aufgeteilt, dass die beiden Strahlen senkrecht zueinander schwingen. Die beiden Lichtstrah-

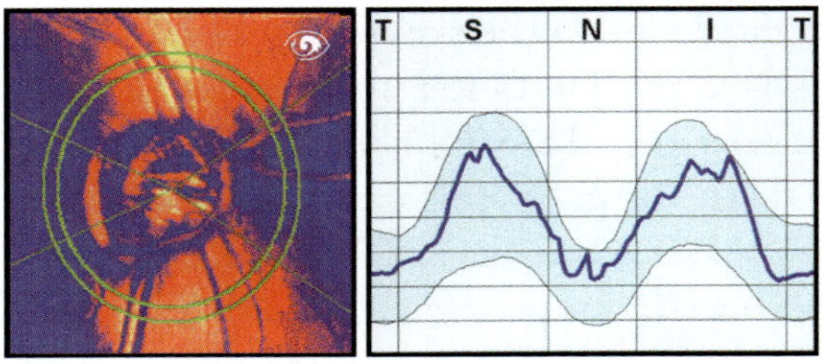

Abb. 6.23: Nervenfaserdarstellung mit dem «Nerve Fiber Analyzer», links farbcodiert, rechts in der Profildarstellung.

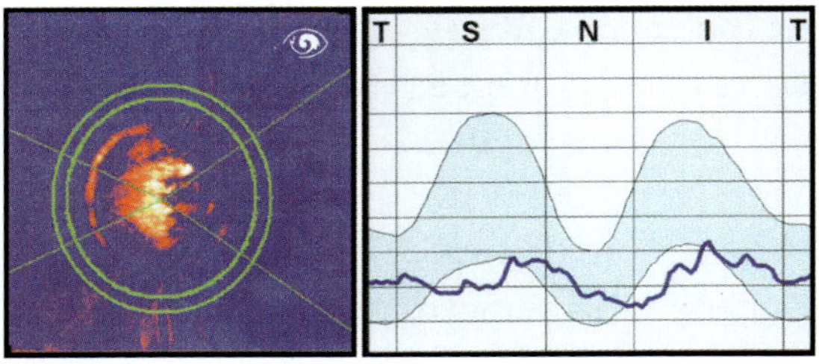

Abb. 6.24: Ergebnis des «Nerve Fiber Analyzer» bei einem Glaukomauge.

len wandern nun nicht gleich schnell durch diese Struktur. In einer Polarisationsebene kommt es in Relation zur anderen zu einer Verzögerung (= Retardierung). Da die Retardierung von der Schichtdicke abhängt, kann aus der Stärke dieser Retardierung der Computer die Nervenfaserdicke berechnen und (ebenfalls in «Falschfarben») grafisch darstellen. Ebenso berechnet er auch die Profilschnitte. Abbildung 6.23 zeigt die Aufnahme eines 60-jährigen Gesunden und Abbildung 6.24 die Aufnahme eines 61-jährigen Glaukompatienten.

6.5 Die Gesichtsfelduntersuchung

Die Ausmessung des Gesichtsfeldes wird auch Perimetrie genannt [peri *gri* um, herum/metrein *gri* messen]. Sie ist ein wichtiges diagnostisches Hilfsmittel der Augenheilkunde, nicht nur für das Glaukom, sondern auch für viele andere Krankheiten. Daher haben wir ihr ein Ergänzungskapitel (Kap. E 10) gewidmet.

Bei der Diagnose und der Verlaufsbeurteilung des Glaukoms spielt die Perimetrie eine ganz entscheidende Rolle. Zwar ergibt sich aus der Beobachtung der Papille ein Hinweis darauf, ob ein Glaukom vorliegt oder nicht, die Papillenbeurteilung erlaubt uns aber noch keine sicheren Rückschlüsse auf die Sehfunktion des Patienten. Diese lässt sich nur mit Hilfe der Perimetrie bestimmen. Die Sehfunktion ist für den Patienten entscheidend: Ein Gesichtsfeldausfall ist für ihn (z.B. im Straßenverkehr) störend und sogar gefährlich, nicht aber die Papillenexkavation als solche. Hinzu kommt, dass die Papillenbeurteilung, wie bereits erwähnt, häufig schwierig ist und uns oft erst die Perimetrie zur Diagnose führt. Besonders wichtig ist die Perimetrie auch für die Verlaufsbeobachtung. So kann bei unsicherer Diagnose nur der Verlauf zeigen, ob es sich um einen Glaukomausfall oder um einen angeborenen Defekt handelt. Außerdem ist die Verlaufsbeobachtung bei einer fortgeschrittenen Papillenexkavation schwierig, auch hier hilft die Perimetrie weiter. Obwohl die Gesichtsfeldbestimmung den Patienten etwas Zeit und Energie kostet, ist sie für ihn eine gute Investition. So ist es ja beispielsweise sehr wichtig, zu wissen, ob der Gesichtsfeldzerfall durch die eingeleitete Therapie gestoppt werden konnte oder ob er weiter fortschreitet. In letzterem Fall muss die Therapie unbedingt geändert werden.

Es gibt ganz unterschiedliche Programme zur Gesichtsfeldmessung, die alle ihre Vor- und Nachteile haben. Grundsätzlich aber kann man sagen, dass die Messgenauigkeit mit verkürzter Messdauer abnimmt. Eine solche Ungenauigkeit kann bei vielen Krankheiten problemlos in Kauf genommen werden. Beim Glaukom hingegen, wo es darum geht, feine Veränderungen über die Zeit zu erfassen, sind solche Ungenauigkeiten unerwünscht. Wir empfehlen deswegen, beim Glaukompatienten eine möglichst genaue Perimetrie durchzuführen. Natürlich gibt es auch hier Ausnahmen: Bei Patienten, die aufgrund anderer Erkrankungen oder ihres Alters nicht so gut mitarbeiten können, wird man sich eventuell auf eine kurze orientierende Gesichtsfelduntersuchung beschränken.

Wie sehen nun die Gesichtsfeldausfälle beim Glaukom aus? Es gibt Ausfälle, die recht spezifisch (typisch) sind. Wenn sie auftreten, kann man mit hoher Wahrscheinlichkeit davon ausgehen, dass ein Glaukom vorliegt. Dies ist z.B. bei den sogenannten Nervenfaserbündeldefekten der Fall (Abb. 6.25).

Solche bündelförmigen Defekte entstehen dadurch, dass ein oder mehrere benachbarte Nervenfaserbündel ganz ausfallen. Leider ist es so, dass es beim Glaukom auch zu vielen anderen, unspezifi-

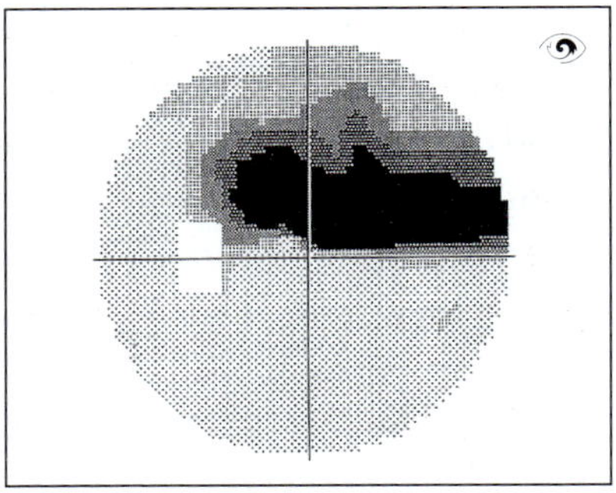

Abb. 6.25: Glaukomgesichtsfeld mit Nervenfaserbündeldefekt.

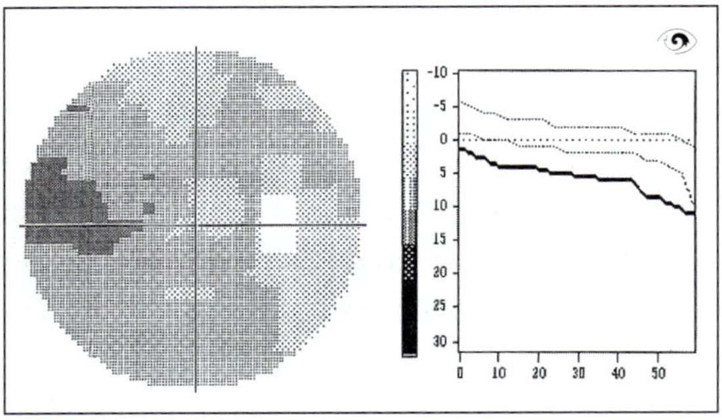

Abb. 6.26: Diffuser Glaukomschaden: Links Darstellung in Graustufen, rechts mit Hilfe der Bebie-Kurve.

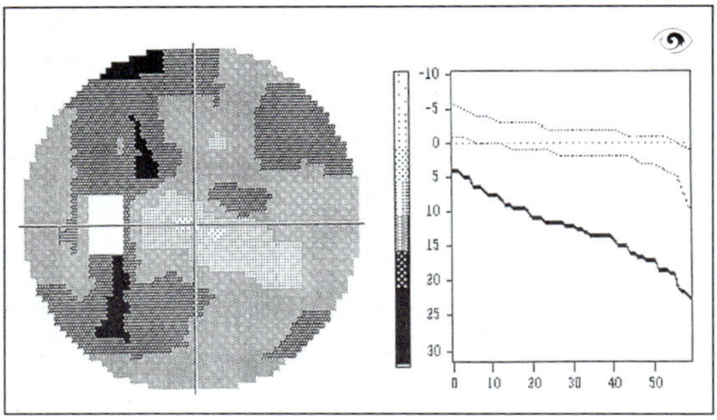

Abb. 6.27: Glaukomgesichtsfeld mit mehreren Skotomen.

scheren Ausfällen kommen kann, sodass sich allein anhand eines Gesichtsfeldausfalles nur selten sagen lässt, ob sie glaukombedingt sind oder nicht. Gesichtsfeld und Papille müssen deswegen immer gemeinsam beurteilt werden. Beispiele für diffuse, glaukombedingte Ausfälle haben wir in Abbildung 6.26, lokale Ausfälle (Skotome) in Abbildung 6.27 abgebildet. Sie sehen Gesichtsfeldergebnisse als «Graustufen» und als «Bebie-Kurven». Beides ist in Kapitel E 10 weiter erklärt.

Im Falle eines Glaukoms ist also nicht so sehr die Art des Ausfalles, sondern vielmehr seine Gesamtsumme entscheidend. Diese wird auch vom Computer berechnet und als MD angegeben. MD ist die Abkürzung für den englischen Ausdruck «mean defect» und bedeutet übersetzt soviel wie «über die Testorte gemittelter Schaden».

Trotzdem sieht sich der Augenarzt Ort und Ausdehnung der Ausfälle genau auf dem Computerausdruck an. Schließlich ist es wichtig zu wissen, ob ein Gesichtsfeldausfall sehr nahe an das Zentrum des Gesichtsfeldes heranreicht. Je näher der Ausfall dem Zentrum kommt, umso größer ist die Gefahr, dass die zentrale Sehschärfe abfällt. Dies würde beim Patienten zu einer erheblichen subjektiven Störung führen.

Natürlich kann ein Glaukompatient auch gleichzeitig andere Krankheiten haben. Dann geht es darum, den glaukombedingten Anteil von dem der anderen Erkrankungen zu differenzieren. Eine Katarakt erzeugt beispielsweise auch einen mehr oder weniger diffusen Gesichtsfeldausfall (Abb. 6.28).

Aber auch nach einer Kataraktoperation ist – auch bei voller Sehschärfe und ohne Glaukom – das Gesichtsfeld meistens nicht ganz normal (Abb. 6.29). Dies ist dadurch bedingt, dass die eingepflanzten Kunstlinsen zwar eine ideale Abbildung auf der Makula ermöglichen, in Bezug auf die Abbildung auf die mittelperiphere und die periphere Netzhaut hingegen weniger ideal sind als die natürliche Augenlinse.

Andere Glaukompatienten haben z.B. eine Makulopathie (siehe Kap. E 9), bei der wir einen zentralen Gesichtsfeldausfall finden. Hat nun der Patient gleichzeitig ein Glaukom und eine Makulopathie, ist er subjektiv deutlich und quasi «doppelt» gestört. Das Glaukom befällt zunächst mehr die Peripherie, das Zentrum bleibt glücklicherweise lange Zeit erhalten. Die Makulopathie aber verschlechtert nun ausgerechnet die zentralen Gesichtsfeldanteile. So kann bei Patienten mit beiden Erkrankungen das gesamte Gesichtsfeld mehr oder weniger gestört sein.

Beachtung verlangt die Tatsache, dass Glaukomgesichtsfelder erheblich schwanken können. Das heißt, dass das Resultat bei Wiederholung der gleichen Messung innerhalb von Stunden oder Tagen

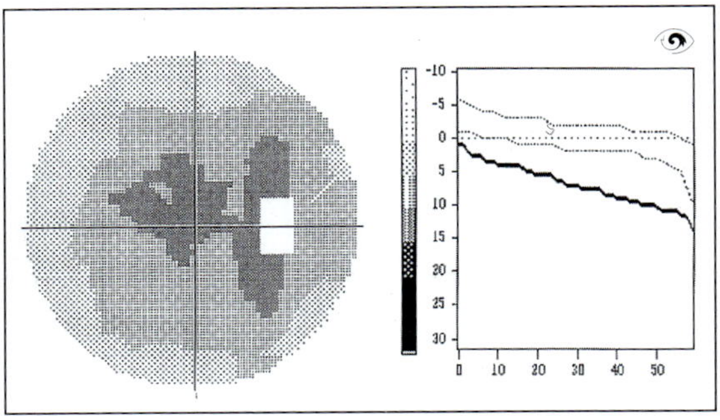

Abb. 6.28: Gesichtsfeldveränderungen bei einem Patienten mit Katarakt.

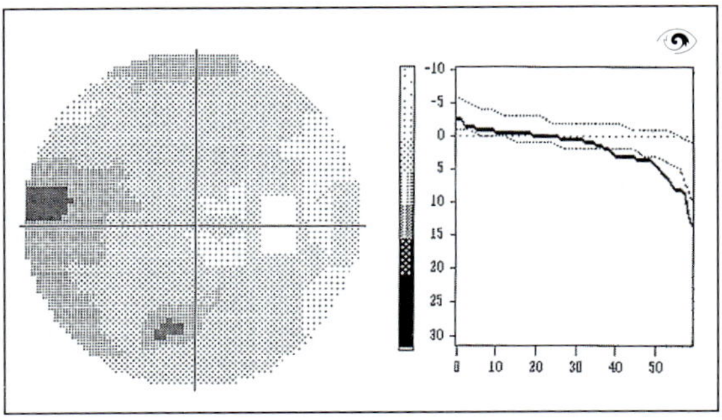

Abb. 6.29: Gesichtsfeldveränderung bei einem sonst gesunden Patienten mit Hinterkammerlinse.

deutlich unterschiedlich sein kann. Man würde annehmen, dass dies vielleicht mit dem Patienten zu tun hat, der einmal mehr, einmal weniger konzentriert mitarbeitet. Das kann aber nicht der Grund sein, da die Messstrategie extra so gewählt ist, dass sie relativ kooperationsunabhängig ist (siehe Kap. E 10). Die Unterschiedlichkeit der Gesichtsfelder beruht teilweise auf Schwankungen der Augendurchblutung. Es ist sehr wichtig zu wissen, dass solche Schwankungen vorkommen können, denn das bedeutet, dass man nicht einfach zwei Untersuchungen miteinander vergleichen und sagen kann, dass das Gesichtsfeld definitiv besser oder schlechter geworden ist. Vielmehr benötigt man eine ganze Serie von Messungen, um den Langzeittrend beurteilen zu können.

In Abbildung 6.30 ist ein solcher Verlauf mit Hilfe des Gesichtsfeldindex MD dargestellt. Eine solche grafische Verlaufsdarstellung zeigt unmissverständlich, ob das Gesichtsfeld sich langfristig stabilisiert oder weiter verschlechtert hat.

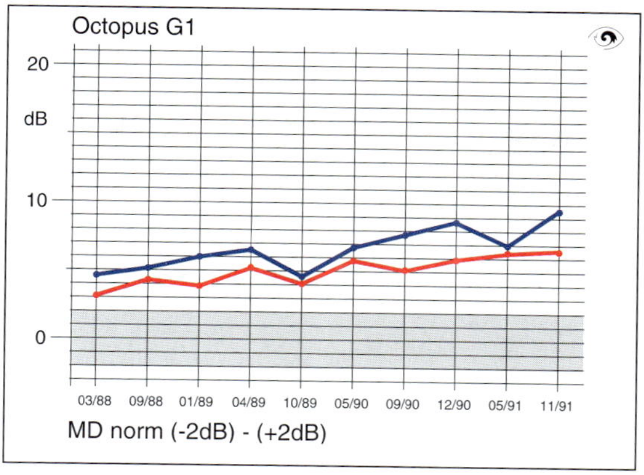

Abb. 6.30: Verlauf des mittleren Gesichtsfeldschadens (MD = mean defect): Rechtes Auge = rot, linkes Auge = blau.

6.6 Die Beurteilung der Durchblutung

In Kapitel 4 haben wir verschiedene Faktoren genannt, die zum Glaukomschaden beitragen können. Der wichtigste Risikofaktor ist der erhöhte Augendruck. Erklärt aber der Augendruck das Auftreten oder das Fortschreiten eines Glaukomschadens nicht, muss nach weiteren Risikofaktoren gefahndet werden. Es gibt beeinflussbare und nicht beeinflussbare Risikofaktoren. Nicht beeinflussbar sind z.B. Alter, Geschlecht, Refraktion (objektive Brechkraft des Auges) usw. Ein zumindest teilweise beeinflussbarer Faktor ist die Durchblutung, dem aus diesem Grunde beim Glaukom auch zunehmende Bedeutung beigemessen wird.

Der Augenarzt wird dem Patienten Fragen stellen, die ihm einen Hinweis auf die Durchblutungssituation geben. So kann er ihn z.B. fragen, ob er häufiger kalte Hände (Abb. 6.31) oder niedrigen Blutdruck hat.

Ein Blick auf die Bindehautgefäße des Auges liefert dem Arzt weitere Informationen. Die Veränderungen, die er dort sehen kann, sind sehr aufschlussreich, wenn auch nicht spezifisch für das Glaukom (Abb. 6.32). Interessant ist es für ihn auch, Veränderungen an den Netzhautgefäßen zu beobachten, etwa Einengungen der Arterien oder Erweiterungen der Venen. Glitzernde Areale auf der Netzhaut (Abb. 6.33) weisen ebenfalls auf Durchblutungsstörungen hin.

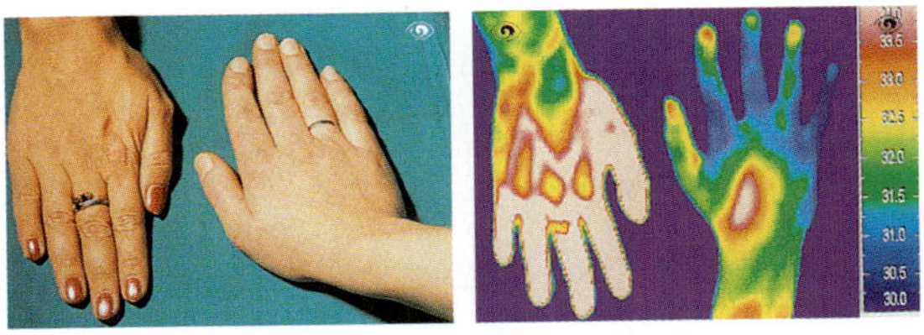

Abb. 6.31: Warme und kalte Hand, rechts in thermographischer Darstellung.

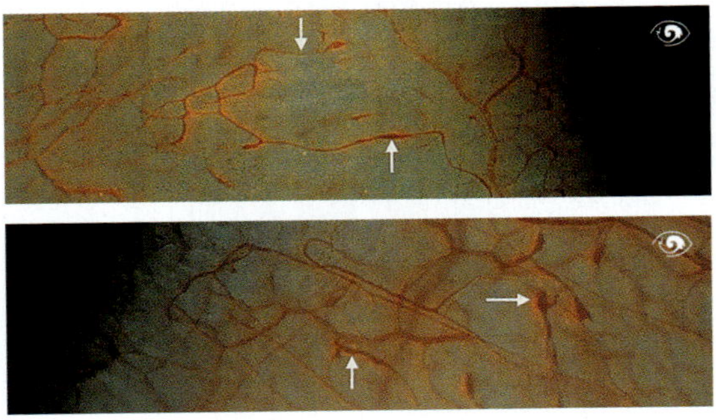

Abb. 6.32: Konjunktivale Gefäße bei einem Glaukompatienten mit vaskulären Dysregulationen: Erweiterungen und Einengungen der Blutgefäße sind sichtbar (→).

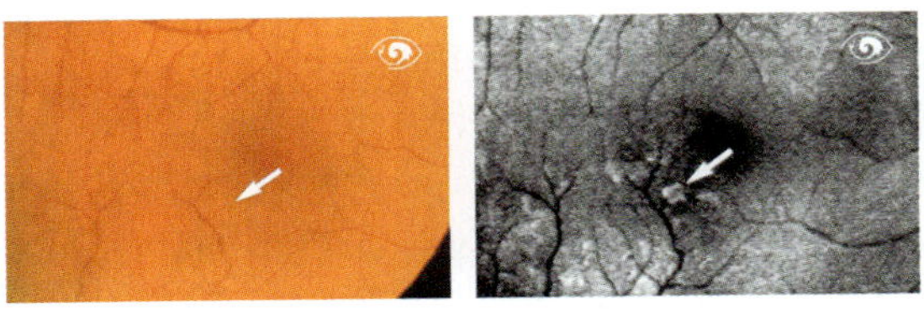

Abb. 6.33: Glioseähnliche Netzhautveränderungen: Im Farbfoto (links) kaum sichtbar, lassen sie sich mit Hilfe eines Laserscanners eindeutig darstellen (rechts).

Oft aber ist eine genauere Quantifizierung (= Messung) der Durchblutung notwendig, um Verlaufsparameter zu haben und um zu sehen, ob die Therapie auch einen günstigen Einfluss auf die Erkrankung hat.

Es gibt inzwischen eine große Anzahl von Geräten, mit denen man verschiedene Aspekte der Durchblutung messen kann. Alle diese Methoden haben ihre Vor- und Nachteile, die in Kapitel E 11 ausführlich besprochen werden. Aus praktischen Gründen beschränken wir uns hier auf die Beschreibung von vier Methoden, die sich nach Erfahrung der Autoren beim Glaukom als besonders geeignet erwiesen haben. Dazu gehören die Blutdruckmessung, die Ultraschallmessung der Augendurchblutung, die direkte Beobachtung der Blutflussgeschwindigkeit in den Kapillaren (= kleinsten Blutgefäßen) am Finger und die Messung der Hornhaut-Temperatur.

6.6.1 Blutdruckmessung

Der Blutdruck spielt in der Medizin eine wichtige Rolle . Wir beschränken uns hier auf die Aspekte, die mit dem Glaukom in Zusammenhang stehen.

Wir haben bereits erwähnt, dass der niedrige Blutdruck (arterielle Hypotonie) ein entscheidender Risikofaktor für die Entwicklung eines Glaukomschadens ist (Kap. 4.2.7), während in der übrigen Medizin ja sonst eher der hohe Blutdruck (arterielle Hypertonie) das Problem darstellt. Da der Blutdruck tageszeit- und aktivitätsabhängig ist, ist eine einmalige Messung nicht allzu aussagekräftig. Hinzu kommt, dass der Blutdruck beim Arztbesuch meist nervositätsbedingt etwas in die Höhe geht und niedrige Blutdruckwerte daher seltener erfasst werden. Aus diesem Grunde hat es sich bewährt, eine 24-Stunden-Blutdruckmessung durchzuführen (Kap. E 11).

Für das Glaukom sind nun folgende Befunde wichtig:

a) Ein über 24 Stunden konstant erniedrigter Blutdruck. Diese Patienten haben Tag und Nacht einen um 10 bis 20 mmHg niedrigeren Blutdruck als gesunde Gleichaltrige. Ein Beispiel hierfür ist in Abbildung 6.34 gezeigt.

b) Starke Blutdruckschwankungen. Sie sind von noch größerer Bedeutung. Besonders wichtig sind nächtliche Abfälle. Ein solches Beispiel zeigt Abbildung 6.35. Man kann sehen, dass viele Blutdruckwerte im Normbereich oder evtl. sogar erhöht sind, es aber zu bestimmten Zeiten (meistens nachts im Tiefschlaf) zu einem Abfall auf sehr tiefe Werte kommt.

c) Ein starker Blutdruckabfall beim Lagewechsel vom Liegen zum Stehen (sogenannte orthostatische Hypotonie). Abbildung 6.36 zeigt die Veränderung des Blutdruckes beim Lagewechsel bei einem Gesunden und bei einem Patienten mit orthostatischer Hypotonie.

Nicht jeder Mensch mit niedrigem Blutdruck entwickelt auch einen Glaukomschaden. Die Wahrscheinlichkeit steigt aber, wenn der niedrige Blutdruck mit erhöhtem Augendruck und/oder vaskulären Fehlregulationen kombiniert ist. Bei der vaskulären Dysregulation

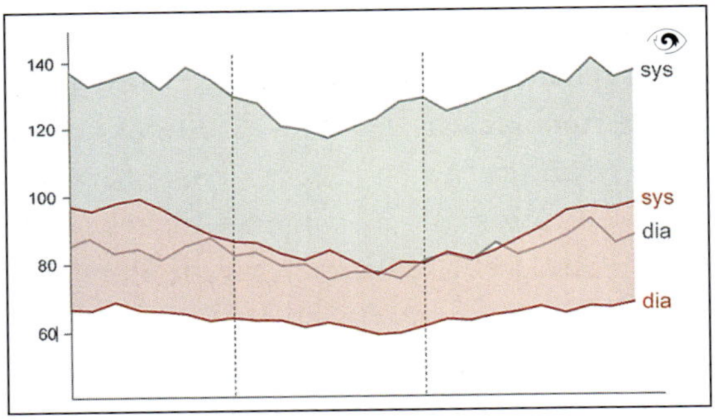

Abb. 6.34: Blutdruckkurve eines Glaukompatienten mit generell erniedrigtem Blutdruck (rot). Zum Vergleich ist die Blutdruckkurve eines Gesunden gezeichnet (grau).

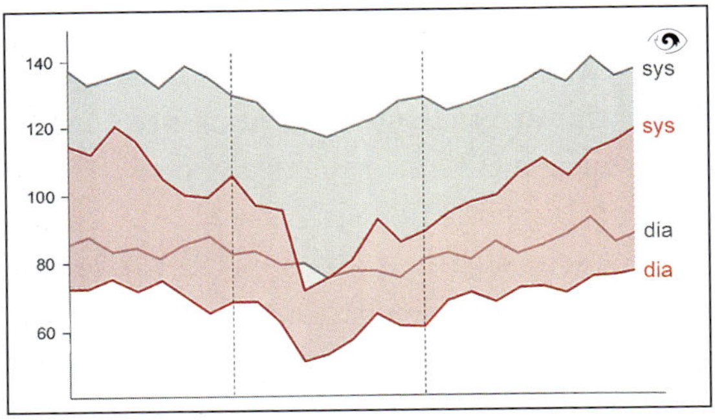

Abb. 6.35: Blutdruckkurve eines Glaukompatienten (rot) mit einem stärkeren nächtlichen Blutdruckabfall (grau entsprechende Blutdruckwerte bei einem Gesunden).

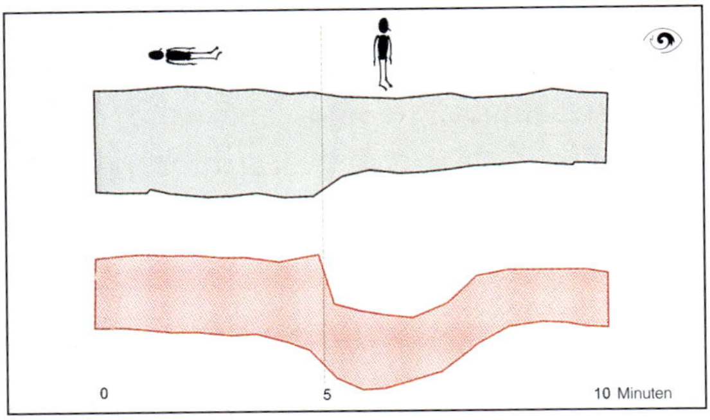

Abb. 6.36: Blutdruck beim Wechsel vom Liegen zum Stehen: Oben ist der Verlauf bei einem Gesunden, unten bei einem Patienten mit orthostatischer Hypotonie abgebildet.

ist nämlich die Anpassungsreaktion auf niedrige Blutdruckwerte verändert (siehe Kap. E 8). Sinkt der Blutdruck ab, so erweitern sich bei einem Gesunden die Blutgefäße im Auge, damit die Durchblutung konstant bleibt. Bei Patienten mit Gefäßfehlregulationen findet diese Anpassung nicht adäquat statt. Dies führt vorübergehend zu einer Verminderung der Durchblutung und damit zu Veränderungen, wie wir sie in Kapitel 5 beschrieben haben.

6.6.2 Kapillarmikroskopie

Viele Untersuchungen haben gezeigt, dass die Augendurchblutung beim Glaukompatienten häufig gestört ist. Trotz moderner Technologie kann uns die Messung der Durchblutung am Auge noch nicht alle Fragen beantworten. Nun hat sich aber gezeigt, dass es zwischen der Durchblutung in der Peripherie, z.B. in den Fingerspitzen, und der Durchblutung am Auge gewisse Parallelen gibt. Diese Parallelen sind bei Patienten mit funktionellen Durchblutungsstörungen (vaskuläre Dysregulationen, siehe Kap. E 8) besonders deutlich ausgeprägt. Das ist der Grund, warum wir auch heute noch oft bei Glaukompatienten die Durchblutung an dem Nagelfalz messen. Ist nämlich die Nagelfalzdurchblutung gestört, besteht eine erhebliche Wahrscheinlichkeit, dass dies auch am Auge der Fall ist. Wie in Kapitel 4.2.7 erläutert, handelt es sich bei diesen Durchblutungsstörungen des Glaukompatienten sehr selten um arteriosklerotische Störungen, sondern meistens um vaskuläre Fehlregulationen. Um diese Dysregulationen zu erfassen, muss man gewisse Provokationstests durchführen. Wir wissen, dass Patienten mit vaskulären Fehlregulationen auf Reize wie Kälte oder emotionale Belastung mit einer Engstellung der kleinsten Blutgefäße reagieren. Dies können wir mit Hilfe der Kapillarmikroskopie (welche in Kapitel E 11 erklärt wird) erfassen. Leider ist es schwer, den Effekt von psychischen Belastungen zu untersuchen, weil diese natürlich meistens in Situationen auftreten, in denen wir die Durchblutung nicht sofort messen können. Dagegen können wir aber zumindest die Reaktion auf Kälte erfassen: Zeigt ein Patient bei einer standardisierten Kältestimulation einen Flussstillstand in den Kapillaren, der mehr als 11 Sekunden anhält, gehen wir davon aus, dass bei ihm eine vaskuläre Fehlregulation vorliegt.

6.6.3 Farbduplexsonographie

Das Prinzip der Farbduplexsonographie ist in Kapitel E 11 beschrieben. Beim Glaukompatienten kann mit dieser Methode die Blutflussgeschwindigkeit in verschiedenen zum Auge führenden Blutgefäßen gemessen werden. Dies erlaubt auch die Berechnung des Flusswiderstandes, was für das Glaukom von besonderem Interesse

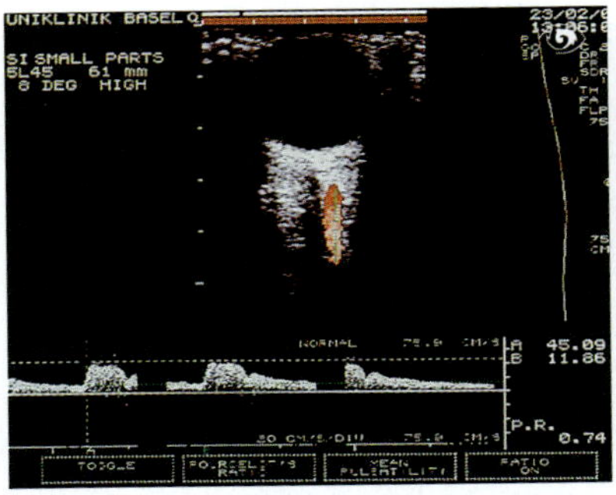

Abb. 6.37: Farbduplexsonographie der Arteria ophthalmica bei einem Gesunden.

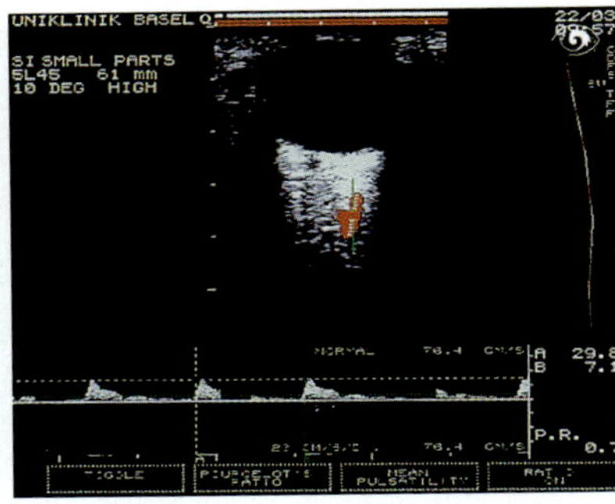

Abb. 6.38: Farbduplexsonographie der Arteria ophthalmica bei einem Glaukompatienten.

ist. Abbildung 6.37 zeigt die Messergebnisse in der Arteria ophthalmica eines Gesunden und Abbildung 6.38 die Ergebnisse eines Glaukompatienten mit verminderter Durchblutung.

6.6.4 Temperaturmessung

Ein altbekanntes Mittel zur Einschätzung der Durchblutung ist die Temperaturmessung. Wenn z.B. bei einem Patienten ein Fuß nicht mehr gut durchblutet ist, dann wird er kühler als der andere. Die Temperatur gibt uns also einen indirekten Hinweis auf die Durchblutung.

Wir haben deswegen ein einfaches Instrument entwickelt, das – ohne es zu berühren – die Temperatur des Auges misst (Kap. E 11). Erste Studien haben gezeigt, dass die Augentemperatur recht gute Rückschlüsse auf die Durchblutungssituation erlaubt. Der Informationsgehalt lässt sich noch durch einen Provokationstest steigern: Wird ein kurzer Kaltluftstrom auf das Auge gerichtet, kommt es zur kurzfristigen Abkühlung des Auges. Die Abkühlung und die Wiedererwärmung sind ein weiteres Maß für die Augendurchblutung. Ob sich dieses einfache Prinzip längerfristig bewährt und dann in die Praxis eingeführt werden kann, ist im Moment noch offen.

Nicht alle Glaukompatienten haben eine schlechte Durchblutung. Bei manchen Patienten ist die Durchblutung auch abwechselnd gut und weniger gut. Eine normale Durchblutung zu einer gegebenen Zeit schließt Störungen (evtl. sogar starke Störungen) zu einem anderen Zeitpunkt nicht aus. Deswegen müssen Messungen der Durchblutung in unklaren Fällen evtl. mehrfach wiederholt werden. Die Durchblutungsparameter geben uns nun sehr wichtige Hinweise darauf, wie der Glaukomschaden beim jeweiligen Patienten entstanden sein könnte und welcher therapeutische Ansatz sinnvoll ist.

6.7 Spezialuntersuchungen

Es gibt Störungen, die beim Glaukompatienten relativ häufig auftreten, wie Störungen der Dunkeladaptation und des Farbensehens, vermehrte Blendungsempfindlichkeit usw.

Nach diesen Störungen wird selten gesucht, weil sie den Entscheidungsprozess des Arztes nur unwesentlich beeinflussen. Die Frage, ob und welche Therapie ein Patient braucht und wie intensiv sie sein muss, richtet sich vor allem nach dem Erscheinungsbild der Papille, dem Gesichtsfeld, der Drucksituation und den Durchblutungsparametern. Es ist aber wichtig zu wissen, dass es noch weitere Störungen beim Glaukom geben kann. Wenn der Patient nämlich weiß, dass solche Störungen vorkommen können, kann er sie auch besser einordnen und ist evtl. auch weniger beunruhigt, wenn solche Symptome auftreten. Auf die routinemäßige Suche nach diesen Störungen wird aber aus den oben genannten Gründen verzichtet.

6.7.1 Dunkeladaptation

Adaptation bedeutet Anpassung. Wir verstehen darunter die Fähigkeit unseres Auges, sich an unterschiedliche Helligkeiten anzupassen. Gemessen wird das Adaptationsvermögen. Es gibt eine Hell- und eine Dunkeladaptation. Uns interessiert in diesem Zusammenhang die Dunkeladaptation. In einer Mondnacht kommt uns das Licht etwa 100-mal weniger hell vor als an einem sonnigen Tag, in Wirklichkeit aber ist es etwa 10’000’000-mal dunkler. Der Eindruck, dass es nur etwa 100-mal weniger hell sei, beruht auf der Fähigkeit des Auges, seine Empfindlichkeit an die Helligkeit des Lichtes anzupassen. Diese Anpassung braucht eine gewisse Zeit. Am besten kann man dies beobachten, wenn man in einen dunklen Raum oder in einen Tunnel eintritt. Nach einigen Minuten empfinden wir die Dunkelheit immer weniger stark und allmählich gelingt es uns auch, Einzelheiten zu erkennen.

Bei der Prüfung der Dunkeladaptation wird unter standardisierter Verdunkelung ein schwaches Licht immer heller gestellt, bis der Patient es sieht, dann wird es dunkler gemacht, bis er es nicht mehr sieht. Dieser Vorgang wird nach einer halben Minute wiederholt. Im Laufe der Zeit erhöht sich die Empfindlichkeit des Auges und der Patient erkennt immer schwächere Lichtquellen.

Die Empfindlichkeit bzw. die zur Wahrnehmung nötige Lichtmenge wird in einer Kurve dargestellt (Abb. 6.39). Die Normalwerte sind altersabhängig. Nach dem dritten Lebensjahrzehnt lässt die Fähigkeit zur Dunkeladaptation langsam nach. Es gibt Patienten, bei denen die Dunkeladaptation sehr stark gestört ist (z.B. bei Retinitis pigmentosa) (Abb. 6.39). Bei diesen Erkrankungen mit einer sogenannten «Nachtblindheit» ist die Messung der Dunkeladaptation besonders wichtig. Beim Glaukompatienten kann die Dunkeladaptation ebenfalls leicht gestört sein und das sollte der Patient auch wissen. Auf eine Prüfung der Dunkeladaptation wird aber normalerweise verzichtet, weil das Resultat das therapeutische Vorgehen nicht beeinflusst.

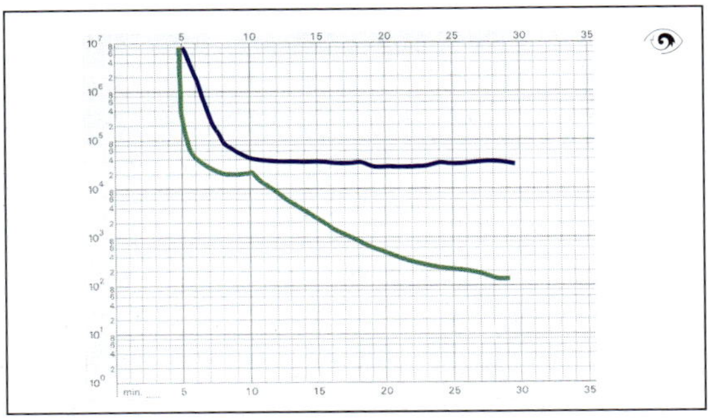

Abb. 6.39: Messung der Dunkeladaptation: Je tiefer die Kurve, desto höher die Lichtempfindlichkeit (grün = Gesunder, blau = Patient mit Adaptationsstörung).

6.7.2 Farbsinn

Das menschliche Auge ist nicht nur in der Lage, zwischen Hell und Dunkel zu unterscheiden, Punkte voneinander zu trennen und Bewegungen wahrzunehmen, sondern hat auch die Fähigkeit, Farben zu sehen. Die Farbwahrnehmung ist ein komplexer und spannender Vorgang. Bereits seit langem haben sich die Menschen gefragt, was Farben eigentlich sind und wie sie wahrgenommen werden können. So haben sich beispielsweise schon Newton und Goethe intensiv mit der Farbwahrnehmung auseinander gesetzt und verschiedene Farbtheorien aufgestellt. Heute wissen wir, dass es in der Netzhaut zwei verschiedene Arten von Sinneszellen, die Stäbchen und die Zapfen gibt. Die Zapfen sind auf das Farbensehen spezialisiert. Drei verschiedene Zapfensorten haben ihre Empfindlichkeitsmaxima in unterschiedlichen Wellenlängenbereichen. Aus dem Verhältnis dieser drei Grundfarben «errechnet» das Gehirn das gesamte Farbspektrum (siehe Abb. E 1.27). Bei den angeborenen Farbsinnstörungen fehlen ein oder gelegentlich auch zwei Arten von Zapfenpigment.

Da die Netzhaut ein Hirnanteil ist (siehe Kap. E 1 und E 2), erstaunt es nicht, dass sie Informationen bereits verarbeitet. Dabei werden die Signale der Sinneszellen verglichen. Das schließlich fortgeleitete Signal entspricht einer relativen Gewichtung der Information. Bei verschiedenen Erkrankungen kann dieses komplexe System gestört werden, wir sprechen dann von erworbenen Farbsinnstörungen. Solche erworbenen Farbsinnstörungen sind sehr häufig. Sie kommen z.B. bei Patienten mit Diabetes mellitus, aber auch beim Glaukompatienten vor. Beim Glaukom sind sie von gewissem Interesse, da sie den klassischen Gesichtsfelddefekten unter Umständen um Jahre vorausgehen können. Auf der anderen Seite aber wissen wir, dass Farbsinnstörungen fast nur vorkommen, wenn gleichzeitig schon eine diffuse Gesichtsfeldeinschränkung vorhanden ist. Ein solcher diffuser Gesichtsfeldschaden kann mit Hilfe der automatischen Perimetrie (siehe Kap. E 10) erfasst werden. Deswegen wird normalerweise beim Glaukompatienten darauf verzichtet, auch die Farbwahrnehmung zu untersuchen. Es ist für ihn aber wichtig zu wissen, dass seine eventuelle Farbsinnstörungen (die er z.B. beim Kleiderkauf bemerkt) wahrscheinlich auf das Glaukom zurückzuführen sind.

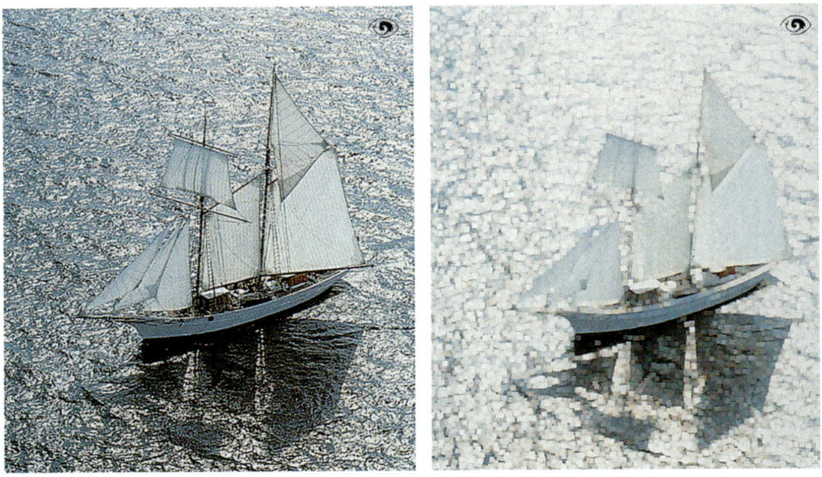

Abb. 6.40: Ein Patient mit verminderter Kontrastempfindlichkeit kann evtl. noch das Boot im linken, nicht aber das im rechten Bild erkennen.

6.7.3 Kontrastsinn

Bei der Sehschärfenprüfung geht es um die Frage, wie groß der Abstand zwischen zwei Punkten oder Linien sein muss, damit das Auge sie noch differenzieren kann. Der Kontrastsinn besagt, wie groß Helligkeitsdifferenzen sein müssen, damit sie noch wahrgenommen werden können. Stellen Sie sich ein Segelboot auf einem See bei leichtem Nebel vor (Abb. 6.40). Damit Sie die hellen Segel vom umgebenden Nebel differenzieren können, brauchen Sie einen gewissen Helligkeitsunterschied zwischen Segel und Nebel, d.h. einen gewissen Kontrast. Die Kontrastempfindlichkeit ist nun individuell verschieden. Bei vielen Krankheiten (ähnlich wie beim Farbsehen sind es wiederum häufig Patienten mit Diabetes mellitus) nimmt die Kontrastempfindlichkeit ab. Auch beim Glaukompatienten kommt es sehr häufig zur Verminderung der Kontrastempfindlichkeit. Genau wie bei den Farbsinnstörungen treten Störungen der Kontrastempfindlichkeit vor allem dann auf, wenn diffuse Gesichtsfeldschäden vorliegen. Diese werden bei guter Perimetrie ohnehin erfasst, weshalb sich eine zusätzliche Untersuchung der Kontrastempfindlichkeit erübrigt. Aber auch hier ist es für den Glaukompatienten wichtig zu wissen, dass er unter Umständen, vor allem bei schlechter Beleuchtung, mehr Schwierigkeiten haben kann als ein Gesunder. Das ist auch ein Grund, warum solche Patienten zum Lesen gern möglichst helles Licht haben: Es erhöht den Kontrast des Textes.

6.7.4 Blendung

Blendung ist eine Erfahrung, die auch der Gesunde gelegentlich macht. Fahren wir in einem Auto mit verschmutzter Windschutzscheibe, werden wir bei Gegenlicht geblendet. Die Erklärung dafür finden Sie in Kapitel E 5.

Es gibt aber auch eine Blendung, die nicht durch Trübungen entsteht, sondern deren Ursachen in der gestörten Informationsverarbeitung der Netzhaut liegt. Die Netzhaut hat nicht nur die Fähigkeit, Licht wahrzunehmen, sondern sie ist vor allem auch darauf spezialisiert, Helligkeitsunterschiede zu erkennen (Kap. E 1). Dies geschieht dadurch, dass eine Nervenzelle nicht so sehr die Information zum Gehirn meldet, wie hell es in ihrem Einzugsgebiet ist, sondern vielmehr, wie hell es in Relation zur Umgebung ist. Die Information ist das Resultat von mehrfachen Förderungen und Hemmungen. Ist die Verarbeitung nun gestört, d.h. sind vor allem die Hemmechanismen nicht mehr optimal ausgebildet, kommt es zu einer gesteigerten subjektiven Lichtwahrnehmung, der Patient ist geblendet. Netzhautbedingte Blendungsempfindlichkeit tritt bei verschiedenen Netzhauterkrankungen auf. Auch bei einem, meist fortgeschrittenen Glaukomschaden, kann es zu einer solchen Blendungsempfindlichkeit kommen, welche den Patienten stark stören kann.

6.7.5 ERG

Die Netzhaut und das darunter gelegene Pigmentepithel erzeugen elektrische Felder. Durch kurze Belichtungen werden diese Felder verändert. Mit Hilfe der sogenannten Elektroretinographie (ERG) kann man diese wechselnden Stromfelder registrieren. Das ERG ist ein wichtiges Diagnostikum für bestimmte Netzhauterkrankungen, wie z.B. für die bereits erwähnte Retinitis pigmentosa. Auch

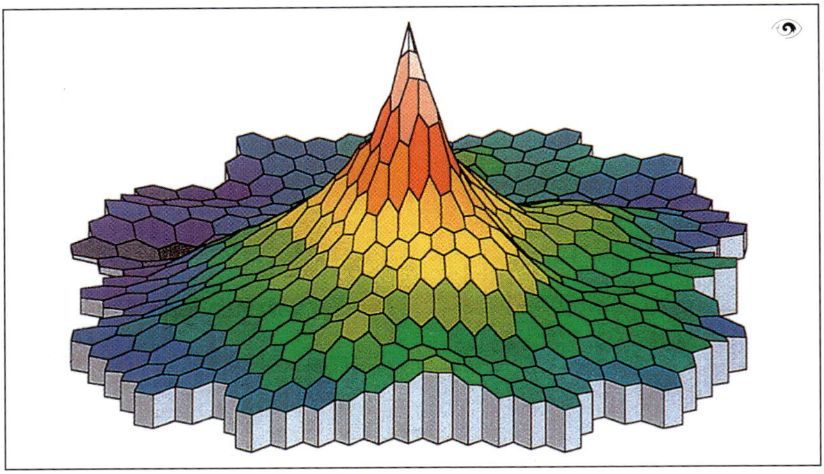

Abb. 6.41: Dreidimensionale Darstellung der Ergebnisse eines multifokalen ERG bei einem Gesunden.

beim Glaukom kann es zu Störungen im ERG kommen. Dies trägt aber nicht wesentlich zur Diagnosesicherung bei, weshalb es im Normalfall nicht gemessen wird.

Mit modernen Geräten ist es möglich geworden, dieses ERG an einzelnen Netzhautorten zu quantifizieren und grafisch darzustellen. Abbildung 6.41 zeigt Ihnen das Resultat einer solchen Messung. In der Mitte des Messfeldes befindet sich die Makula, also der Ort des schärfsten Sehens.

6.7.6 VEP

VEP steht für «visuell evozierte Potentiale», Potentiale, die man über der Sehrinde messen kann. Mit feinen Elektroden kann man am Hinterkopf (die Sehrinde liegt hinten) die Änderung der elektrischen Felder, die vom Gehirn erzeugt werden, ableiten. Wird das Auge belichtet, kommt es mit einer zeitlichen Verzögerung von etwa 1/10 Sekunde zu Veränderungen der Hirnpotentiale über der Sehrinde. Das Ableiten eines VEP's ist ein wichtiges Diagnostikum für viele Erkrankungen, z.B. für die Multiple Sklerose. Es kann vorkommen, dass die Potentialänderung, also die «Reaktion» der Sehrinde, verspätet eintritt. Man nennt das Latenzzeitverlängerung. Solche Veränderungen kann es auch beim Glaukom geben. Weil die Untersuchung aber nicht wesentlich zur Diagnosesicherung beiträgt, wird meist darauf verzichtet. Wir führen sie jedoch gelegentlich bei Patienten durch, bei denen aus irgendwelchen Gründen keine Gesichtsfelduntersuchung möglich ist.

6.8 Blutlabor

Die Durchführung von glaukomspezifischen Blutuntersuchungen steckt noch in den Kinderschuhen, dürfte aber in den nächsten Jahren zunehmend an Bedeutung gewinnen.

Bei einer entzündlichen Gefäßerkrankung, bei der das Auge häufig mitbeteiligt ist, der sog. Arteriitis temporalis, wird bereits seit langem die sogenannte Blutsenkungsgeschwindigkeit bestimmt. Für das Glaukom kann dies in seltenen Fällen von Bedeutung sein, da die Arteriitis temporalis am Auge zu Schäden führt, die denen beim klassischen Glaukom sehr ähneln.

Relativ dickes Blut kann gelegentlich zu Durchblutungsstörungen führen. Die «Blutdicke», die sog. Blutviskosität, kann man messen [viscum *lat* die Mistel, die Mistel hat einen sehr zähflüssigen Saft]. Eine Viskositätsmessung wird durchgeführt, wenn der Verdacht auf das Vorliegen einer viskositätserhöhenden Krankheit besteht. Ein erhöhter Hämatokrit gibt uns bereits einen gewissen Hinweis auf eine hohe Blutviskosität. Der Hämatokrit beschreibt den Anteil der zellulären Blutbestandteile am gesamten Blutvolumen. Bei bestimmten Erkrankungen mit erhöhtem Hämatokrit kann ein Aderlass durchgeführt werden, um die Blutviskosität zu verringern und das Blut wieder fließfähiger zu machen.

Im Zusammenhang mit dem Glaukom hat sich die Bestimmung der Endothelinkonzentration im Blut bewährt. Endothelin ist ein Eiweiß, das im Gefäßendothel gebildet wird und das entscheidend an der Regulation der Gefäßweite beteiligt ist. Ein gegenüber der Norm mäßig erhöhtes Endothelin weist auf eine primäre vaskuläre Fehlregulation hin. Stark erhöhtes Endothelin hingegen kann ein Anzeichen für eine sekundäre Fehlregulation sein, wie sie z.B. im Rahmen einer Autoimmunerkrankung auftreten kann [autos *gri* selbst/munus *lat* Amt/immunus *lat* unempfänglich].

Beim Glaukomschaden bzw. auch bei Durchblutungsstörungen können sich mehr oder weniger charakteristische Veränderungen an den weißen Blutkörperchen (Leukozyten) zeigen. Die Leukozyten, besonders eine ihrer Untergruppen, die Lymphozyten, werden aktiviert, wenn irgendwo im Körper ein Schaden entsteht. Das Studium des genauen Verhaltens der weißen Blutkörperchen hat uns interessante wissenschaftliche Informationen geliefert, die wir aber in der täglichen Diagnostik noch nicht einsetzen können.

Zusammenfassung

Die Diagnose eines Glaukomschadens ist, insbesondere in der Frühphase des Glaukoms, nicht leicht. Sie beruht vor allem auf der Beurteilung von Papille und Gesichtsfeld. Für die Beurteilung des Verlaufes ist die Perimetrie, d.h. also das Gesichtsfeld am wichtigsten. Zusätzlich sucht der Arzt nach Risikofaktoren. Er misst den Augendruck. Er beobachtet den Kammerwinkel, um zu sehen, ob dieser sich verschließen könnte. Hat er den Verdacht, dass Durchblutungsstörungen am Schaden beteiligt sein könnten, wird er diese klinisch beurteilen und, wenn möglich, quantitativ erfassen. Dazu eignen sich vor allem die Blutdruckmessung, aber auch die Kapillarmikroskopie und die Farbduplexsonographie. Andere Untersuchungen sind zwar interessant, weil sie uns zeigen, welche Störungen auch noch beim Glaukom vorkommen können, tragen aber im klinischen Alltag nicht wesentlich zu Diagnosesicherung oder Verlaufsbeurteilung bei. Störungen können sich im Bereich der Dunkeladaptation, des Farbsinnes, des Kontrastsinnes, in Form einer gesteigerten Blendungsempfindlichkeit sowie bei den elektrophysiologischen Untersuchungen wie dem ERG und den VEP's zeigen.

7 Therapie

Wir haben nun sehr ausführlich darüber berichtet, was ein Glaukomschaden ist, wodurch er entsteht und wie man ihn diagnostiziert. Die Diagnostik macht letztlich nur dann wirklich Sinn, wenn wir dem Patienten auch eine Therapie anbieten können. Zum Glück gibt es beim Glaukom gute therapeutische Möglichkeiten, und bei rechtzeitiger und korrekter Behandlung kann – die Mitarbeit des Patienten vorausgesetzt – eine schwere oder bis zur Erblindung führende Sehbehinderung fast immer verhindert werden.

7.1 Allgemeines über die Behandlungsmöglichkeiten

Wie in der Einleitung (siehe Kap. 1.3) besprochen, ist das Glaukom charakterisiert durch einen Nervenzelluntergang. Gehen Nervenzellen des zentralen Nervensystems zugrunde, werden sie von der Natur nicht ersetzt. Damit unterscheiden sie sich grundsätzlich von anderen Zellen. Das bedeutet, dass der Glaukomschaden selbst nicht behandelbar ist, der aufgetretene Schaden ist irreversibel, also nicht mehr rückgängig zu machen.

Es besteht aber, in Bezug auf die Gesichtsfeldausfälle, unter Umständen eine gewisse Reversibilität. Dann liegen Bedingungen vor, unter denen einige Nervenfasern zwar nicht mehr richtig funktionieren, die Nervenzellen aber noch nicht abgestorben sind. Unter verbesserten Bedingungen können sich die Fasern eventuell wieder erholen. Der Gesichtsfeldausfall ist dann zu einem kleinen Teil rückbildungsfähig. Mit großen Forschungsanstrengungen werden Wege gesucht, um ein erneutes Wachstum von Nervenzellen zu stimulieren. Es ist nicht ausgeschlossen, dass dies in ferner Zukunft auch möglich sein wird. Im Moment aber müssen wir die therapeutischen Anstrengungen noch auf die Verhütung der Glaukomschäden konzentrieren. Sind bereits Schäden vorhanden, so sollte wenigstens ihr Fortschreiten verhindert werden. Eine Prophylaxe für das Auftreten und Fortschreiten des Schadens ist weitgehend durch eine optimale Beeinflussung der Risikofaktoren möglich. Da die Risikofaktoren nicht immer und vor allem nicht immer einfach beseitigt werden können, wäre es wünschenswert, wenn man die Nervenzellen dazu bringen könnte, trotz der Risikofaktoren zu überleben. Dies nennt man «Neuroprotektion». Ein erster Durchbruch der Forschung in diesem Bereich könnte evtl. in nicht all zu ferner Zukunft möglich sein. Nichtsdestotrotz müssen wir uns im Moment noch ganz auf die Beeinflussung der Risikofaktoren konzentrieren.

7.1.1 Vermeidung von Risikofaktoren

Für viele Erkrankungen kennt die moderne Medizin heute Risikofaktoren. Teilweise weiß man auch schon, wie man sie beeinflussen kann. Wir haben in der Einleitung schon einmal das Beispiel des Herzinfarktes beschrieben. Wir wissen, dass u.a. hohe Blutfette einen wichtigen Risikofaktor für die Arteriosklerose und damit auch für einen Herzinfarkt darstellen. Wir wissen auch, dass Maßnahmen getroffen werden können, um die Blutfette günstig zu beeinflussen. Dies umfasst vor allem die Ernährung und die körperliche Aktivität. Wenn die Blutfette damit immer noch nicht befriedigend gesenkt werden können, wird der Arzt zusätzlich Medikamente verordnen. Auch für den Glaukomschaden kennen wir die Risikofaktoren immer besser. Leider sind aufgrund unseres heutigen Wissensstandes aber nur einige durch allgemeine Verhaltensregeln beeinflussbar.

Der Hauptrisikofaktor ist der erhöhte Augeninnendruck. Bis heute haben wir noch keine sicheren Verhaltensregeln gefunden, die helfen würden, den Druckanstieg zu vermeiden. Wir hören immer wieder von Patienten die Frage: «Was habe ich falsch gemacht?» oder «Was kann ich tun, damit der Augendruck heruntergeht?» Wir hoffen, dass wir in Zukunft einmal eine befriedigende Antwort darauf geben können. Im Moment aber ist dies nur sehr eingeschränkt möglich. Unter starkem psychischem Stress kann der Augendruck ansteigen. Stress gehört zwar zum Leben, wird er aber zu groß, sollten Maßnahmen getroffen werden, um ihn abzubauen. Eine große, in kurzer Zeit getrunkene Flüssigkeitsmenge kann eine Druckspitze hervorrufen. Dennoch sollten Glaukompatienten genügend trinken, aber über den Tag verteilt.

Bei manchen Patienten steigt der Augendruck lageabhängig an. In diesen seltenen Fällen empfiehlt es sich, mit leicht erhöhtem Oberkörper zu schlafen. Bei Patienten mit Pigmentdispersionssyndrom kann sich der Augendruck unter körperlicher Belastung erhöhen (siehe Kap. 3.6.1.2). Auch hier gibt es Prophylaxemöglichkeiten, die Sie mit Ihrem Arzt besprechen sollten.

Es wäre natürlich ideal, wenn es anerkannte Verhaltensregeln gäbe, mit Hilfe derer man eine Drucksteigerung verhüten könnte. Das ist leider im Moment nicht möglich. Wenn wir trotzdem einige Empfehlungen aussprechen, dann, weil ein ausgeglichenes Leben generell sinnvoll ist. Das bedeutet: schlafen Sie ausreichend, bewegen Sie sich jeden Tag genügend, ernähren Sie sich vitaminreich und fettarm, meiden Sie vor allem zu viel tierisches Fett, essen Sie regelmäßig Obst und Gemüse und mindestens einmal pro Woche Fisch, verzichten Sie auf das Rauchen und meiden Sie Unter- und Übergewicht. Versuchen Sie, Ihr berufliches und privates Leben so zu gestalten, dass starker psychischer Stress vermieden wird. Wer dies nicht aus eigener Kraft schafft, sollte sich durch eine Fachperson beraten lassen.

Viele Faktoren, wie Alter, Geschlecht und Rassenzugehörigkeit sind nicht beeinflussbar. Andere Faktoren hingegen können therapeutisch angegangen werden, so zum Beispiel das vasospastische Syndrom. Vasospastiker leiden gehäuft unter kalten Händen und haben oft auch einen niedrigen Blutdruck. Beides ist Ausdruck einer vaskulären Fehlregulation, die man bis zu einem gewissen Grad durch Verhaltensänderungen im Alltag verbessern kann (siehe Kap. E 8). Dazu gehören: körperliche Aktivität, ausreichende und gesunde Ernährung, viel Flüssigkeit, genügend Salz usw. (siehe Kap. E 8).

Glücklicherweise gibt es gesicherte Möglichkeiten, den Glaukomschaden zu verhüten. Die wichtigste Voraussetzung ist der rechtzeitige Besuch beim Augenarzt. Dieser sollte ab dem 40. Lebensjahr regelmäßig in 5-jährigen Abständen stattfinden. Besteht der Verdacht auf ein beginnendes Glaukom, wird der Arzt die Untersuchungsabstände verkürzen. Ist in Ihrer Familie ein Glaukom bekannt oder bestehen andere Risikofaktoren, ist der Arztbesuch entsprechend früher notwendig. Spätestens, wenn der Arzt einen Glaukomschaden feststellt oder der Augendruck über 25 mmHg ist, wird er eine Therapie einleiten.

7.1.2 Spektrum der Therapie

Zur Prophylaxe des Schadens gibt es theoretisch drei Strategien, die sich ergänzen. Erstens die Senkung und Stabilisierung des Augendruckes, zweitens die Verbesserung und Stabilisierung der Augendurchblutung und drittens den Schutz der Nervenzellen vor schädigenden Mechanismen, die Neuroprotektion. Von allen Ärzten anerkannt ist die Bedeutung der Augendrucksenkung. Hingegen nicht von allen Ärzten anerkannt ist die Bedeutung der Durchblutungsstörung und deren Behandlung. Die Neuroprotektion hat im Tierexperiment interessante Ergebnisse gezeigt. Ob sie auch beim Menschen sinnvoll zur Anwendung kommen kann, wird sich in Zukunft zeigen.

> Der Augendruck kann gesenkt werden durch:
> a) Medikamente, b) Laserbehandlung, c) Operation

Die Reihenfolge, in der die Methoden eingesetzt werden, kann recht verschieden sein. Es gibt verschiedene Strömungen innerhalb der Augenheilkunde, welche die Art und die Reihenfolge der Behandlung beeinflussen. So versuchen wir normalerweise zuerst, den Augeninnendruck medikamentös in den Griff zu bekommen. Genügt das nicht, wird meistens operiert. Es gibt aber auch Schulen, die in erster Linie die Operation empfehlen und bei Versagen der Operation nachfolgend Medikamente einsetzen, wieder andere geben der Laserbehandlung den Vorzug. Statistisch gesehen ist die Gesichtsfeldprognose mit operativ gesenktem Augendruck etwas besser als mit rein medikamentöser Behandlung. Trotzdem wird meistens zuerst versucht, den Augeninnendruck medikamentös zu senken, da jeder operative Eingriff auch ein gewisses Risiko mit sich bringt. Damit stellt sich die Frage, ob es von Nachteil ist, wenn man mit der Operation zuwartet. So lange die Medikamente gut vertragen werden, der Augendruck hinreichend gesenkt wird und der Schaden nicht zu groß ist und auch nicht fortschreitet, kann man medikamentös weiterbehandeln. Allerdings besteht nach langfristiger medikamentöser Behandlung eine erhöhte Vernarbungstendenz der chirurgisch angelegten Fistel (siehe Kap. 7.4). Dadurch erhöht sich das Risiko für einen Wiederanstieg des Augendruckes nach Operationen. Das ist aber in der modernen Glaukomchirurgie zum Glück nicht mehr von so großer Bedeutung, weil die Vernarbung durch spezielle, intraoperativ angewandte Medikamente (z.B. Mitomycin C) gehemmt werden kann.

7.1.3 Glaukombehandlung und Lebensqualität

Das Ziel jeder medizinischen Maßnahme ist letztlich die Verbesserung der Lebensqualität. Bei vielen Krankheiten ist der Zusammenhang zwischen Therapie und Lebensqualität offensichtlich. Leidet zum Beispiel ein Rheumatiker unter Schmerzen, dann führt eine Schmerztherapie unmittelbar zur Verbesserung der Lebensqualität. Gleichzeitig aber wird man versuchen, den Krankheitsverlauf so zu beeinflussen, dass langfristig weniger Gelenkdeformationen auftreten.

Die Situation beim Glaukom ist – psychologisch gesehen – schwieriger. Der Glaukompatient (jetzt vom Patienten mit akutem Glaukom einmal abgesehen) leidet meistens nicht, weder unter seinen Risikofaktoren noch unter dem beginnenden Schaden. Die Therapie hat deswegen nicht zum Ziel, die momentane Lebensqualität zu verbessern, sondern die Lebensqualität der zukünftigen Jahre oder Jahrzehnte zu erhalten. Oft muss dafür sogar eine leichte Einbuße der momentanen Lebensqualität in Kauf genommen werden.

Durch die Diagnose und die Einleitung einer Therapie kann die momentane Lebensqualität aus mehreren Gründen sinken: Allein schon die Diagnose kann den Patienten belasten. Die vielen Arztbesuche und diagnostischen Maßnahmen sind anstrengend. Die eingeleitete Therapie kann Nebenwirkungen haben. Und im Falle einer Operation sieht der Patient vorübergehend schlechter (Abb. 7.1).

Es ist Aufgabe des Arztes, in gemeinsamen Gesprächen mit dem Patienten die Vor- und Nachteile jeder Maßnahme abzuwägen.

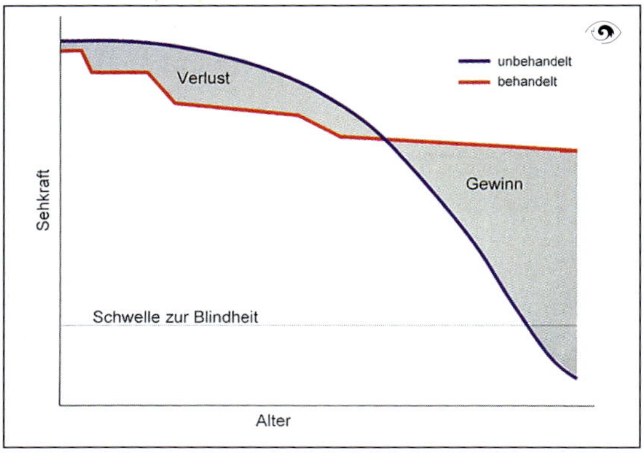

Abb. 7.1: Eine Glaukomoperation kann zwar das Sehvermögen für den Moment verschlechtern, die Langzeitprognose aber wird gebessert.

Letztlich aber muss der Patient entscheiden, wie viel er heute auf sich nehmen will, um das Sehen von morgen zu erhalten. Ein solcher Entscheid hängt natürlich von sehr vielen Faktoren ab. Ein Aspekt ist die Lebenserwartung. Ist die Wahrscheinlichkeit klein, dass der Schaden noch zu einer merklicher Beeinflussung im Leben des Patienten führen wird, sind Arzt und Patient weniger gewillt, dem Patienten noch große Unannehmlichkeiten aufzubürden. Das bedeutet, dass die Therapie bei einem Patienten höheren Alters mit einem geringen, sehr langsam fortschreitenden Glaukomschaden viel weniger intensiv sein muss als bei einem jüngeren Patienten, der bereits einen großen oder schnell fortschreitenden Schaden hat. Man muss also eine Art «Aufwand/Nutzen»-Analyse aufstellen.

Es gibt keine allgemein gültigen Empfehlungen für den Beginn und die Intensität der Behandlung, vielmehr müssen Arzt und Patient gemeinsam eine Lösung finden. Manchmal kann es auch im Laufe der Zeit notwendig werden, die Zielvorgaben zu überdenken und gegebenenfalls auch zu revidieren.

7.1.4 Behandlungsziele

Wir möchten natürlich erreichen, dass der Patient bis zum Ende seines Lebens nicht wesentlich durch visuelle Ausfälle gestört wird. Um dieses primäre Ziel zu verwirklichen, müssen sekundäre Ziele, wie beispielsweise die Stabilisierung des Gesichtsfeldes, definiert und angestrebt werden. In diesem Zusammenhang möchten wir kurz auf den sog. Zieldruck zu sprechen kommen. Unter Zieldruck versteht man den Augendruckwert, bei dem die Wahrscheinlichkeit für das Fortschreiten eines Schadens am kleinsten ist. Einen festen Zieldruck gibt es nicht, er muss vielmehr für jeden einzelnen Patienten abgeschätzt werden. Je niedriger der Augendruck, bei dem ein Schaden aufgetreten ist, desto tiefer muss auch der Zieldruck sein. Ebenfalls niedrig angesetzt werden muss der Zieldruck bei fortgeschrittenem Glaukomschaden und schneller Schadensprogression [progredere *lat* fortschreiten]. Es gibt noch eine Reihe anderer Faktoren, die man hierbei berücksichtigen muss. Letztlich ist die Definition eines Zieldruckes immer noch Ermessensfrage.

Wir möchten auch noch einmal darauf hinweisen, dass die Druckschwankungen mindestens so schädigend sind wie ein erhöhter Mittelwert. Die Druckstabilisierung ist daher ein ebenso vordringliches Ziel.

7.2 Drucksenkende Medikamente

Grundsätzlich gilt: Wenn eine medikamentöse Therapie eingeleitet wird, ist es wichtig, dass der Patient auch regelmäßig tropft. Bestehen bezüglich eines Medikamentes oder seiner Anwendung einmal Fragen, sollten er nicht zögern, dies mit seinem Arzt oder Apotheker zu besprechen. Nicht nur der Augenarzt, sondern auch seine anderen Ärzte (z.B. der Hausarzt) sollten darüber informiert sein, welche Glaukommedikamente er einnimmt. Steht ein Krankenhausaufenthalt an, sollten er daran denken, seine Augenmedikamente mitzunehmen.

In den letzten Jahren sind einige neue Glaukommedikamente auf den Markt gekommen. Trotzdem ist die Auswahl immer noch relativ beschränkt. Obwohl viele Substanzklassen den Augendruck senken würden, sind nur wenige von ihnen für eine lokale Langzeitbehandlung am Auge geeignet. Die Gründe dafür finden Sie in Kapitel E 13 beschrieben. Die derzeit erhältlichen Medikamente senken den Augendruck, in dem sie entweder die Produktion des Kammerwassers reduzieren und/oder seinen Abfluss erleichtern (Abb. 7.2).

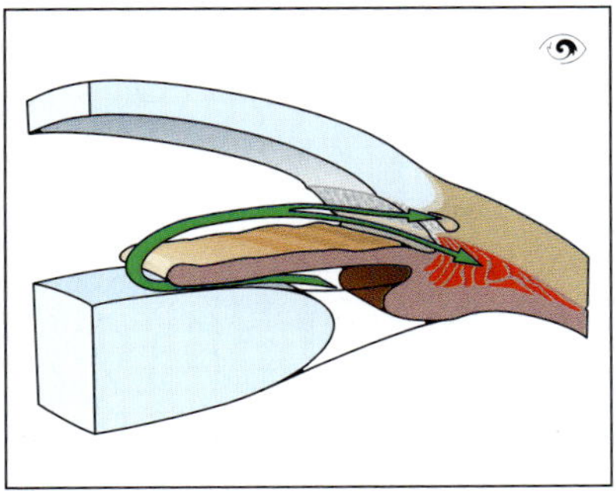

Abb. 7.2: Medikamente senken den Augendruck durch Verminderung der Kammerwasserproduktion oder durch Verbesserung des Abflusses.

Die einen Medikamente verbessern den Abfluss über das Trabekelwerk, die anderen eher den uveoskleralen Abfluss (siehe Kap. E 1).

Der Augendruck wird unter anderem durch das sogenannte autonome Nervensystem reguliert. Daher können Medikamente, die den Effekt dieser Nerven nachahmen oder aber ihn hemmen, den Augendruck beeinflussen. Wir unterscheiden beim autonomen Nervensystem das parasympathische und das sympathische Nervensystem: Eine Stimulation des parasympathischen Nervensystems (durch sogenannte Cholinergika) führt zur Senkung des Augendruckes. Beim sympathischen Nervensystem ist es etwas komplizierter, dort können sowohl stimulierende als auch blockierende Substanzen eine Drucksenkung hervorrufen [sympathein *gri* mitfühlen/para *gri* neben].

7.2.1 Parasympathikomimetika/Cholinergika

Die Überträgersubstanz an den Nervenendigungen des parasympathischen Nervensystems heißt Acetylcholin. Medikamente, die den Effekt dieses Acetylcholins nachahmen, nennt man Cholinergika [ergon *gri* Tat] oder Parasympathikomimetika [mimetein *gri* nachahmen]. Theoretisch könnte man Acetylcholin in das Auge tropfen. Da aber Acetylcholin sehr schnell vom Körper abgebaut wird, hat man nach anderen Substanzen gesucht, die diesen Effekt langfristiger, also über Stunden, nachahmen. Das sind die ältesten Glaukommedikamente, die wir haben. Pilocarpin wurde bereits 1876 in die Glaukomtherapie eingeführt.

7.2.1.1 Pilocarpin

Pilocarpin ist der wichtigste Vertreter der Cholinergika. Es ist ein sogenanntes Alkaloid. Alkaloide sind basische Inhaltstoffe von Pflanzen. Andere sehr bekannte Alkaloide sind z.B. Morphin und Kodein. Pilocarpin ist ein Alkaloid, das aus den Blättern des südamerikanischen Strauches «Pilocarpus tennatifolius» (eine Feigenart) stammt.

Es wird in Tropfen- und Salbenform in einer Konzentration zwischen 0,5 bis 3% angewandt und penetriert relativ leicht in das Auge. Der Augendruck sinkt nach etwa einer halben Stunde und bleibt für etwa 4 bis 8 Stunden erniedrigt. Aus diesem Grunde muss man das Medikament viermal, zumindest aber dreimal pro Tag anwenden.

Es gibt verschiedene Möglichkeiten, um die Applikationshäufigkeit zu reduzieren. Beim sogenannten Ocusert® wird Pilocarpin in ein Polymer eingeschlossen, das das Medikament innerhalb von Tagen allmählich freisetzt. Beim Pilocarpinpolymer handelt es sich um eine Emulsion einer polymerischen (also einer aus mehreren Molekülen zusammengesetzten) Substanz, welche das Pilocarpin bindet. Nach der Tropfenapplikation wird dieses Polymer langsam hydrolysiert, das heißt, das Pilocarpin wird unter Wasseraufnahme nach und nach aus dem Polymer freigesetzt. Beim Pilocarpin Gel wird das Pilocarpin in einem hoch viskösen Gel gegeben. Dadurch muss es nur einmal täglich appliziert werden (solche Spezialapplikationen sind aber nicht weit verbreitet).

Pilocarpin gehört – meist in niedriger Konzentration – zur

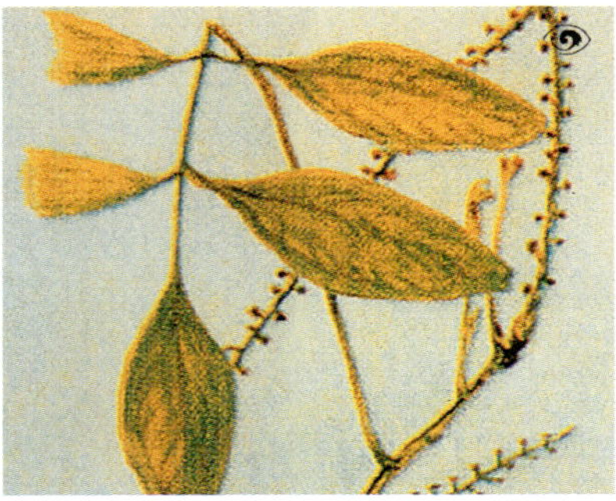

Abb. 7.3: Pilocarpinstrauch.

Standardtherapie bei drohendem Winkelblockglaukom durch einen Plateau-Mechanismus (siehe Kap. 3.5.1.2). Wird der Kammerwinkel durch einen Pupillarblock-Mechanismus (Kap. 3.5.1.1) verengt, kann Pilocarpin aber auch kontraproduktiv wirken und (allerdings sehr selten) sogar einen Glaukomanfall auslösen. Beim Offenwinkelglaukom war das Pilocarpin früher die Therapie der ersten Wahl. Heute wird es eher als Reservemedikament betrachtet.

Mit Pilocarpin haben die Augenärzte schon sehr lange Erfahrung, es ruft nur selten Allergien hervor und ist zudem kostengünstig. Es senkt den Augendruck durch eine Verbesserung des Kammerwasserabflusses: Cholinergika bewirken eine Kontraktion (also ein «sich zusammenziehen») der parasympathisch innervierten (= versorgten) inneren Augenmuskeln (siehe Kap. E 1). Das führt zu einer Kontraktion des Ziliarmuskels und zu einer Pupillenverengung. Während die Pupillenverengung (= Miosis) eine unerwünschte Nebenwirkung darstellt, führt die Ziliarmuskelkontraktion zu einer Öffnung des Trabekelwerks [miosis *gri* Verkleinerung]. Es kommt also genau dort zu einer entscheidenden Verbesserung, wo das Hauptproblem beim Offenwinkelglaukom besteht, nämlich in der Störung des trabekulären Abflusses. Die Nachteile der Cholinergika sind leider nicht unerheblich. Die Miosis, die sie hervorrufen, kann den Patienten, vor allem in der Dunkelheit, wo sich die Pupille ja sonst erweitert, sehr beeinträchtigen. Außerdem kommt es durch die Kontraktion des Ziliarmuskels zu einer unerwünschten Akkommodation (Anpassung des Sehens an die Nähe), die vor allem von jungen Leuten im akkommodationsfähigen Alter als störend empfunden wird (die Akkomodationsfähigkeit nimmt im Alter aus verschiedenen Gründen ab, weshalb ältere Menschen eine Miotikatherapie meistens viel besser tolerieren als Jüngere). Cholinergika können gelegentlich bei Therapiebeginn oder, wenn sie in höherer Konzentration gegeben werden, wegen den Muskelkontraktionen auch Schmerzen auslösen.

Bei Myopie (Kurzsichtigkeit) soll es unter Pilocarpintherapie etwas häufiger zu einer Netzhautablösung kommen . Wir haben dies allerdings nicht beobachtet (es ist so, dass die Myopie an sich bereits ein Risikofaktor für eine Netzhautablösung ist). Zusätzlich können bei Asthmatikern verstärkte Beschwerden auftreten, selten können sogar Asthmaanfälle ausgelöst werden.

7.2.1.2 Aceclidin

Ähnlich wie das Pilocarpin wirkt das Aceclidin, das in 2-prozentiger Form zur Verfügung steht, aber eine etwas schwächere Wirkung auf die Akkommodation hat.

7.2.1.3 Carbachol

Ähnlich, aber noch intensiver als Pilocarpin wirkt das Carbachol, das in einer Dosis von 1,5 bis 3% angewendet wird. Carbachol hat allerdings stärkere Nebenwirkungen, weshalb normalerweise dem Pilocarpin der Vorzug gegeben wird.

7.2.2 Sympathikomimetika

Wir haben gesehen, dass das autonome Nervensystem aus einem sympathischen und einem parasympathischen Anteil besteht. Substanzen, die den Effekt des sympathischen Nervensystems imitieren oder verstärken, nennt man Sympathikomimetika. Da im Blut des Menschen zirkulierendes Adrenalin den Effekt des sympathischen Nervensystems imitieren oder verstärken kann, werden die Sympathikomimetika auch Adrenergika genannt.

Die sympathischen Nervenfasern enden an unterschiedlichen Rezeptoren (also Signalempfängern) am jeweiligen Zielorgan. Es gibt sog. Alpha- und Beta-Rezeptoren (Abb. 7.4). Unspezifische Sympathikomimetika (z.B. das Adrenalin) stimulieren Alpha- und Beta-Rezeptoren. Daneben gibt es Medikamente (z.B. Clonidin), die nur die Alpha-Rezeptoren und dort vor allem den Subtyp Alpha-2 stimulieren.

7.2.2.1 Adrenalin

Adrenalin, im Englischen «Epinephrine» genannt, ist ein im Blut zirkulierendes Hormon, das im Nebennierenmark gebildet wird [ren *lat* Niere/adreno *lat* zur Niere gehörend/nephros *gri* Niere/epinephron *gri* über der Niere, gemeint ist die Nebenniere]. Vor 100

Jahren wurde es zum ersten Mal zur Augendrucksenkung unter die Bindehaut des Auges (= subkonjunktival) gespritzt. Seit 1920 sind Adrenalintropfen zur Glaukomtherapie erhältlich. Da Adrenalin unter Lichteinfall schnell oxidiert, hat sich seine Anwendung erst richtig verbreitet, seit eine Stabilisierung durch sog. Antioxidantien möglich ist.

Der Wirkmechanismus des Adrenalins ist trotz langjähriger Forschung immer noch nicht ganz klar. Man nimmt heute an, dass Adrenalin durch Stimulation der Alpha-Rezeptoren den Abfluss des Kammerwassers verbessert. Die Kammerwasserproduktion wird wahrscheinlich nicht reduziert, sondern im Gegenteil vorübergehend sogar durch eine Stimulation der Beta-Rezeptoren gesteigert. Da dieser Effekt aber bedeutend geringer ist als die Verbesserung des Abflusses, resultiert letztlich eine Augendrucksenkung. Adrenalin wird in einer Konzentration von 0,25 bis 2,0% angewandt. Es muss dreimal am Tag getropft werden. Da es bei einer Plateau-Iris (siehe Kap. 3.5.1.2) einen akuten Winkelblock hervorrufen kann, wird es normalerweise nur beim primärem Offenwinkelglaukom verwendet.

Adrenalin wirkt vasokonstriktorisch, das heißt, es stellt die Blutgefäße eng. Daher wird die Bindehaut unmittelbar nach der Tropfenapplikation blass und etwas später, infolge von Gegenregulationsmechanismen, rot. Ein Teil der Patienten fühlt sich durch diese immer wieder auftretende Bindehautrötung beeinträchtigt, manchmal kann es auch zur chronischen Bindehautentzündung kommen. Bei Patienten, denen, z.B. operationsbedingt, die Augenlinse fehlt, kann unter Adrenalintherapie gelegentlich ein Makulaödem (= eine Wasseransammlung in der Netzhautmitte) auftreten.

Da Adrenalin vasokonstriktorisch wirkt, wird es kaum bei Patienten mit primären Durchblutungsstörungen im Augenbereich angewandt. Wenn aber die Zirkulation normal ist und der Patient noch eine Linse hat, kann Adrenalin zur Drucksenkung verwendet werden. Da heute nebenwirkungsärmere Medikamente zur Verfügung stehen, ist es aber nur noch ein Reservemedikament. Durch eine systemische Aufnahme (siehe Kap. E 12) kann es auch zu Tachykardie (= schnellem Herzschlag), Herzrhythmusstörungen und Blutdrucksteigerung kommen.

7.2.2.2 Dipivefrin

Eine Weiterentwicklung von Norepinefrin (= Adrenalin) ist das Dipivefrin.

Dipivefrin ist ein sog. «pro drug» [pro *lat* vor, für/drug *eng* Medikament]. Das bedeutet, dass ein Wirkstoff, in unserem Fall das Adrenalin, mit einem anderen Molekül gekoppelt wird und seine pharmakologische Wirkung erst nach der Entkopplung der beiden Moleküle entfaltet.

Das Adrenalin gelangt in Form von Dipivefrin quasi im «huckepack» ins Augeninnere. Dort wird dann das Adrenalin vom «Begleitmolekül» abgespalten, also freigesetzt. Dies hat den Vorteil, dass das Adrenalin nur am eigentlichen «Einsatzort» wirkt und die systemischen Nebenwirkungen, aber auch die lokale Bindehautrötung, reduziert werden. Die intraokulären Nebenwirkungen (z.B. die Gefahr einer Makulaödementstehung) aber bleiben.

Dipivefrin wird in einer Konzentration von 0,1% zweimal täglich getropft. Es ist, wie das Adrenalin, heute ein Reservemedikament.

Die alpha-selektiven Adrenergika. Wir haben bereits darauf hingewiesen, dass die Nervenfasern des sympathischen Nervensystems an Alpha- und an Beta-Rezeptoren enden können. Sowohl bei den Alpha- wie bei den Beta-Rezeptoren unterscheiden wir weitere Subtypen. Es gibt Alpha-1- und Alpha-2-Rezeptoren, wie in Abbildung 7.4 schematisch gezeigt wird. Die Alpha-1-Rezeptoren sind am sog. Erfolgsorgan, z.B. an den Muskelzellen, lokalisiert, wir sprechen von einer postsynaptischen Lage. Übrigens: Unter einer Synapse verstehen wir die «Schnittstelle» zwischen zwei Nervenzellen oder zwischen einer Nervenzelle und einer anderen «Erfolgszelle». Die Alpha-2-Rezeptoren liegen nun sowohl präsynaptisch wie auch postsynaptisch, das heißt, sowohl auf den Nervenenden selbst als auch auf den nachfolgenden Zellen des Erfolgsorgans. Die präsynaptischen Alpha-Rezeptoren hemmen die Freigabe von Noradrenalin, einem Botenstoff des sympathischen Nervensystems. Das heißt also, dass sie letztlich die sympathische Aktivität abschwächen.

Es gibt Medikamente, die vorwiegend die Alpha-2-Rezeptoren und weniger die Alpha-1-Rezeptoren stimulieren. Diese Medi-

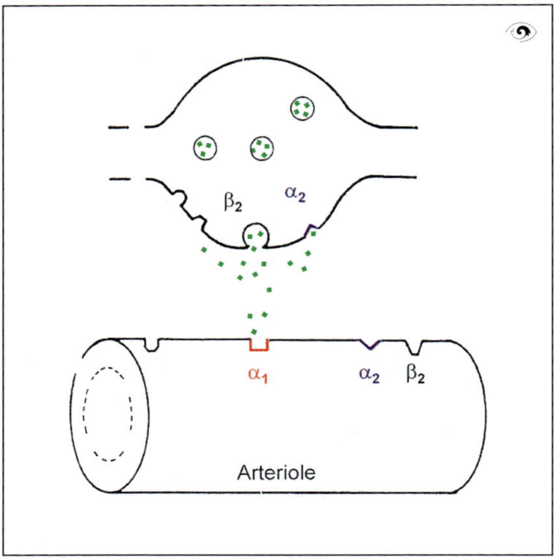

Abb. 7.4: An der sympathischen Synapse wird Adrenalin (grün) freigesetzt. Die Stimulation von Alpha-1-Rezeptoren führt zur Vasokonstriktion, die von präsynaptischen Alpha-2-Rezeptoren zur Reduktion der Adrenalinfreigabe.

kamente sind also, je nachdem welcher Effekt überwiegt, eher sympathikomimetisch (sympathikusverstärkend) oder mehr sympathikolytisch (sympathikushemmend) wirksam. In der Glaukomtherapie werden alpha-2-selektive Medikamente eingesetzt, wie z.B. Clonidin, Apraclonidin und Brimonidin.

Eine Kontraindikation für die Verwendung von Alpha-Agonisten ist die antidepressive Therapie mit oralen MAO-Hemmern [contraindicatio *lat* Gegenanzeige].

7.2.2.3 Clonidin

Das Clonidin wurde ursprünglich als schleimhautabschwellendes Medikament verwendet. Bald wurde auch seine blutdrucksenkende Wirkung erkannt, 1962 kam es als Antihypertensivum (= blutdrucksenkendes Medikament) auf den Markt. Etwas später fand man heraus, dass es auch imstande ist, den Augendruck zu senken. Lokal applizierbare Clonidin-Tropfen sind seit 1972, allerdings nur in wenigen Ländern, erhältlich. Clonidin wird in einer Konzentration von 0,125 bis 0,5% drei- bis viermal pro Tag getropft. Der Wirkmechanismus ist noch nicht völlig klar. Es verringert anscheinend die Kammerwasserproduktion und erleichtert vermutlich auch den

Kammerwasserabfluss. Da Clonidin, vor allem in höherer Konzentration, zu Blutdruckabfällen führt und auch vasokonstriktorisch wirken kann, wird es lediglich als Reservemedikament benutzt.

7.2.2.4 Apraclonidin

Apraclonidin ist eine Weiterentwicklung des Clonidins. Da es weniger fettlöslich ist, kann es die sogenannte Blut-Hirn-Schranke nicht so gut wie das (besser fettlösliche) Clonidin passieren. Clonidin beeinflusst über zentrale (also im Gehirn gelegene) Alpha-2-Rezeptoren den Blutdruck, Apraclonidin tut dies entsprechend nicht oder nur wenig, da es kaum an den Wirkungsort im Gehirn gelangt. Daher hat es auch weniger (blutdrucksenkende) Nebenwirkungen. Die augendrucksenkende Wirkung ist beim Apraclonidin aber ähnlich wie beim Clonidin. Wahrscheinlich verbessert es noch zusätzlich den trabekulären Abfluss. Da es, wie das Clonidin, auch eine gewisse alpha-1-agonistische (stimulierende) Wirkung hat, führt es, zumindest in den vorderen Augenabschnitten, zur Vasokonstriktion (Engstellung der Blutgefäße).

Apraclonidin wird in einer Dosis von 0,5% zwei- bis dreimal täglich angewendet. Es wird fast nur in der Kurzbehandlung eingesetzt. Kurzfristige Applikationen erzeugen selten Allergien, bei Langzeitbehandlungen sind sie aber relativ häufig. Apraclonidin 1%, eine Stunde vor und unmittelbar nach einer Laserbehandlung des vorderen Augenabschnittes, wird als Prophylaxe gegen Drucksteigerungen eingesetzt.

7.2.2.5 Brimonidin

Brimonidin ist erst vor kurzem auf den Markt gekommen. Es hat eine deutlich höhere Alpha-2-Selektivität als Clonidin und Apraclonidin, das heißt, es wirkt stärker auf die Alpha-2- und weniger auf die Alpha-1-Rezeptoren. Daher hat es keine wesentlichen vasokonstriktorischen Nebenwirkungen, der augendrucksenkende Effekt ist jedoch geblieben. Es scheint neben der Senkung der Kammerwasserproduktion auch den uveoskleralen Abfluss zu verbessern. Aufgrund von Tierversuchen wird vermutet, dass es auch eine neuroprotektive Wirkung (siehe Kap. 7.1.2) haben könnte.

Bei etwa 10 Prozent der Patienten kann es leider nach einer Behandlungsdauer von zwei bis sechs Monaten zu unerwünschten lokalen Reaktionen kommen, die nach Absetzen der Therapie wieder verschwinden. Ferner wurden leichte, vermutlich aber nicht sehr relevante Blutdrucksenkungen sowie ein trockener Mund, selten auch Müdigkeit unter Brimonidintherapie beobachtet.

Es ist zurzeit noch offen, ob Brimonidin ein Medikament erster oder eher zweiter Wahl werden wird und ob es als Monotherapie (= Therapie mit einem einzigen Medikament) oder vor allem in Kombination mit anderen Medikamenten (z.B. Betablockern) Verwendung finden wird.

7.2.3 Sympathikolytika

Es mag verwirrend erscheinen, dass sowohl Sympathikomimetika als auch Sympathikolytika, also sowohl Substanzen, die die Sympathikuswirkung fördern wie auch solche, die sie hemmen, zur Augendrucksenkung verwendet werden. Dies erklärt sich dadurch, dass wir an den einzelnen Augenstrukturen eine Vielzahl von unterschiedlichen Rezeptoren besitzen. Allerdings sind selbst den Fachleuten noch nicht alle Phänomene ganz klar.

Betablocker. Betablocker sind Substanzen, die einen Teil der sympathischen Aktivität blockieren, und zwar den Anteil, der über die Beta-Rezeptoren vermittelt wird. Betablocker spielen auch in der Inneren Medizin eine große Rolle: In niedriger Dosierung werden sie zur Behandlung von Herzrhythmusstörungen, in höherer Dosis zur Blutdrucksenkung bei der arteriellen Hypertonie (= Bluthochdruck) eingesetzt.

In der Glaukomtherapie werden sie seit rund 25 Jahren verwendet. Sie haben sich sehr schnell durchgesetzt und die älteren Medikamente rasch verdrängt. Sie besitzen eine gute drucksenkende Wirkung, sind sehr gut verträglich und müssen nur ein bis zweimal am Tag appliziert werden. Ihre Wirkung beruht auf einer Reduktion der Kammerwasserproduktion.

Es gibt mittlerweile eine Reihe von lokalen Betablockern auf dem Markt. Beispiele sind Timolol, Betaxolol, Carteolol, Metipranolol, Levobunolol usw. Alle haben ein ähnliches Wirkungsprofil und ähnliche Nebenwirkungen. Auf Unterschiede werden wir noch zurückkommen.

Am Auge selbst haben die Betablocker kaum Nebenwirkungen. Sie haben keinen Einfluss auf die Pupillenweite. Bekannte, aber harmlose Nebenwirkungen sind Trockenheitsgefühl, leichtes Brennen und eine herabgesetzte Hornhautempfindlichkeit. Allergische Reaktionen sind selten. Da aber alle lokal applizierten Augentropfen auch über die Blutbahn in den Körperkreislauf gelangen (siehe Kap. E 12), haben lokal applizierte Betablocker ein ähnliches Nebenwirkungsprofil wie systemisch verabreichte. Sie können, wenn auch selten, Angstzustände und Depressionen hervorrufen und bei Asthmatikern einen schweren Bronchospasmus auslösen. Bei Herzinsuffizienz (= Pumpschwäche des Herzens) und bestimmten Herzrhythmusstörungen sind Betablocker kontraindiziert.

Wie erwähnt, sind sich die verschiedenen Betablocker untereinander sehr ähnlich. Es gibt aber auch gewisse Unterschiede, die wir hier kurz ansprechen wollen.

7.2.3.1 Timolol

Timolol war der erste lokal applizierbare Betablocker, der auf den Markt kam. Dementsprechend haben wir mit ihm besonders viel Erfahrung. Unter den Betablockern hat das Timolol die stärkste drucksenkende Wirkung. Es wird zweimal am Tag getropft, und zwar in einer Konzentration von 0,1 bis 0,5%. Eine spezielle Gellösung (XE) sowie ein neuer 0,1% Gel muss sogar nur einmal am Tag getropft werden.

7.2.3.2 Betaxolol

Betaxolol senkt den Augendruck etwas schwächer als das Timolol. Es blockiert eher die Beta-1- als die Beta-2-Rezeptoren und wirkt sich daher weniger auf asthmatische Beschwerden aus als das Timolol (Timolol blockiert auch die Beta-2-Rezeptoren in den Bronchien und erzeugt dadurch bei entsprechend veranlagten Menschen eine Bronchokonstriktion). Es wird vermutet, dass Betaxolol einen günstigen Einfluss auf die Mikrozirkulation hat und eine gewisse neuroprotektive Wirkung besitzt (dies würde erklären, warum die Gesichtsfeldprognose unter einer Betaxolol-Therapie mindestens so gut ist wie unter einer Therapie mit einem stärker drucksenkenden Betablocker). Betaxolol wird in einer Konzentration von 0,25% zweimal täglich appliziert.

7.2.3.3 Levobunolol

Levobunolol hat ein ähnliches Wirkungsprofil wie das Timolol. Es wird in einer Konzentration von 0,1 bis 0,5% zweimal täglich angewendet.

7.2.3.4 Carteolol

Carteolol unterscheidet sich vor allem durch die sogenannte «intrinsische sympathomimetische Wirkung» von den anderen Betablockern. Das bedeutet, dass Carteolol den Effekt des Sympathikus nicht nur blockiert, sondern auch gleichzeitig ganz leicht stimuliert. Dies hat gewisse Vorteile, denn die kardiovaskulären Nebenwirkungen fallen geringer aus. Im Gegensatz etwa zu anderen Betablockern wirkt sich Carteolol weniger negativ auf den Fettstoffwechsel aus. Dies ist von Bedeutung bei Patienten mit erhöhten Blutfetten (Hyperlipidämie). Es wird in einer Dosis von 0,5, 1 und 2% zweimal am Tag verabreicht.

7.2.3.5 Metipranolol

Metipranolol wirkt ähnlich wie Timolol und Levobunolol. Es wird in einer Konzentration von 0,3% zweimal täglich getropft. Ein Vorteil besteht darin, dass es in den meisten Ländern preisgünstiger ist als andere Betablocker.

7.2.4 Karboanhydrasehemmer

Die Karboanhydrase ist ein Enzym, das die chemische Reaktion $CO_2 + H_2O \leftrightarrow H_2CO_3 \leftrightarrow H^+ + HCO_3^-$ (also die Umwandlung von Kohlendioxid und Wasser in Bikarbonat und umgekehrt) beschleunigt. Im Körper gibt es verschiedene Karboanhydrasen, die nach Typen (Typ 1, 2, 3 usw.) eingeteilt sind. Sie kommen praktisch überall, vor allem aber im Auge und in der Niere, vor. Die Karboanhydrase kann in ihrer Aktivität durch sog. Karboanhydraseinhibitoren gehemmt werden. Bei diesen Hemmsubstanzen handelt es sich um sogenannte Sulfonamide. Sie wurden früher als schwach wirksame Diuretika (= zu verstärkter Urinbildung führende Medikamente) eingesetzt, bald aber durch bessere, stärker wirksame Diuretika ersetzt. Man hat aber beobachtet, dass die Karboanhydrasehemmer eine sehr effektvolle augendrucksenkende (und hirndrucksenkende) Wirkung haben.

Die Karboanhydraseinhibitoren haben einen interessanten Nebeneffekt: Sie können die Blutgefäße im Gehirn und auch im Auge erweitern. In der Neurologie und in der Neurochirurgie macht man sich diesen Effekt zunutze, um die sogenannte Reservekapazität zu messen. Das heißt, man schaut, um wie viel Prozent sich die Durchblutung bei maximaler Erweiterung der Blutgefäße noch steigern lässt. Beim Glaukom scheint sich der gefäßerweiternde Effekt der Karboanhydrasehemmer positiv auszuwirken, zumindest scheinen dies erste Studien zu belegen.

Karboanhydrasehemmer haben auch einen Einfluss auf den Flüssigkeitstransport. Deswegen wird Acetazolamid bei erhöhtem Hirndruck und, in der Augenheilkunde, bei bestimmten Formen des Makulaödems (= Wasseransammlung in der Makula) eingesetzt. Weitere Studien sind aber auch hier notwendig, um den klinischen Nutzen definitiv beschreiben zu können.

Seit 1954 sind Karboanhydrasehemmer als Glaukommedikamente auf dem Markt. Leider haben sie relativ viele systemische Nebenwirkungen, weswegen lange nach einer lokal applizierbaren Form gesucht wurde. Seit 1995 stehen uns nun lokal applizierbare Karboanhydrasehemmer zur Verfügung. Zuerst zu den systemisch (als Tabletten oder Spritzen) applizierbaren Karboanhydraseinhibitoren.

7.2.4.1 Acetazolamid

Acetazolamid wird normalerweise in Tablettenform verabreicht. Die Tagesdosis für die volle Wirkung liegt bei etwa 1000 mg. Sie kann entweder in Form von vier Tabletten à 250 mg oder zwei

Tabletten à 500 mg in einer Retardform gegeben werden. Ein Retardmedikament ist so präpariert, dass der Wirkstoff retardiert (= verzögert) im Magen-Darm-Trakt freigesetzt wird. So wirkt es über einen längeren Zeitraum.

Wie alle Karboanhydrasehemmer senkt Acetazolamid den Augendruck durch Reduktion der Kammerwasserproduktion. Es kann bei allen Glaukomformen verabreicht werden. Der Nachteil liegt in den Nebenwirkungen, die aber meist harmlos sind und nach Absetzen des Medikamentes wieder verschwinden. Zu Ihnen zählen Parästhesien (Missempfindungen, wie z.B. Kribbelgefühl in den Händen), Hörstörungen, Ohrgeräusche, Appetitlosigkeit, Geschmacksstörungen, Übelkeit usw. Der Kaliumspiegel im Blut kann gesenkt werden, weshalb kaliumreiche Nahrung oder gelegentlich sogar die Gabe von Kaliumtabletten notwendig werden. Die gefürchtetste Komplikation sind Nierensteine, deswegen sollten Patienten unter Acetazolamid-Therapie auch möglichst viel trinken. Andere schwerwiegende Komplikationen sind so selten, dass wir sie hier nicht besprechen möchten.

In Notfallsituationen (bei extrem hohem Augendruck) kann das Medikament auch intravenös verabreicht werden. Man gibt dann, je nach Situation, zwischen 500 und 1000 mg pro Tag.

Da das Medikament ausgezeichnet drucksenkend wirkt und bei allen Glaukomformen gegeben werden kann, stellt es noch heute das wichtigste Notfallmedikament in der Glaukomtherapie dar. Bei kurzfristiger Behandlung sind die Nebenwirkungen akzeptabel. Es kann übrigens auch bei Kindern gegeben werden, dann muss selbstverständlich die Dosis angepasst werden.

7.2.4.2 Methazolamid

Ähnlich wie Acetazolamid wirkt Methazolamid, hier werden zwei- bis dreimal täglich 50 bis 100 mg verabreicht. Es ruft aber eine stärkere Müdigkeit und gelegentlich auch Depressionen hervor.

7.2.4.3 Diclofenamid

Das Diclofenamid wird in einer Dosis von 50 mg ein- bis dreimal täglich verabreicht. Es erzeugt einen stärkeren Kaliumverlust und hat auch sonst eher mehr Nebenwirkungen als Acetazolamid.

Wegen den erheblichen Nebenwirkungen der systemischen Karboanhydraseinhibitoren wurden direkt am Auge applizierbare Medikamente entwickelt. Die systemischen Nebenwirkungen sind damit weitgehend verschwunden, dafür haben wir mehr lokale Nebenwirkungen

7.2.4.4 Dorzolamid

Dorzolamid wird in Form von 2-prozentigen Tropfen dreimal täglich verabreicht. Es führt zu einer mittelstarken Augendrucksenkung. Es gibt viele Hinweise dafür, dass Dorzolamid (ähnlich wie übrigens auch das Acetazolamid) die Augendurchblutung verbessert. Es wird deswegen vor allem bei Patienten eingesetzt, bei denen die Durchblutung vermindert ist. Nach der Applikation kann ein leicht brennendes Gefühl entstehen, oft sind die Augen auch etwas gerötet. Patienten mit Hornhautproblemen können eine vorübergehende Verschlechterung erfahren. Außerdem entsteht nach der Verabreichung des Medikamentes ein bitterer Geschmack im Mund. Das liegt daran, dass das Medikament über die ableitenden Tränenwege in den Nasen-Rachen-Raum gelangt und dort ebenfalls die Karboanhydrase hemmt. So wird dort weniger CO_2 umgewandelt, die gesteigerte CO_2-Konzentration erzeugt den bitteren Geschmack. Leider treten unter Dorzolamid-Therapie nicht selten Allergien auf.

7.2.4.5 Brinzolamid

Brinzolamid wird in 1-prozentiger Form zweimal täglich verabreicht. Es scheint den Augendruck etwa gleich stark zu senken wie Dorzolamid, soll aber weniger lokale Nebenwirkungen haben. Wir haben damit noch wenig persönliche Erfahrung.

7.2.5 Prostaglandin-Abkömmlinge

Prostaglandine (PG) gehören zu den Eicosanoidhormonen. Diese Hormone enthalten zwanzig Kohlenstoffatome und werden aus den sogenannten Phospholipiden der Zellmembran freigesetzt [eicos *gri* zwanzig]. Die Eicosanoide wirken vor allem lokal und sind an der Regulation verschiedener, zum Teil ganz unterschiedlicher biologischer Prozesse beteiligt.

Prostaglandine haben, wie die anderen Eicosanoide, zwanzig Kohlenstoffatome, sind aber zusätzlich durch einen Fünferkohlenstoffring charakterisiert. Sie wurden 1930 im Sekret der Prostata entdeckt, was dieser Substanzklasse ihren Namen gab. Heute wissen wir, dass Prostaglandine in praktisch allen Geweben gebildet werden und dass es sehr viele verschiedene Prostaglandine mit unterschiedlichen Wirkungsweisen gibt. Die Prostaglandine werden durch einen großen Buchstaben und eine tiefgestellte Zahl charakterisiert, z.B. Prostaglandin E_2 (PGE_2). Der Buchstabe beschreibt die Substitution im Fünferring durch Oxi- und Hydroxigruppen. Die Zahl bezieht sich auf die Anzahl der Doppelbindungen in den Seitenketten. Prostaglandine spielen eine wichtige Rolle in Entzündungprozessen und steigern die Schmerz- und Temperaturempfindlichkeit. Aus diesem Grunde werden sogenannte Prostaglandinsynthetasehemmer (z.B. Indometacin) zur Behandlung von Schmerzen und Entzündungen eingesetzt [synthesis *gri* Zusammensetzung]. Die Prostaglandine spielen auch eine wichtige Rolle in der Funktion der Thrombozyten (= Blutplättchen). Deswegen werden Prostaglandinsynthetasehemmer (z.B. Acetylsalicylsäure) in niederen Dosen als Thromboseprophylaxe gegeben. Da die Prostaglandine auch für den Aufbau einer intakten Magenschleimhaut wichtig sind, können Prostaglandinsynthetasehemmer Magen-Darm-Störungen hervorrufen. Mittlerweile hat man mit den sogenannten Cox-2-Hemmern Medikamente entwickelt, die spezifischer die Prostaglandinsynthetase hemmen, die an Entzündungsprozessen beteiligt ist, ohne diejenigen zu beeinflussen, die für den Aufbau der Magenschleimhaut relevant sind.

Während also in der Medizin seit vielen Jahren die Hemmung der Prostaglandinsynthese eine wichtige Rolle spielt, haben in der Augenheilkunde nun Prostaglandin-Analoga (also prostaglandinähnliche Substanzen) Einzug gehalten [ana *gri* gemäß/logos *gri* Wort/Gedanke]. Obwohl man bereits seit Jahrzehnten weiß, dass bestimmte Prostaglandine den Augendruck senken, bedurfte es langer Entwicklungsarbeit, um ein Molekül zu finden, das den Druck genügend senkt und gleichzeitig keine starken lokalen Nebenwirkungen hervorruft.

7.2.5.1 Latanoprost

Latanoprost ist ein phenylsubstituierter $PGF_{2\alpha}$-Isopropylester. Das heißt, dass an das ursprüngliche $PGF_{2\alpha}$ zwei Moleküle angehängt wurden. Dadurch wurden die Nebeneffekte akzeptabel. Das Medikament entwickelt seinen Effekt erst im Auge durch eine Hydrolyse, also nach Abspaltung eines Molekülteils unter Aufnahme von Wasser (Abb. 7.5).

Der Wirkungsmechanismus besteht in der Verbesserung des Kammerwasserabflusses. Es wird aber nicht der trabekuläre, sondern vor allem der uveosklerale Abfluss verbessert (siehe Kap. E 1). Ohne Behandlung fließt tagsüber der größte Teil des Kammerwassers über das Trabekelwerk und nur ein kleiner Teil uveoskleral ab. Im Schlaf spielt der uveosklerale Abfluss eine wichtige Rolle. Latanoprost verbessert nun bereits in sehr geringen Dosen diesen uveoskleralen Abfluss für längere Zeit. Daher muss dieses Medikament nur einmal täglich getropft werden. Es wird in 0,005-prozentiger Konzentration, und zwar am besten am Abend, gegeben. Die Augendrucksenkung ist mindestens so stark oder stärker als die aller anderen lokal drucksenkenden Medikamente.

Latanoprost kann als Nebenwirkung eine Bindehautrötung, leichtes Brennen und Fremdkörpergefühl hervorrufen. Außerdem tritt bei 10 bis 20 Prozent der Patienten eine zunehmende Irispigmentierung auf. Betroffen sind vor allem Augen mit grün-brauner oder blau-grün-brauner Iris. Die Pigmentierung beruht auf einer Zunah-

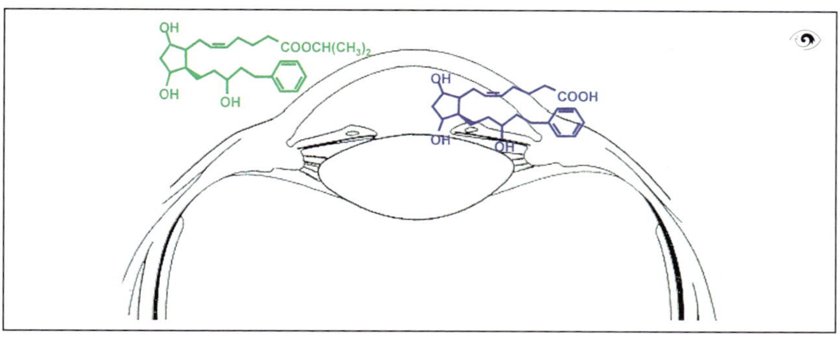

Abb. 7.5: Das Latanoprost (grün) entwickelt seine pharmakologischen Eigenschaften im Auge nach Abspaltung eines Molekülanteiles (blau).

me von Melanin in den Melanozyten der Iris. Der Effekt bleibt auch nach Absetzen des Medikamentes erhalten. Bisher haben sich daraus keine relevanten Konsequenzen ergeben, allerdings liegen auch noch keine Langzeiterfahrungen vor. Weiterhin kann es zu einem Längenwachstum und Dunkelfärbung der Wimpern kommen.

Latanoprost kann in seltenen Fällen auch zu einem Makulaödem führen. Dies scheint vor allem dann aufzutreten, wenn der Patient zuvor eine entzündliche Augenerkrankung durchgemacht hat oder, wenn er zuvor am Auge operiert wurde. Das Ödem scheint immer reversibel, also rückbildungsfähig, zu sein. Bei Patienten mit vorausgegangenen Entzündungen der vorderen Augenabschnitte kann die Entzündung reaktiviert werden.

Der Effekt von Latanoprost auf die Augendurchblutung ist noch ungeklärt.

7.2.5.2 Unoproston

Unoproston ist ein Docosanoid, abgeleitet von einem Prostanoid. Es wirkt an anderen Rezeptoren und hat eine leicht schwächere drucksenkende Wirkung als Latanoprost. Er wird zweimal täglich in einer 0,12-prozentigen Konzentration getropft. Nebenwirkungen sollen seltener sein als beim Latanoprost. Wir selbst haben noch keine Erfahrung mit diesem Medikament sammeln können.

7.2.6 Osmotika

Wir verstehen unter Osmose die Bilanz einer einseitigen Diffusionsdifferenz durch eine Membran [osmos *gri* Antrieb]. Abbildung 7.6 versucht das zu erklären: Wir sehen ein Gefäß, das in der Mitte durch eine halbdurchlässige (= semipermeable) Membran getrennt ist. In die eine Hälfte wird nun Zucker gegeben, ein Molekül, das nicht durch die Membran hindurchwandern (= permeiren) kann. Da die Natur immer um einen Konzentrationsausgleich bemüht ist, wird Wasser von der anderen Seite auf die zuckerreiche Seite herübergezogen. Der umgekehrte Weg, dass einfach ein Teil des Zuckers in die andere Gefäßhälfte wandert, ist in diesem Fall nicht möglich, da die Membran ja zuckerundurchlässig ist. So steigt also der Wasserstand

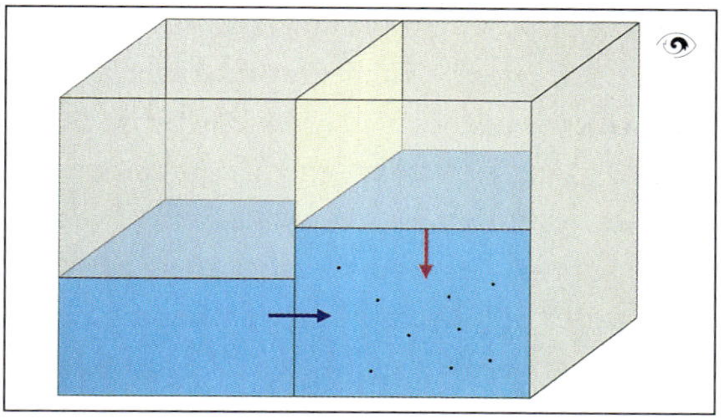

Abb. 7.6: Wasser strömt durch halbdurchlässige Membranen (gelb) auf die Seite, in der mehr Moleküle gelöst sind (blauer Pfeil). Die resultierende Druckdifferenz entspricht dem osmotischen Druck (roter Pfeil).

auf der «Zuckerseite» an. Der dabei entstehende Druckunterschied wird osmotischer Druck genannt.

Osmotisch wirksame Medikamente werden bei der Behandlung des akuten Glaukomanfalls mit massivem Druckanstieg eingesetzt. Beim akuten Glaukomanfall ist der Augendruck so hoch, dass die eigentlich dringend benötigten drucksenkenden Augentropfen aus physikalischen Gründen kaum ins Auge eindringen können. Aus diesem Grund müssen systemische Medikamente gegeben werden, denn diese können das Auge immer noch über die Blutbahn erreichen. Das bereits erwähnte Acetazolamid (ein Karboanhydrasehemmer) reicht aber im Anfall nicht immer aus, sodass oftmals zusätzlich osmotisch wirksame Medikamente gegeben werden müssen. Die Osmotika ziehen Wasser aus dem Auge in die Blutbahn (wirken also wie der Zucker aus unserem vorherigen Beispiel) und senken dadurch vorübergehend den Druck. Die entstehende «Tiefphase» des Augendruckes kann dann genutzt werden, um lokale Medikamente zu applizieren.

Die Nebenwirkungen von osmotisch wirksamen Medikamenten sind Übelkeit, Erbrechen, Kopfschmerzen und Bewusstseinsstörungen. Diese Symptome sind zwar lästig, aber vorübergehend und relativ harmlos. Als ernsthafte Nebenwirkung kann es zu einer Herzüberlastung mit einer resultierenden Flüssigkeitsansammlung in der Lunge kommen. Einige osmotisch wirksame Mittel können geschluckt werden (z.B. Glycerol), andere werden per Infusion gegeben (z.B. Mannitol).

7.2.7 Kombinationstherapien

Normalerweise beginnt die medikamentöse Glaukomtherapie mit einer Monotherapie (also der Gabe von einem einzelnen Medikament). Die Auswahl dieses Medikamentes hängt von der Glaukomart, dem Alter und anderen Faktoren ab. Stellt sich keine hinreichende Drucksenkung ein, so wird ein anderes Medikament, meist aus einer anderen Substanzklasse, versucht. Wenn die Behandlung mit einem Medikament nicht zum Ziele führt, dann werden zwei oder evtl. sogar drei Medikamente miteinander kombiniert. Es gibt sehr viele verschiedene Kombinationsmöglichkeiten, was wiederum von der individuellen Situation des Patienten abhängt. Grundsätzlich aber werden, wie gesagt, Medikamente aus verschiedenen Substanzklassen kombiniert. Einige Kombinationen haben sich so bewährt, dass die Hersteller diese Medikamente in fixer Kombination anbieten. Der Vorteil liegt darin, dass der Patient nur noch ein Tropffläschchen (statt zwei oder drei) benutzen muss. Ein weiterer Vorteil liegt darin, dass in der Summe weniger getropft wird und somit auch weniger Konservierungsmittel in das Auge gelangt (siehe Kap. E 12).

7.3 Drucksenkende Lasertherapie

Im Ergänzungskapitel E 13 wird erklärt, was Laserlicht ist und wie es erzeugt wird. Auch die Prinzipien der Anwendung in der Augenheilkunde sind dort geschildert. In diesem Kapitel möchten wir den Einsatz des Lasers in der Glaukomtherapie besprechen. Es gibt eine große Anzahl von möglichen Lasereinsätzen. Von praktischer Bedeutung sind drei Eingriffe, nämlich die Iridotomie, die Trabekuloplastik und die transsklerale Zyklofotokoagulation.

7.3.1 Laseridotomie

Das Kammerwasser wird vom Ziliarkörper gebildet und fließt von der Hinterkammer durch die Pupille in die Vorderkammer und von dort durch Trabekelwerk und Schlemm'schen Kanal in den venösen Kreislauf (siehe Kap. E 1). Die Pupille verbindet also die Hinter- und die Vorderkammer miteinander. Wird der transpupilläre Fluss gestört, kommt es zu einer Druckdifferenz zwischen den beiden Kammern.

Beim Winkelblockglaukom steigt der Druck in der Hinterkammer an und drückt die Iris peripher so nach vorn, dass sie das Trabekelwerk verlegt (siehe Kap. 3.5.1). Umgekehrt wird beim Pigmentglaukom die Iris nach hinten gedrückt, sie reibt dann am Aufhängeapparat der Linse (siehe Kap. 3.6.1.2). In allen Situationen ist ein Druckausgleich zwischen Hinter- und Vorderkammer wünschenswert, damit sich die Iris wieder in ihre normale Position begeben kann.

Früher hat man hierzu eine Iridektomie (darunter verstehen wir das chirurgische Herausschneiden eines Irisstücks) vorgenommen. Dabei muss aber das Auge, entweder durch die Hornhaut, oder durch Bindehaut und Sklera, eröffnet werden. Mit dem sogenannten Neodynium-YAG-Laser kann man nun ein ganz feines Loch in die Iris machen, ohne das Auge zu eröffnen. In Abbildung 7.7 haben wir schematisch gezeigt, wie das Laserlicht ins Auge geleitet und auf die Iris fokussiert wird. Abbildung 7.8 zeigt einen Patienten nach einer Laseriridotomie, man sieht ein winziges Loch in der peripheren Iris.

Konkret geht die Behandlung so vor sich: Der Patient bekommt einen Tropfen Lokalanästhetikum ins Auge, anschließend wird ein Kontaktglas aufgesetzt. Jetzt lässt sich der Ziellaserstrahl auf die Iris fokussieren. Sobald die Fokussierung optimal ist, wird

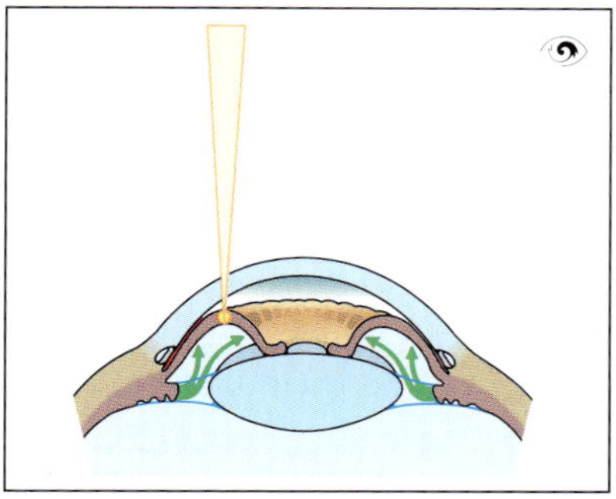

Abb. 7.7: Bei der Laseriridotomie entsteht ein kleines Loch in der Iris.

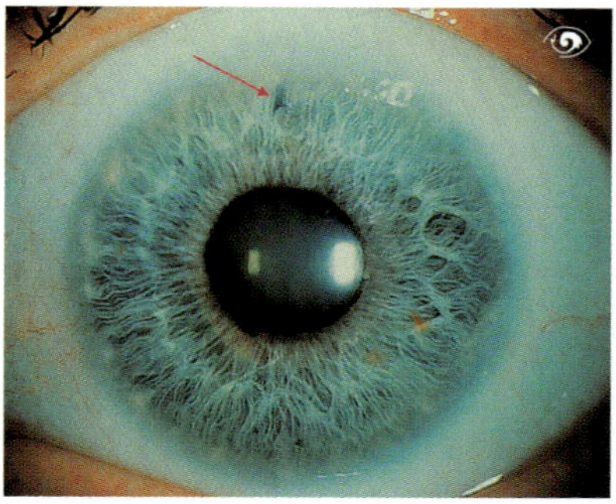

Abb. 7.8: Auge nach einer Laseriridotomie. Eine kleine Öffnung (→) ist sichtbar.

mit einem oder mehreren kurzen Laserimpulsen ein Loch in die Iris «geschossen». Bei dieser sehr kurzen Behandlung hört der Patient einen kurzen Knall, verspürt aber keinen Schmerz. Anschließend ist seine Sehfähigkeit vorübergehend etwas beeinträchtigt, zum einen durch das Aufsetzen des Kontaktglases, zum anderen durch die Ausschwemmung von Irismaterial. Diese leichte Sehstörung verschwindet innerhalb von Stunden bis maximal Tagen. Da nach der Behandlung der Druck vorübergehend etwas ansteigen kann (durch die Ablagerung von Irismaterial in dem Trabekelwerk), wird er am darauf folgenden Tag sicherheitshalber vom Augenarzt gemessen und bei Bedarf behandelt.

Bei einem akuten Winkelblockglaukom kann die Hornhaut gequollen und trübe sein, der Einblick in das Auge ist dann schlecht. In diesem Fall wird man den Druck zunächst konservativ (also mit Medikamenten) senken und mit der Laseriridotomie warten, bis die Hornhaut wieder aufgeklart ist und man die Irisstrukturen wieder besser erkennen kann. In seltenen Fällen, wenn z.B. die Hornhaut nicht aufklart, muss eine chirurgische Iridektomie vorgenommen werden.

Nach der Laserbehandlung ist manchmal eine Therapie mit entzündungshemmenden Augentropfen nötig, dies aber meist nur für wenige Tage. Einige Autoren geben an, dass sich bis zu fünf Prozent der Iridotomien spontan wieder verschließen, wir haben allerdings bis heute noch keinen solchen Fall gesehen.

7.3.2 Lasertrabekuloplastik

In den Siebzigerjahren hat man versucht, mit dem Laser kleine Öffnungen in das Trabekelwerk zu «schießen» und so den trabekulären Abfluss zu verbessern. Die Öffnungen sind jedoch immer wieder zugewachsen. Bei der Gelegenheit hat man aber beobachtet, dass auch kleine Narbenherde im Trabekelwerk imstande sind, den Augendruck zu senken. Darauf basierend wurde die sogenannte Argon-Laser-Trabekuloplastik entwickelt. Aus dem Namen geht schon hervor, dass sie normalerweise mit einem Argonlaser (siehe Kap. E 13) durchgeführt wird [plastein *gri* bilden, formen].

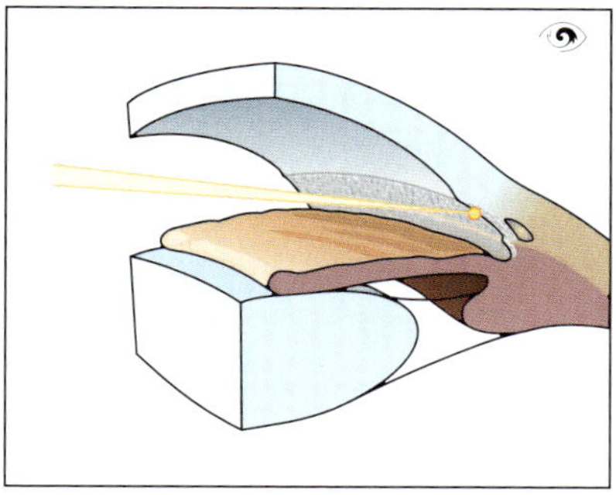

Abb. 7.9: Bei der Argon-Laser-Trabekuloplastik (ALT) wird Laserengergie in das Trabekelwerk eingestrahlt.

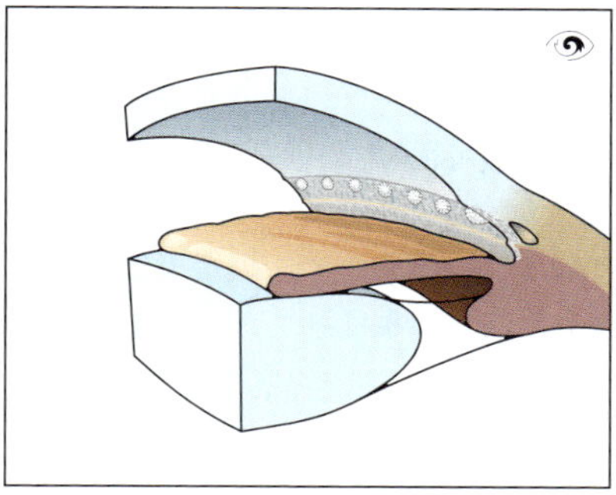

Abb. 7.10: Nach der ALT sind vorübergehend kleine Lasereffekte sichtbar.

Bei dieser Methode werden mit einem Laser von niedriger Energie in ein bis zwei «Sitzungen» etwa 50 bis 100 Herde zirkulär in das Trabekelwerk eingebracht (Abb. 7.9). Die Größe der Laserherde liegt bei etwa 50 µm, d.h. also bei etwa 1/20 mm (Abb. 7.10). Nach Tagen, gelegentlich erst nach Wochen oder sogar Monaten, beginnt der Augendruck zu sinken.

Die Methode kann beim primären Offenwinkelglaukom, beim Pseudoexfoliationsglaukom und beim Pigmentdispersionsglaukom angewandt werden. Wenige Stunden nach der Behandlung kann der Augendruck unter Umständen deutlich ansteigen. Deswegen wird der Druck einige Stunden nach der Behandlung und auch am Tag darauf gemessen – und falls nötig – zusätzlich behandelt. Insbesondere bei Patienten mit fortgeschrittenem Glaukomschaden müssen evtl. auftretende Druckspitzen intensiv therapiert bzw. von vornherein vermieden werden.

Zum konkreten Ablauf: Zuerst wird ein Lokalanästhetikum getropft, danach wird an der Spaltlampe ein Kontaktglas aufgesetzt. Die eigentliche Laserbehandlung dauert einige Minuten und ist schmerzfrei. Nach der Behandlung sieht der Patient vorübergehend etwas trüb. Dieser Effekt verschwindet aber nach Minuten oder Stunden.

Die Nachteile der Behandlung sind folgende: a) Nur etwa 60 Prozent der Patienten spricht auf die Therapie an, b) bei positivem

Ansprechen verschwindet der Effekt meistens nach etwa drei Jahren wieder und c) auch wenn der mittlere Augendruck sinkt, werden die Druckschwankungen meist nicht verringert.

Aus diesen Gründen wird die Methode heute nicht mehr sehr häufig angewandt. Sobald ein Schaden unter medikamentöser Therapie eindeutig weiter fortschreitet, geben wir einer operativen Drucksenkung eindeutig den Vorzug. Gelegentlich wird die Argon-Laser-Trabekuloplastik durchgeführt in der Hoffnung, eine Operation umgehen zu können. Man darf dabei aber nicht übersehen, dass unter Umständen kostbare Zeit verloren geht, denn der Effekt der Lasertherapie kann oft erst nach Monaten beurteilt werden.

7.3.3 Transsklerale Zyklofotokoagulation

Es gibt Situationen, in denen eine drucksenkende Operation nicht möglich ist oder aber die Wahrscheinlichkeit für einen Operationserfolg schlecht ist. In diesem Fall senkt man den Augendruck, indem man die Anzahl der Zellen in den Ziliarzotten durch eine Koagulation verringert, man vernichtet also einen Teil des kammerwasserproduzierenden Gewebes [coagulatio *lat* Gerinnung, Vernichtung]. Hierfür gibt es mehrere Möglichkeiten: Man kann sie durch Wärme (= Thermokoagulation), durch Kälte (= Kryokoagulation) oder durch Laserlicht (= Photokoagulation) vernichten. Da man den Ziliarkörper (siehe Kap. E 1) koaguliert, spricht man von einer Zyklofotokoagulation [kyklos *gri* Kreis]. Von transskleral spricht man deswegen, weil das Laserlicht durch die Bindehaut und die Sklera hindurch auf den Ziliarkörper fokussiert wird (Abb. 7.11). Obwohl Bindehaut und Sklera nicht durchsichtig sind, ist es möglich, das Laserlicht hindurch zu schicken, weil a) mit einem Kontaktglas die Bindehaut etwas ausgepresst wird, sodass sie relativ blutleer wird und b) langwelliges Licht durch die blutleere Bindehaut und die Sklera hindurchtreten kann. Abbildung 7.12 zeigt teilweise verödete Ziliarzotten. (Im gezeigten Beispiel wurde nicht eine Laser- sondern eine Kryotherapie durchgeführt. Nach einer Laserbehandlung sind die Narben kleiner.)

Der Ziliarkörper ist stark schmerzempfindlich und deswegen wäre diese Behandlung ohne entsprechende Vorkehrungen sehr

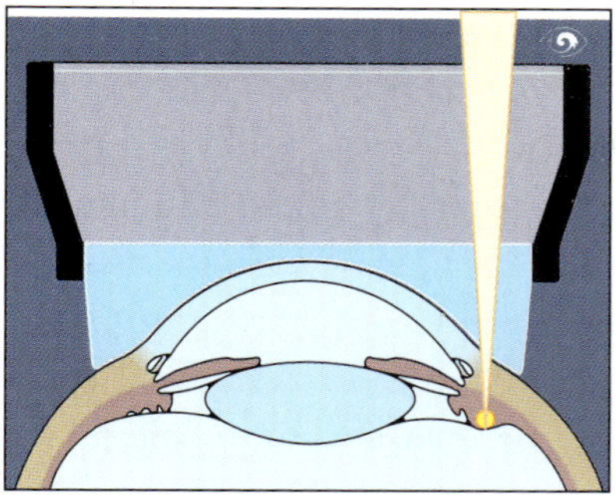

Abb. 7.11: Bei der transskleralen Zyklofotokoagulation wird ein Teil des Ziliarkörpers verödet.

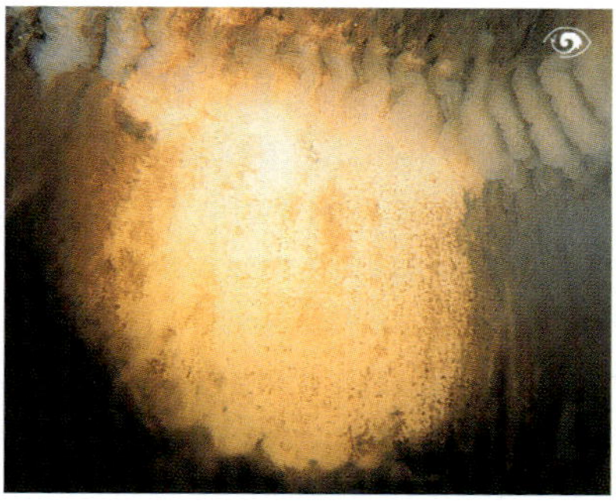

Abb. 7.12: Große Narbe und teilweise verödete Ziliarzotten nach einer Kryokoagulationsbehandlung.

schmerzhaft. Man kann entweder eine retrobulbäre Anästhesie vornehmen (= Betäubung der Nerven hinter dem Auge durch eine Injektion (siehe Kap. 7.4.2) oder aber stark wirkende Betäubungstropfen (z.B. Tetracain) lokal am Auge applizieren. Nach der Behandlung kann das Auge etwas gereizt sein. Wir geben daher häufig entzündungshemmende Augentropfen und am ersten, eventuell auch am zweiten Tag zusätzlich noch Schmerztabletten. Der Augendruck sinkt meist innerhalb der ersten Tage ab, kann aber nach Monaten oder Jahren wieder ansteigen. In diesem Fall kann die Behandlung wiederholt werden. Es hat sich bewährt, pro Sitzung relativ wenig Gewebe zu zerstören, um das langfristige Risiko eines zu tiefen Augendruckes zu verringern.

7.4 Drucksenkende Operationen

Eine Glaukomoperation stellt unter den Operationen einen Sonderfall dar. Im Normalfall leidet der Patient an konkreten Beschwerden und erhofft sich von der Operation eine Besserung. Ein Patient mit grauem Star beispielsweise kann damit rechnen, dass er nach einer Kataraktoperation wieder besser sehen wird.

Ganz anders ist die Situation beim Glaukom: Der Glaukompatient ist in aller Regel durch seine Krankheit nicht gestört. Er hat entweder kaum Gesichtsfeldausfälle oder aber hat vorhandene Ausfälle bisher noch gar nicht bemerkt. Und jetzt soll er sich einer Operation unterziehen, bei der er anschließend nicht besser, sondern vorübergehend (und gelegentlich auch langfristig) sogar schlechter sieht. Vor allem die Sehschärfe wird mittelfristig oder sogar längerfristig gelegentlich leicht reduziert. Bei einer derartigen Ausgangssituation ist eine gute Aufklärung des Patienten natürlich doppelt wichtig. Ihm muss vermittelt werden, dass das Ziel der Operation nicht die Verbesserung der momentanen Sehfunktion, vor allem nicht der Sehschärfe ist, sondern die langfristige Stabilisierung des Sehens, und zwar vor allem der Erhalt des Gesichtsfeldes.

7.4.1 Allgemeines

Aufklärung. Eine ausführliche Aufklärung über Nutzen und Risiken der Operation ist wichtig. Im Folgenden werden wir einige häufig gefragte Punkte ansprechen. Wir möchten aber betonen, dass dieses Buch das Gespräch zwischen Patient und Arzt nicht ersetzen kann oder soll. Jeder Patient hat andere Bedürfnisse, und auch jeder Arzt hat seine eigenen Methoden und Erfahrungen. Dieses Buch kann das Arztgespräch lediglich unterstützen und dem Patienten dabei helfen, im Gespräch die für ihn wichtigen Fragen zu stellen.

Im Gespräch zwischen Patient und Arzt muss auch entschieden werden, wann der richtige Zeitpunkt für die Operation ist, ob sie ambulant oder stationär durchgeführt werden soll, welche Anästhesieform sinnvoll bzw. vom Patienten gewünscht ist, welche Glaukombehandlung bis zur Operation beibehalten werden soll, wer und wie häufig nach der Operation kontrolliert usw.

Zweitmeinung. Es kommt nicht selten vor, dass ein Patient vor der Operation noch die Meinung eines anderen Arztes hören möchte. Dafür haben wir vollstes Verständnis. Das Einholen einer Zweitmeinung sollte heute nicht mehr als Misstrauensvotum gegenüber dem behandelnden Arzt empfunden werden.

Ziel der Operation. Leider ist es nicht möglich, den Glaukomschaden zu beseitigen. Daher liegt das Operationsziel lediglich in der Reduktion und der Stabilisierung des Augendruckes. Wird dieses Ziel erreicht, ist die Wahrscheinlichkeit für ein weiteres Fortschreiten des Gesichtsfeldschadens deutlich reduziert. Auch nach der Operation sind aber weiterhin Kontrollen von Druck, Papille und Gesichtsfeld nötig, denn ein Fortschreiten des Schadens ist trotz normalisiertem Augendruck möglich. Dann müssen vor allem die anderen Risikofaktoren (siehe Kap. 4.2) beachtet werden.

Operationsindikation. Grundsätzlich operieren wir immer dann, wenn entweder der Augendruck trotz medikamentöser Therapie deutlich erhöht ist oder wenn der Schaden trotz konservativer Therapie fortschreitet und schließlich, wenn die Medikamente nicht vertragen werden. Diese allgemeine Regel hat natürlich ihre Ausnahmen: Alter des Patienten, sein Allgemeinzustand, der Zustand des anderen Auges und die Glaukomform müssen in den Entscheidungsprozess miteinbezogen werden. Wir haben gesehen, dass man z.B. ein Auge mit Pseudoexfoliationssyndrom (siehe Kap. 3.6.1.1) eher früher operiert als ein Auge mit POG. Entscheidend ist, dass der Patient bereit ist, die möglichen Nachteile einer Operation zugunsten eines potentiellen langfristigen Nutzens auf sich zu nehmen.

Vorteile der Operation. Ist die Operation erfolgreich und stabilisiert sich der Augendruck langfristig auf einem niedrigen Niveau, braucht der Patient keine Medikamente mehr. Dieser Idealzustand stellt sich aber leider nicht jedes Mal gleich bei der ersten Operation ein. Reoperationen sind gelegentlich nötig und praktisch immer möglich. Durch die Senkung und Stabilisierung des Augendruckes wird die Langzeitprognose für das Gesichtsfeld deutlich verbessert.

Nachteile der Operation. Der Patient muss einen Zeitaufwand für die Vorabklärungen, die Operation selbst und die Kontrollen nach der Operation in Kauf nehmen. Weiter kann es vorkommen, dass er vorübergehend (selten sogar dauerhaft) eine leicht schlechtere Sehschärfe hat. Selten kann nach der Operation eine Linsentrübung (Katarakt) rascher auftreten als bei einem Gesunden. Eine Katarakt kann aber heute ohne große Nachteile für den Patienten operiert werden (siehe Kap. E 5). Das weitaus häufigere Problem ist der Wiederanstieg des Augendruckes. Es kann nach Monaten und Jahren zu einem erneuten, meist schleichenden Druckanstieg kommen. Durch den Einsatz von Mitomycin C (siehe Kap. 7.4.3) ist dieses Problem kleiner geworden. Dem Patienten sollte bewusst sein, dass gelegentlich erneut drucksenkende Medikamente oder eine Reoperation notwendig werden können. Eine Reoperation hat durchaus eine gute Prognose. Der Augendruck kann nach der Operation auch zu tief sein. Die Maßnahmen, die dann nötig werden, besprechen wir später.

Ambulant oder stationär? Nach der Operation kann der Patient, wenn er sich gut fühlt, gleich aufstehen. Damit kommen wir zur Frage, ob er ambulant (teilstationär) oder stationär operiert werden sollte. Bei vielen Augenoperationen, z.B. der Kataraktoperation, hat sich die ambulante Chirurgie sehr bewährt. In der Glaukomchirurgie ist eine ambulante Operation technisch zwar möglich, aus unserer Sicht aber oft nicht empfehlenswert. Die Betreuung unmittelbar nach der Operation ist für den Langzeiterfolg mindestens so wichtig wie die Operation selbst. Wir bevorzugen deswegen einen Mittelweg: Der Patient kommt stationär, wird aber bei unkompliziertem Verlauf bereits am ersten oder zweiten postoperativen Tag nach Hause entlassen. Wenn Probleme auftreten, kann sich der Krankenhausaufenthalt auch einmal um einige Tage verlängern, was zum Glück selten der Fall ist.

Operationsvorbereitung. Wir fordern den Patienten auf, sich zuerst bei seinem Hausarzt vorzustellen. Dieser übermittelt uns seine Befunde und Laborwerte und berichtet uns, ob aus seiner Sicht etwas Spezielles zu beachten ist. Bis zu seinem Operationstag nimmt der Patient seine Glaukommedikamente wie bisher ein, ebenso die von seinem Hausarzt oder Internisten verschriebenen Medikamente. Über die Einnahme dieser allgemeinen Medikamente am Operationstag entscheidet der Narkosearzt (Anästhesist). Die Einnahme von blutverdünnenden Medikamenten (Antikoagulantien) sollte, wenn möglich, etwa 10 Tage präoperativ pausiert werden. Dies ist aber nicht immer machbar, ein Gespräch zwischen Operateur und dem behandelnden Hausarzt oder Internisten bringt hier Klärung. Eine Operation unter Blutverdünnung ist prinzipiell möglich, bedarf aber besonderer Vorsichtsmaßnahmen.

7.4.2 Anästhesie

In vielen Kliniken, so auch bei uns, ist während der Operation immer ein Narkosearzt (Anästhesist) anwesend, obwohl die Operationen fast immer in Lokalanästhesie (also in örtlicher Betäubung) durchgeführt werden [aisthäsis *gri* Empfindung/anaisthäsis *gri* Unempfindlichkeit]. Der Anästhesist spricht am Tag vor der Operation die Anästhesie und die notwendigen allgemeinmedizinischen Maßnahmen mit dem Patienten durch.

Wir operieren im Normalfall in Lokalanästhesie. Narkosen sind praktisch nur bei Kindern notwendig. Nicht selten äußern Patienten den Wunsch nach einer Vollnarkose. Nach einem Gespräch über Vor- und Nachteile der Narkose entscheidet sich der Patient meistens doch für eine Lokalanästhesie. Vielen Patienten hilft auch die Tatsache, dass sie vor der Operation ein Beruhigungsmittel bekommen können.

Nach der Operation hören wir übrigens sehr oft von den Patienten, dass sie sich die Operation schlimmer vorgestellt haben und ein zweites Mal keine Angst mehr hätten. In unkomplizierten Fällen machen wir eine retrobulbäre Anästhesie (siehe Abb. 7.13), bei fortgeschrittenem Glaukomschaden eine subkonjunktivale Anästhesie (siehe Abb. 7.14). Während der Operation kann und sollte der Patient jederzeit sagen, ob und wann er Schmerzen hat. Der Operateur oder der Anästhesist kann dann problemlos noch etwas Betäubungsmittel nachspritzen oder nachtropfen.

Vor der Operation erhält der Patient je nach Bedarf vom Anästhesisten ein Beruhigungsmittel. Unmittelbar vor der Lokalanästhesie gibt der Anästhesist ein Mittel intravenös, das ganz kurzfristig sowohl die Angst nimmt als auch die Schmerzen reduziert. Damit ist für den Patienten auch das Spritzen der Lokalanästhesie am Auge nicht mehr unangenehm.

Abbildung 7.13 zeigt das Prinzip der Retrobulbäranästhesie, Abbildung 7.14 das Prinzip der Subkonjunktivalanästhesie. Bei der Retrobulbäranästhesie werden die Augenmuskeln ruhig gestellt, der Sehnerv betäubt (der Patient sieht dann nichts mehr) und vor allem werden die Schmerzfasern ausgeschaltet.

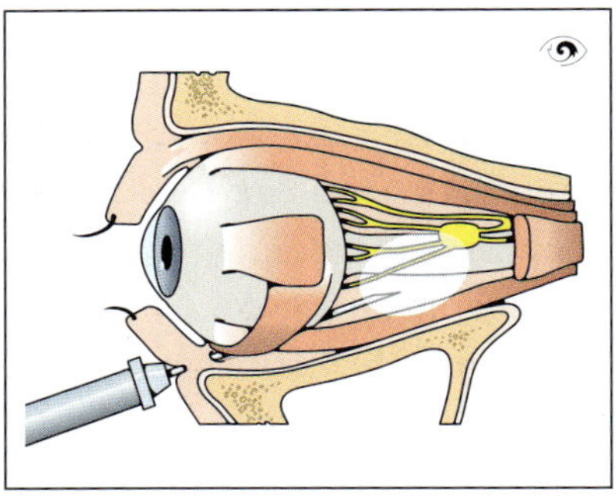

Abb. 7.13: Bei der Retrobulbäranästhesie wird das Medikament am Bulbus vorbei in die Orbita gespritzt.

Bei der Subkonjunktivalanästhesie besteht Schmerzfreiheit im Operationsfeld. Durch Diffusion des Anästhetikums nach hinten sind auch die Muskeln teilweise ausgeschaltet. Der Patient kann dabei noch sehen, was ihn aber praktisch nicht stört, weil, wie wir später sehen werden, das Auge nach unten rotiert und fixiert wird. So wird der Patient auch nicht von der hellen Operationslampe gestört. Früher hatte man angenommen, dass eine Narkose für den Sehnerven beson-

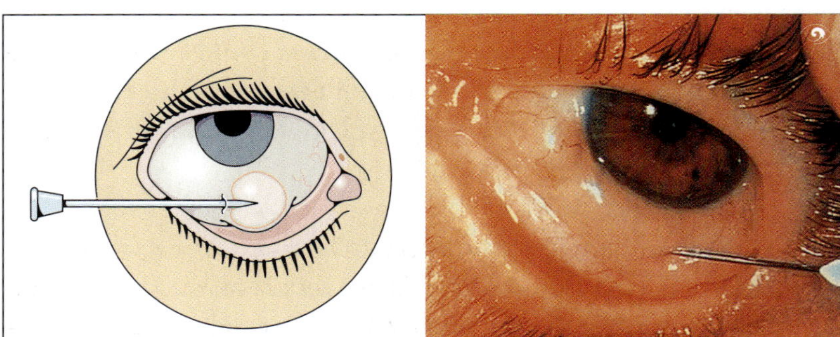

Abb. 7.14: Bei der Subkonjunktivalanästhesie wird das Medikament unter die Bindehaut gespritzt.

ders schonend sei. Heute gehen wir davon aus, dass eine subkonjunktivale Anästhesie für den Sehnerven die schonendste Anästhesieform darstellt.

Häufig machen sich die Patienten vor der Operation Sorgen darüber, ob sie das Auge während der Operation auch ruhig halten können. Hier kann man sie völlig beruhigen. Durch das Anästhetikum und vor allem durch die Tatsache, dass das Auge mit einem Faden fixiert wird, ist die Gefahr der Bewegung klein, und falls sich der Patient doch einmal bewegt, so ist dies nicht so gefährlich. Wenn der Patient spürt, dass er sich bewegen muss (z.B. weil er niesen muss), so ist es am besten, wenn er dies kurz ankündigt. Der Operateur kann dann mit seinen Instrumenten kurz vom Auge weggehen.

7.4.3 Operationstechnik

Alle drucksenkenden Glaukomoperationen haben das Ziel, den Kammerwasserabfluss zu verbessern. Es gibt viele verschiedene Techniken und Operationsvarianten, die wir hier nicht alle einzeln besprechen möchten. Wichtig ist die Tatsache, dass es keine guten oder schlechten Techniken gibt, sondern dass einerseits die Technik dem jeweiligen Auge angepasst werden muss und andererseits auch jeder Arzt, abhängig von seiner Ausbildung und von persönlichen Erfahrungen, seine eigene «Handschrift» hat. Wir führen im Normalfall eine von uns modifizierte Technik der Trabekulektomie durch, weshalb wir diese stellvertretend für die verschiedenen Techniken etwas ausführlicher beschreiben wollen. Abbildung 7.15 zeigt das Prinzip der Trabekulektomie. Das Kammerwasser wird durch eine künstlich geschaffene Öffnung unter die Bindehaut abgeleitet. Dadurch entsteht ein sog. Sickerkissen, welches in Abbildung 7.16 dargestellt ist.

Die Trabekulektomie. Zunächst wird das Auge desinfiziert und seine Umgebung mit sterilen Tüchern abgedeckt, anschließend wird ein Lidsperrer eingesetzt (Abb. 7.17). Dieser hält das Auge während der ganzen Operation offen. Anschließend wird das Auge mit zwei Fäden (sog. Zügelnaht), die durch den Limbus (den Übergang

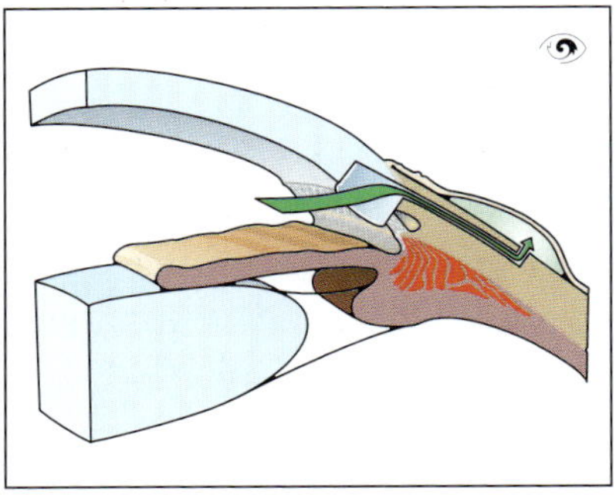

Abb. 7.15: Durch die Trabekulektomie wird dem Kammerwasser ein neuer Abflussweg unter die Bindehaut eröffnet.

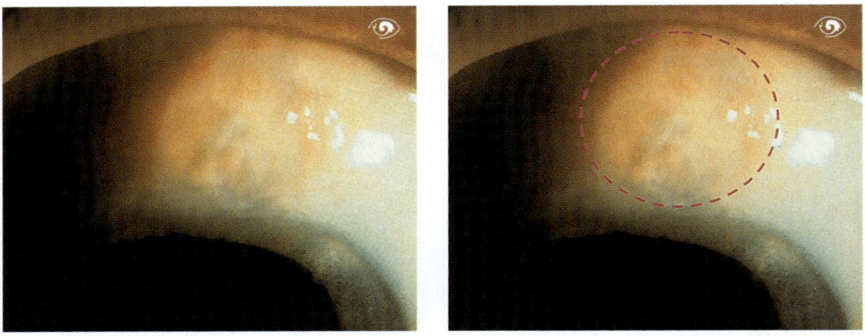

Abb. 7.16: Das Sickerkissen wird normalerweise vom Oberlid bedeckt. Im rechten Bild ist die mit Kammerwasser durchtränkte Bindehaut (Sickerkissen) durch einen Kreis markiert.

von Cornea zu Sklera) gehen, am Lidsperrer befestigt (Abb. 7.18). Dies hat den Vorteil, dass das Auge nach unten rotiert bleibt, der Patient durch das Operationslicht nicht gestört wird und der Operateur das Operationsfeld frei vor sich liegen hat.

Dann wird die Bindehaut und, etwas verschoben, die Tenon'sche Kapsel eröffnet (die Tenon'sche Kapsel ist eine leicht verschieb- und dehnbare bindegewebige Schicht zwischen Bindehaut und Sklera). Die beiden Schichten werden von der Sklera wegpräpariert (Abb. 7.19). Bei Reoperationen gibt es hier häufig Verwachsungen, die dann mit der Schere durchtrennt werden müssen. Nun wird ein kleines Kunststoffschwämmchen mit Mitomycin C getränkt und zwischen Tenon und Sklera geschoben (Abb. 7.20). Die Dauer der Mitomycin-Behandlung hängt von vielen Faktoren ab, die wir später besprechen werden. Anschließend wird das Operationsgebiet ausgiebig gespült, um das Mitomycin C wieder zu entfernen.

Die Bindehaut wird dann so mit einem Faden an der Zügelnaht befestigt, dass die Sklera frei liegt (Abb. 7.21). Falls es blutet, werden mittels Diathermie (Instrument, an dessen Spitze durch Strom Wärme erzeugt wird) gezielt die Gefäße koaguliert. Die Blutungen sind nicht gefährlich, aber erschweren dem Operateur die Arbeit.

Dann wird mit einem speziellen Diamantmesser ein korneoskleraler Tunnel gemacht. Das bedeutet, dass man die Sklera und die Hornhaut quasi in zwei Schichten aufspaltet (Abb. 7.22).

Nun wird die innere Wand dieses Tunnels mit einer Stanze eröffnet (Abb. 7.23).

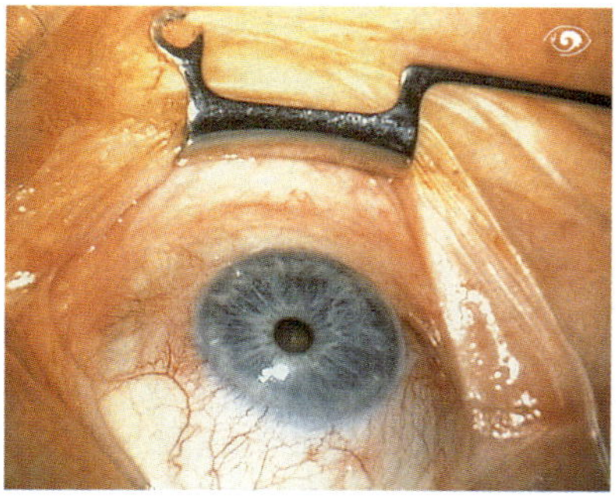

Abb. 7.17: Das Auge wird mit einem Lidsperrer offen gehalten...

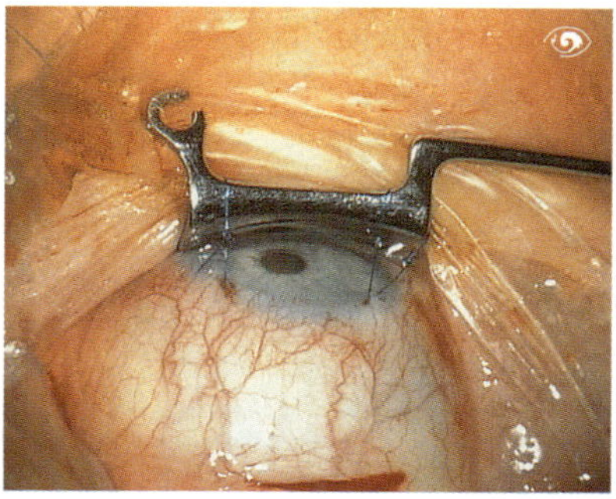

Abb. 7.18: ...dann wird es leicht nach unten rotiert und mit Hilfe von zwei Fäden am Lidsperrer befestigt.

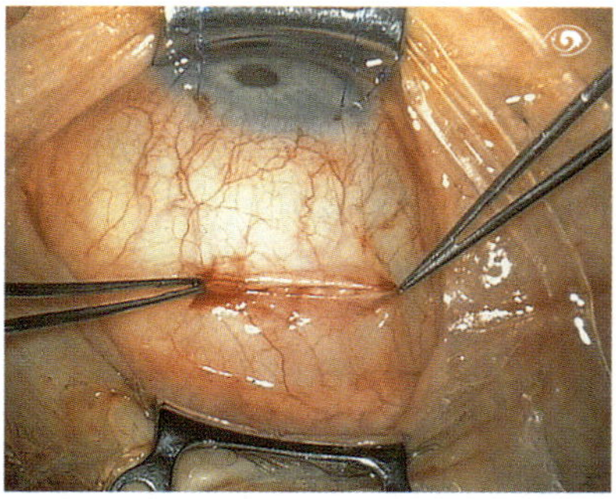

Abb. 7.19: Die Bindehaut wird eröffnet und von der Sklera gelöst...

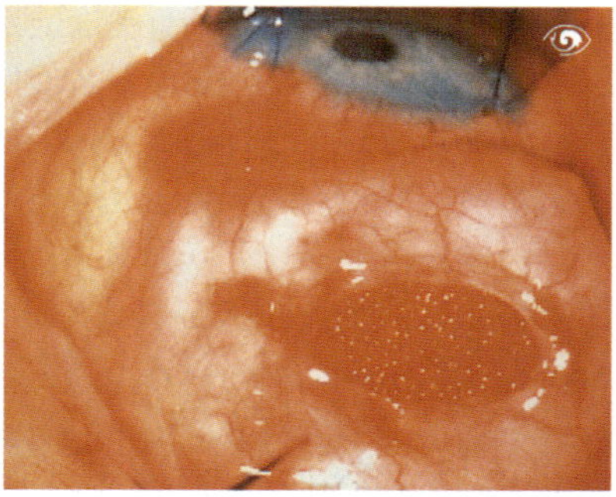

Abb. 7.20: und ein mit Mitomycin getränktes Schwämmchen wird zwischen Bindehaut und Sklera geschoben.

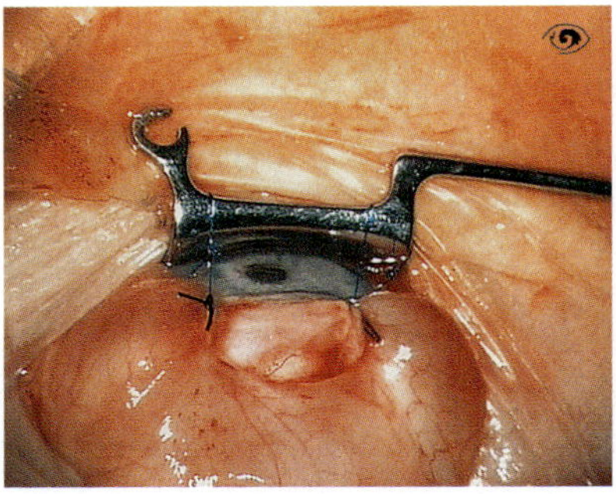

Abb. 7.21: Die Bindehaut wird dann nach vorne gezogen und ebenfalls mit Fäden in Position gehalten.

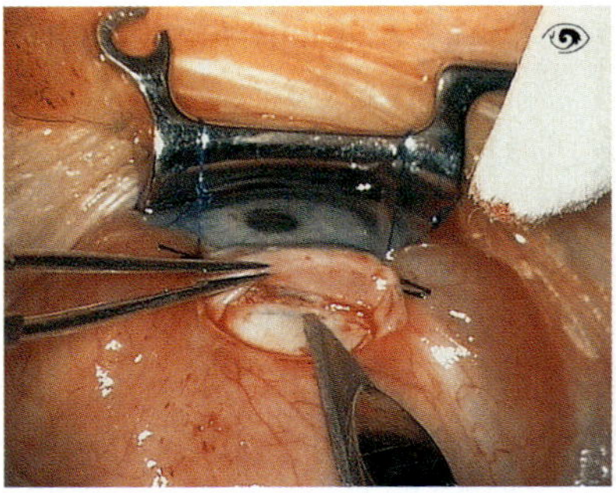

Abb. 7.22: Durch die Sklera und Cornea wird ein Tunnel gemacht (hier ist der Tunneleingang sichtbar).

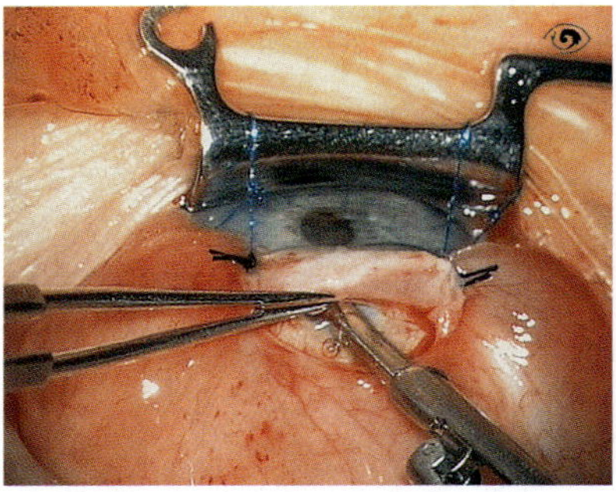

Abb. 7.23: Im corneaskleralen Tunnel wird mit Hilfe einer Stanze eine Öffnung hin zur Vorderkammer gemacht.

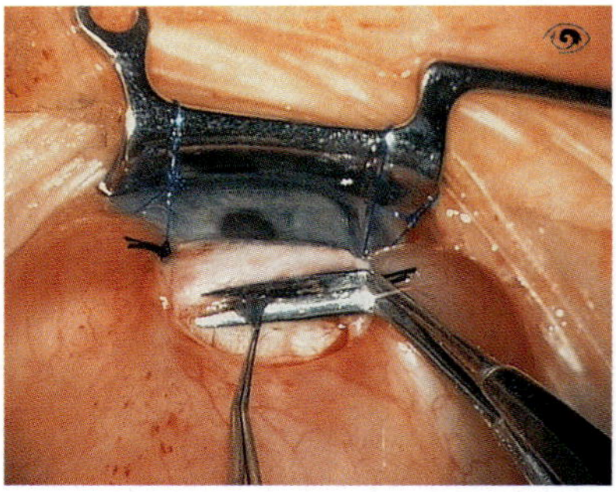

Abb. 7.24: Durch den Kanal hindurch wird die Iris gefasst und ein peripherer Anteil abgeschnitten (Iridektomie).

Es entsteht ein Tunnel, der nach innen einen direkten Zugang zur Vorderkammer hat und nach außen von einer Skleraschicht bedeckt bleibt. Durch den Tunnel wird mit einer feinen Pinzette die Iris gefasst und ein kleines Stück von ihr mit der Schere abgeschnitten (Abb. 7.24). Das nennt man Iridektomie (siehe Kap. 3.5.1).

Anschließend wird die äußere Öffnung des Tunnels durch eine Naht verschlossen (Abb. 7.25). Die Naht deshalb, damit unmittelbar nach der Operation (in der Zeit, wo noch keine Wundheilung stattgefunden hat) der Druck möglichst nicht gleich auf Null sinkt, sondern eher noch etwas erhöht bleibt. So lassen sich viele Komplikationen, die im Zusammenhang mit einem zu niedrigen Augendruck entstehen (siehe Kap. 2.2.2), verhüten. Wir verwenden resorbierbare

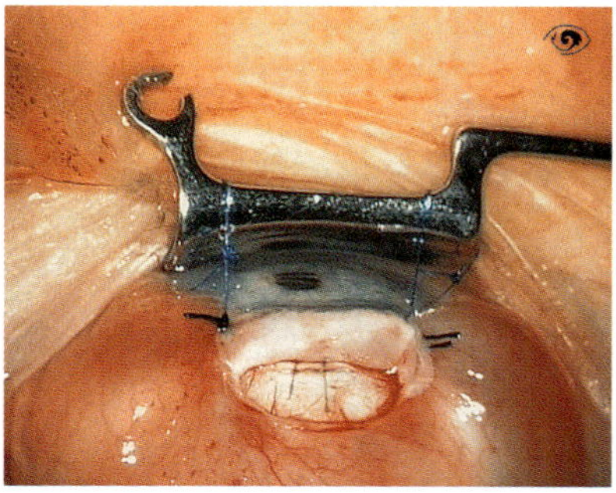

Abb. 7.25: Der Tunnel wird nach außen hin mit Nähten verschlossen, um ein zu rasches Absinken des Augendruckes zu verhindern.

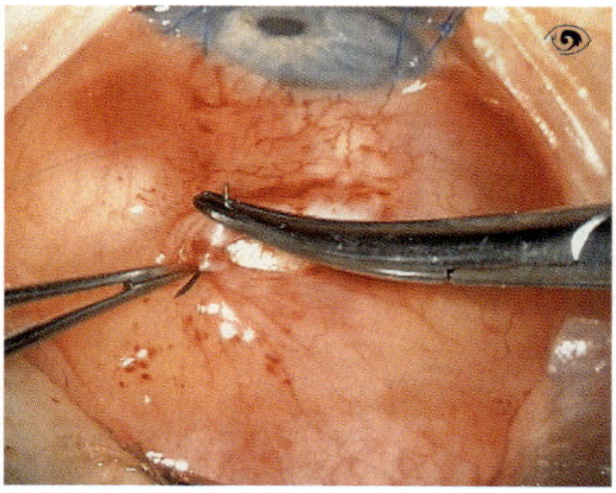

Abb. 7.26: Die Bindehaut wird wieder in die normale Position gebracht und mit einer resorbierbaren Naht verschlossen.

Nähte, die sich nach etwa 10 bis 15 Tagen spontan öffnen bzw. sich von selbst auflösen [sorbere *lat* verschlucken]. Zusätzlich legen wir zwei bis drei nicht resorbierbare Nähte. Sie sollen gewährleisten, dass der Verschluss des Tunnels nach Verschwinden der resorbierbaren Nähte noch immer relativ dicht bleibt, damit der Druck auch mittelfristig nicht zu niedrig wird. Bleibt er mittelfristig zu hoch, so können diese nicht resorbierbaren Fäden mit dem Laser oder mit einer Nadelspitze durchtrennt und so der Druck gesenkt werden.

Anschließend werden Tenon und Bindehaut getrennt voneinander mit einer fortlaufenden resorbierbaren Naht verschlossen (Abb. 7.26). Die Haltefäden werden wieder gelöst.

Der Patient bekommt lokal Steroide zur Entzündungshemmung, Antibiotika zur Infektionsprophylaxe und Atropin zur Pupillenerweiterung bzw. zur Prophylaxe eines ziliolentikulären Blockes (siehe Kap. 3.5.4). Dann wird, meist nur für den ersten Tag, ein Augenverband angelegt.

Alternativen zur beschriebenen Technik. Wie bereits erwähnt, gibt es viele Varianten der von uns geschilderten Technik, die alle ihre Berechtigung haben, aber hier nicht detailliert besprochen werden. Viele Ärzte bevorzugen zum Beispiel die klassische Trabekulektomie mit einer sog. Türflügelöffnung. Bei dieser Technik wird

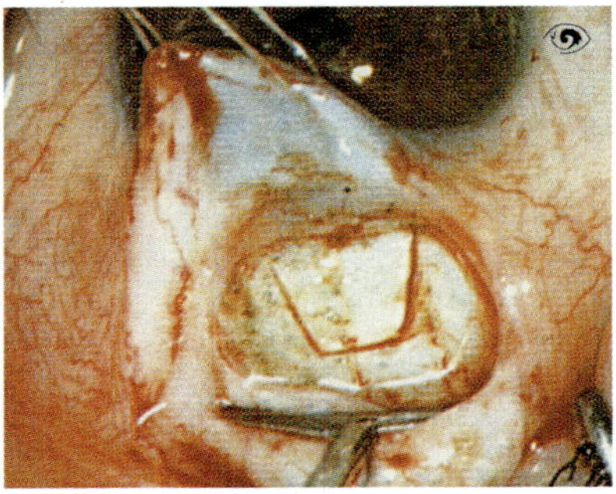

Abb. 7.27: Klassische Trabekulektomie mit Skleralappen.

ein kleiner Skleralappen präpariert und dann mit Klinge und Schere eine Öffnung in das Trabekelwerk geschnitten (Abb. 7.27). Nach unserer Erfahrung hat diese den Nachteil, dass in den ersten Tagen nach der Operation häufiger ein sehr niedriger Druck entsteht und langfristig der Astigmatismus (= die Hornhautverkrümmung) zunimmt. Einige Operateure schneiden die innere Lamelle im Bereich des Trabekelwerkes mit einem sog. Trepan weg, wir sprechen dann von einer Goniotrepanation [trypanon *gri* Bohrer].

Tiefe Sklerektomie und Viskokanalostomie. Wieder andere Chirurgen bevorzugen die tiefe Sklerektomie. Hierbei wird keine penetrierende Öffnung gemacht, ein Teil des Schlemm'schen Kanals und auch die innere Schicht, also das Trabekelwerk, bleiben bestehen [penetrare *lat* durchdringen, eindringen]. Einige Chirurgen legen auch ein Kollagen-Implantat zwischen Skleradeckel und innere Sklerawand (Abb. 7.28). Aus unserer Sicht liegt der Vorteil darin, dass der Augendruck bei der tiefen Sklerektomie (mit oder ohne Einlagen von Kollagen) selten auf zu tiefe Werte absinkt und sich die Sehfunktion nach der Operation daher schneller erholt. Das heißt, es ist für den Patienten subjektiv angenehmer. Der gewichtige Nachteil liegt aber darin, dass sich der Druck bei vielen Patienten langfristig auf einem relativ hohen, d.h. für die entsprechenden Augen oft zu hohem Niveau einpendelt.

Bei der Viskokanalostomie wird der Schlemm'sche Kanal mit einer viskösen Substanz «durchgespült». Diese mechanische Eröffnung führt ebenfalls bei einem Teil, aber nicht bei allen Patienten zur

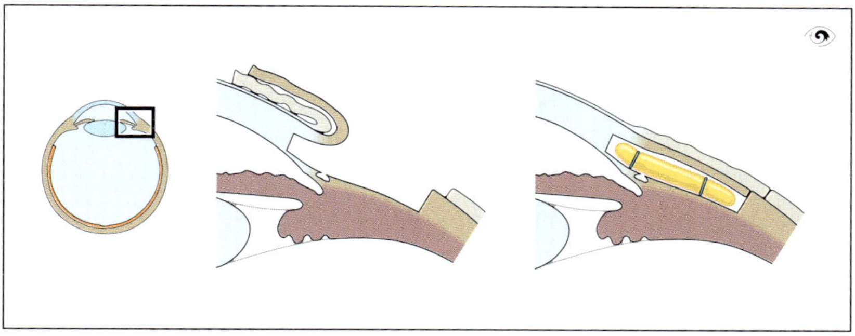

Abb. 7.28: Prinzip der tiefen Sklerektomie: Ein kleines Implantat (gelb) hilft, die Sklera offen zu halten.

Drucksenkung. Da wir in den meisten Fällen längerfristig ein relativ tiefes Druckniveau anstreben, wenden wir diese neuen Methoden kaum an.

Bei allen diesen technischen Verfahren gibt es immer wieder neue Möglichkeiten. Viele Varianten verschwinden nach einigen Jahren wieder und nur wenige Methoden bewähren sich so, dass sie sich allgemein durchsetzen können.

Komplikationen der drucksenkenden Operationen. Es muss zwischen Komplikationen, die a) während der Operation, b) in den ersten Tagen nach der Operation und c) mittelfristig auftreten unterschieden werden.

a) Komplikationen während der Operation: Es kann in extrem seltenen Fällen zu starken arteriellen Blutungen in die Aderhaut kommen, was potentiell das gesamte Auge gefährdet. Zum Glück haben wir in den letzten 10 bis 15 Jahren keine derartige Komplikation mehr gesehen. Andere Komplikationen sind nicht gefährlich für das Auge, sie erschweren und verlängern lediglich die Operation. Da sie vielfältig und eher technischer Natur sind, möchten wir sie hier nicht im Einzelnen aufzählen.

b) Komplikationen in den ersten Tagen nach der Operation: Gelegentlich kommt es zu Blutungen in die Vorderkammer. Dies verschlechtert zwar vorübergehend das Sehen, ist aber an sich harmlos.

Der Augendruck kann stärker ansteigen oder auf Werte um 0 mmHg abfallen. Ein Druckanstieg ist kein Problem, wenn er rechtzeitig erkannt und medikamentös behandelt wird. Denn der anfängliche Augendruck sagt nichts über den langfristig zu erwartenden Druck aus. Auch ein Druckabfall auf Null ist für sich noch kein Unglück, erfordert aber besonders intensive Kontrollen durch den Augenarzt, um Abflachungen der Vorderkammer frühzeitig zu erkennen, denn die Linse darf die Rückfläche der Hornhaut nicht berühren.

Gefürchtet ist das «maligne» Glaukom. Es entspricht dem Ziliarblockglaukom, das wir in Kapitel 3.5.4 besprochen haben. Der Augenarzt weiß aber, welche Augen ein erhöhtes Risiko für einen solchen Ziliarblock haben und wird entsprechende Vorkehrungen treffen. Im Normalfall lässt sich ein Ziliarblockglaukom durch die postoperative Gabe von Atropintropfen vermeiden. Wir haben in den letzten zehn Jahren nur ein malignes Glaukom nach einer Trabekulektomie gesehen und konnten auch dieses Problem durch rasches Eingreifen lösen.

c) *In den ersten drei Monaten nach der Operation:* Der Druck kann in den ersten Wochen noch deutlich schwanken. Ist er zu hoch, werden anfänglich noch drucksenkende Medikamente gegeben. Fällt er aber in den ersten zwei bis vier Wochen nicht auf das gewünschte Niveau ab, durchtrennen wir Fäden, um den Tunnel zu öffnen. Einige Ärzte massieren auch die Augen, um die Trabekulektomie zu eröffnen. Wir sind allerdings etwas davon abgekommen. Es gibt Techniken, bei denen ein sofortiges Funktionieren der Fistel erwünscht wird. Bei unserer Technik streben wir bewusst an, dass die Fistel sich erst nach einigen Tagen oder Wochen ganz allmählich öffnet.

Zeigt sich eine Vernarbungstendenz, spritzen wir hochverdünntes Mitomycin C in das Sickerkissen. Ist der Augendruck hingegen nach zwei bis drei Monaten zu niedrig und hat der Patient deswegen Beschwerden, spritzen wir entweder Blut des Patienten oder eine hochvisköse Substanz in das Sickerkissen, denn dadurch wird der Vernarbungsprozess angeregt.

Infektionen des Sickerkissens sind immer möglich, aber zum Glück extrem selten. Wird das Auge rot oder schmerzhaft, dann sollte sich der Patient beim Augenarzt melden, damit eine Infektion ausgeschlossen werden kann.

Mitomycin C. Mitomycin C, ursprünglich als Antibiotikum entwickelt, wird heute von den Onkologen (= Fachärzten für bösartige Tumorerkrankungen) wegen seines zytostatischen Effektes in der Krebstherapie eingesetzt. Ein Zytostatikum ist ein Medikament, das in der Lage ist, die Zellteilung (z.B. von Tumorzellen) zu hemmen.

Am Auge kann man durch Betupfen des Operationsfeldes mit Mitomycin C einen starken entzündungshemmenden Effekt erzielen und langfristig das Zuwachsen des Sickerkissens verhindern, bzw. die Wahrscheinlichkeit hierfür deutlich verringern.

Die Anwendung von Mitomycin C ist zwar äußerst effektvoll, aber nicht ungefährlich. In den Anfängen wurden schwerste Komplikationen beschrieben. Es hat sich aber bald gezeigt, dass die Komplikationen vor allem dann auftraten, wenn das Medikament in zu hoher Konzentration angewandt oder zu lange appliziert wurde. Gefährlich ist es auch, wenn nach seiner Anwendung nicht genügend gespült wird. Bei vorsichtiger Anwendung in richtiger Dosis und Dauer hat es sich aber als sehr hilfreich erwiesen. Wir wenden es seit etwa 10 Jahren an. Dabei benutzen wir eine sehr niedrige, aber konstante Konzentration und variieren je nach Situation die Anwendungsdauer. Diese wiederum ist abhängig von: Alter des Patienten, Dauer und Art der vorausgegangenen drucksenkenden Lokaltherapie, Voroperationen usw. Besonders lange Anwendungszeiten sind z.B. notwendig bei Patienten mit Neovaskularisationsglaukom (siehe Kap. 3.6.2), mittellange Anwendungen z.B. bei entzündlichen Sekundärglaukomen. Sehr kurze Anwendungszeiten haben wir bei der Erstoperation älterer Patienten.

Vor der Mitomycin-Ära kam es bei 50 Prozent oder sogar mehr der operierten Patienten längerfristig wieder zu einem Augendruckanstieg. Nach einer Reoperation oder bei Sonderfällen wie jungen oder schwarzen Patienten, war der langfristige Erfolg noch schlechter. Seit der Einführung des Mitomycins ist die Druckprognose nach der Operation deutlich besser geworden.

7.4.4 Nachbehandlung

Da die postoperative Überwachung für den Ausgang der Operation von entscheidender Bedeutung ist, ist es vorteilhaft, wenn der Operateur die ersten ein bis zwei Kontrollen selbst vornehmen kann.

Wir operieren normalerweise am Morgen und kontrollieren ein erstes Mal bereits am Nachmittag des gleichen Tages und dann, je nach Bedarf, auch noch einmal am Abend des Operationstages. Dabei messen wir auch den Augendruck. Ist er erhöht, so ist dies in Bezug auf das Operationsergebnis nicht weiter gefährlich. Um aber den Sehnerv nicht weiter zu schädigen, wird der Druck mit Hilfe von Medikamenten normalisiert. Ist der Druck hingegen zu niedrig, werden engmaschige Kontrollen von Vorderkammer (und Augenhintergrund) notwendig. Flacht sich die Vorderkammer ab und bewegen sich deswegen Iris und Linse in Richtung Hornhaut, müssen besondere Maßnahmen getroffen werden, denn die Linse darf auf keinen Fall mit der Hornhautrückfläche in Berührung kommen.

Nach der Operation geben wir für einige Tagen lokal Antibiotika, in den ersten zwei bis drei Tagen zusätzlich Atropin und innerhalb der ersten Wochen entzündungshemmende Mittel, wobei sich deren Dosierung nach dem Reizzustand des Auges richtet. Man muss beachten, dass lokal angewandte Steroide auch nach einer Operation den Augendruck reversibel steigern können (siehe Kap. 3.6.1.3). Deswegen bevorzugen wir wenn möglich sog. nicht-steroidale Entzündungshemmer.

Ist der Augendruck einige Wochen nach der Operation immer noch zu hoch bzw. nur mit Hilfe von drucksenkenden Medikamenten zu normalisieren, durchtrennen wir, wie bereits gesagt, die ersten Fäden am korneoskleralen Tunnel. Bleibt er langfristig hoch oder steigt er nach Wochen oder Monaten erneut an, unterspritzen wir die Bindehaut mit stärker verdünntem Mitomycin C. Wir haben mit dieser Methode sehr gute Erfahrungen gemacht. Gelegentlich aber kommt es dennoch zu Verwachsungen, die entweder eine medikamentöse Therapie oder eine erneute Operation notwendig machen.

Ist der Druck langfristig zu niedrig, unterspritzen wir das Sickerkissen mit Blut (Eigenblut des Patienten) oder einem viskösen Gel. Meistens steigt der Druck daraufhin ganz langsam an, unter

Umständen braucht dies sogar Monate. Solange der Druck tief ist, ist das Sehen meistens deutlich gestört. Es erholt sich aber nach einer Drucknormalisierung praktisch immer vollständig.

Verhaltensregeln nach der Operation. Früher galten diesbezüglich relativ strenge Vorschriften. Bei den heutigen Techniken sind die Risiken klein geworden. Meistens sagen wir dem Patienten, dass er sein normales Leben bereits in den ersten Tagen nach der Operation wieder aufnehmen kann. In Abhängigkeit von der Sehfunktion darf er aber unter Umständen noch nicht Auto fahren (das muss er mit seinem Augenarzt klären). Duschen und Haare waschen erlauben wir dem Patienten etwa ab dem zweiten oder dritten postoperativen Tag. Für Menschen, die im Berufsleben stehen, ist die Wiederaufnahme der Arbeit natürlich eine wichtige Frage. Dies wird sehr individuell, auch abhängig vom Verlauf der Operation und vom Beruf des Patienten, entschieden. Da man nie gleichzeitig beide Augen operiert, können viele Tätigkeiten (z.B. im Büro) bald wieder verrichtet werden, Voraussetzung hierfür ist natürlich eine genügende Funktion des Partnerauges. Bei Tätigkeiten, die ein intaktes Stereosehen erfordern, ist Vorsicht geboten.

7.4.5 Weitere drucksenkende Operationen

Die Trabekulotomie und die Goniotomie beim angeborenen Glaukom haben wir in Kapitel 3.1 bereits angesprochen.

Iridektomie. Wir haben am Beispiel der Laseriridotomie gesehen, dass es gelegentlich (wenn auch sehr selten) Fälle gibt, in denen die Iris nicht mit dem Laserstrahl geöffnet werden kann. Dann wird eine Operation notwendig. Auch hier gibt es verschiedene Varianten. Wir bevorzugen den Zugang durch die Hornhaut. Die Iris wird mit der Pinzette gefasst und ein kleines Stück von ihr mit der Schere abgeschnitten. Anschließend wird die Hornhaut wieder verschlossen.

Zyklodialyse. Die Zyklodialyse ist eine Operation, die früher recht häufig durchgeführt wurde. Mit einem Spatel wird eine Verbindung zwischen Vorderkammer und Aderhaut geschaffen. Dadurch kann die Flüssigkeit direkt in den subskleralen Raum abfließen. Der Grund dafür, dass diese Technik nur noch selten angewandt wird, liegt in der schlechten Dosierbarkeit der Wirkung: Häufig ist der Druck anfänglich sehr niedrig, kann aber dann schlagartig wieder ansteigen.

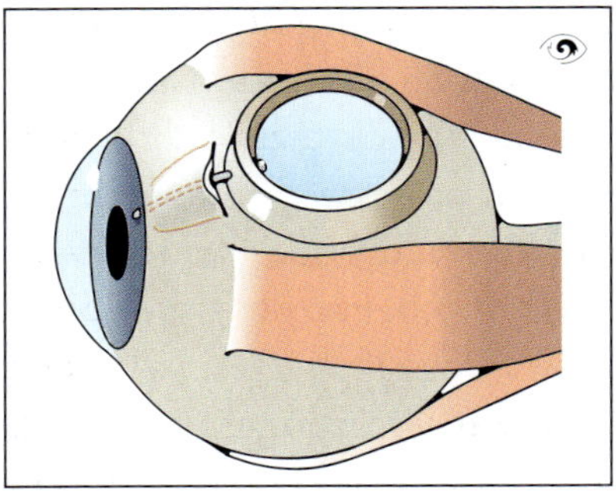

Abb. 7.29: Kunststoffimplantat. Es lässt das Kammerwasser von der Vorderkammer über die Sklera abfließen.

Kunststoffimplantate. Aufgrund einer natürlichen Vernarbungstendenz kommt es nach fistulierenden augendrucksenkenden Operationen nicht selten wieder zu einem neuerlichen Druckanstieg [fistula *lat* röhrenförmige Verbindung]. Aus diesem Grunde hat man seit Jahrzehnten immer wieder versucht, verschiedene «Druckventile» in das Auge einzubauen. Es gibt heute eine ganze Reihe von Implantaten, Abbildung 7.29 zeigt uns ein Beispiel. Wir haben diese Techniken weitgehend verlassen, da nach unserer Erfahrung eine Reoperation mit Mitomycin C eher schonender ist als die Implantation eines Kunststoffes. Aber auch hier kann man natürlich unterschiedlicher Ansicht sein, in einigen Ländern werden diese Kunststoffventile relativ häufig implantiert [implantatio *lat* Einpflanzung].

7.4.6 Kombinierte Katarakt-/Glaukomoperation

Liegen gleichzeitig ein Glaukom und eine Katarakt vor, so kann die Kataraktoperation (Kap. E 5) mit einer drucksenkenden Operation kombiniert werden. Der Vorteil liegt darin, dass dann für beide Krankheiten nur eine Operation pro Auge nötig ist. Der Nachteil liegt darin, dass die langfristige Drucksenkung bei kombinierten Eingriffen durchschnittlich deutlich weniger gut ist als bei einer reinen Trabekulektomie. Liegt ein großer Glaukomschaden vor oder ist der Schaden bei nur mäßiger Augendrucksteigerung aufgetreten, dann streben wir durch die Operation ein möglichst tiefes Druckniveau an. Es muss in jedem Einzelfall abgewogen werden, ob eine kombinierte Operation oder zwei einzelne Operationen sinnvoller sind. Leidet der Patient unter einer Katarakt mit mäßig erhöhtem Augendruck und ohne Glaukomschaden, führen wir normalerweise nur eine Kataraktoperation durch. Steht das Glaukom im Vordergrund und ist die Linse nur wenig getrübt, dann machen wir normalerweise nur eine Trabekulektomie. Muss früher oder später beides operiert werden, dann erwägen wir eine kombinierte Operation. Steht die Glaukomproblematik aber stark im Vordergrund, entweder weil der Druck sehr hoch oder der Schaden sehr weit fortgeschritten ist, dann bevorzugen wir zuerst eine Glaukomoperation und in einem späteren Schritt die Kataraktoperation (die Technik wird in Kap. E 5 gezeigt).

Der Grund für diese Reihenfolge ist folgender: mit einer Glaukomoperation sollte man nicht zu lange warten. Ein Schaden kann nicht mehr rückgängig gemacht werden. Hingegen kann eine Kataraktoperation auch noch später erfolgreich durchgeführt werden. Aus diesem Grunde ist es also wichtig, vor allem und als erstes die Probleme zu beseitigen, die ein Fortschreiten des Glaukomschadens begünstigen.

7.5 Verbesserung der Augendurchblutung

Seit über hundert Jahren wurde von Glaukomforschern immer wieder die Vermutung geäußert, dass beim Glaukompatienten eine gestörte Durchblutungssituation vorliegen könnte. Ein Beweis hierfür war lange Zeit nicht möglich, da keine zuverlässigen Methoden zur Messung der Augendurchblutung zur Verfügung standen.

Anfang der Achtzigerjahre konnten wir zeigen, dass Glaukompatienten am Finger, genauer gesagt im Bereich des Nagelfalz, eine gegenüber dem Gesunden durchschnittlich verminderte Durchblutung haben. Weil die Nagelfalzdurchblutung sich parallel mit dem Gesichtsfeld änderte, nahmen wir an, dass ähnlich wie im Nagelfalz, auch Durchblutungsstörungen im Auge vorkommen.

Seit wenigen Jahren ist es nun möglich, die Augendurchblutung direkt zu messen (siehe Kap. E 11), und aus der Vermutung wurde Gewissheit: Glaukompatienten haben häufig eine schlechtere Durchblutung am Auge als Gesunde. Je niedriger der Augendruck ist, bei dem ein Glaukomschaden entsteht oder fortschreitet, desto wahrscheinlicher ist es, dass eine Durchblutungsstörung beteiligt ist.

In einem nächsten Schritt konnten wir zeigen, dass die Durchblutungsstörungen beim Glaukom nicht oder nur selten arteriosklerosebedingt sind, sondern vielmehr auf einer vaskulären Dysregulation, also einer Fehlregulation der Blutgefäße, basieren (siehe Kap. E 8). Diese Patienten haben oft auch Durchblutungsstörungen in anderen Organen, die aber meist keine Symptome hervorrufen, z.B. stumme Myokardischämien. Dies sind Durchblutungsstörungen am Herzen, die meist nur eine oder wenige Minuten dauern. Sie werden vom Patienten nicht wahrgenommen. Daher stammt der Begriff «stumme» Ischämie. Während beim Patienten mit Arteriosklerose der Herzkranzgefäße Ischämien vor allem unter Belastung (z.B. EKG-Registrierung am Fahrradergometer) auftreten, sind diese beim Glaukompatienten vor allem in Ruhe anzutreffen. Die Ursache der Ischämien beim Glaukom liegen also seltener in einer Arteriosklerose als vielmehr in einer vaskulären Dysregulation. Die Mitbeteiligung des Herzens und anderer Organe bei einigen dieser Patienten zeigt, dass es sich bei diesen Durchblutungsstörungen a) nicht nur um Sekundärphänomene beim Glaukom, sondern vielmehr um eine primäre Durchblutungsstörung handelt und b) dass diese mehr oder weniger generalisiert sind und c) meist nur episodisch auftreten.

Ist die Behandlung der vaskulären Fehlregulationen sinnvoll, möglich, nötig? Betrachtet man nur das Glaukom für sich, lässt sich mit Recht argumentieren, dass eine Augendrucksenkung die Krankheit sehr häufig zum Stillstand bringt bzw. ihr Fortschreiten verlangsamt. Wir gehen davon aus, dass die vaskulären Dysregulationen die Empfindlichkeit gegenüber dem Augendruck erhöhen (siehe Kap.

5.2). Ist der Druck auf ein sicheres Niveau abgesenkt, ist bei vielen Patienten keine Schadensprogression mehr zu beobachten. Trotzdem möchten wir bei vielen Patienten die vaskulären Fehlregulationen behandeln, und zwar aus folgenden Gründen:

a) Nicht bei allen Patienten lässt sich der Augendruck langfristig auf ein so tiefes Niveau absenken, dass keine Schadensprogression mehr auftritt.
b) Bei einigen Patienten kommt es zur Schadensprogression, auch wenn der Druck sehr stark gesenkt wird.
c) Die vaskulären Störungen sind nicht auf das Auge beschränkt. Das Risiko für das Auftreten anderer Erkrankungen sollte nicht ganz außer Acht gelassen werden.

Die Behandlung ist aber nicht ganz einfach. Die Zusammenhänge sind erst seit kurzem bekannt, deswegen konnte auch bisher noch nicht viel Zeit in die Entwicklung von geeigneten Medikamenten investiert werden. Wir möchten daran erinnern, dass wir seit mehr als 150 Jahren wissen, dass ein hoher Augendruck einen Glaukomschaden hervorrufen kann. Trotzdem gibt es erst seit einigen Jahren wirklich gute drucksenkende Medikamente. Es ist anzunehmen, dass in einigen Jahren oder Jahrzehnten auch bessere Medikamente für die Behandlung der vaskulären Fehlregulationen zur Verfügung stehen werden.

Was aber soll man in der Zwischenzeit tun? Ein Arzt kann dem Patienten nicht sagen, er solle in 20 Jahren, wenn die Studien abgeschlossen sind, wieder kommen. Was wir damit sagen wollen, ist folgendes: Die Medizin hat als wissenschaftliche Disziplin die Pflicht, alle Therapieformen seriös auf ihre Wirksamkeit hin zu untersuchen. Oft aber müssen wir aufgrund klinischer Erfahrung und erster Studien handeln, bevor endgültige Beweise vorliegen.

Aus diesem Grunde geben wir Ihnen einige Empfehlungen, die teilweise aber noch nicht vollständig gesichert sind. Was wir aber sicher sagen können, ist, dass wir mit den unten beschriebenen Therapien seit vielen Jahren gute Erfahrungen gemacht haben.

Wie gehen wir konkret vor? Hat ein Patient einen sehr niedrigen Blutdruck und gleichzeitig Vasospasmen, heben wir zuerst den

Blutdruck an. Wir haben die Erfahrung gemacht, dass auch ein niedriger Blutdruck Vasospasmen provozieren kann. Insbesondere versuchen wir, nächtliche Blutdruckabfälle zu verhüten. Bleibt der Patient nach der Verbesserung des Blutdruckes vasospastisch, dann leiten wir eine antispastische Therapie ein.

7.5.1 Behandlung des niedrigen Blutdruckes

Als erste Maßnahme empfehlen wir dem Patienten tägliche körperliche Aktivität. Er sollte keinen Hochleistungssport betreiben, sondern «leichte» Sportarten, wie z.B. Waldlauf oder Radfahren. Außerdem sollte er genügend Flüssigkeit und Salz zu sich nehmen. Da den Patienten mit hohem Blutdruck immer empfohlen wird, wenig Salz zu sich zu nehmen, gehen viele Patienten davon aus, dass eine salzarme Ernährung für alle Menschen gesund sei. Dies gilt aber nicht für Patienten mit zu niedrigem Blutdruck, insbesondere, wenn sie an einem Glaukom leiden! Sie sollten im Gegenteil ihre Salzaufnahme erhöhen. Wir empfehlen, je nach Blutdrucklage, zusätzlich 3 bis 5 g Kochsalz pro Tag einzunehmen. Das zusätzliche Salz sollte mit viel Flüssigkeit und, wenn möglich, am Abend eingenommen werden.

Häufig nehmen Patienten Medikamente ein, die den Blutdruck, vor allem in der Nacht, absenken. Dazu gehören z.B. bestimmte Schlaf- und Beruhigungsmittel. Diese sollten, wenn möglich, abgesetzt bzw. ersetzt werden. Andere Patienten nehmen wegen eines tagsüber erhöhten Blutdruckes blutdrucksenkende Mittel ein. Haben sie dann nächtliche Blutdruckabfälle, sollte die Medikamentendosis reduziert und/oder anders verteilt werden. Wichtig ist bei gewissen Patienten, dass sie ihr blutdrucksenkendes Mittel nicht am Abend einnehmen.

Auch allgemeine aufbauende Maßnahmen können von Nutzen sein. Bei manchen Patienten hilft z.B. eine Kneippkur. Der Pfarrer Sebastian Kneipp lebte von 1821–1887. Die von ihm entwickelte Kur umfasst fünf Säulen: 1. Wasserheilverfahren, 2. Heilkräuter, 3. Vollwert-Ernähung, 4. Positive Lebensweise, 5. Bewegung.

Bei Patienten, bei denen der Blutdruck vor allem beim Wechsel vom Liegen zum Stehen oder bei längerem Stehen stark abfällt, kann man testen, ob Blutdruckabfälle durch das Tragen von Stützstrümpfen vermindert werden können.

Führen diese allgemeinen Maßnahmen allein nicht zum Erfolg, muss eine medikamentöse Therapie eingeleitet werden. Es gibt eine ganze Reihe von blutdrucksteigernden Medikamenten, für den Glaukompatienten sind aber nicht alle geeignet. Medikamente, die den Blutdruck durch eine Engstellung der Gefäße erhöhen, sollten vermieden werden. Wir behandeln mit Fludrocortison, einem Mineralokortikoid. Ein Mineralokortikoid darf nicht mit einem Glukokortikoid verwechselt werden. Es hat weniger Nebenwirkungen. Trotzdem gehört die Behandlung mit Fludrocortison in die Hand eines erfahrenen Arztes, von einer unkontrollierten Medikamenteneinnahme raten wir strikt ab. Auf der anderen Seite sollte sich ein Patient, der das Medikament braucht und in korrekter Dosis anwendet, auch nicht durch die Auflistung der potentiellen Nebenwirkungen auf dem Beipackzettel verunsichern lassen.

7.5.2 Behandlung der Vasospasmen

Sind Vasospasmen im Vordergrund oder bleiben vasospastische Reaktionen trotz Normalisierung des Blutdruckes bestehen, sollten auch diese behandelt werden. Es sollte jedoch nur eine spasmolytische Therapie eingeleitet werden, wenn auch wirklich Spasmen vorhanden sind. Im Zweifelsfall empfehlen wir eine vorherige Abklärung durch ein spezialisiertes Zentrum.

Wir empfehlen auch hier zuerst wieder allgemeine Maßnahmen. Kälte oder emotioneller Stress können bei entsprechender Veranlagung Spasmen hervorrufen, daher sollten solche auslösenden Momente möglichst gemieden werden.

Treten trotz dieser allgemeinen Maßnahmen bei einem Glaukompatienten immer noch Spasmen auf, wird medikamentös behandelt. Einige Medikamente haben sich recht gut bewährt: Wir geben häufig zuerst, vor allem bei nicht zu weit fortgeschrittenem Schaden, Magnesium. Es sollte möglichst in einer Granulatform eingenommen werden, da es so besonders gut und konstant resorbiert wird.

Um eine Wirkung beobachten zu können, benötigt man relativ hohe Dosen. Die Hauptnebenwirkung der Magnesiumtherapie sind Durchfälle, die aber nach einer Dosisreduktion wieder verschwinden. Wenn die Behandlung mit Magnesium allein nicht ausreicht oder wenn schwere Schäden vorliegen, geben wir Kalziumantagonisten. Das ist eine Gruppe von Medikamenten, die den Einstrom von Kalzium in die glatten Muskelzellen der Blutgefäße hemmt und so die verkrampften Gefäßabschnitte wieder erweitert. In viel höheren Dosen werden sie auch zur Senkung des Blutdruckes angewandt. Es gibt viele verschiedene Kalziumantagonisten, die sich hinsichtlich ihres Wirkungsprofils etwas unterscheiden. Dazu gehören z.B. Nifedipine oder Nimodipin. Wir empfehlen, die Abklärung und die Therapieeinleitung in einem darauf spezialisierten Zentrum vornehmen zu lassen. Es würde etwas weit führen, die Vor- und Nachteile der verschiedenen Kalziumantagonisten sowie ihre Dosierungen hier zu besprechen (siehe dazu weiterführende Literatur). Wichtig ist die Tatsache, dass zur Behandlung von vaskulären Dysregulationen Kalziumantagonisten in sehr niedriger Dosierung gegeben werden können. In niedriger Dosis sind Nebenwirkungen recht selten und in den meisten Fällen wird der Blutdruck nicht weiter gesenkt. Trotzdem sollte der Blutdruck nach Einleitung der Therapie weiter kontrolliert werden.

Oft werden Patienten verunsichert, wenn sie sehen, dass sie trotz zu tiefem Blutdruck ein Medikament nehmen sollen, welches sonst zur Blutdrucksenkung gebraucht wird. Sie müssen aber wissen, dass sie dies a) in einer viel kleineren Dosis erhalten und b) dass die durch Kalziumantagonisten induzierte Blutdrucksenkung nicht, wie die spontanen Blutdruckabfälle, zu einer unerwünschten Gegenregulation der Augendurchblutung führt (siehe Kap. 5.2).

Bei Kindern haben wir mit sehr niedrig dosiertem Propanolol gute Erfahrungen gemacht. Propanolol ist ein Betablocker, der gleichzeitig einen kalziumantagonisierenden Nebeneffekt hat. Vielversprechend erscheinen uns auch die sogenannten Endothelin-Blocker. Mit ihnen haben wir allerdings noch keine Langzeiterfahrungen. Die jetzt laufenden Studien werden ihre Bedeutung für den Glaukompatienten klären.

7.6 Alternative Therapieformen

Die Alternativmedizin als Teil der ärztlichen Behandlung kann möglicherweise auch für die Augenheilkunde von Nutzen sein. Die Erfahrung und die Datenmenge ist aber noch gering, sodass die Wirkung der Alternativmedizin immer mit Vorsicht beurteilt werden sollte. Deshalb sollte eine Alternativtherapie immer unter augenärztlicher Kontrolle durchgeführt und Änderungen der Medikamente nur nach Rücksprache mit dem behandelnden Arzt vorgenommen werden. Im Folgenden besprechen wir einige Therapieformen, die in der Glaukombehandlung teilweise Anwendung gefunden haben.

7.6.1 Autogenes Training

Das Autogene Training (AT) wurde um 1920 von dem Berliner Psychiater und Neurologen Johannes Heinrich Schultz als Technik zur Selbstentspannung entwickelt. Heute zählt das Autogene Training zu den bekanntesten und am weitesten verbreiteten Entspannungsverfahren in der westlichen Welt. Es hat sich als Begleittherapie bei vielen psychosomatischen, körperlichen und psychischen Erkrankungen sowie zur allgemeinen Gesundheitsvorsorge bewährt.

In der Glaukombehandlung bewirkt das Autogene Training vor allem bei Patienten mit chronischem Offenwinkelglaukom neben der Verbesserung der Befindlichkeit gelegentlich auch eine Augeninnendrucksenkung. Eventuell vermag es sich auch günstig auf die Augendurchblutung auszuwirken. Wenn Stress die Gefäße verkrampfen kann, dann ist es auch denkbar, dass Entspannung Krämpfe löst. Unser Wissen auf diesem Gebiet ist gegenwärtig noch bruchstückhaft. Wesentlich beim Autogenen Training ist, dass es nur bei regelmäßigen Übungen zur Drucksenkung kommt. Ein Reduzieren oder Absetzen der medikamentösen drucksenkenden Therapie sollte nur unter augenärztlicher Kontrolle versucht werden. Wird das Autogene Training regelmäßig praktiziert, scheint es bei Patienten mit chronischem Offenwinkelglaukom eine wertvolle Ergänzung zur konventionellen Therapie zu sein. Neben einer Verbesserung des Augeninnendruckes führt es zu einer besseren Befindlichkeit und auch Symptome wie Angst und Depressionsneigung können abnehmen.

7.6.2 Akupunktur

Akupunktur ist eine Heilkunst aus dem alten China. Man sollte sich allerdings vergegenwärtigen, dass die Akupunktur in China selbst neben Massage und Kräutermedizin in nur etwa 20 Prozent der Erkrankungsfälle als alleinige Therapie eingesetzt wurde. Sie wird dort hauptsächlich als Begleittherapie eingesetzt und macht auch heute nur etwa ein Sechstel aller medizinischen Behandlungen aus. Bei der Akupunktur werden Nadeln an bestimmten Körperstellen (Akupunkturpunkten) unterschiedlich tief eingestochen. Es wird angenommen, dass so ein harmonischer Ausgleich zwischen polaren Gegensätzen (Yin und Yang), die den Körper auf bestimmten Bahnen durchfließen, erreicht wird. Eine wissenschaftliche Erklärung für diesen Wirkungsmechanismus gibt es bis heute noch nicht. Erste kontrollierte Nachweise einer Wirksamkeit sind gelungen, jedoch bedarf es noch umfassender Forschungstätigkeiten, um die Wirksamkeit und den Wirkungsmechanismus exakt nachweisen zu können. Auch ein Placebo-Effekt könnte mitspielen [placere *lat* gefallen].

In der Augenheilkunde wird die Akupunktur bei gewissen chronischen Erkrankungen angewendet. Auf den Augeninnendruck scheint Akupunktur wenig einwirken zu können, jedoch konnte in Einzelfällen gezeigt werden, dass sich die Durchblutung am Auge verbessert. Akupunktur scheint somit ein mögliches therapeutisches Potential in der Behandlung von Glaukomerkrankungen aufzuweisen. Sie ist in der Augenheilkunde gegenwärtig noch nicht sehr verbreitet, was aber nicht bedeutet, dass sie nicht in Zukunft vermehrt eingesetzt werden wird. Diese Behandlung sollte aber immer unter augenärztlicher Kontrolle erfolgen.

7.6.3 Homöopathie

Die Homöopathie ist von Samuel Hahnemann (1755–1843) begründet worden. Grundlegend in der Homöopathie ist die Suche nach einem Arzneimittel, das in der Lage ist, an einem Gesunden genau die Symptome zu erzeugen, an denen der Kranke leidet. Die Homöopathie ist um eine genaue und vollständige Erfassung des Gesamtbildes des Patienten bemüht. Dauerstreitpunkt zwischen Homöotherapeuten und naturwissenschaftlichen Medizinern ist die «Potenzierung». Hahnemann hatte ursprünglich Substanzen in der zur damaligen Zeit üblichen Dosierung verabreicht. Später fand er heraus, dass eine Verdünnung der Substanzen eine bessere Heilwirkung und eine sanftere Giftwirkung zeigt. So begann er die Ausgangssubstanz in 10-er, 100-er oder sogar 50 000-er Schritten zu verdünnen. Theoretisch dürfte ein 10^{24} fach verdünntes Heilmittel gar nicht mehr wirken, da bei einer solchen Verdünnung ja praktisch keine Wirkstoffmoleküle mehr vorkommen. Trotzdem scheinen solche Substanzen, nach Angaben der Patienten, zu wirken.

Auch in der Augenheilkunde wird die Homöopathie angewendet und scheint bei einigen Erkrankungen auch Wirkung zu zeigen. Bezüglich der Glaukombehandlung liegen noch keine kontrollierten Studien vor, sodass auch die homöopathische Therapie beim Glaukompatienten immer unter augenärztlicher Kontrolle durchgeführt werden sollte.

7.6.4 Anthroposophische Medizin

Die moderne Anthroposophie wurde von Rudolf Steiner (1861–1925) als eine Geisteswissenschaft begründet. Sie beschäftigt sich mit dem Immateriellen in Mensch und Natur auf vergleichbare Art, wie es die Naturwissenschaft mit dem Materiellen tut. Die Anthroposophie sieht in den Vorgängen von Gesundheit, Krankheit und Therapie nicht nur rein molekulare Wechselwirkungen, sondern das Resultat eines differenzierten Ineinanderwirkens von Vorgängen in der physischen, seelischen und geistigen Organisation des Menschen. Die anthroposophisch orientierte Medizin arbeitet an einer geisteswissenschaftlichen Erweiterung der vor allem naturwissenschaftlich begründeten «Schulmedizin».

In der Glaukombehandlung bietet die Anthroposophie im Rahmen dieser Sichtweise Behandlungen (Augentropfen, Spritzen unter die Bindehaut usw.) an, deren Wirksamkeit bis jetzt allerdings noch nicht wissenschaftlich nachgewiesen werden konnte. Wie bei der Homöopathie sind auch hier augenärztliche Kontrollen des Therapieeffektes notwendig.

7.6.5 Sehtraining

William H. Bates (1860–1931) war der Begründer des Sehtrainings. Seiner Meinung nach sollten verkrampfte Augenmuskeln und fehlerhafte Denk- und Wahrnehmungsprozesse für Erkrankungen des Auges verantwortlich sein. Er entwarf eine Augengymnastik, die Kurzsichtigkeit, Schielen, Katarakt und Glaukom sowie Netzhauterkrankungen heilen sollte.

Von Bates' Theorie findet sich bei den heutigen Sehtrainingslehren nicht mehr allzu viel. Heutzutage geht es vielmehr um eine Kombination von Augentraining und Entspannungstechniken für den ganzen Körper, z.B. durch spezielle Atemtechniken, Autogenes Training, Yoga, Meditation, Katathymes-Bild-Erleben, Psychodrama, Feldenkrais-Arbeit und Bioenergetik.

Die Wirkung des Sehtrainings muss aus zwei verschiedenen Blickwinkeln betrachtet werden: Für den Patienten kann dieses Training zu einer subjektiven Verbesserung führen, aus augenärztlicher Sicht aber konnte noch nie objektiv ein günstiger Einfluss auf Augenerkrankungen nachgewiesen werden. Daher ist eine abschließende Beurteilung des Sehtrainings zum gegenwärtigen Zeitpunkt nicht möglich.

7.6.6 Diätbehandlung

Nahrung spielt eine wesentliche Rolle für die Gesundheit des Menschen. In den letzten Jahren konnten wir sehr viel dazulernen. Man weiß heute, dass unter einer Ernährung, die arm an tierischen Fetten ist, weniger häufig Herz-Kreislauf- und Krebserkrankungen auftreten. Leider haben wir in Bezug auf das Glaukom noch zu wenig Informationen, um schon gezielte Empfehlungen aussprechen zu können (siehe hierzu aber Kap. 7.5.1).

Eine eigentliche Diätbehandlung des Glaukoms gibt es noch nicht. Es existieren jedoch Hinweise darauf, dass eine Ernährung, die das Arterioskleroserisiko verringert, auch gleichzeitig die Wahrscheinlichkeit eines Augendruckanstiegs vermindert.

Fastenkuren sind für Patienten mit vaskulären Fehlregulationen ungünstig (siehe Kap. E 8).

7.6.7 Phythotherapie

Unter Phythotherapie versteht man die Behandlung mit Pflanzen bzw. mit Pflanzenextrakt [phython *gri* Pflanze/extrahere *lat* herausziehen/extractum *lat* Auszug]. Viele Patienten bevorzugen Medikamente, die aus Pflanzen hergestellt werden. Diesbezüglich kann man sagen, dass gerade das älteste uns bekannte Glaukommedikament, nämlich das Pilocarpin, aus einer Pflanze stammt. Man muss wissen, dass in Pflanzen auch sehr potente Stoffe vorkommen, die zum Teil sogar hoch giftig sind (z.B. bestimmte Pilzarten). Andere Stoffe sind sehr wirksam, müssen daher extrem sorgfältig dosiert werden, z.B. das Digoxin aus dem Digitalis (Fingerhut) oder das aus der Mohnpflanze gewonnene Morphium. Viele pflanzliche Wirkstoffe haben sich aber in den letzten Jahren als sehr hilfreich erwiesen, z.B. der grüne Tee, Knoblauch, Ginkgo usw. In Bezug auf die Glaukomtherapie wissen wir allerdings bisher nur wenig. Da wir davon ausgehen, dass freie Sauerstoffradikale in der Entstehung des Glaukomschadens eine wichtige Rolle spielen, erscheint uns die Aufnahme von radikalbindenden Substanzen sehr sinnvoll. Gut sind deswegen Nahrungsmittel, die reich an Vitamin C, E und Selen sind. Auch grüner Tee, Obst und Gemüse, wie z.B. Tomaten, sind empfehlenswert.

Zusammenfassung

Die meisten Glaukompatienten haben zum Zeitpunkt der Diagnosestellung keine Beschwerden. Trotzdem müssen sie mit Methoden behandelt werden, die potentielle Nebenwirkungen haben. Der Patient muss also evtl. eine momentane leichte Verschlechterung seines Wohlbefindens in Kauf nehmen, um seine Sehfunktion langfristig zu stabilisieren.

Das Spektrum der therapeutischen Möglichkeiten hat sich in den letzten Jahren deutlich verbreitert. Es stehen uns eine Reihe von augendrucksenkenden Medikamenten zur Verfügung, die alle ihre Vor- und Nachteile haben. Für jeden Patienten muss entsprechend eine individuelle Therapie aus dem breiten Spektrum ausgewählt werden.

Die Laserbehandlung ist in der Glaukomtherapie eher von untergeordneter Bedeutung: Der Laser wird hauptsächlich zur Prophylaxe eines Winkelblockglaukoms (Iridotomie) eingesetzt.

In vielen Fällen, insbesondere wenn der Glaukomschaden trotz medikamentöser Therapie fortschreitet, ist eine drucksenkende Operation notwendig. Hierfür stehen unterschiedliche Operationstechniken zur Verfügung, die alle ihre Vor- und Nachteile haben. Die postoperative Betreuung des Patienten ist ebenso wichtig wie die Operation selbst.

Bei einigen Patienten genügt es nicht, nur den Augendruck zu senken. Es muss auch die Durchblutung des Auges verbessert werden. Dazu gehört in erster Linie die Verhütung von starken Blutdruckabfällen. Lässt sich dies nicht durch allgemeine Maßnahmen erreichen, wird eine medikamentöse Blutdrucktherapie eingeleitet. Zur Verringerung von vaskulären Dysregulationen stehen uns verschiedene Medikamente zur Verfügung, die individuell unterschiedlich gut vertragen werden und auch unterschiedlich gut wirken.

Es existieren auch alternative Therapieformen, mit denen wir im Moment aber noch wenig Erfahrung haben.

8 Das Leben mit dem Glaukom

Obwohl das Glaukom eine sehr ernsthafte Erkrankung ist, die im Extremfall bis zur Erblindung führen kann, ist ein Glaukompatient durchaus in der Lage, ein weitgehend normales Leben zu führen. Sofern er nicht bereits gravierende Gesichtsfeldausfälle hat, die ihn zwingen, z.B. auf das Autofahren zu verzichten, unterscheidet sich sein Leben kaum von dem eines Gesunden. Es sei aber nochmals darauf hingewiesen, dass der Glaukompatient sich streng an seine Therapie halten und regelmäßig seinen Augenarzt aufsuchen sollte. Weil erfahrungsgemäß immer wieder bestimmte Fragen auftauchen, möchten wir einige kurz besprechen.

8.1 Genussmittel

Ein Glaukompatient sollte, wie jeder andere Mensch auch, Genussmittel nur in vernünftigen Maßen zu sich nehmen.

Kaffee/Tee. Kaffee und Tee können in der ersten Stunde nach dem Genuss eine leichte Augendruckerhöhung hervorrufen. Diese ist aber so gering, dass der Glaukompatient deswegen nicht auf Kaffee und Tee verzichten muss. Grundsätzlich ist zu sagen, dass er sich mit seiner Flüssigkeitszufuhr nicht zurückhalten, sie aber sinnvoll über den Tag verteilen sollte. Nimmt nämlich ein Glaukompatient innerhalb von wenigen Minuten eine große Menge (z.B. einen Liter) Flüssigkeit auf, steigt der Augendruck kurzfristig an. Daher lautet die Devise: Viel trinken, aber über den Tag verteilt!

Alkohol. Es hat sich gezeigt, dass Alkohol (insbesondere Wein) in kleinen Mengen gut vertragen wird und sogar schützend auf Herz und Kreislauf wirkt. Ein Glaukompatient kann problemlos täglich etwas Alkohol zu sich nehmen. Bei einem akuten Glaukom senkt eine größere Menge von konzentriertem Alkohol übrigens den Augendruck deutlich, aber nur vorübergehend. Eine solche «Alkoholtherapie» hat natürlich nur dann einen Sinn, wenn in einer Notfallsituation eine reguläre Glaukomtherapie aus irgendeinem Grunde nicht zur Verfügung steht.

Rauchen. Rauchen ist der größte vermeidbare Risikofaktor für die menschliche Gesundheit. Rauchen führt nicht nur zu Krebs, sondern auch zu Arteriosklerose. Viele Augenerkrankungen (Gefäßverschlüsse, Makulopathie, Katarakt usw.) treten bei Rauchern häufiger und früher auf. Raucher haben im Alter auch ein höheres Risiko für einen Augendruckanstieg als Nichtraucher. Für den Glaukomschaden hingegen hat sich das Rauchen bisher nicht als selbständiger (d.h. Augendruck unabhängiger) Risikofaktor erwiesen. Unsere Devise: Es lohnt sich immer, mit dem Rauchen aufzuhören.

8.2 Freizeit und Sport

Regelmäßige körperliche Aktivität, aber ebenso auch regelmäßige Entspannung und ausreichend Schlaf sind für den Glaukompatienten wichtig.

Körperliche Aktivität führt im Normalfall eher zur Senkung als zum Anstieg des Augeninnendruckes. Eine Ausnahme bilden hier gelegentlich Patienten mit Pigmentdispersionssyndrom (siehe Kap. 3.6.1.2) Bei ihnen kann der Augendruck unter intensiver körperlicher Belastung deutlich ansteigen. Aber auch ein Patient mit einem Pigmentdispersionssyndrom sollte nicht auf Sport verzichten müssen. Einfache prophylaktische Maßnahmen (z.B. eine Laseriridotomie oder die Gabe von Pilocarpin vor dem Sport) können, falls nötig, den Druckanstieg verhindern. Auch bei Patienten mit niedrigem Blutdruck ist regelmäßiger Sport zur Stabilisierung des Blutdruckes empfehlenswert.

Patienten, die bereits Gesichtsfeldausfälle haben, sollten sich dessen beim Sport bewusst sein, denn es besteht natürlich eher einmal die Gefahr, dass sie, z.B. bei Ballsportarten, den Ball übersehen, beim Radfahren eventuelle Gefahren zu spät erkennen usw.

Tauchen. Beim Schnorcheln und beim Freitauchen mit einem Gerät treten nur geringe Schwankungen des Augeninnendruckes auf. Glaukompatienten, die richtig tauchen wollen, sollten dies aber vorher unbedingt mit ihrem Arzt besprechen. Ein Patient mit einem deutlichen Glaukomschaden sollte im Zweifelsfall lieber auf das Tauchen verzichten.

Sauna. Glaukompatienten können bedenkenlos in die Sauna gehen. Der Augeninnendruck verhält sich bei ihnen wie bei Gesunden: Nach Betreten der Sauna fällt er etwas ab, um dann innerhalb von etwa einer Stunde wieder auf den Ausgangswert anzusteigen. Ob sich Sauna sogar günstig auf das Glaukom auswirkt, konnte bis jetzt noch nicht gezeigt werden.

Fliegen. Wir haben in Kapitel 2.2.2 gesehen, dass der gemessene Augendruck physikalisch gesehen die Differenz zwischen absolutem Augendruck und bestehendem Luftdruck darstellt. Fällt nun der Luftdruck rasch ab, so steigt, relativ gesehen, der Augendruck. Dies sollte im Normalfall für den Glaukompatienten keine Gefahr darstellen, denn in einer Flugzeugkabine wird eine künstliche Druckerhöhung vorgenommen, wodurch der Druckabfall zwar nicht vollständig, aber doch weitgehend kompensiert wird. Desweiteren passt sich der Körper der neuen Situation relativ schnell an, sodass auch bei mäßigem Druckabfall nicht mit einer relevanten Gefahr zu rechnen ist.

Ein anderer Aspekt ist die Verdünnung der Luft in der Höhe. Dies hat zur Folge, dass auch die Konzentration des Sauerstoffes (und damit der Sauerstoffpartialdruck) geringer wird. Auch das wird aber in der Kabine eines Flugzeuges weitgehend kompensiert. Ein Glaukompatient mit ausgeprägten Durchblutungsstörungen, der häufig fliegen muss, sollte dies aber mit seinem Augenarzt besprechen.

Musik. Das Spielen von Blasinstrumenten kann zur vorübergehenden Augendrucksteigerung führen. Glaukompatienten, die ein entsprechendes Instrument spielen, sollten dies mit ihrem Augenarzt besprechen.

8.3 Kontaktlinsen

Es ist gut, zu wissen, dass der Augeninnendruck durch das Tragen von Kontaktlinsen nicht beeinflusst wird. Die drucksenkenden Medikamente können bei Glaukompatienten, die Kontaktlinsen tragen, in der Regel sogar etwas reduziert werden. Ein Teil des Medikamentes wird nämlich in oder unter der Kontaktlinse gespeichert. So entsteht ein Reservoir, das immer wieder etwas vom Medikament abgibt. Zu beachten ist, dass die drucksenkenden Augentropfen die Hornhautoberfläche teilweise unempfindlich machen können, wodurch die Gefahr einer unbemerkten Hornhautverletzung beim Einsetzen der Kontaktlinsen zunimmt.

Über die Jahre kann es beim Kontaktlinsenträger zu Veränderungen der Bindehaut kommen. Dadurch erhöht sich das Risiko, dass die in einer Glaukomoperationen geschaffene Fistel wieder vernarbt. Das Problem ist allerdings heutzutage durch die Anwendung von Mitomycin C kleiner geworden (siehe Kap. 7.4). Gewisse Glaukommedikamente können die Symptome des «trockenen Auges» verstärken.

Einem Glaukompatienten ist das Tragen von Kontaktlinsen prinzipiell möglich, er sollte dies aber mit seinem Augenarzt besprechen.

8.4 Schwangerschaft und Stillzeit

Während der Schwangerschaft nimmt der Augeninnendruck im Durchschnitt ab. Das weist (ähnlich wie der leichte Druckanstieg nach der Menopause) darauf hin, dass die Sexualhormone an der Regulation des Augendrucks beteiligt sind.

Da es sich beim Glaukom um eine chronische, langsam fortschreitende Erkrankung handelt, darf mit der Behandlung häufig bis nach der Schwangerschaft gewartet werden. Ist hingegen bereits ein deutlicher Schaden vorhanden oder ist der Augendruck stark erhöht, ist die Behandlung während der Schwangerschaft nötig und möglich. Der behandelnde Arzt weiß, welche drucksenkenden Medikamente in der Schwangerschaft ungefährlich sind und wird eine geeignete Therapie finden.

Ergänzungskapitel (E)

Das vorliegende Buch beschreibt die verschiedenen diagnostischen und therapeutischen Aspekte des Glaukoms. Obwohl wir uns bemüht haben, den Text einfach aufzubauen und alle Fachwörter zu erklären, werden zum Teil doch gewisse Grundkenntnisse vorausgesetzt, die nicht bei jedem Leser in gleichem Maße vorhanden sind. Aus diesem Grund haben wir die Ergänzungskapitel geschrieben. In ihnen werden grundlegende Sachverhalte, wie z.B. der Aufbau und die Funktion des Auges, ausführlich erläutert.

Viele Untersuchungsmethoden, die beim Glaukom Anwendung finden, werden auch in der Diagnostik von anderen Augenerkrankungen eingesetzt. Wer etwas mehr über diese Untersuchungsmethoden erfahren möchte, findet detailliertere Beschreibungen hierzu in den Ergänzungskapiteln.

Der Glaukompatient leidet auch häufig unter anderen Augenerkrankungen, wie z.B. einer Katarakt oder einer Makuladegeneration. Auch diese Erkrankungen werden in den Ergänzungskapiteln genauer erläutert.

Das Studium der Ergänzungskapitel ist also keine zwingende Voraussetzung für die Lektüre des Haupttextes. Wir möchten die Ergänzungskapitel vielmehr als Angebot verstanden wissen, das Ihnen helfen soll, eventuell vorhandene Wissenslücken zu schließen und, je nach Interesse, ein wenig «über den Tellerrand» hinaus zu schauen.

E 1 Anatomie und Physiologie des visuellen Systems

Um Krankheiten in ihrer Entstehung und in ihrer Auswirkung möglichst gut zu verstehen, muss der Arzt zuerst die Anatomie und die Physiologie des entsprechenden Organs kennen [anatemnein *gri* aufschneiden]. Der Aufbau des menschlichen Organismus lässt sich studieren, indem man Leichen öffnet. Heute können wir den Aufbau sogar am lebenden Menschen darstellen, z.B. mit Hilfe des sogenannten Magnetresonanzverfahrens (MRI = magnetic resonance imaging) (Abb. E 1.1).

Unter Anatomie verstehen wir den Aufbau und unter Physiologie die Funktion eines Organs oder eines ganzen Organismus [physikos *gri* körperlich/logos *gri* Wort, Lehre]. Unter dem «visuellen System» verstehen wir alle am Sehen beteiligten Organe (Abb. E 1.2), vom Auge bis zum Gehirn [visum *lat* das Gesehene, der Augenschein]. Sehen bedeutet Wahrnehmung von Licht, weshalb wir zuerst das Licht selbst beschreiben möchten.

Das Licht. Um unsere Umwelt zu sehen, brauchen wir einen Vermittler oder ein Medium: Das Licht. Wir sehen einen Stern nur darum, weil er Licht ausstrahlt, das in unser Auge gelangt. Einen Apfel auf einem Tisch wiederum sehen wir, weil er das Licht anders reflektiert und streut als der Tisch.

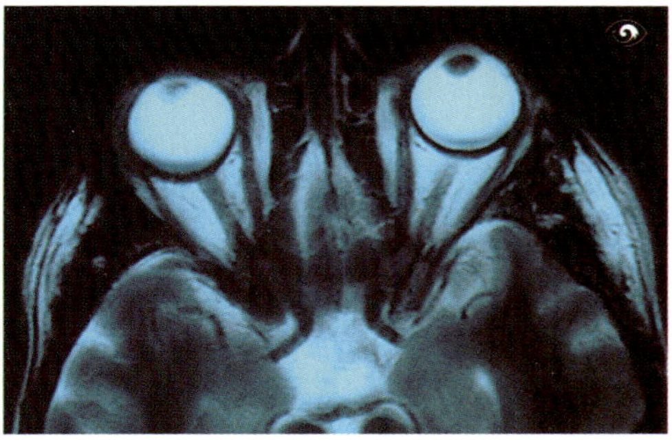

Abb. E 1.1: MRI-Darstellung von Augen, Sehnerven und Hirnanteilen.

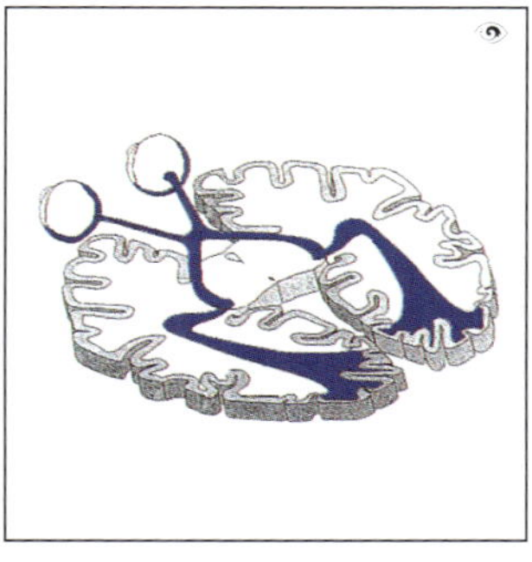

Abb. E 1.2: Die Sehbahn zieht vom Auge bis zur Sehrinde.

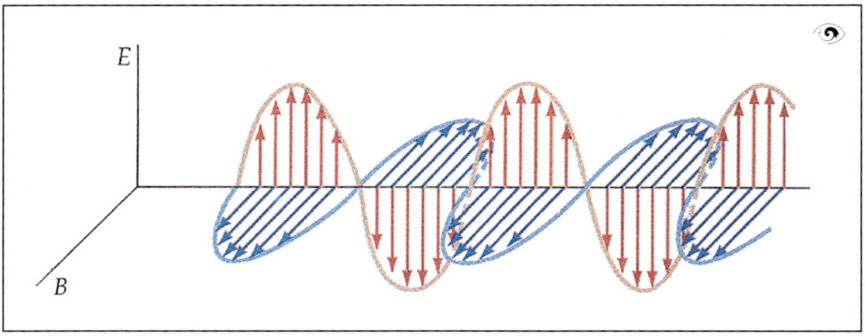

Abb. E 1.3: Licht ist eine elektromagnetische Schwingung.

Was ist eigentlich Licht? Obwohl das Licht für uns völlig alltäglich und selbstverständlich ist, ist es nicht einfach, es zu beschreiben. Physikalisch gesehen ist Licht eine Schwingung und damit eine Welle im elektromagnetischen Feld (Abb. E 1.3). Das elektromagnetische Feld durchzieht das gesamte Weltall und ist in der Lage, Energie in Form von einer sich ausbreitenden Welle zu transportieren. Je höher die Schwingungsfrequenz, d.h. je kürzer die Wellenlänge, umso größer ist die Energie, die transportiert wird. Die Frequenzen variieren in einem äußerst grossen Bereich.

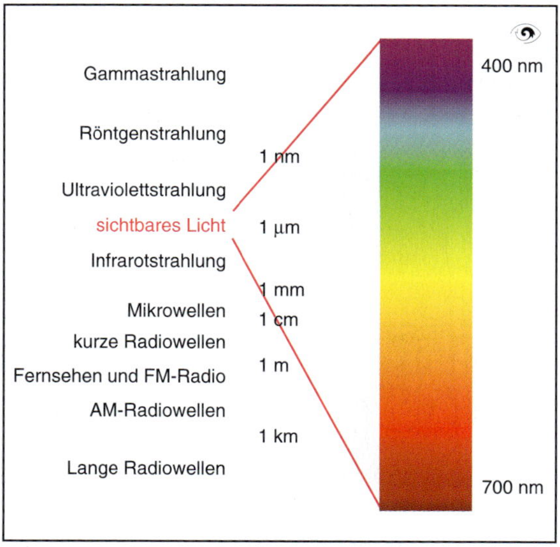

Abb. E 1.4: Aus dem breiten Spektrum der elektromagnetischen Wellen wird ein schmaler Ausschnitt vom Auge als Licht erkannt.

Aus diesem breiten Spektrum wird nur ein verschwindend geringer Anteil von unserem Auge wahrgenommen und vom Gehirn als Licht interpretiert (Abb. E 1.4). Innerhalb dieses begrenzten Spektrums ist das Auge in der Lage, verschiedene Wellenlängen zu unterscheiden. Diese Unterschiede in der Wellenlänge werden subjektiv als Farbe wahrgenommen.

Das Licht weist nun aber auch korpuskuläre Eigenschaften, also Eigenschaften eines Materieteilchens auf: Es hat eine seiner Energie entsprechende Masse und wird deswegen, wenn auch nur ganz schwach, von Planeten oder der Erde angezogen und somit leicht abgelenkt.

Licht kann bestimmte Körper durchdringen: Klassische Beispiele sind Glas oder Wasser. Man spricht auch von transparenten Körpern. Andere Körper wiederum absorbieren das Licht teilweise oder ganz. Ein schwarzer Körper zum Beispiel ist darum schwarz, weil er alle Farben absorbiert. Das ist auch der Grund dafür, warum sich ein schwarzer Gegenstand im Licht besonders erwärmt. Die absorbierte Energie wird nämlich in Wärme umgewandelt. Die meisten Körper aber absorbieren nicht alle Wellenlängen gleich stark. Ein roter Apfel absorbiert alle anderen Wellenlängen stärker als diejenigen des Rotlichtes, das Rotlicht wird zurückgestreut und der Apfel erscheint uns rot (Abb. E 1.5). An Oberflächen wird das Licht reflektiert. Wenn eine reflektierende Oberfläche auch noch ganz glatt ist, dann wirkt sie als Spiegel.

Im Weltall breitet sich das Licht mit Lichtgeschwindigkeit aus. In einem Medium von definierter Dichte ist die Ausbreitung ver-

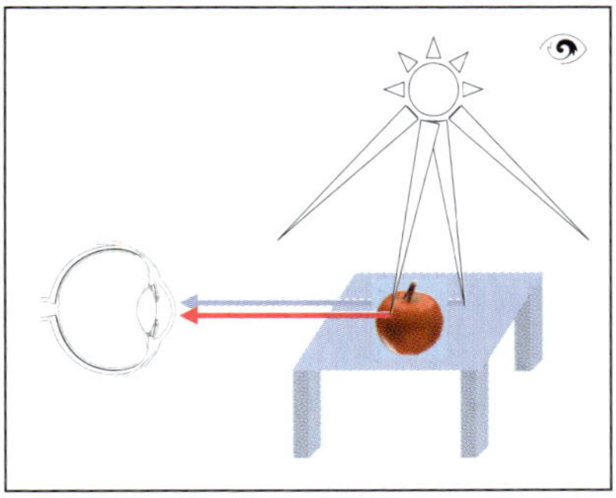

Abb. E 1.5: Gegenstände erscheinen farbig, weil sie Licht bestimmter Wellenlängen stärker absorbieren.

langsamt. Deswegen wird das Licht beim Eintritt in ein dichteres Medium wie z.B. Glas gebrochen. Die Brechung ist die Grundlage der optischen Wirkung von Linsen.

Was bedeutet Sehen? Das visuelle System funktioniert so automatisch und so ausgezeichnet, dass wir im Alltag gar nicht realisieren, welches Wunderwerk in uns abläuft. Bevor wir die einzelnen Aspekte des Sehens besprechen, möchten wir ein Beispiel der visuellen Wahrnehmung kurz schildern:

Stellen Sie sich vor, Sie sind zu Besuch bei Freunden und schauen sich gemeinsam ein Fotoalbum an. Sie blättern Seite für Seite durch und entdecken auf einem Foto plötzlich eine ehemalige Schulkollegin, die Sie seit mehr als zehn Jahren nicht mehr gesehen haben. Versuchen wir diese Situation einmal zu analysieren. Was war nötig, um diese Schulkollegin zu erkennen?

Zuerst einmal brauchen wir Licht, das auf dieses Foto fällt. Das Foto reflektiert und streut das Licht in verschiedene Richtungen zurück, und ein ganz kleiner Teil davon fällt in Ihr Auge. Das optische System des Auges entwirft ein (zweites) Bild auf Ihrer Netzhaut. Damit Sie aber das Foto und speziell den Ausschnitt mit Ihrer Schulkollegin scharf sehen können, müssen Sie das Auge gezielt so bewegen, dass das Bild auf den Ort der höchsten Auflösung in der Netzhaut, die sogenannte Makula, fällt. Wir brauchen also einen Bewegungsapparat, der die Augen lenkt. Wenn Sie noch jung sind und keine Lesebrille brauchen, wird das Bild auf der Netzhaut durch Dickenveränderungen der Linse noch automatisch scharf gestellt. Ist das Bild nun auf der Netzhaut entworfen, muss es in Nervenimpulse umgewandelt werden, damit das Gehirn die visuellen Informationen auch verstehen kann. Betrachten Sie das gleiche Foto nun entweder bei Sonnenlicht oder aber unter einer Glühbirne, so ist das Licht, das von diesem Foto in ihr Auge fällt, deutlich unterschiedlich, sowohl in der Helligkeit wie auch in der Farbzusammensetzung. Trotzdem nimmt unser Gehirn ein sehr ähnliches Bild wahr. Dies ist dank einer raffinierten Vorverarbeitung der Information durch die Netzhaut möglich. Die Information wird vom Auge an die primären und von dort an die sekundären Sehzentren im Gehirn geleitet. Durch eine komplexe Verarbeitung von Einzelinformationen wie Richtung, Helligkeit, Lichtunterschiede, Farben, Bewegung, Abstände usw. entsteht im Gehirn ein «Bild», das wir mit einer großen Selbstverständlichkeit wahrnehmen.

Beim Durchblättern des Albums haben Sie unzählige Menschen gesehen. Trotzdem haben Sie sofort Ihre frühere Schulkollegin erkannt. Dies bedeutet, dass das Gehirn alle Gesichter, die Sie beim Durchblättern gesehen haben, mit allen Gesichtern, die Sie in Ihrem Gedächtnis gespeichert haben, verglichen hat. Das Sehen wird also erst dann brauchbar, wenn sämtliche Seheindrücke mit unserem Gedächtnis verglichen werden.

Wir hoffen, dass Sie anhand dieses Beispiels gesehen haben, wie komplex, aber auch gleichzeitig wunderbar die Sehfunktion ist. Oft sind wir überrascht, wenn etwas nicht mehr richtig funktioniert. Aber sollten wir nicht viel erstaunter darüber sein, dass alles die meiste Zeit über so gut funktioniert?

Nachfolgend möchten wir kurz einige Aspekte der Anatomie des visuellen Systems beschreiben und anschließend noch einmal auf die Funktion zurückkommen.

Der Augapfel. Mit dem Begriff Auge meinen wir gelegentlich das, was wir von außen sehen, also die Lider und einen kleinen Ausschnitt des Augapfels (Abb. E 1.6). Meistens aber verstehen wir unter dem Auge den Augapfel (bulbus oculi) [bulbus *lat* Zwiebel/ oculus *lat* Auge].

Betrachten wir das Auge eines Menschen, dann sehen wir nur einen kleinen Ausschnitt des Augapfels (Bulbus). Der größte Teil des Bulbus wird von den Lidern bedeckt.

Der Augapfel ist in die sogenannte Orbita, die Augenhöhle, eingebettet. Betrachten wir nun einen Augapfel im Längsschnitt, dann sehen wir, dass er fast kugelförmig ist (Abb. E 1.7).

Diese Kugelform erlaubt eine ideale Abbildung des Lichtes von verschiedenen Richtungen und erleichtert gleichzeitig die Rotationsbewegungen.

Weil die Außenwelt auf der Netzhaut abgebildet werden muss,

benötigt das Auge Strukturen, die das Licht bündeln (Lichtbrechung). Diese Strukturen müssen gleichzeitig durchsichtig sein, d.h. sie dürfen auch keine Blutgefäße haben (Abb. E 1.8).

Die vorderste lichtbrechende Struktur ist die Hornhaut, auch Cornea genannt [cornu *lat* Horn].

Sie bündelt das Licht. Abbildung E 1.9 zeigt einen histologischen Schnitt durch die Hornhaut.

Die Fortsetzung der Hornhaut bildet die Lederhaut, die sogenannte Sklera [skleros *gri* hart]. Sowohl Cornea als auch Sklera sind von relativ derber Struktur, was den Namen Lederhaut erklärt. Sie bilden quasi das Skelett des Auges.

Hinter der Cornea beginnt die Vorderkammer. Diese ist mit klarem Kammerwasser gefüllt (Abb. E 1.10)

Es folgt die Iris (= Regenbogenhaut), die mit einer Blende vergleichbar ist [iris *gri* Regenbogen] (Abb. E 1.11).

Den zentralen, ausgesparten Anteil nennt man die Pupille (= Sehloch) [pupa *lat* Püppchen]. Der Begriff entstand, weil der Betrachter in den Augen seines Gegenübers wie ein «Püppchen» gespiegelt wird. Durch ihre Muskulatur kann die Iris die Pupille vergrößern und verkleinern und somit kurzfristig regulieren, wieviel Licht auf die Netzhaut fällt.

Hinter der Iris befindet sich die Linse [lens *lat* Linse/phakos *gri* Linse] (Abb. E 1.12). Sie bündelt das Licht noch weiter. Über feine Zonulafasern ist die Linse am sog. Ziliarkörper aufgehängt.

Der Ziliarkörper enthält einen Ringmuskel: Wird er kontrahiert, also zusammengezogen, lockern sich die Zonulafasern und die Linse rundet sich stärker ab. Dadurch wird die Lichtbrechung verstärkt.

Diesen Vorgang nennt man Akkommodation [accommodatio *lat* Anpassung]. Im konkreten Fall geht es um die Anpassung des Sehens an verschiedene Distanzen. Im Alter lässt die Akkomodationsfähigkeit allmählich nach, man spricht von Presbyopie, der Altersweitsichtigkeit [presbys *gri* alt/opsein *gri* sehen].

Hinter der Linse und der Regenbogenhaut folgt die kleine hintere Kammer (Abb. E 1.10) und dann der größere Glaskörperraum (Abb. E 1.13).

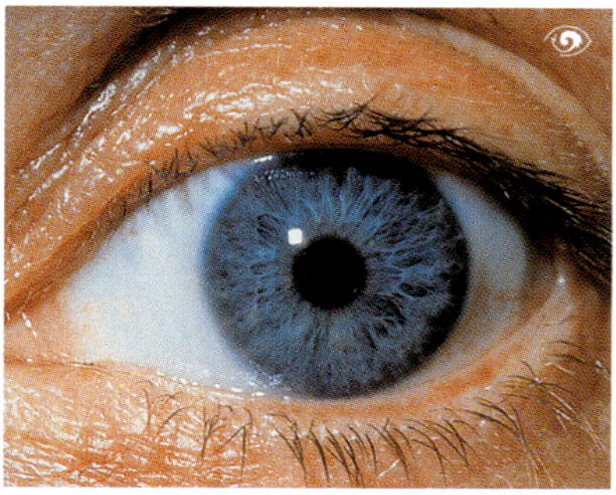

Abb. E 1.6: Normalerweise sehen wir nur einen kleinen Ausschnitt des Augapfels.

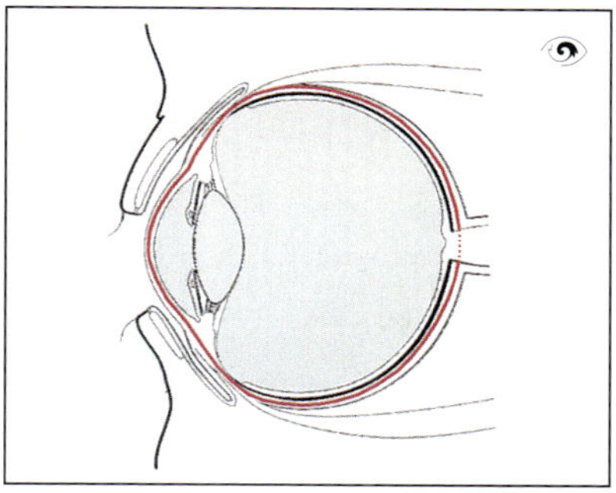

Abb. E 1.7: Das Auge ist fast kugelförmig, oft wird es mit einem Apfel verglichen.

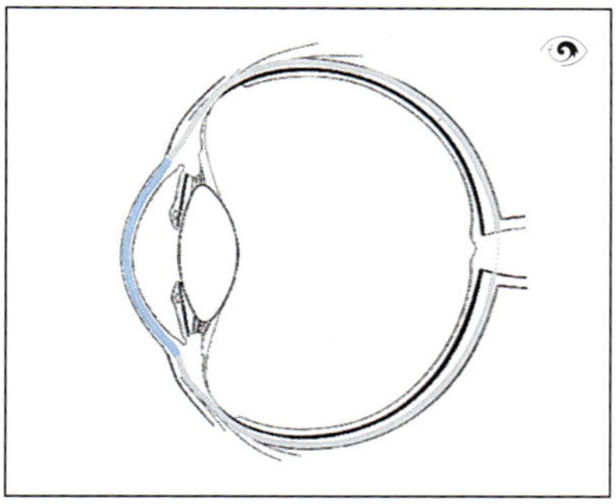

Abb. E 1.8: Die Hornhaut (blau) setzt sich nach hinten als Lederhaut (grau) fort.

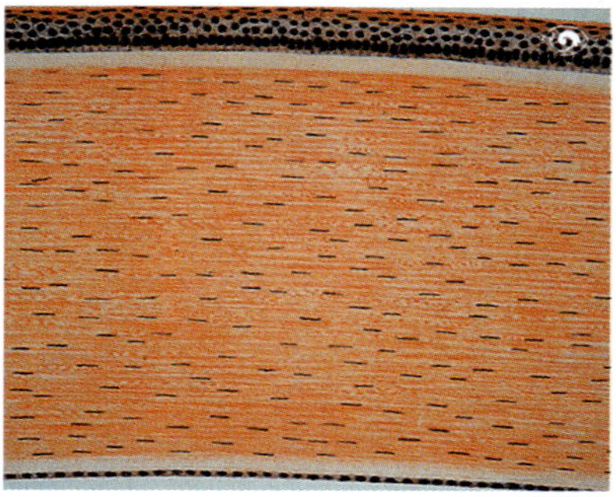

Abb. E 1.9: Histologischer Schnitt durch die Hornhaut: Der mehrschichtige Aufbau ist hier gut zu erkennen.

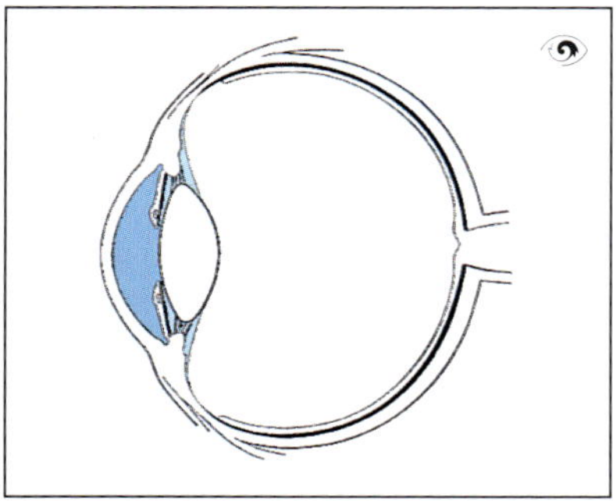

Abb. E 1.10: Vordere (dunkelblau) und hintere Augenkammer (hellblau), mit Kammerwasser gefüllt.

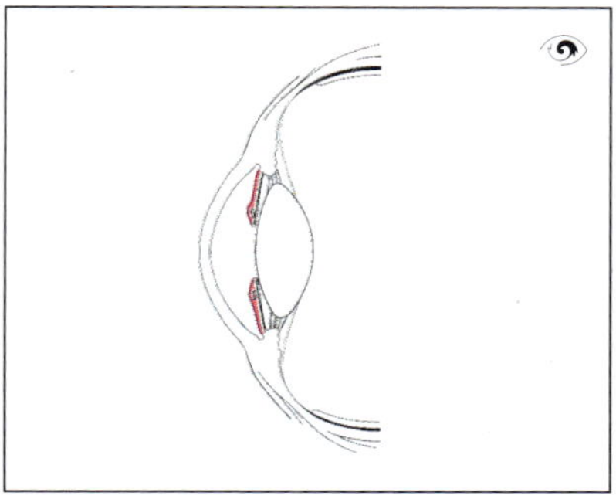

Abb. E 1.11: Die Iris oder Regenbogenhaut (rot).

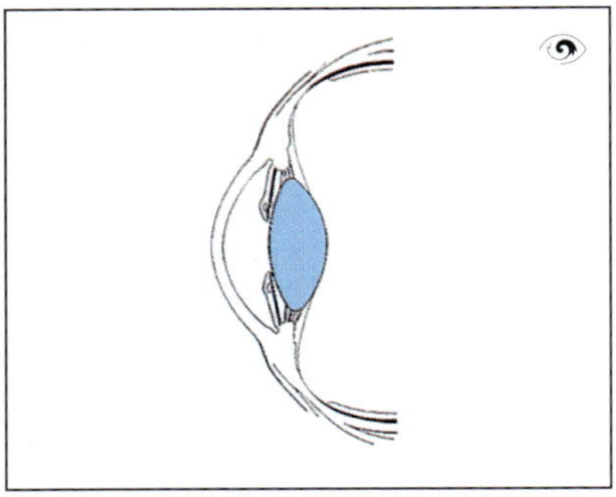

Abb. E 1.12: Linse (blau).

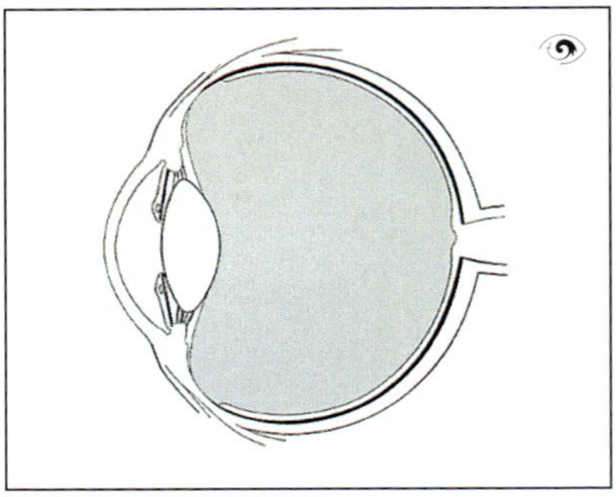

Abb. E 1.13: Glaskörper (grau).

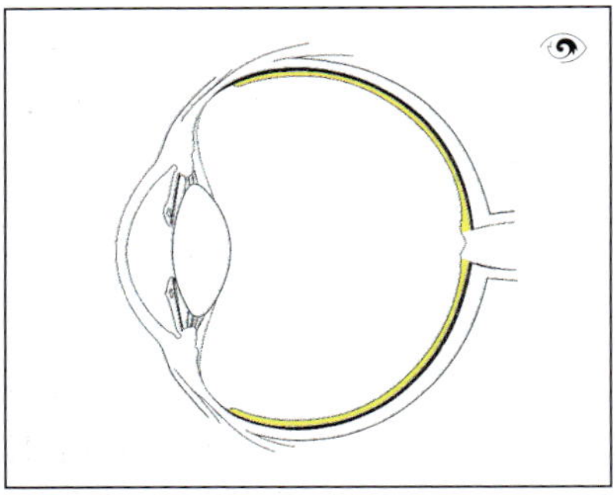

Abb. E 1.14: Netzhaut (gelb).

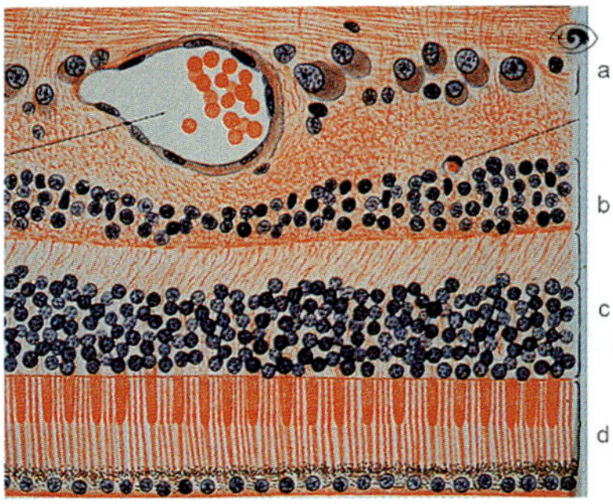

Abb. E 1.15: Histologischer Schnitt durch die Netzhaut: a) Ganglienzellen, b) Bipolarzellen, c) Zellkerne der Sinneszellen, d) Außenglieder der Sinneszellen.

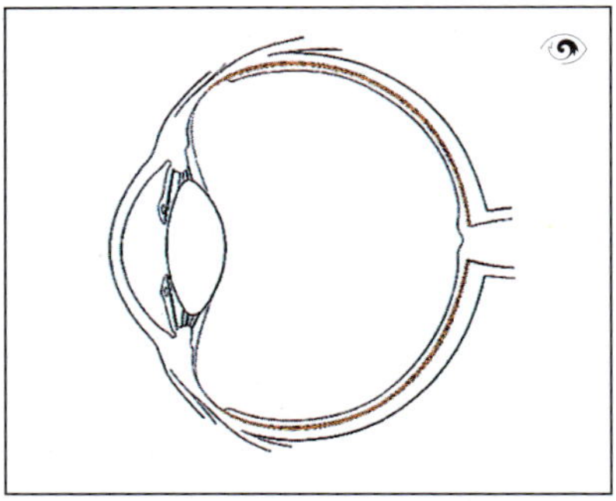

Abb. E 1.16: Pigmentepithel (braun).

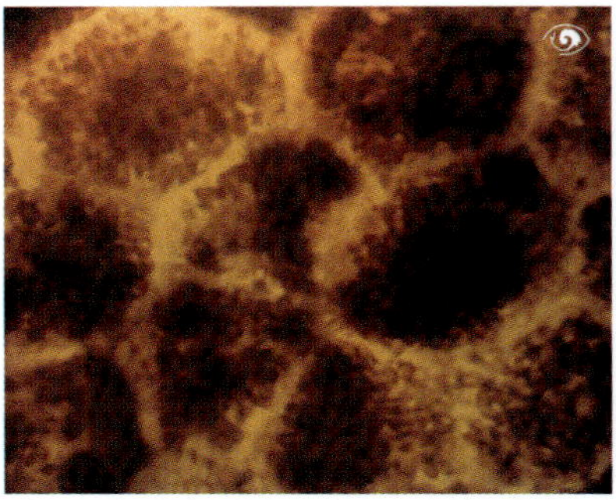

Abb. E 1.17: Das Pigmentepithel – mit dem Mikroskop betrachtet.

Der Glaskörper ist eine stark visköse, durchsichtige, galertige Masse mit einem Gerüst aus Stützfasern. Im Laufe des Lebens können leichte Trübungen im Glaskörper entstehen, die flottierende Schatten auf die Netzhaut werfen. Werden diese Schatten auch subjektiv wahrgenommen, spricht man von «mouches volantes» [mouche *fra* Mücke/volant *fra* fliegend]. Oft löst sich der Glaskörper im Rahmen des normalen Alterungsprozesses im Laufe des Lebens (vor allem bei Kurzsichtigen) hinten von der Netzhaut ab, er schrumpft gewissermaßen. Man spricht von einer (normalen) hinteren Glaskörperabhebung. Es kann aber auch vorkommen, dass der Glaskörper irgendwo an der Netzhaut festklebt und deswegen beim Ablösevorgang Löcher in die Netzhaut reißt. Solche Löcher und Risse können zu einer Netzhautablösung führen.

Die Innenseite der hinteren Augenabschnitte ist mit der Netzhaut (= Retina) ausgekleidet [rete *lat* Netz]. Sie ist die lichtempfindliche Schicht (Abb. E 1.14). Die Retina ist mehrschichtig aufgebaut (Abb. E 1.15).

Hinter der Netzhaut folgt das Pigmentepithel (Abb. E 1.16). Dieses enthält, wie schon der Name sagt, viel Pigment, nämlich Melanin [pingere *lat* malen/melas *gri* schwarz]. Durch das Melanin wird Licht absorbiert und so ein Zurückstreuen verhindert. Abbildung E 1.17 zeigt mit starker Vergrößerung die mit Melanin beladenen Pigmentzellen.

Fehlt den Pigmentzellen das Melanin (man spricht von Albinismus) dann sehen wir direkt auf die größeren Chorioidalgefäße (Abb. E 1.18).

Neben der Lichtabsorption hat das Pigmentblatt auch wichtige Funktionen bezüglich des Stoffwechsels der Netzhaut. Hinter dem Pigmentblatt folgt die Aderhaut, auch Chorioidea genannt (Abb. E 1.19).

Wie schon der Name sagt, besteht die Aderhaut vorwiegend aus Blutgefäßen [chorioidea *gri* dem Chorion ähnlich/chorion *gri* Plazenta, Mutterkuchen] (Abb. E 1.20).

Iris, Ziliarkörper und Chorioidea zusammen werden auch Uvea genannt [uvea *lat* Traube]. Wird die Aderhaut freigelegt, dann ähnelt sie der Haut einer roten Traubenbeere. Die intensive Durch-

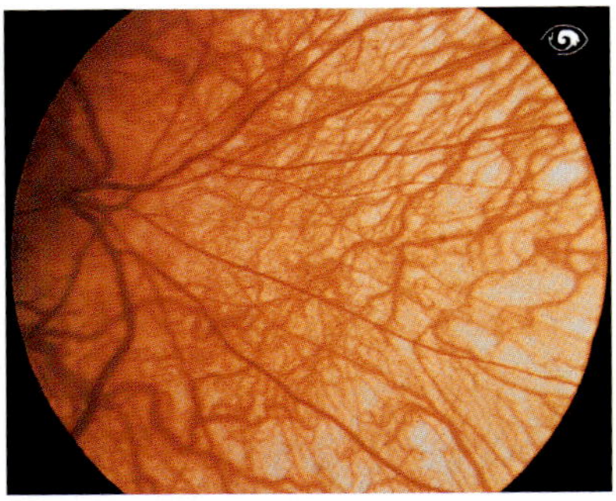

Abb. E 1.18: Augenhintergrund eines Patienten mit Albinismus: Die großen Aderhautgefäße sind sichtbar.

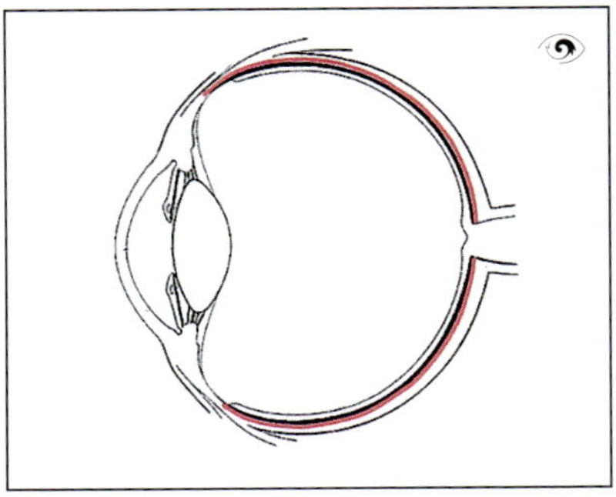

Abb. E 1.19: Aderhaut (rot).

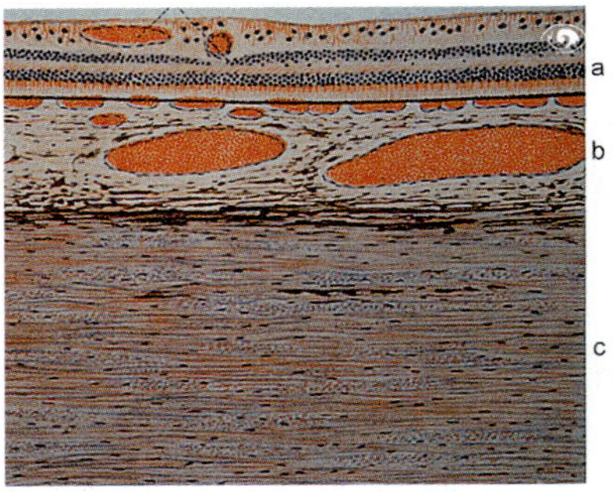

Abb. E 1.20: Augenhinterwand: a) Netzhaut, b) Aderhaut, c) Lederhaut.

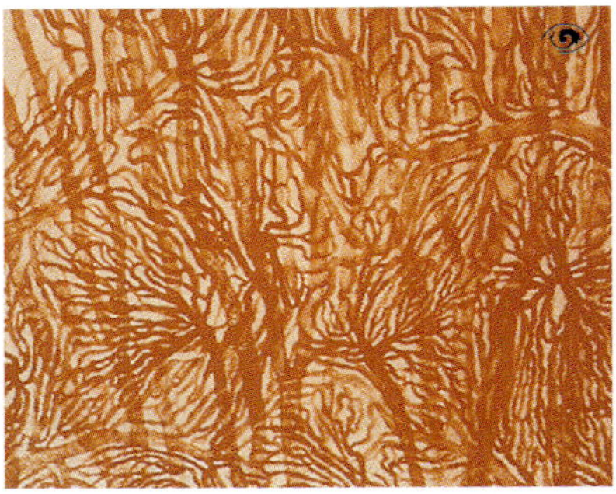

Abb. E 1.21: Die Aderhaut besteht vorwiegend aus Blutgefäßen.

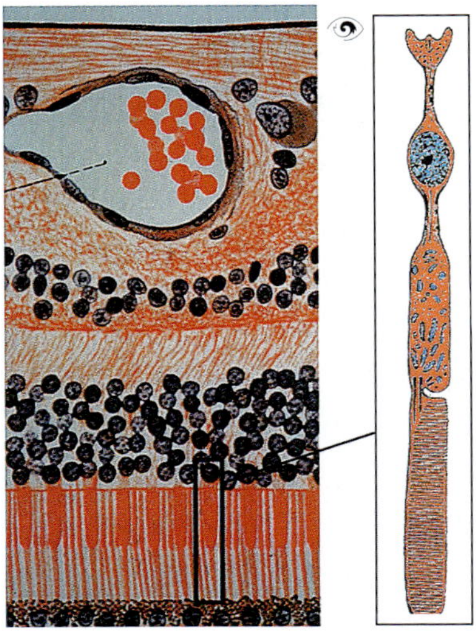

Abb. E 1.22: Die Außenschicht der Netzhaut enthält die Sinneszellen, rechts ein Stäbchen in starker Vergrößerung.

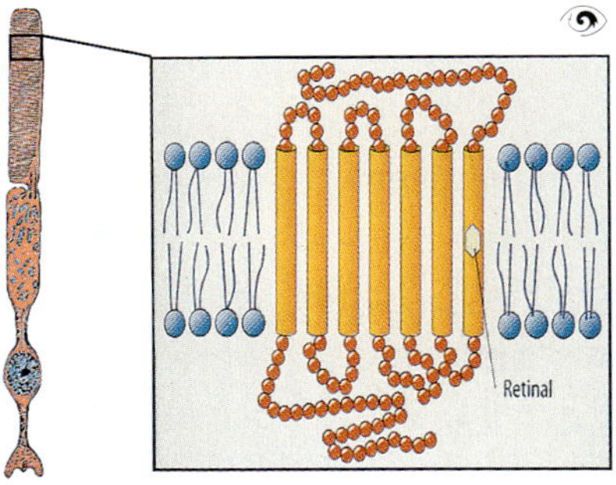

Abb. E 1.23: In die Lamellen der Sinneszellen ist das Rhodopsin eingebaut. Es enthält das Retinal.

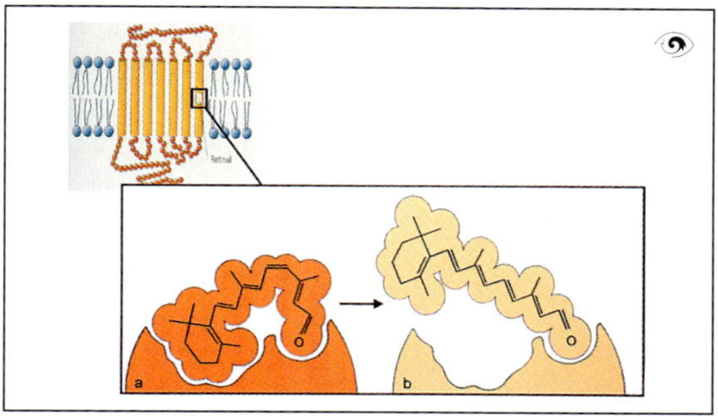

Abb. E 1.24: Das Retinal ändert bei Belichtung seine Form und setzt damit den Informationsfluss in Gang.
a = vor Belichtung
b = nach Belichtung

blutung der Aderhaut (Abb. E 1.21) ist notwendig, um die Netzhaut zu ernähren, die Temperatur auszugleichen und das Volumen zu regulieren.

Vom Licht zum Sehen. Die Sinneszellen der Netzhaut (Abb. E 1.22) enthalten eine fotosensible Substanz, das Retinal (Abb. E 1.23). Absorbiert das Retinal ein Photon (also eine Lichteinheit), verändert es seine Form (Abb. E 1.24).

Diese Formänderung wird von anderen Molekülen erkannt, es folgt eine Kettenreaktion von Ereignissen, die zum Verschluss von Ionenkanälen in der Zelle führen [ion *gri* gehend]. Dies wiederum führt zu Änderungen der Membranpotentiale und so wird die Information schließlich in einen Nervenimpuls umgewandelt (Abb. E 1.25). Den gesamten Vorgang nennt man Fototransduktion, also die Überführung von einem Lichtimpuls in einen Nervenimpuls.

Es gibt zwei Formen von Sinneszellen in der Netzhaut, die Stäbchen und die Zapfen. Während die Stäbchen mit großer Emp-

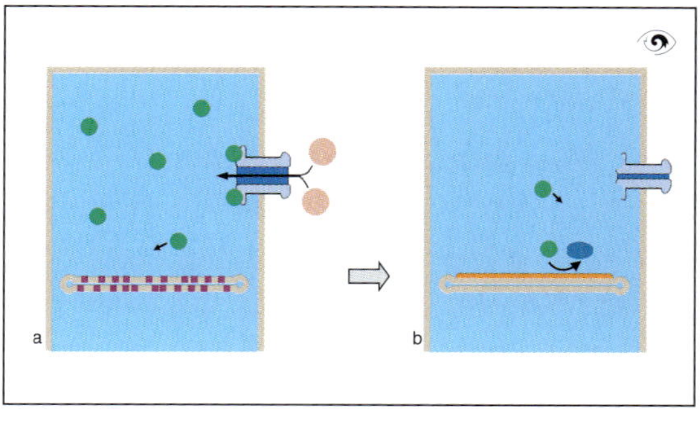

Abb. E 1.25: Der Botenstoff cGMP (grün) wird abgebaut, Ionenkanäle werden verschlossen, die Potentiale der Zellmembran ändern sich.
a = vor Belichtung
b = nach Belichtung

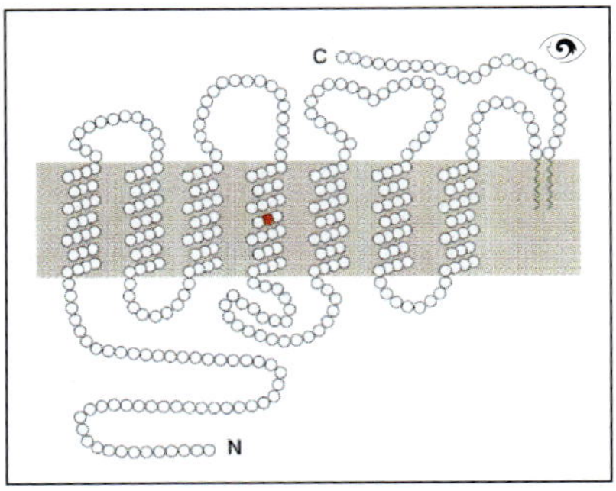

Abb. E 1.26: Sind im Opsin eine oder mehrere der rotgefärbten Aminosäuren ausgetauscht, so ändert sich die spektrale Empfindlichkeit des Retinals.

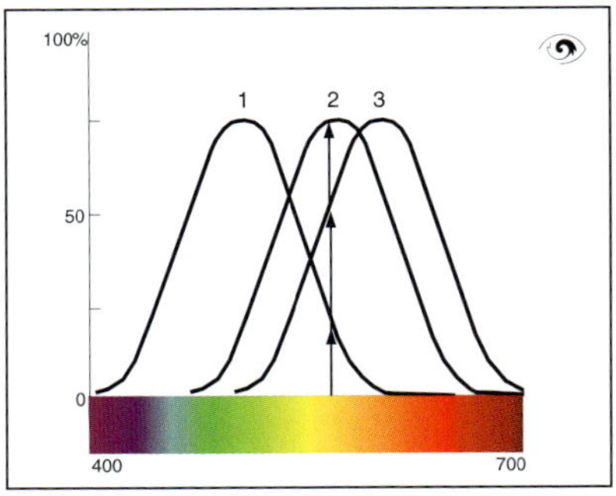

Abb. E 1.27: Spektrale Empfindlichkeit der drei Zapfenarten: Der Farbeindruck entsteht durch den relativen Anteil der drei Zapfentypen (Pfeile).

findlichkeit hell und dunkel unterscheiden können, differenzieren die Zapfen auch Farben. Dabei arbeiten beide mit dem gleichen lichtempfindlichen Molekül, dem Retinal. Das Retinal ist in ein großes Eiweiß, das Opsin, eingebaut. Retinal und Opsin bilden zusammen das sog. Rhodopsin [rhodon *gri* Rose, rosenrot].

Durch unterschiedliche Aminosäurensequenzen (d.h. durch unterschiedliche Aneinanderreihung der Grundbausteine) des Eiweißes Opsin bekommt das Rhodopsin physikalisch leicht unterschiedliche Eigenschaften, das Absorptionsmaximum von Retinal wird etwas verschoben. Daher können Zapfen mit verschiedenen Opsinen auch verschiedene Farben wahrnehmen (Abb. E 1.27).

Es gibt auch leichte individuelle Unterschiede in der Zusammensetzung des Opsins. Deswegen haben auch nicht alle Menschen die gleichen Farbempfindungen. Einige von uns können ein oder zwei Arten von Rhodopsinen überhaupt nicht bilden, sie leiden unter einer angeborenen Farbenschwäche.

Vom Sehen zum Erkennen. Die Netzhaut reduziert die Information bereits sehr stark auf das für uns Wesentliche. Wesentlich sind nämlich nicht absolute Helligkeiten oder absolute Farben, sondern die Kontraste. Betrachten wir einen Baum mit grünen Blättern bei Mittagssonne oder aber bei Sonnenuntergang, dann ist das Licht, das von diesen Blättern zu unserem Auge gelangt, physikalisch sehr unterschiedlich. Trotzdem registriert das Gehirn nach wie vor «grüne Blätter». Man bezeichnet das auch als Farbkonstanz. Ähnlich ist es mit Helligkeitsdifferenzen: Obwohl sich die absolute Helligkeit der Umgebung um einen Faktor von vielen Tausend ändern kann, registrieren wir immer noch ein sehr ähnliches Bild. Dies ist für unser Sehen essentiell und schützt das Gehirn vor unnötigen Informationen. Gleichzeitig wird die Information sinnhaft weitergeleitet.

Wir möchten dies anhand eines Beispiels zeigen: Stellen Sie sich vor, Sie sitzen in einem mäßig beleuchteten Raum in einer Diavorführung. Die Lichtbilder werden auf eine Leinwand projiziert. Diese Leinwand ist vor dem Beginn der Projektion nicht sehr hell, aber klar als weiße Wand erkennbar. Nehmen wir an, es würde nun ein schwarz auf weiß geschriebener Text projiziert, ohne dass die Beleuchtung im Raum geändert wird. Das heißt, einige Stellen der Leinwand werden nun zusätzlich durch den Projektor beleuchtet. Auf andere Stellen, nämlich dort, wo im Text die Buchstaben sind, fällt kein zusätzliches Licht auf die Leinwand. Sie bekommen den Eindruck, dass hier etwas schwarz auf weiß geschrieben ist. In Wirklichkeit aber ist auf dieser Leinwand dort, wo Sie schwarz empfinden, die weiße Leinwand und zwar bei der Helligkeit, die wir schon hatten, bevor der Projektor eingeschaltet wurde. Das heißt, dass die gleiche Information, ausgehend von der gleichen Stelle der Leinwand, einmal den Eindruck «weiß» vermittelt, und einmal in einem anderen Zusammenhang als schwarz empfunden wird.

Dieses Beispiel zeigt, dass die Netzhaut Informationen nicht einfach wahllos aufnimmt und weiterleitet, sondern äußerst sinnvoll vorverarbeitet. Das Gehirn setzt die verschiedenen Informationen zu einem ganzheitlichen Bild zusammen und vergleicht deren Inhalte mit den Inhalten des Gedächtnisses.

Der Schutzapparat des Auges. Da das Auge ein sensibles und leicht verletzbares Organ ist, das zudem auch noch äußerst beweglich sein muss, ist es in die Augenhöhle, die Orbita, eingebettet. Die Orbita wird nach außen von Knochen begrenzt, nach innen ist ihr Inhalt mit Fett ausgepolstert (Abb. E 1.28). Nach außen ist der Bulbus durch die Lider geschützt (Abb. E 1.29). Bei jeder Gefahr, aber auch im Schlaf werden die Lider geschlossen (Abb. E 1.30 und E 1.31). Um den Tränenfilm immer optimal über das Auge zu verteilen und auch eventuelle Fremdkörper wegzuwischen, kommt es zusätzlich etwa alle 10 Sekunden zu einem unwillkürlichen kurzen Lidschluss, auch Lidschlag genannt. Jeden Tag werden also die Lider etwa 6000-mal kurz geschlossen.

Die Innenseite der Lider sowie ein Teil der Vorderfläche des Augapfels werden von einer Schleimhaut, der Konjunktiva, bedeckt [konjungere *lat* verbinden]. Die lockere Struktur dieser Bindehaut ermöglicht die Beweglichkeit des Auges (Abb. E 1.32). Außerdem dient sie, zusammen mit der Tränenflüssigkeit, der Abwehr gegen Fremdkörper und Infekte. Dem Laien ist die Bindehaut vor allem durch die Bindehautentzündung bekannt. Die Bindehaut ist im Normalfall durchsichtig, und man sieht die hinter der Bindehaut gelegene weiße Sklera durchscheinen.

Bei einer Bindehautentzündung wird die Bindehaut viel stärker durchblutet und wirkt dadurch gerötet.

Die Hornhautoberfläche wird von einem Tränenfilm überzogen. So bleibt sie immer glatt und weist optimale optische Qualitäten für die Lichtbrechung auf. Die Tränenflüssigkeit wird von den Tränendrüsen gebildet und fließt über die Tränenkanäle in den Nasenrachenraum ab.

Der Bewegungsapparat des Auges. Stellen Sie sich vor, eine Fliege spaziert auf Ihrem Schreibtisch herum und Sie schauen ihr nach. Was passiert dabei?

Sie bewegen beide Augen permanent so, dass das Bild dieser Fliege auf Ihre Makula gelangt oder dort bleibt [macula *lat* Fleck]. Die Makula ist der Ort der Netzhaut, an dem wir die größte Sehschärfe haben (siehe Kap. E 9). Wenn wir einen Punkt fixieren, dann richten wir unsere Augen so aus, dass dieser Punkt auf der Makula abgebildet wird. Zurück zum Beispiel mit der Fliege: Wir machen eine sog. «Folgebewegung». Dazu brauchen wir nicht nur einen muskulären Bewegungsapparat (Abb. E 1.33), sondern auch ein Zentrum im Gehirn, das die Bewegungen so steuert, dass das Bild der Fliege immer auf die Makulae beider Augen fällt. Oder anders: Stellen Sie

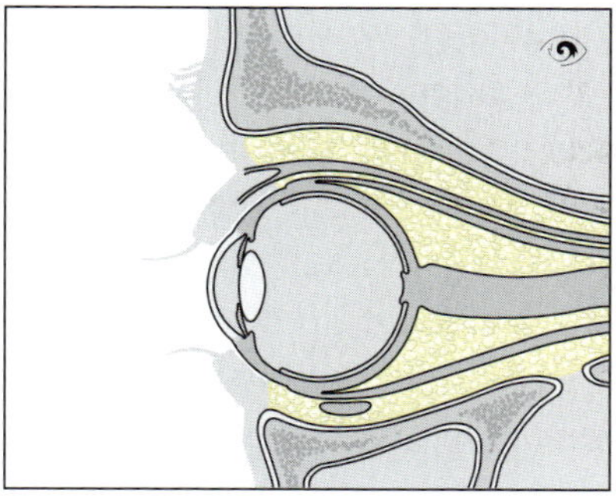

Abb. E 1.28: Der Augapfel liegt im Fettpolster der knöchernen Orbita.

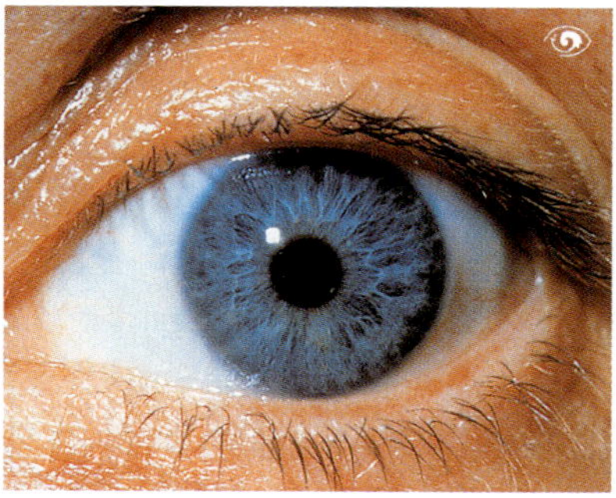

Abb. E 1.29: Die Lider schützen das Auge.

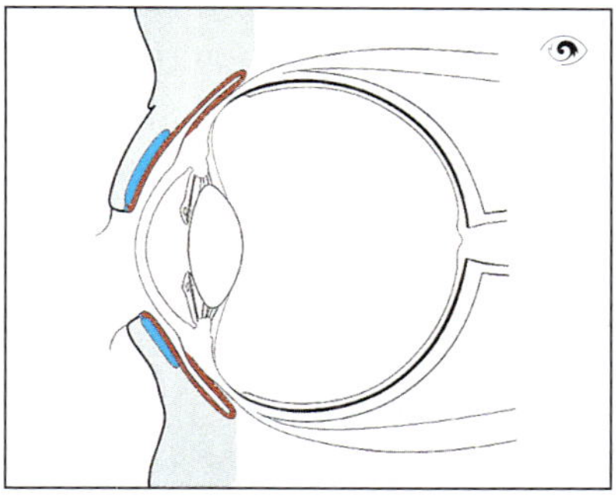

Abb. E 1.30: Die Lider enthalten einen Knorpel (blau) und sind auf der Rückseite mit Bindehaut bedeckt (rot).

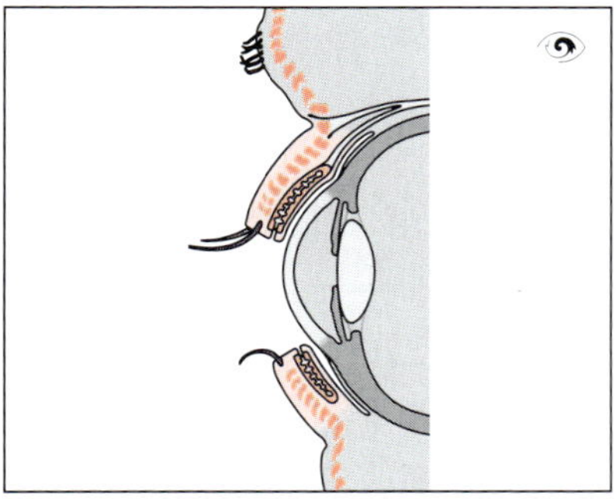

Abb. E 1.31: Die Zeichnung zeigt die feine Muskelschicht der Lider, sowie die kleinen Öl produzierenden Drüsen im Knorpel.

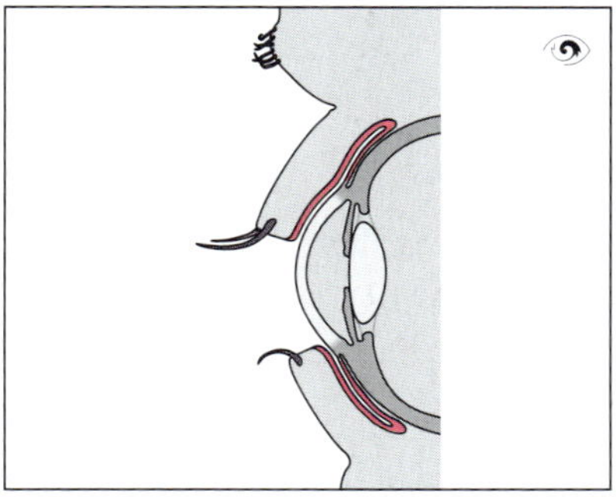

Abb. E 1.32: Die lockere Bindehaut des Augapfels und der Lider (rot) ermöglichen dem Auge seine gute Beweglichkeit.

sich vor, Sie spazieren auf einem Wanderweg und plötzlich taucht am Himmel ein Heißluftballon auf. Sie bemerken diesen Ballon zuerst in Ihrem peripheren Gesichtsfeld, d.h. Sie fixieren im ersten Moment noch nicht direkt den Ballon. Weil Sie ihn genauer sehen möchten, drehen sich Ihre Augen blitzartig so, dass dieser Ballon auf Ihrer Makula abgebildet wird. Diese sprunghafte Bewegung nennt man Sakkade [saccade *fra* Ruck].

Bei dieser raschen und teilweise unwillkürlichen Bewegung wandert die Abbildung der Außenwelt rasch über die Netzhaut. Würden wir die Außenwelt sich so rasch bewegen sehen, dann wäre es für uns eine sehr unangenehme Wahrnehmung. Für dieses Problem hat das Gehirn eine Lösung: Für den kurzen Moment, in dem sich die Augen so rasch drehen, wird das Bild ausgelöscht, wir sprechen von einer sakkadischen Suppression [suppressio *lat* Unterdrückung]. Dieser Vorgang läuft so schnell ab, dass wir gar nicht bemerken, dass wir für den Bruchteil einer Sekunde nichts wahrgenommen haben. Die Größe der jeweiligen Sakkade ist sehr unterschiedlich und hängt davon ab, ob das neu zu fixierende Objekt mehr oder weniger peripher im Gesichtsfeld liegt. Hinzu kommt, dass ein Teil der Bewegung oft nicht mit den Augen, sondern mit dem Kopf gemacht wird. Das Gehirn berechnet genau die Richtung und die Größe der notwendigen Bewegung, bevor es den nötigen Impuls abgibt. Dazu teilt es diese Bewegungsgröße auf in eine größere Komponente für die

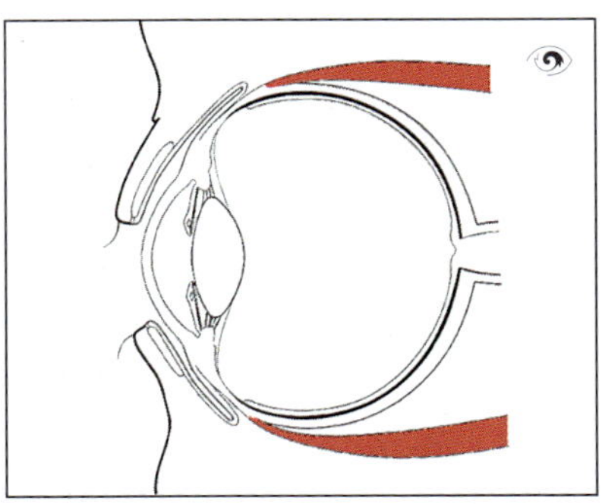

Abb. E 1.33: Die sog. äußeren Augenmuskeln bewegen bzw. rotieren das Auge.

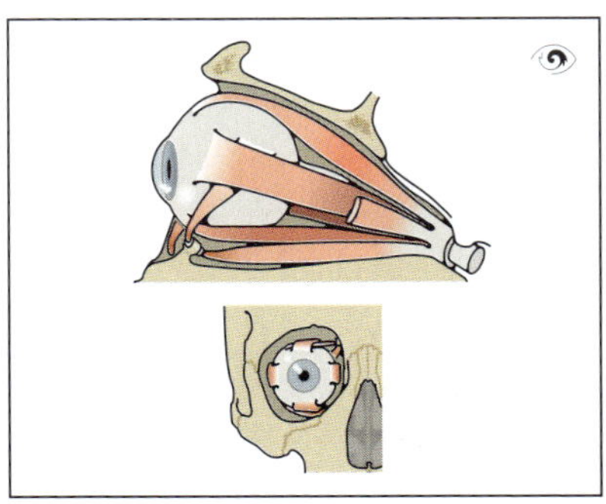

Abb. E 1.34: Für die freie Beweglichkeit in alle Richtungen sind sechs Augenmuskeln nötig.

Augen und in eine kleinere Komponente für den ganzen Kopf. Auch hier handelt es sich um eine äußerst komplexe Funktion des Gehirns, welche wir so selbstverständlich beanspruchen.

Die Lehre, die sich mit den Augenbewegungen und deren Störungen beschäftigt, heißt Orthoptik [orthos *gri* gerade, richtig/opsein *gri* sehen]. Sie beschäftigt sich u.a. mit dem Schielen (= Strabismus) [strabos *gri* Scheel]. Die Abbildungen E 1.33 und E 1.34 zeigen die Muskeln, die den Augapfel bewegen.

Glaukomrelevante Strukturen. Um die Mechanismen beim Glaukom zu verstehen, möchten wir einige Anteile des visuellen Systems genauer besprechen. Dazu gehört der Ziliarkörper, wo die Kammerwasserproduktion stattfindet, die Hinter- und Vorderkammer, durch die das Kammerwasser fließt, sowie Trabekelwerk und der Schlemm'sche Kanal, durch die das Kammerwasser das Auge verlässt. Änderungen in diesen Strukturen können zu einem Anstieg des Augeninnendruckes führen.

Der Glaukomschaden wiederum zeigt sich in den Nervenzellen der Netzhaut und in der Papille, daher werden wir auch auf diese Anteile des Auges etwas genauer eingehen.

Der Ziliarkörper. Wir haben bereits früher von dem sogenannten Corpus ciliare, also dem Strahlenkörper, gesprochen. Er befindet sich im vorderen Drittel des Augapfels und ist zirkulär aufgebaut (Abb. E 1.35).

An seinen Zotten (Abb. E 1.36 und E 1.37) ist die Linse über die Zonulafasern aufgehängt [zonula *lat* kleiner Gürtel]. Der Ziliarkörper ist von einem zweischichtigem Epithel überzogen [epi *gri* darüber/thälä *gri* kleine Warze].

Unter dem Epithel verstehen wir die äußerste Zellschicht der Haut. In Analogie gebraucht man das Wort auch für die äußeren Schichten anderer Körperstrukturen, wie z.B der Hornhaut oder eben des Ziliarkörpers.

Das Epithel des Ziliarkörpers ist aus zwei Schichten aufgebaut: Die äußere Schicht ist pigmentiert, die innere Schicht unpigmentiert (Abb. E 1.38).

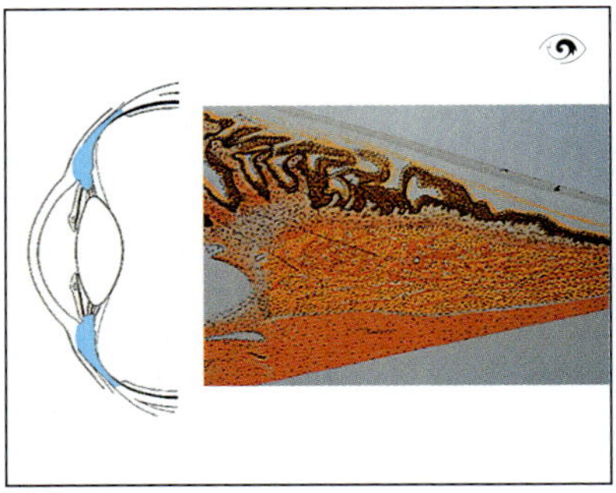

Abb. E 1.35: Der Ziliar- oder Strahlenkörper: Links in der schematischen Darstellung (blau), rechts im histologischen Schnittbild.

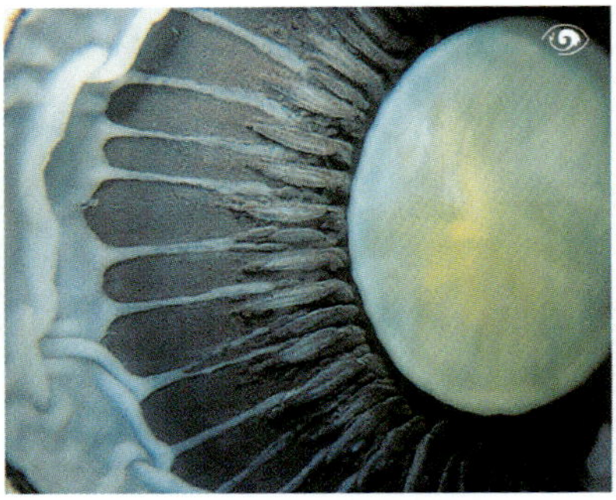

Abb. E 1.36: Die Rückfläche des Ziliarkörpers (fotografiert an einem Leichenauge). In der Mitte ist die getrübte Linse sichtbar.

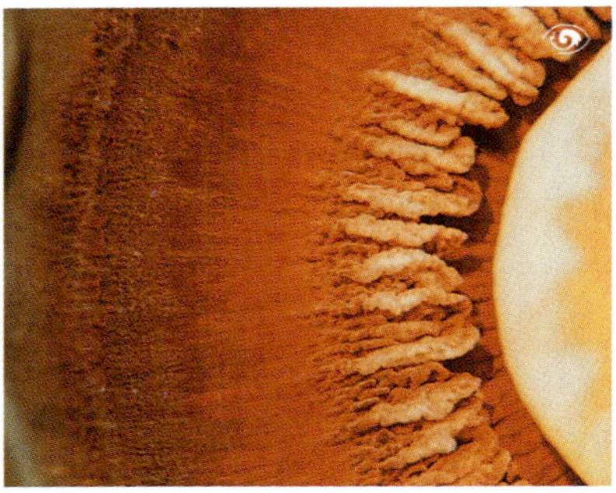

Abb. E 1.37: Der Ziliarkörper in stärkerer Vergrößerung.

Das Epithel ist die Produktionsstätte des Kammerwassers. Unter dem Epithel befinden sich fenestrierte Blutgefäße. Fenestriert heißt, dass diese Blutgefäße kleine Öffnungen haben [fenestra *lat* Fenster]), die den Austritt von Ionen und kleinen bis mittelgroßen Molekülen aus den Blutgefäßen erlauben. Dadurch entsteht eine mit Flüssigkeit getränkte Schicht zwischen den Blutgefäßen und dem zweischichtigen Epithel. Das Epithel entzieht dieser Flüssigkeit aktiv Substanzen, transportiert sie in Richtung Hinterkammer und bildet so das Kammerwasser (Abb. E 1.39).

Das heißt also, dass nicht einfach Flüssigkeit aus den Blutgefäßen ausgepresst wird, sondern dass bestimmte Ionen und Moleküle aktiv gegen einen Konzentrationsgradienten transportiert werden und dabei Wasser nachziehen.

Die Produktion dieses Kammerwassers dient der Erhaltung

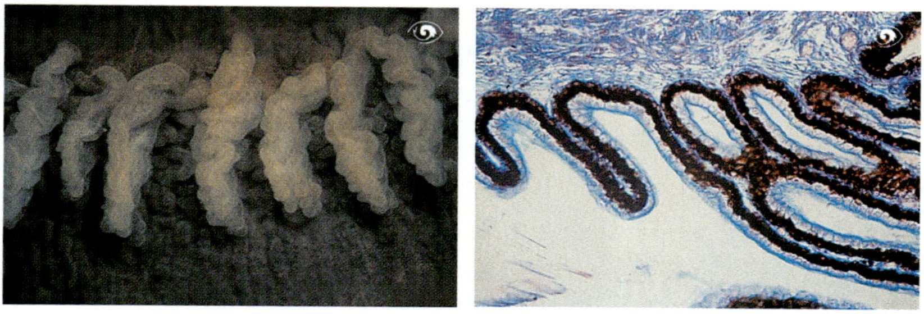

Abb. E 1.38: Ziliarkörperzotten, links am Leichenauge fotografiert, rechts im histologischen Schnittbild.

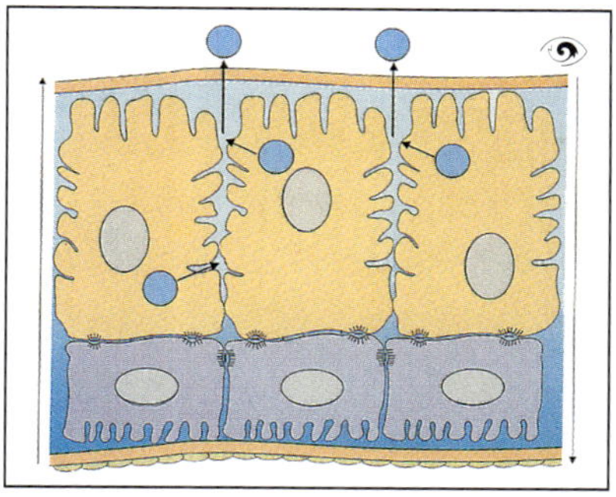

Abb. E 1.39: Das Kammerwasser wird durch aktiven Transport im zweischichtigen Epithel des Ziliarkörpers gebildet.

des Augendruckes und der Ernährung von nicht durchbluteten Strukturen wie der Linse und der Hornhaut. Mit dem Kammerwasser werden auch Sauerstoff, Glukose usw. transportiert, und in besonders hoher Konzentration kommt Vitamin C vor. Es schützt die Hornhaut und die Linse vor schädigenden Sauerstoffradikalen.

Die Produktion des Kammerwassers ist weitgehend unabhängig vom Augendruck. Steigt der Augendruck, geht die Produktion zunächst weiter. Im Extremfall (bei einem Winkelblockglaukom) (Kap. 3.5.1) kann der Augendruck bis auf 60 mmHg und mehr ansteigen. Der Augendruck steigt aber nur so lange, bis die Augendurchblutung durch den hohen Druck abgeschnürt wird. Dann ist der Nachschub unterbrochen, die Kammerwasserproduktion versiegt. Da der systolische Blutdruck im Auge kaum höher ist als 60 bis 70 mmHg, steigt der Augendruck nie wesentlich über diese Werte an.

Die vordere und hintere Kammer. Das Kammerwasser gelangt zuerst in die Hinterkammer und von dort durch die Pupille in die Vorderkammer (Abb. E 1.40). Im Normalfall liegt die Iris locker an der Linse auf. Es besteht also kein relevanter Widerstand, das Kammerwasser kann ungehindert von der Hinter- in die Vorderkammer fließen. Bei Weitsichtigen (Hyperopen) ist die Vorderkammer etwas flacher gebaut, somit liegt die Iris auch stärker auf der Linse auf. Etwas ähnliches geschieht beim Normalsichtigen, wenn er älter wird: Im Alter wird die Linse nämlich allmählich dicker, und der Kontakt zwischen Linse und Iris verstärkt sich. Wird nun ein hyperoper Patient älter, addieren sich beide Effekte, das Risiko für die Entstehung eines Pupillarblockes steigt (Kap. 3.5.1).

Aus optischen Gründen ist es wichtig, dass das Kammerwasser völlig transparent ist. Es gibt aber pathologische (krankhafte) Zustände, bei denen das Kammerwasser nicht klar ist. Bei einer Entzündung beispielsweise können sich weiße Blutkörperchen und Fibrin in das Kammerwasser mischen und eine Trübung hervorrufen. Bei Verletzungen oder nach Operationen kann es in das Kammerwasser einbluten, und rote Blutkörperchen erzeugen eine besonders intensive Trübung.

Das Kammerwasserabflusssystem. Von der Vorderkammer strömt das Kammerwasser durch das Trabekelwerk in den Schlemm'schen Kanal (Abb. E 1.41). Das Trabekelwerk ist ein Maschenwerk, das ähnlich wie ein mehrschichtiges Sieb funktioniert (Abb. E 1.42). Die Hohlräume zwischen den Maschen sind allerdings nicht völlig leer (Abb. E 1.43). Vielmehr befinden sich in ihnen große Moleküle, die dem Abfluss einen gewissen Widerstand entgegensetzen.

Veränderungen im Trabekelwerk sind die Ursache des Druckanstieges beim primären Offenwinkelglaukom (siehe Kap. 3.4.1/Abb. 3.11 und 3.12).

Vom Trabekelwerk gelangt die Flüssigkeit in den sogenannten Schlemm'schen Kanal.

Dieser, nach dem Namen eines deutschen Anatomen benannte Kanal, liegt zirkulär am Übergang von der Hornhaut zur Lederhaut. Vom Schlemm'schen Kanal aus fließt das gesammelte Kammer-

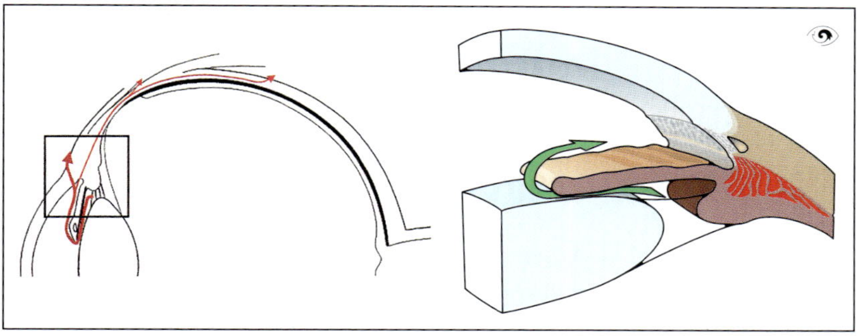

Abb. E 1.40: Das Kammerwasser fließt von der Hinterkammer zur Vorderkammer und verlässt dann das Auge.

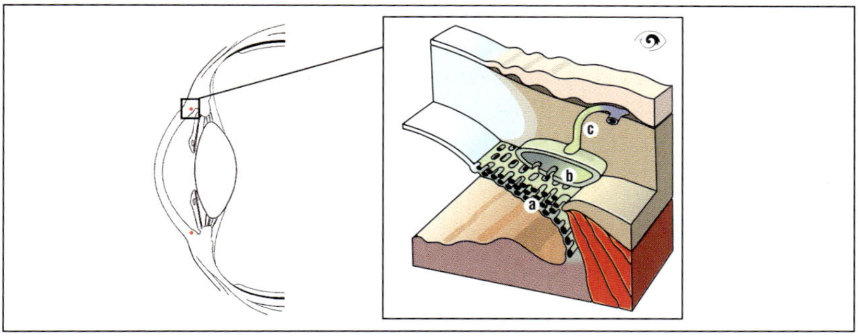

Abb. E 1.41: Kammerwinkelregion: a) Trabekelwerk, b) Schlemm'scher Kanal und c) Sammelkanäle.

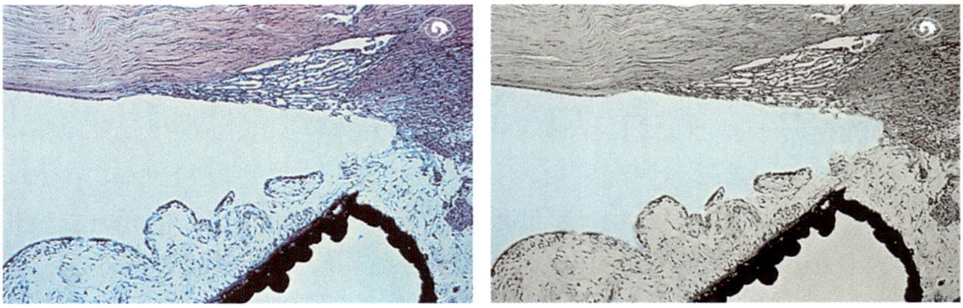

Abb. E 1.42: Histologischer Schnitt durch eine normale Kammerwinkelregion. Im Bild rechts wurde der Kammerwinkel (der normalerweise mit Kammerwasser gefüllt ist), blau gefärbt.

wasser über feine Kanäle (Abb. E 1.44) zurück in das über der Sklera gelegene Venengeflecht.

So gelangt es zurück in den Blutkreislauf. In einigen Skleralvenen lässt sich beobachten, wie das Kammerwasser neben der Blutsäule herfließt, man spricht von sog. Kammerwasservenen (Abb. E 1.45).

Ein kleiner Teil der Flüssigkeit verlässt das Auge auch über den sogenannten uveoskleralen Abfluss (Abb. E 1.40). Das bedeutet, dass die Flüssigkeit zwischen den Zellen der Irisbasis und des Ziliarkörpers hindurchströmt und dort in den Raum zwischen Uvea und Sklera fließt. Von dort gelangt sie über die Blutgefäße der Uvea in den Blutkreislauf oder sickert durch die Sklera in die Orbita. Dieser sog. uveosklerale Abfluss ist wahrscheinlich vor allem nachts im Schlaf wichtig, weil sich Trabekelwerk und Schlemm'scher Kanal dann regenerieren. Der uveosklerale Abfluss wird durch Prostaglandine gesteigert.

Prostaglandine sind lokal wirksame, multifunktionelle Hormone (siehe Kap. 7.2.5). Bei Entzündungen werden besonders viele Prostaglandine gebildet, weshalb der uveosklerale Abfluss vorübergehend gesteigert sein kann. Dies ist einer der Gründe, warum der Augendruck bei akuten Entzündungen unter Umständen vorübergehend sehr niedrig ist. Diesen Effekt macht man sich auch therapeutisch zunutze (siehe Kap. 7.2.5).

So viel zu den für die Regulation des Augeninnendruckes wichtigen Strukturen. Nun möchten wir auf die Strukturen eingehen, die beim Glaukom geschädigt werden.

Netzhaut, Papille und Sehnerv. Die Netzhaut (Retina) wandelt die Information des Lichtes in Nervenimpulse um. Sie ist mehrschichtig aufgebaut (Abb. E 1.15). In der äußersten Schicht liegen die lichtempfindlichen Rezeptoren. Diese leiten die Information an die nächste Schicht, die sog. bipolaren Zellen weiter. Von dort wandert die Information zur innersten Netzhautschicht, zu den sog. Ganglienzellen (Abb. E 1.46).

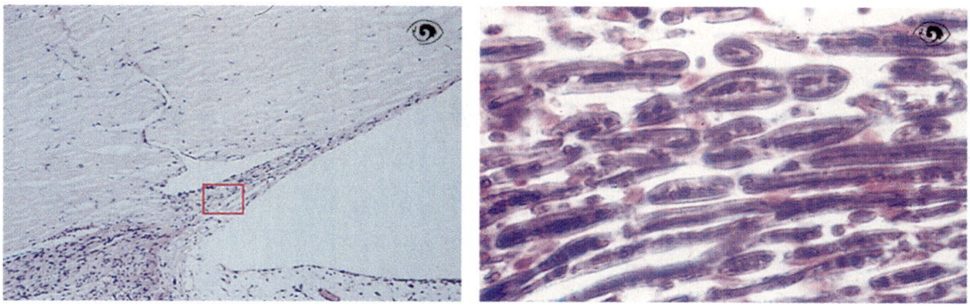

Abb. E 1.43: Das Kammerwasser sickert durch das Trabekelwerk in den Schlemm'-schen Kanal (rechts in stärkerer Vergrößerung gezeigt).

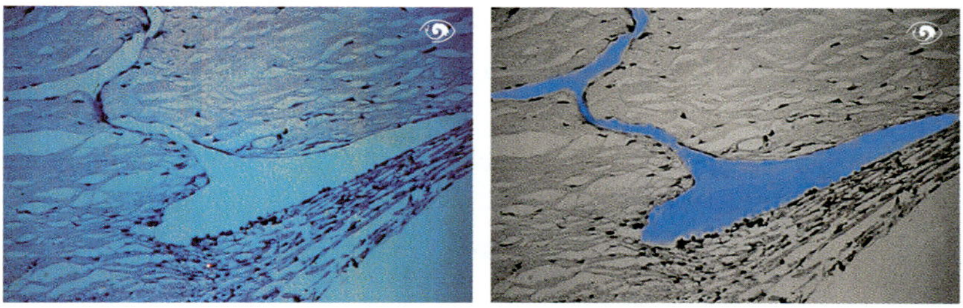

Abb. E 1.44: Histologischer Schnitt durch die Abflusswege des Kammerwassers. Im Bild rechts sind der Schlemm'sche Kanal und die ableitenden Kanäle blau gefärbt.

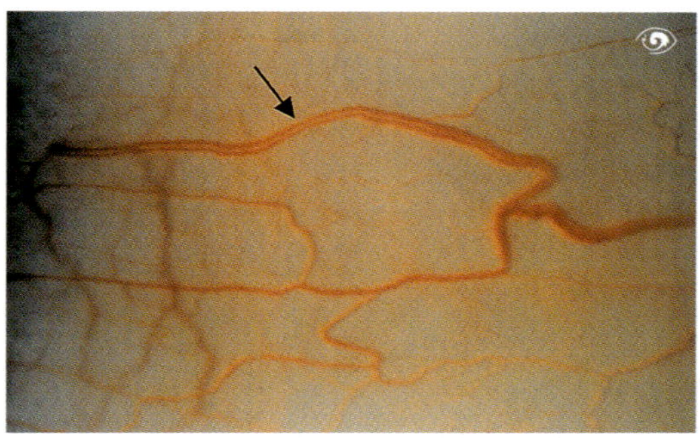

Abb. E 1.45: Der weiße Streifen in der Vene (→) entspricht Kammerwasser, das sich noch nicht vollständig mit Blut vermischt hat.

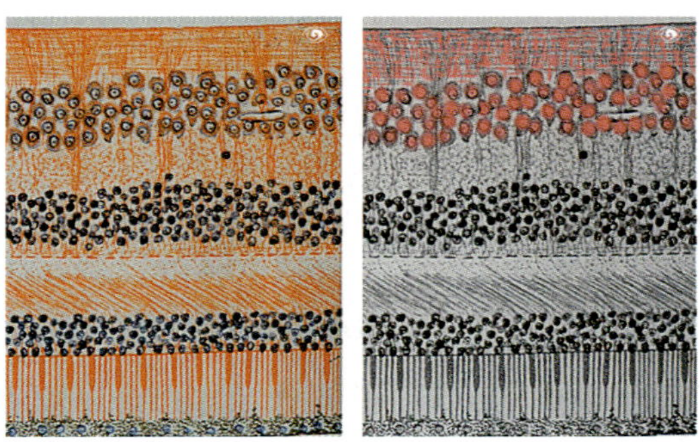

Abb. E 1.46: Histologischer Schnitt durch die Netzhaut; im rechten Bild sind die Ganglienzellen mit der Nervenfaserschicht rot gefärbt.

Diese Nervenzellen (= Ganglienzellen) schicken ihre Fortsätze (= Axone) bis zum Gehirn. Die Axone verlassen das Auge durch die Papille (Abb. E 1.47 und E 1.48).

Sie bilden dann den Sehnerv (= Nervus opticus) (Abb. E 1.49), welcher zur Kreuzungsstelle der beiden Sehnerven, dem sogenannten Chiasma opticum, zieht (Abb. E 1.2). Von dort wird die Information an das Ganglium geniculatum weitergegeben [ganglion *gri* Knoten/geniculatus *lat* knieförmig]. Dort wird die Information auf andere Nervenzellen umgeschaltet und schließlich durch die sogenannte Sehstrahlung, die «Radiatio», an die Sehrinde im okzipitalen Teil des Gehirns geleitet [radiatio *lat* Strahlung/caput *lat* Kopf/occiput *lat* Hinterhaupt].

Wie wir bereits gesehen haben, kann die Netzhaut die Information nicht nur wahrnehmen und transportieren, sondern auch vorverarbeiten. Dies ist auch der Grund, warum ihre Zellen so komplex miteinander verschaltet sind.

Beim Glaukom können einzelne Nervenfasern der Netzhaut oder sogar ganze Faserbündel ausfallen, man spricht dann von einem Nervenfaserbündeldefekt. Abbildung E 1.50 zeigt im Längsschnitt und Abbildung E 1.51 im Querschnitt die bündelförmige Anordnung der Nervenfasern. Die Papille hat eine sehr spezielle Blutversorgung. Die oberflächlichen Anteile werden vom retinalen Kreislauf versorgt, die tieferen Abschnitte vom ziliaren Kreislauf, d.h. vom gleichen Kreislauf wie die Chorioidea (Abb. E 1.52). Obwohl die Papille, wie der ganze Sehnerv, ein Hirnanteil ist und damit eine Blut-Hirn-Schranke aufweist, können vasoaktive Substanzen aus der Umgebung in die Papille hineindiffundieren. Dies ist einer der Gründe, warum die Papille sehr vulnerabel (verletzlich) ist. Die Nervenfasern im Auge sind nicht myelinisiert [myelos *gri* Mark]. Das heißt, sie besitzen, anders als viele andere Nervenfasern, keine speziell isolierende Schutzhülle, denn sie müssen ja durchsichtig sein. Da sie in der innersten Schicht liegen, muss das Licht durch diese Schicht hindurch, um zu den Photorezeptoren zu gelangen. Auch in der Papille gibt es keine Myelinisierung, hier aber nicht aus optischen, sondern aus Platzgründen, da die Nervenfasern hier durch die Lamina cribrosa der Sklera austreten müssen.

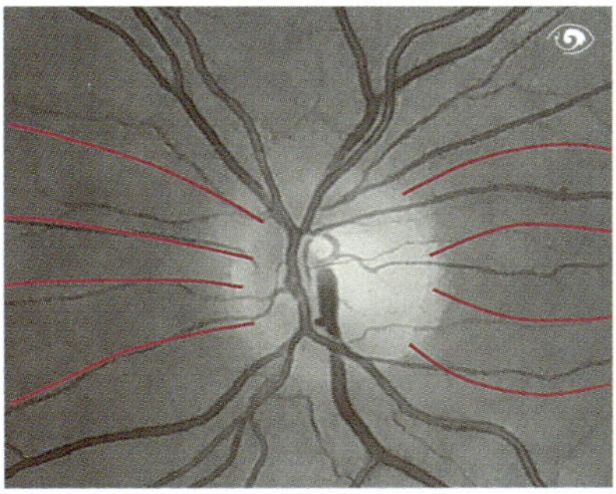

Abb. E 1.47: Hinterer Augenpol mit der Papille, die roten Linien symbolisieren den Verlauf der Nervenfasern.

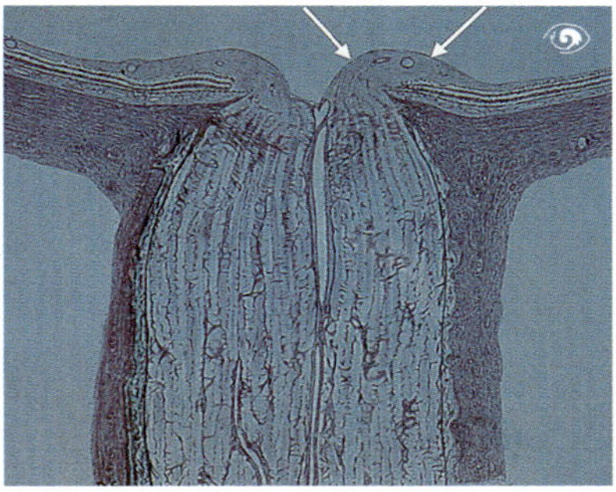

Abb. E 1.48: Histologischer Schnitt durch eine normale Papille und den vorderen Anteil des Sehnerven: Das Nervenfaserpolster (→) ist gut sichtbar.

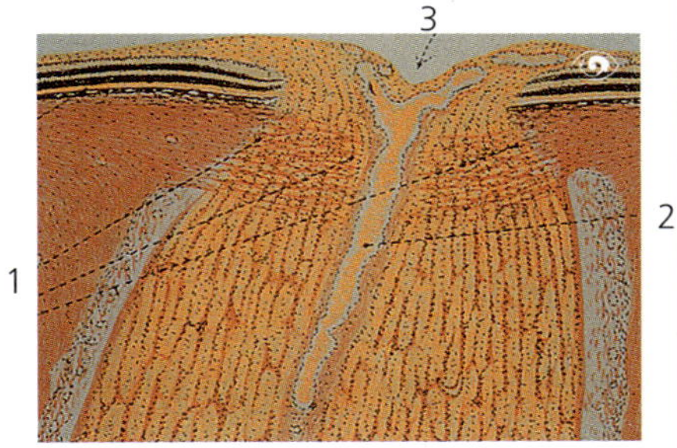

Abb. E 1.49: Histologischer Schnitt durch eine normale Papille und den vorderen Anteil des Sehnerven:
1: Lamina cribrosa, 2: Vena centralis,
3: physiologische Exkavation.

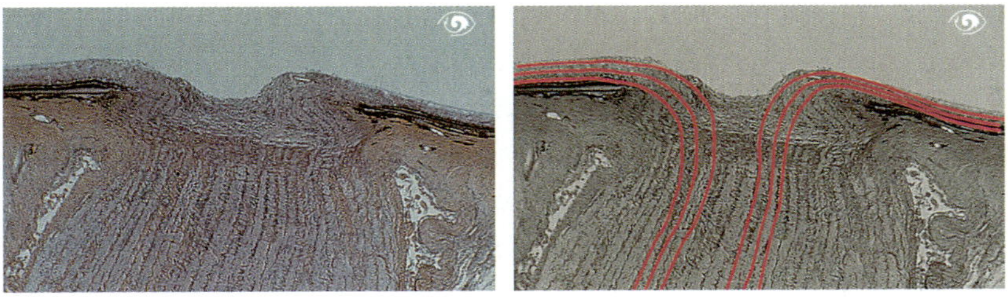

Abb. E 1.50: Histologischer Schnitt durch die Papille, im rechten Bild sind einige Nervenfasern rot eingezeichnet.

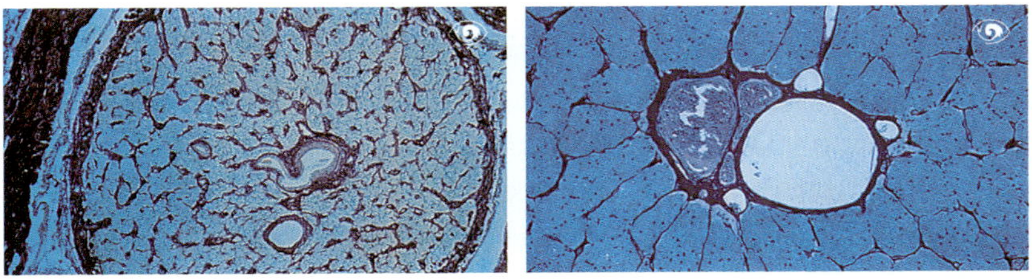

Abb. E 1.51: Querschnitt durch den Sehnerven, links in der Übersicht, rechts in stärkerer Vergrößerung.

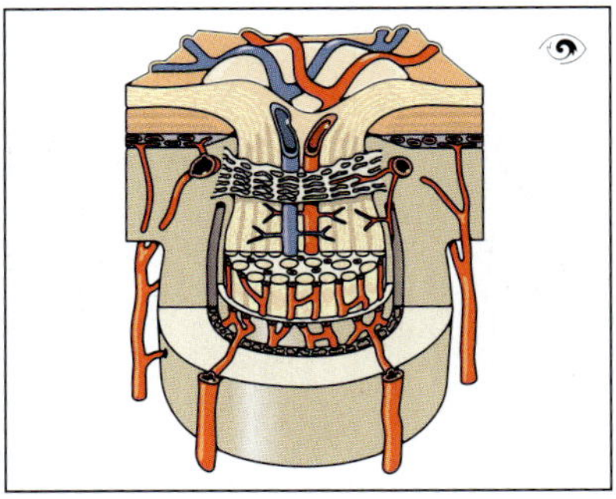

Abb. E 1.52: Zeichnung des Sehnervenkopfes (Papille): Die zu Bündeln zusammengefassten Nervenfasern verlassen das Auge durch die Lamina cribrosa.

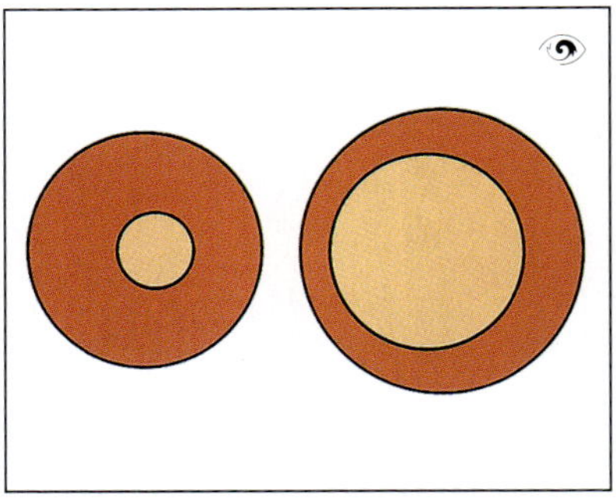

Abb. E 1.53: Beim Gesunden haben kleine Papillen eine kleine Exkavation und große Papillen eine große Exkavation. Das liegt daran, dass die Fläche des neuroretinalen Randsaumes (rot) mehr oder weniger konstant ist.

Die Lamina cribrosa (Abb. E 1.49) ist eine verdünnte Fortsetzung der Sklera mit sehr feinen Löchern, durch die die Nervenfasern hindurchziehen [cribrum *lat* Sieb/lamina *lat* dünne Platte].

Im Sehnerven selbst aber sind die Nervenfasern myelinisiert. Dies ist der Grund, warum der Sehnerv, nicht aber das Auge selbst, bei den sog. demyelinisierenden Erkrankungen mitbeteiligt ist. Bei den demyelinisierenden Erkrankungen ist die Isolierschicht der Nervenfasern, also die Myelinscheide, erkrankt. Die wichtigste und wohl auch bekannteste demyelinisierende Erkrankung ist die Multiple Sklerose. Ist der Sehnerv akut entzündlich verändert (z.B. im Rahmen einer Multiplen Sklerose), sprechen wir von einer «Retrobulbärneuritis», d.h. von einer hinter dem Augapfel gelegenen Nervenentzündung.

Kommen wir noch einmal auf die Nervenfasern im Auge zurück. Die Axone verlaufen von den retinalen Nervenzellen aus zentralwärts zur Papille. Dies hat zur Folge, dass sich die Nervenfaserschicht der Netzhaut zur Papille hin zunehmend verdickt.

Die Papille, der Austrittsort der Nervenfasern, ist mehr oder weniger stark mit Nervenfasern gefüllt. Da sie häufig größer ist als der Platz, der für die Nervenfasern gebraucht wird, bleibt in der Mitte

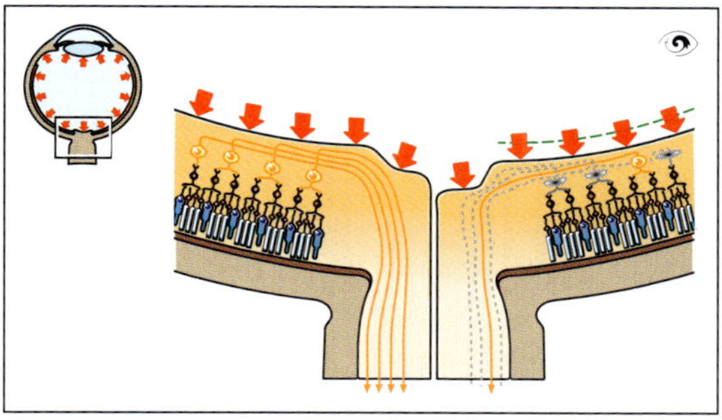

Abb. E 1.54: Verlust der Nervenfasern und Zunahme der Exkavation, z.B. wegen erhöhtem Augendruck.

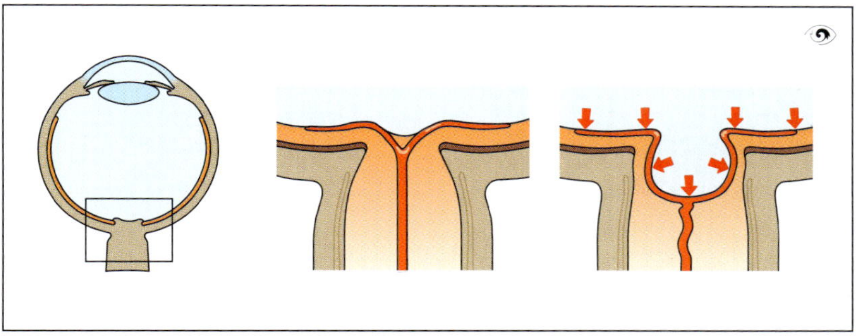

Abb. E 1.55: Durch den Verlust von Nervenfasern und Gliazellen kommt es zur glaukomatösen Exkavation.

der Papille ein Raum frei. Diesen Raum nennt man Exkavation [cavum *lat* Höhle]. Wir sprechen auch von einer «physiologischen» Exkavation. Das bedeutet, dass auch ein Gesunder eine gewisse Exkavation haben kann. Die Exkavation des Glaukompatienten hingegen ist eine erworbene Exkavation, bzw. eine Exkavation, die im Laufe des Lebens größer wird.

Je größer die Papille, desto größer die physiologische Exkavation. Bei sehr kleinen Papillen haben wir deshalb beim Gesunden keine Exkavation (Abb. E 1.53). Dies ist wichtig für die Interpretation der Papille (siehe Kap. 2.1.2).

Ein gesundes Auge besitzt etwa 132 Millionen Sinneszellen, rund 1 Million Ganglienzellen und damit auch 1 Million Nervenfasern, die durch die Papille zum Gehirn ziehen. Im Laufe des Lebens sterben schon normalerweise täglich vereinzelt Ganglienzellen und damit auch Axone ab. Beim Glaukompatienten kommt es nun aber zu einem beschleunigten Untergang der Ganglienzellen und der Nervenfasern (Abb. E 1.54). Durch das Absterben der Nervenfasern nimmt die Exkavation (Abb. E 1.55) zu, man spricht von einer pathologischen oder glaukomatösen Exkavation. Selbstverständlich gibt es auch entsprechende Veränderungen in den nachgeschalteten Geweben wie im Nervus opticus und im Ganglium geniculatum im Gehirn. Da diese Strukturen aber nicht direkt unserer Untersuchung zugänglich sind, möchten wir dies hier nicht weiter besprechen.

Tabelle E 1: Einige Zahlen (Durchschnittswerte)

Augapfel Durchmesser		23 mm
Augapfel Gewicht		7,5 g
Dicke der Hornhaut		0,6 mm
Dicke der Lederhaut am Äquator		0,3 mm
Dicke der Lederhaut Nähe Optikus		1,3 mm
Dicke der Aderhaut am Äquator		0,12 mm
Dicke der Aderhaut im Makulabereich		0,26 mm
Dicke der Netzhaut am Äquator		0,18 mm
Dicke der Netzhaut in der Fovea centralis		0,10 mm
Dicke der Netzhaut um den Sehnerven		0,56 mm
Dicke der Linse beim Neugeborenen		3,5 mm
Dicke der Linse beim 20-Jährigen		4 mm
Dicke der Linse beim 80-Jährigen		5 mm
Dicke des Sehnerven		4 mm
Tränenproduktion pro Tag		1 ml
Kammerwasserproduktion pro Tag		3 ml
Anzahl Fotorezeptoren		132'000'000
davon Stäbchen	125'000'000	
davon Zapfen	7'000'000	
Anzahl retinaler Schaltzellen		2'000'000
Anzahl retinaler Ganglienzellen		1'000'000

E 2 Die Entwicklung des Auges

Wenn wir die Anatomie und Physiologie des Auges studieren (siehe Kap. E 1), dann sind wir uns sicher einig, dass es sich hier um ein echtes Wunderwerk handelt. Das aus der Umgebung gestreute Licht kann so wahrgenommen werden, dass wir Gegenstände erkennen. Das Erkennen geht sogar so weit, dass wir mit Leichtigkeit Gesichter erkennen oder z.B. eine Schrift lesen können. Aber das vielleicht noch größere Wunder ist die Entwicklung dieses Auges bzw. des gesamten Organismus.

Die Steuerung der Entwicklung. Haben Sie sich schon einmal überlegt, wie aus einer befruchteten Eizelle durch Zellteilung ein Organismus wie der des menschlichen Körpers entsteht? Nachdem sich die befruchtete Eizelle einige Male geteilt hat und beispielsweise aus acht Zellen besteht, wie weiß denn jede Zelle, in welche Richtung (z.B. zum Kopf oder zum Fuß hin) sie sich entwickeln soll? Solche Fragen blieben in der Biologie bis vor kurzem ein großes Rätsel. Erst in den letzten Jahren ist es gelungen, Einsicht in die Regulation dieser Entwicklungen zu bekommen. Bereits die unbefruchtete Eizelle im Eierstock enthält Informationen darüber, welche ihrer Anteile sich später im Falle einer Befruchtung in welche Richtung entwickeln sollen. Die umgebenden Zellen im Eierstock geben dem Ei diese Informationen durch Botenstoffe mit. Die Konzentration dieser Botenstoffe ist in den verschiedenen Anteilen einer Eizelle in Abhängigkeit von der Seite, von der die Botenstoffe der Zelle eingegeben wurden, unterschiedlich. So ist also bereits in der Eizelle vorbestimmt, was sich in welche Richtung entwickeln wird. Nach der ersten Zellteilung haben die beiden Zellen unterschiedliche Konzentrationen dieser Botenstoffe in sich und damit «wissen» sie, dass sie einen unterschiedlichen Auftrag haben. Sie entwickeln sich zu unterschiedlichen Zellen, indem sie unterschiedliche Gene zum Ausdruck bringen (siehe Kap. E 3).

In einer späteren Phase ist dann vor allem die Information, die die Zellen von ihren Nachbarzellen erhalten, entscheidend. Man kann also sagen, dass die Zellen «miteinander sprechen». Dies möchten wir an einem Beispiel erklären: Wachsen Blutgefäße in das Auge hinein, dann sind diese Blutgefäße, obwohl sie alle vom gleichen Gefäß abstammen, letztlich ganz verschieden. Dies ist z.B. abhängig davon, ob sie in der Aderhaut oder in der Netzhaut sind. Das umgebende Gewebe sagt ihnen also, wie sie sich entwickeln sollen. Kapillaren in der Chorioidea z.B. bilden kleine Poren. Die Information zur Porenbildung bekommen sie aus dem benachbarten Pigmentepithel. Umgekehrt aber sind Blutgefäße in der Netzhaut völlig dicht, weil dort ein unkontrollierter Austritt von Flüssigkeit verheerende Folgen für das Sehen hätte. Die entsprechende Information bekommen die Blutgefäße aus den Zellen der Netzhaut. Kommen diese Netzhautgefäße, z.B. aufgrund einer Fehlentwicklung oder einer Krankheit in die Nähe des Pigmentblattes, beginnen auch sie, kleine Poren zu bilden. Komplexe Regelkreise, in denen die Zellen miteinander «diskutieren» und sich so gegenseitig in ihrer Entwicklung beeinflussen, steuern das Verhalten jeder einzelnen Zelle.

Die Entwicklung des Auges beginnt schon relativ früh, in der dritten bis vierten Schwangerschaftswoche. Aber wie wird die Bildung eines Auges gesteuert? Auch hier hat die Forschung spannende Resultate geliefert. Es gibt übergeordnete Gene (siehe Kap. E 3), die das Lesen nachgeordneter Gene regulieren. Wird nun ein (übergeordnetes) «Augengen» exprimiert, beginnt die Entwicklung eines Auges, gesteuert durch die Expression vieler nachgeordneter Gene. Diese nachgeordneten Gene enthalten quasi die Bauanleitung für das Auge. Unter einer Expression verstehen wir in diesem Zusammenhang den «Ausdruck» einer in einem Gen gespeicherten Information mit dem Ziel, ein bestimmtes Eiweiß zu synthetisieren (siehe E 3) [expressio *lat* Ausdruck].

Dass dieses «Augengen» tatsächlich die Entwicklung eines Auges steuert, konnte demonstriert werden, indem sich Augen bei Fliegen z.B. an Flügeln oder Beinen entwickelten, wenn dieses Gen an diesen Stellen zu einem bestimmten Zeitpunkt der Entwicklung künstlich «angeschaltet» wurde.

Ebenfalls hochinteressant ist die Tatsache, dass dieses übergeordnete Gen beim Menschen und bei Tieren praktisch identisch ist, obwohl die Augen im Tierreich ganz unterschiedlich sind. Dies

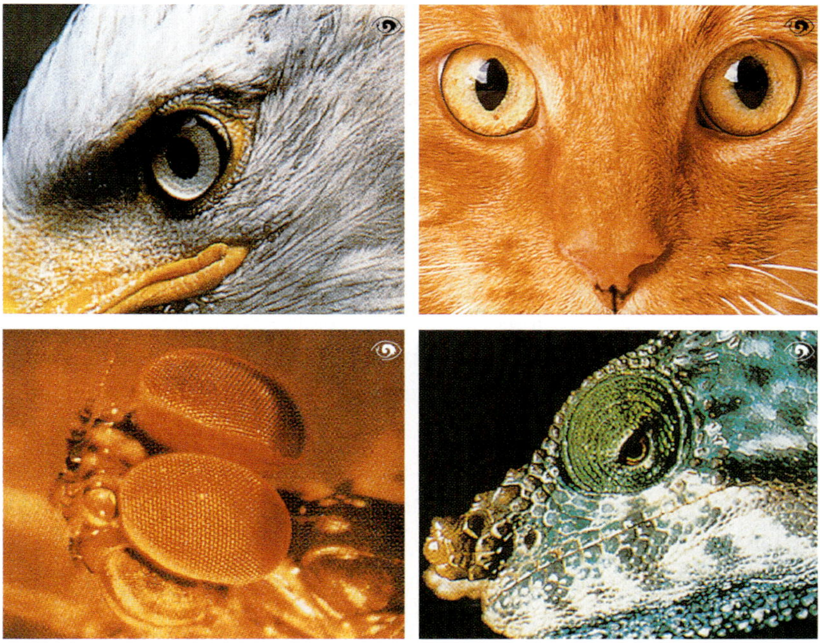

Abb. E 2.1: Die embryonale Entwicklung ganz unterschiedlicher Augen wird vom gleichen übergeordneten Gen gesteuert.

bedeutet, dass das gleiche Gen die Entwicklung eines Facettenauges bei der Fliege oder eben eines menschlichen Auges beim Menschen steuert. Natürlich sind die nachgeschalteten Gene anders und darum entstehen bei verschiedenen Tierarten auch verschiedene Augen (Abb. E 2.1).

Der genetische Bauplan für die Augen. Obwohl sehr viele Einzelheiten über die Entwicklung der Augen und über die entsprechenden Gene, die diese Entwicklung steuern, bekannt sind, bleiben noch viele Fragen offen. Nicht alle Gene, die die Entwicklung des Auges und seine Funktion steuern, sind bekannt. Die genetische Analyse von Patienten mit verschiedenen Störungen der Augenentwicklung haben aber bereits viele wichtige Informationen geliefert. So weiß man z.B. recht genau, welche Gene bzw. Genprodukte an der Fototransduktion (siehe Kap. E 1) beteiligt sind. Mutationen an einem dieser Gene können zum Krankheitsbild der sog. «Retinitis pigmentosa» führen. Der Defekt an anderen Genen führt zu anderen definierten Erkrankungen oder Entwicklungsstörungen, welche im Buch «Kinderophthalmologie» ausführlich beschrieben sind (siehe Kap. Z 3).

Wie entwickelt sich ein Auge? Der junge Embryo hat drei Gewebeanteile: Ektoderm, Mesoderm und Entoderm. Aus dem Ektoderm entwickeln sich Haut und Nervensystem, aus dem Mesoderm Muskulatur, Binde- und Stützgewebe und aus dem Entoderm der Darm und seine Anhangsorgane wie Leber und Bauchspeicheldrüse.

An der Bildung des Auges sind zwei Gewebetypen beteiligt. In der dritten Schwangerschaftswoche stülpt sich aus dem Gehirnbläschen eine kleine Augenblase aus (Abb. E 2.2).

Mit zunehmendem Wachstum stülpt sich die Augenblase vorne und unten becherförmig ein (Abb. E 2.3 und E 2.4).

Die Innenschicht des Augenbechers entwickelt sich zur Netzhaut, die Außenschicht zum Pigmentblatt (Abb. E 2.5 und E 2.6).

Vom Hautektoderm her bildet sich ebenfalls ein Bläschen, das sich später abschnürt. Aus ihm entwickelt sich die Linse (Abb. E 2.3 und E 2.6).

Das darüberliegende Ektoderm bildet die Hornhaut (Abb. E 2.7) und später dann auch die Lider (Abb. E 2.8). Aderhaut und Sklera entstehen aus dem Mesoderm. In der Embryonalphase führen noch Blutgefäße zur Linse, die sich im achten Schwangerschaftsmonat wieder zurückbilden (Abb. E 2.9).

Die Ausreifung der einzelnen Gewebe, insbesondere der Netzhaut, ist so komplex, dass wir sie hier nicht im Detail besprechen können.

Wir möchten uns im Folgenden auf die Ausreifung der Vorderkammer, des Kammerwinkels und der Bildung des Sehnervs konzentrieren, da dies für das Glaukom und speziell für das angeborene Glaukom relevant ist. Im dritten Schwangerschaftsmonat liegt die Linse noch unmittelbar hinter der Hornhaut (Abb. E 2.8).

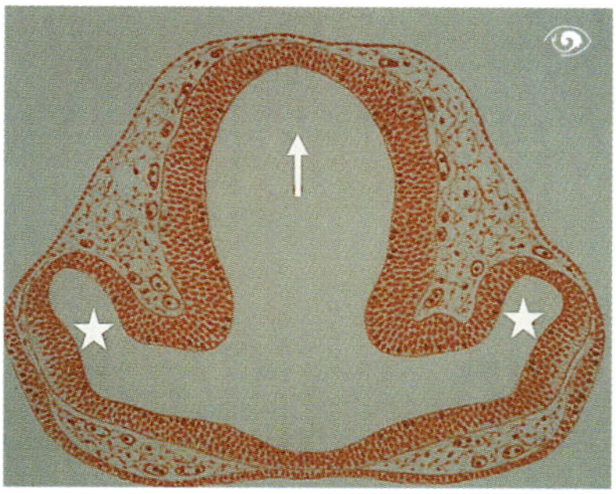

Abb. E 2.2: Querschnitt durch Gehirnbläschen (→) und Augenbläschen (*) in der dritten Schwangerschaftswoche.

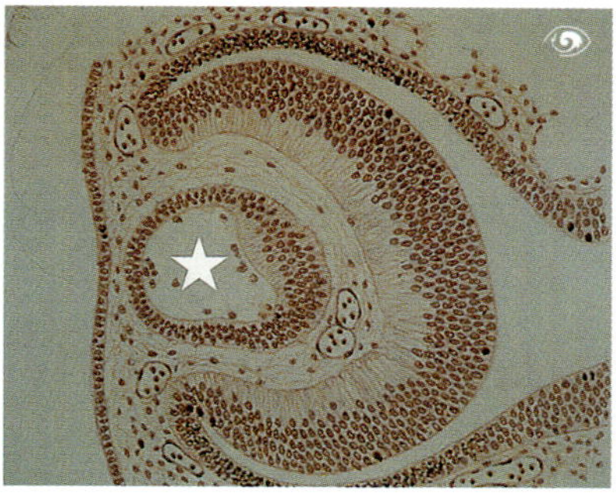

Abb. E 2.3: In der sechsten Schwangerschaftswoche formt sich die Augenblase zum Augenbecher. Die embryonale Linse wird sichtbar (*).

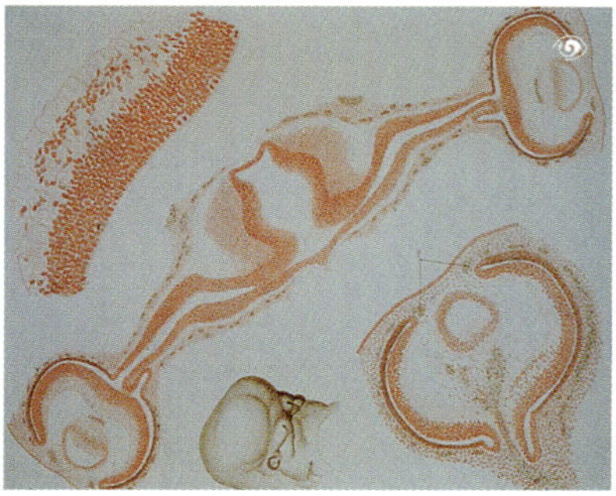

Abb. E 2.4: Querschnitt durch Gehirnbläschen und Augenanlagen (sechste Schwangerschaftswoche).

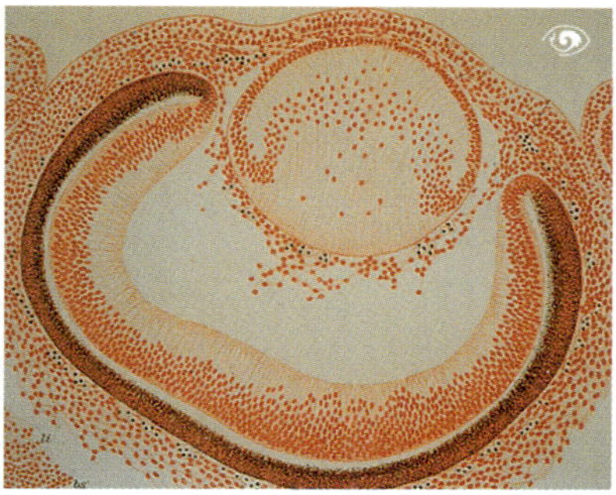

Abb. E 2.5: In der siebten Woche differenziert sich der Augenbecher in die vorn gelegene Netzhaut und das dahinter gelegene Pigmentblatt (dunkler gefärbt).

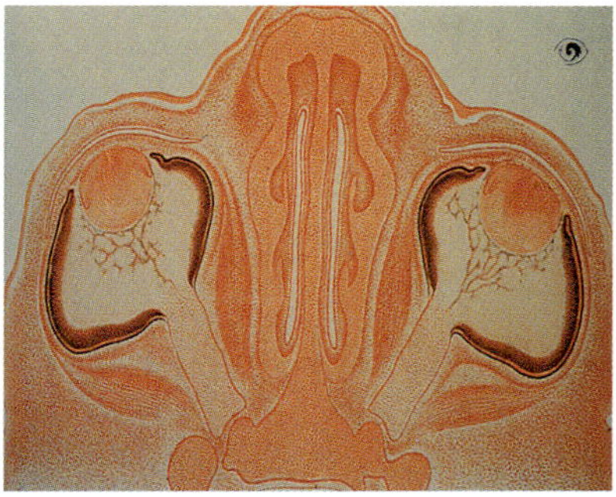

Abb. E 2.6: Querschnitt durch den embryonalen Kopf in der achten Schwangerschaftswoche. Seitlich der Nase entstehen die Augen.

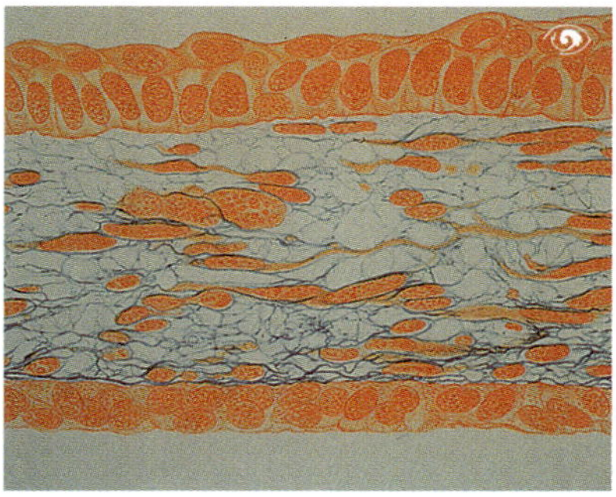

Abb. E 2.7: Embryonale Anlage der Hornhaut (achte Schwangerschaftswoche).

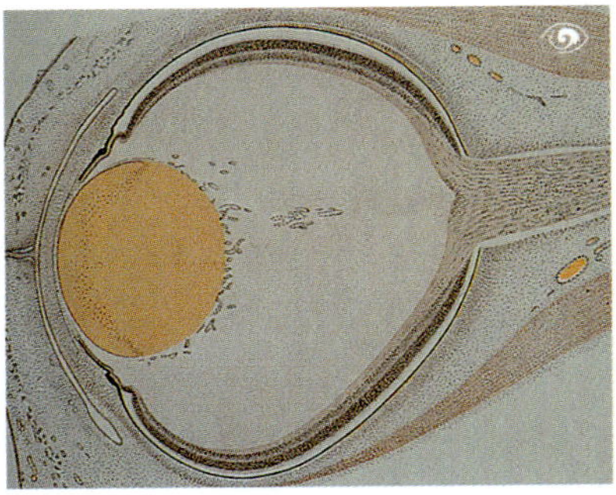

Abb. E 2.8: Das Auge im dritten Schwangerschaftsmonat: Die Vorderkammer ist noch nicht gebildet, die Linse befindet sich unmittelbar hinter der Hornhaut.

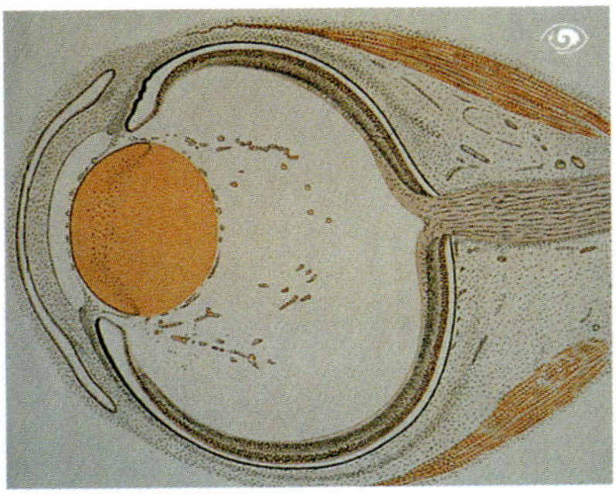

Abb. E 2.9: Zwölfte Woche: Die Vorderkammer bildet sich als schmaler Spalt, die Iris ist noch kaum entwickelt.

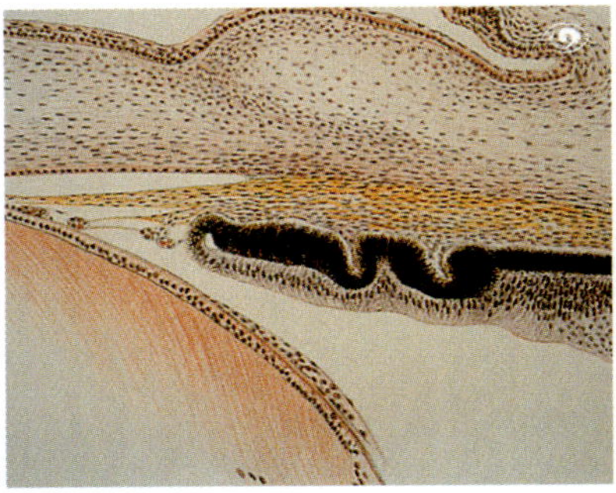

Abb. E 2.10: Der embryonale Kammerwinkel ist in der zehnten Schwangerschaftswoche noch verschlossen.

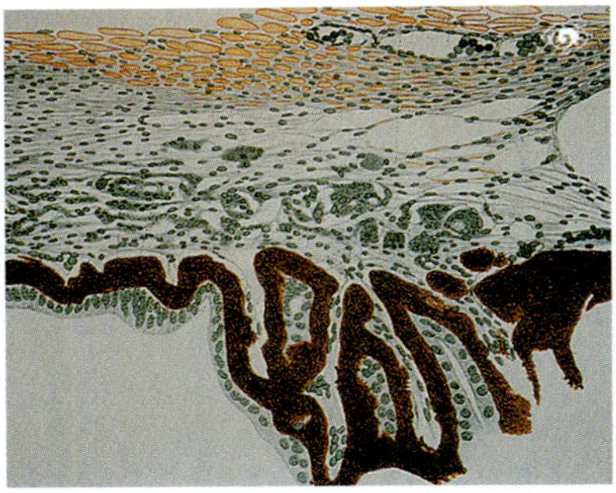

Abb. E 2.11: Sechster Monat: Der Ziliarkörper bildet erste Zotten.

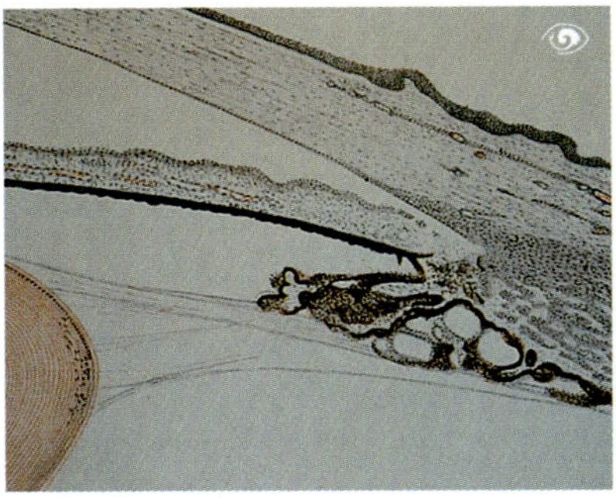

Abb. E 2.12: Der Kammerwinkel wird im achten Monat gebildet.

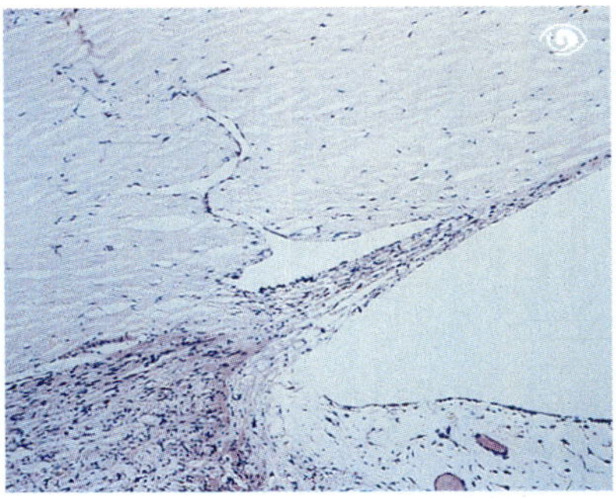

Abb. E 2.13: Normaler, offener Kammerwinkel bei der Geburt.

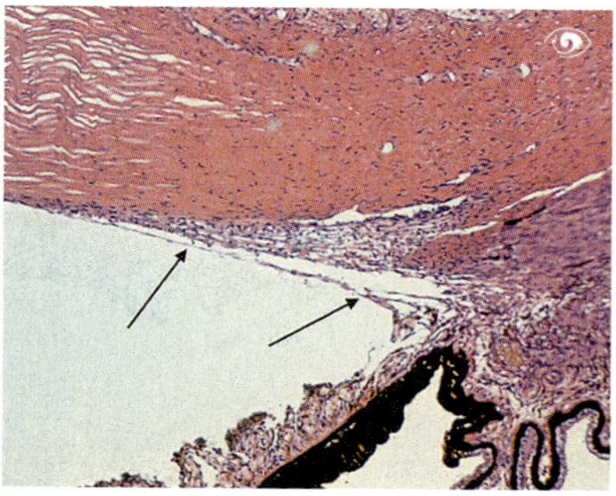

Abb. E 2.14: Unvollständig ausgereifter Kammerwinkel beim angeborenem Glaukom. Das Trabekelwerk ist von einer feinen Membran (→) bedeckt.

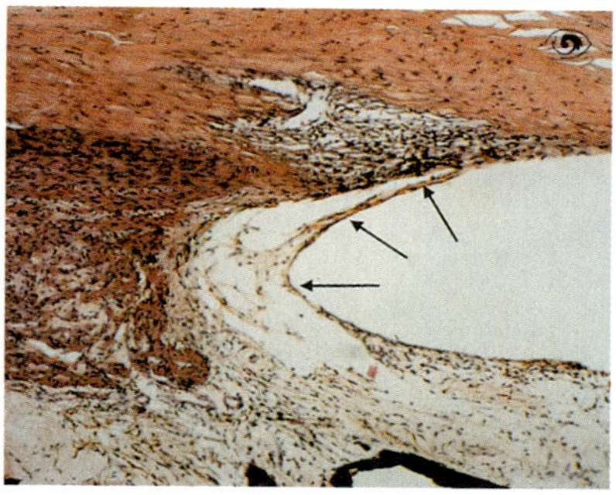

Abb. E 2.15: Der Kammerwinkel beim angeborenem Glaukom. Die Pfeile zeigen auf das Gewebe, das den Abfluss verhindert.

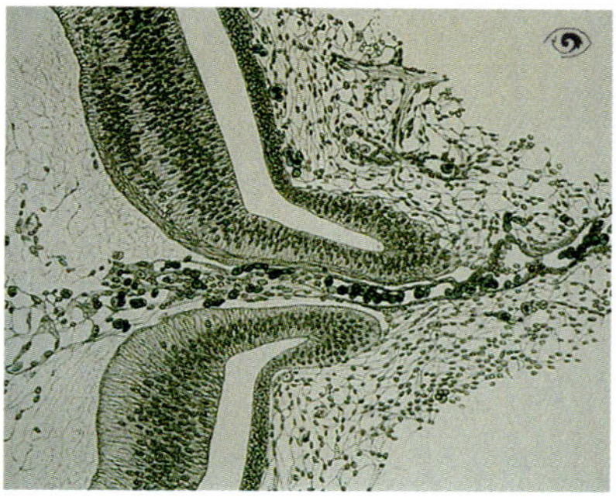

Abb. E 2.16: Zweiter Schwangerschaftsmonat: Die erste Anlage des Sehnerven.

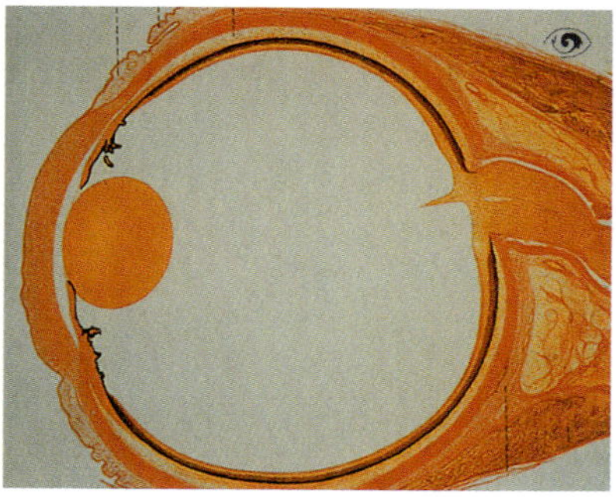

Abb. E 2.17: Im achten Monat hat sich der Sehnerv schon weitgehend ausgebildet.

Die Iris ist noch sehr unvollständig ausgebildet (Abb. E 2.9 und E 2.10), die Vorderkammer vertieft sich erst allmählich im Laufe der darauf folgenden Wochen und Monate. Dies bedeutet, dass die Linse immer mehr Abstand zur Hornhaut gewinnt. Der Ziliarkörper formiert sich (Abb. E 2.11). Auch die Iris wächst und reift: Es entwickelt sich ein Kammerwinkel (Abb. E 2.12). Ursprünglich noch völlig verschlossen, öffnet und weitet er sich erst im Laufe der Embryonalentwicklung (Abb. E 2.13). Ist der Reifungsprozess gestört oder unvollständig (Abb. E 2.14 und E 2.15), kann das Kammerwasser des Neugeborenen nicht richtig durch das Trabekelwerk abfließen, es kommt zum Augendruckanstieg (siehe Kap. 3.1).

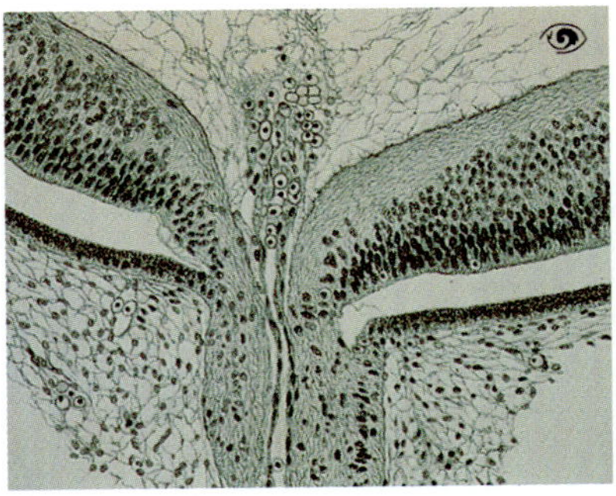

Abb. E 2.18: Während der Embryonalzeit ist der Glaskörper noch vaskularisiert.

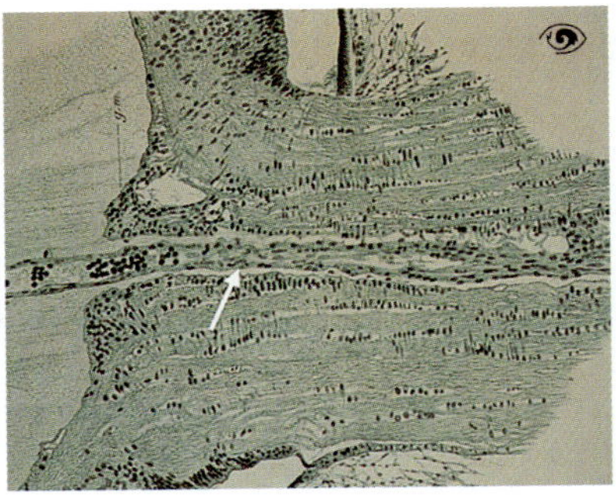

Abb. E 2.19: Die zentrale Netzhautarterie (→) bildet sich im zweiten Monat.

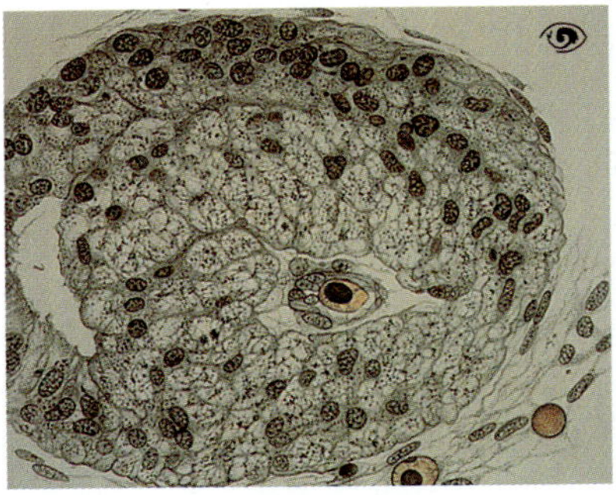

Abb. E 2.20: Querschnitt durch den embryonalen Sehnerven.

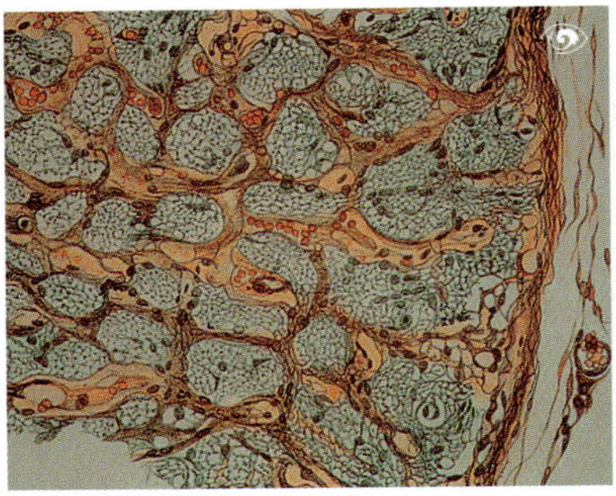

Abb. E 2.21: Die Nervenfasern werden in Bündeln zusammengefasst.

Die Ganglienzellen der Netzhaut schicken ihre Axone (siehe Kap. E 1) über die Netzhaut in Richtung Papille (Abb. E 2.16). Diese finden den Weg durch die Papille und den Sehnerven zum Gehirn (Abb. E 2.17). Es wächst eine sehr große Anzahl Fasern aus, aber nicht alle finden im Gehirn einen sinnvollen Kontakt. All jene Zellen, die diesen Kontakt nicht finden, sterben wieder ab.

Im Zentrum des sich bildenden Sehnerven sind Blutgefäße (Abb. E 2.18 und E 2.19). Die Nervenfasern werden zu Bündeln zusammengefasst (Abb. E 2.20 und E 2.21).

E 3 Genetik

Unter Genetik verstehen wir die Vererbungslehre [genesis *gri* Entstehung]. Seit Menschengedenken weiß man, dass Eigenschaften von Eltern an ihre Kinder weitervererbt werden. Aber erst 1866 wurden die wichtigsten Grundregeln der Vererbung erkannt. Der Augustinermönch Gregor Mendel (1822–1884) machte eine Reihe von Züchtungsversuchen an Pflanzen und begründete damit (ohne es zu wissen) die klassische Genetik. Am Beispiel von Bohnenpflanzen konnte er zeigen, dass Form und Farbe der Bohnen von «Faktoren» bestimmt werden. Heute nennen wir diese Faktoren Gene. Völlig richtig hatte Mendel angenommen, dass jeder «Faktor» doppelt vorkommt, nämlich einmal von der Mutter und einmal vom Vater stammt.

Ein Gen ist also eine Erbanlage, ein Erbfaktor. Unter dem Genom versteht man die Gesamtheit aller Gene eines Organismus. Nun gibt es Gene, die bei allen gesunden Menschen gleich sind, z.B. das Gen, das das Hormon Insulin kodiert. Daher haben alle gesunden Menschen das gleiche Insulin im Blut.

Daneben haben wir aber auch Gene, die von Mensch zu Mensch verschieden sein können, z.B. das Opsin-Gen. Wir haben im Kapitel E 1 gesehen, dass die lichtempfindliche Substanz Retinal in ein großes Eiweiß Opsin eingebettet ist. Für die drei Farbempfindlichkeiten unserer Zapfen sind drei verschiedene Opsine verantwortlich. Zusätzlich gibt es auch noch interindividuelle Unterschiede. Dies hat zur Folge, dass es von Mensch zu Mensch leichte Unterschiede in Bezug auf die Spektralempfindlichkeit der Augen geben kann. Das heißt, dass nicht alle gesunden Menschen die Farben genau gleich sehen.

Man spricht von Allelen. Allele sind Gene, die die gleiche Grundeigenschaft speichern (z.B. das Opsin-Protein), aber in verschiedenen Individuen in leicht verschiedener Form. Sie sind die Basis der individuellen Unterschiede von Mensch zu Mensch, die Basis unserer Vielfalt.

Die klassische Genetik hat systematisch die Gesetzmäßigkeiten der Vererbung erforscht. Seit Mitte des 20. Jahrhunderts haben sich den Biologen neue Techniken eröffnet: Dank moderner Biochemie und Biophysik ist es möglich geworden, die biologischen Vorgänge auf molekularer Ebene zu beschreiben und schließlich herauszufinden, wie Erbinformationen gespeichert und weitergegeben werden. Es entwickelte sich die Molekularbiologie und damit auch die Molekulargenetik und darauf aufbauend die Molekularmedizin.

Die Chromosomen. Wir wissen heute, dass die genetische Information auf den Chromosomen der Zellkerne gespeichert ist. Die Chromosomen ließen sich bereits früh mit Farbstoffen anfärben, weshalb sie ihren Namen erhalten haben [chroma *gri* Farbe/soma *gri* Körper]. Der Mensch besitzt 22 Chromosomenpaare, zusätzlich haben die Frauen zwei X-Chromosome und die Männer ein X- und ein Y-Chromosom (Abb. E 3.1).

Ein Chromosom ist nichts anderes als ein sehr langer Faden, der so raffiniert aufgewickelt ist, dass er in einem kleinen Zellkern Platz hat (Abb. E 3.2). Chemisch ist dieser Faden ein DNS-Molekül (DesoxyriboNukleinSäure), im Englischen DNA genannt (desoxyribonucleic acid).

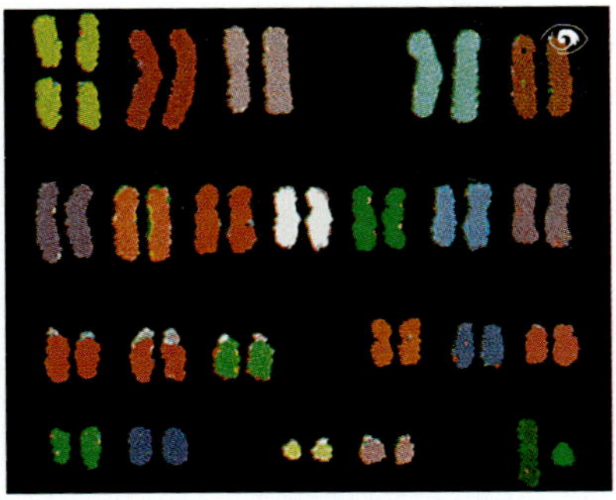

Abb. E 3.1: Die menschlichen Chromosomen.

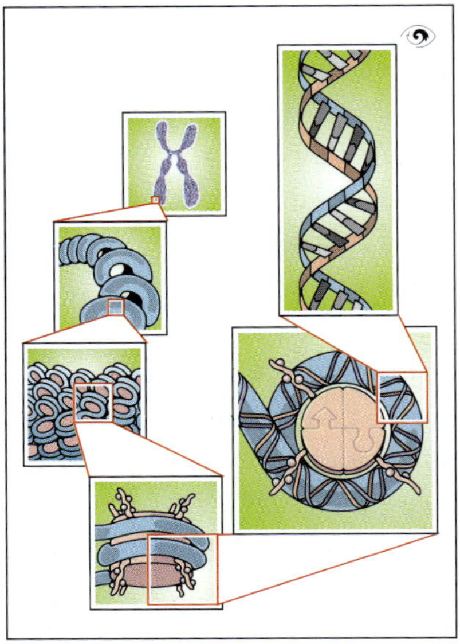

Abb. E 3.2: Die sehr lange DNS ist so aufgewickelt, dass sie in einem kurzen Chromosom Platz hat.

Abb. E 3.3: DNS-Doppelstrang mit den drei verschiedenen Basenpaaren.

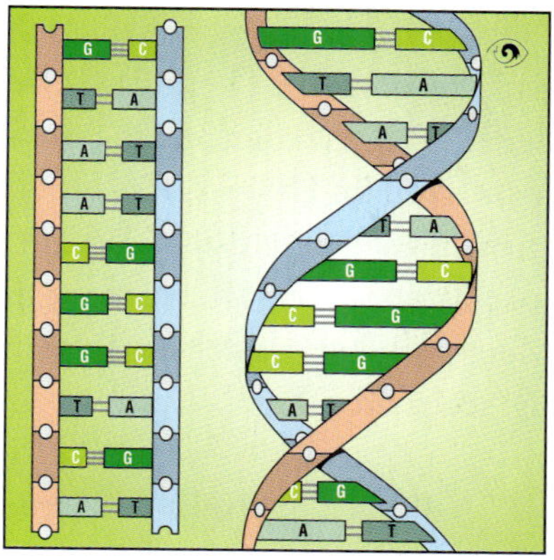

Die Information auf diesem Faden ist linear angeordnet, und zwar mit Hilfe von vier verschiedenen Basen (Adenin, Thymin, Guanin und Cytosin). Die Basen sind quasi die Buchstaben der genetischen Schrift (Abb. E 3.3). Drei aufeinander folgende Basen (sog. Triplets) enthalten jeweils die Information für eine Aminosäure.

Die Information im Zellkern ist nun in Form eines doppelt liegenden Fadens gespeichert. Die Fäden sind jeweils komplementär zueinander angeordnet [complementare *lat* ergänzen], d.h. es gibt fixe Basenpaarungen, Basen, die sich immer gegenüber liegen. So findet sich gegenüber dem Adenin immer das Thymin und gegenüber dem Guanin immer das Cytosin und umgekehrt. Dadurch ist bei der Zellteilung eine rasche Verdoppelung der gesamten genetischen Information möglich. Spaltet sich nämlich der Doppelfaden, vergleichbar mit einem Reißverschluss, auf, wird jeder Faden rasch wieder von einem zweiten komplementären Faden ergänzt. Beim Menschen ist die gesamte genetische Information in Form von mehreren Milliarden Basenpaaren gespeichert, die wiederum die Information für rund 100'000 Gene enthalten.

Eine solche Informationsmenge ist für uns schwer vorstellbar. Nehmen wir einmal an, wir könnten die genetische Information eines Menschen linear aneinander reihen. Würden wir nach jedem Millimeter ein Basenpaar hinlegen, so entspräche die Gesamtlänge der so angeordneten genetischen Information des Menschen der Distanz von der Ost- zur Westküste Amerikas.

Nun muss man sich auch noch vorstellen, dass sich in einem Kubikmillimeter (1 mm^3) Gewebe rund eine Million Zellen befinden, und dass jede einzelne dieser Zellen die gesamte genetische Information im Doppel, einmal vom Vater und einmal von der Mutter enthält. Es handelt sich also um eine unerhörte Verdichtung von Information, eine Information, die aus einem befruchteten Ei einen Menschen heranwachsen lässt, mit all seinen körperlichen und geistig-seelischen Eigenschaften.

Die Expression der genetischen Information. Auch die lebende Zelle eines Erwachsenen muss dauernd auf ihre genetische Information zurückgreifen, um in jeder Situation das Richtige zu tun. Gleichzeitig aber weiß die Zelle auch, dass die genetische Information, die sie im Zellkern gespeichert hat, für sie einmalig ist und auf keinen Fall verloren gehen darf. Aus diesem Grunde benimmt sie sich wie eine Bibliothek, die kostbare Bücher aufbewahrt: Sie gibt nur Kopien heraus. Die Informationskopie der DNS ist die sog. RNS (Ribonukleinsäure) oder im Englischen RNA (ribonucleic acid). Sie ist der DNS in ihrer Struktur sehr ähnlich.

Wird ein bestimmtes Gen in einem Chromosom «gelesen» bzw. auf RNA kopiert, dann sagt man auch, das Gen werde «exprimiert». Die Kopie, in einfacher oder in mehrfacher Form vorliegend, verlässt den Zellkern und lagert sich an die sog. Ribosomen, den Ort der Eiweißsynthese, an (Abb. E 3.4). Ein Triplet, d.h. also drei Basenpaare, determiniert jeweils eine Aminosäure. Entsprechend dem in der RNA festgelegten Bauplan werden unterschiedliche Aminosäuren aneinander gereiht, es entsteht ein mehr oder weniger langes Eiweißmolekül (Proteinmolekül). Ein Gen, unabhängig welche Eigenschaften es enthält, entwickelt seine Information letztlich immer über die Synthese eines Proteins. Diese Proteine haben viele unterschiedliche Funktionen. Sie können als Enzyme tätig sein, in das zelluläre Gerüst eingebaut werden oder sich zu Ionenkanälen, Rezeptoren für Hormone usw. strukturieren.

Die Proteine, die entsprechend der jeweiligen RNA synthetisiert werden, sind anfänglich meist viel länger als das eigentlich funktionstragende Endprodukt. Ein Teil des Proteins dient nämlich

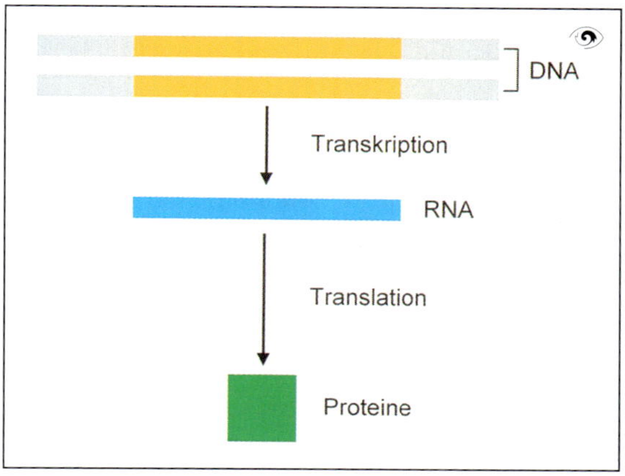

Abb. E 3.4: Die DNS wird in RNS umkopiert, welche dann die Protein-Synthese steuert.

als «Adresse». Das neu synthetisierte Protein muss ja «wissen», wohin es wandern muss, um seine Funktion aufnehmen zu können. Man kann sich das wie mit einer Telefonnummer vorstellen: die ersten vier Zahlen bestimmen das Land, die nächsten zwei Zahlen die Stadt usw. Analog funktioniert die Adressierung der Proteine, jedes wandert an seinen Ort. Die Information, die nicht mehr gebraucht wird (weil die Proteine am richtigen Ort angekommen sind), wird dann abgespalten. So steuert die Information im Zellkern auf äußerst elegante Art die Struktur und die Funktion der Zelle.

Zellen können strukturell und funktionell ganz verschieden sein, obwohl sie alle die gleiche genetische Information tragen. Eine Hirnzelle sieht nicht nur anders aus, sondern hat auch andere Funktionen als etwa eine Zelle der Magenschleimhaut. Dies kommt dadurch zustande, dass nicht jede Zelle alle Gene exprimiert. Sie entnimmt aus ihrer großen Bibliothek nur jene Texte, die sie im Moment braucht. Die Genexpression, also der Entscheid darüber, was gebraucht wird, wird von übergeordneten sog. Regulatorgenen gesteuert (siehe Kap. E 2), bei differenzierten Zellen auch durch interne und externe Faktoren, wie Hormone, Kontakt mit anderen Zellen usw. Wir haben früher gesehen (siehe Kap. E 2), dass die Zellen intensiv miteinander kommunizieren. Aber auch innerhalb der Zelle selbst existiert ein komplexes Netzwerk an Informationen, das die Genexpression beeinflusst.

Die medizinische Genetik. Die Medizin befasst sich vor allem mit *Erbfehlern*. Die große Informationsmenge im Zellkern jeder einzelnen Zelle, bestehend aus Milliarden von Basenpaaren, muss sich unzählige Male, nämlich bei jeder Zellteilung, verdoppeln. Da ist es nicht erstaunlich, wenn es gelegentlich zu Übertragungsfehlern kommt. Man nennt diese Fehler Mutationen [mutare *lat* ändern]. Wird nur eine einzelne Base fälschlicherweise durch eine andere ersetzt, spricht man von einer Punktmutation.

Liegen die Fehler bzw. Varianten auch in den Keimzellen, dann werden sie von den Eltern an die Kinder weitergegeben, der Fehler wird dann in sämtlichen Zellen des Kindes vorhanden sein. Fehler können aber auch im Laufe des Lebens erworben werden, z.B. durch energiereiche Strahlen oder chemische Gifte. Ein solcher Fehler ist dann nicht in allen Zellen vorhanden. Kommt es im Laufe der Entwicklung zu einer Mutation, haben alle Zellen, die von der veränderten Zelle abstammen, den entsprechenden Fehler. Tritt der Fehler erst beim ausgewachsenen Organismus auf, so kann er unter Umständen nur in einer oder wenigen Zellen vorkommen. Man nennt das «somatische» Mutation [soma *gri* Körper]. Ein Fehler in einer einzelnen Zelle ist meistens nicht tragisch. Werden aber viele entscheidende Fehler im Laufe des Lebens in der gleichen Zelle akkumuliert, kann dies gravierende Folgen haben. So kann z.B. eine Zelle, losgelöst von den aus ihrer Umgebung stammenden anders lautenden Informationen, anfangen, sich zu teilen: Es entsteht ein Tumor. Ein Tumor ist also die Folge von Fehlern in der genetischen Information einer Zelle.

Mutationen können für ein Individuum aber nicht nur Nachteile, sondern gelegentlich auch Vorteile bedeuten. Die Vor- und Nachteile, bedingt durch die Mutationen in der Erbsubstanz, beeinflussen die Überlebensfähigkeit und sind damit eine entscheidende Basis der Evolution.

Kommen wir zurück zu den Erbfehlern, die von den Eltern auf die Kinder übertragen werden. Was hat das für Folgen? Hat ein Gen und damit das entsprechende Eiweiß einen Fehler, dann äußert sich das meistens so, dass eine Aminosäure von den hunderten von Aminosäuren eines Proteins ausgetauscht ist. Es gibt auch Fehler, bei denen ein Protein nicht vollständig synthetisiert wird. Ein Protein mit einer ausgetauschten Aminosäure hat mehr oder weniger andere physikalische und chemische Eigenschaften. So kann es beispielsweise sein, dass sich die Faltung eines Proteins und damit seine dreidimensionale Struktur verändert. Je nach Gen hat dies größere oder kleinere Auswirkungen. Tritt so ein Schaden z.B. in einem Regulatorgen auf, kann es zu gravierenden Störungen in der embryonalen Entwicklung kommen. Beim Auge z.B. kann die Iris vollständig fehlen (sog. Aniridie). Liegt der Defekt in einem nachgeschalteten Gen, hat dies unter Umständen nur milde Auswirkungen, z.B. kann es zur Entwicklung eines Glaukoms im Alter kommen.

Häufig kann eine Zelle trotz Mutation noch normal funktionieren, weil das mutierte Gen in einem großen Verband von vielen anderen Genen nicht maximal gefordert wird. Wenn nun aber im Laufe ihres Lebens immer mehr Umweltschäden an eine Zelle herangetragen werden und ihre Reparaturmechanismen allmählich versagen, kann sich das schadhafte Gen bemerkbar machen. Dies ist auch der Grund, warum einige vererbte Erkrankungen erst mit fortgeschrittenem Alter manifest werden.

Unterschiedliche Mutationen an verschiedenen Genen können sehr ähnliche Krankheitsbilder hervorrufen. Nehmen wir als Beispiel die Retinitis pigmentosa, eine Erkrankung, bei der Teile der Netzhaut im Laufe des Lebens absterben. Die Krankheit äußert sich in Nachtblindheit und einer zunehmenden Einengung des Gesichtsfeldes. Wir hatten die sog. Fototransduktion (siehe Kap. E 1) besprochen, die Informationskette, die abläuft, um eine Lichtwahrnehmung in einen Nervenimpuls umzuwandeln. An der Fototransduktion sind eine Reihe von Proteinen beteiligt. Verschiedene Mutationen an diesen Proteinen führen zu einem sehr ähnlichen klinischen Bild, nämlich dem der Retinitis pigmentosa.

Umgekehrt können verschiedene Mutationen an ein und demselben Gen verschiedene Symptome hervorrufen. Ebenso kann es sein, dass eine Mutation bei einem Menschen zu einer Krankheit führt, beim anderen aber nicht. Beim Manifestwerden von Erbkrankheiten spielen die Umweltfaktoren ebenfalls eine wichtige Rolle.

Es sind erst wenige Gene bekannt, die an der Entstehung vom

Glaukom beteiligt sind. Bei den meisten Glaukomformen ist der genetische Modus noch ungeklärt, obwohl man weiß, dass sie gehäuft familiär vorkommen. Es ist zu erwarten, dass die Erkenntnisse auf diesem Gebiet in den nächsten Jahren rasch wachsen werden.

E 4 Optik des Auges

Die Netzhaut ist die lichtempfindliche Schicht des Auges. Damit Eindrücke aus der Außenwelt als visuelle Information zum Gehirn gelangen können, müssen sie zunächst auf der Netzhaut abgebildet werden. Dies lässt sich mit einem Fotoapparat vergleichen: Die Netzhaut stellt den Film dar, die brechenden Medien des Auges, Linse und Hornhaut, bilden das Objektiv.

Die Hornhaut hat einen wesentlich höheren Anteil an der Lichtbrechung (Lichtbündelung) als die Linse. Die Hornhautbrechung ist konstant, die Linse hingegen ist in der Lage, ihre Brechkraft an wechselnde Abstände zwischen Betrachter und Beobachtungsobjekt anzupassen.

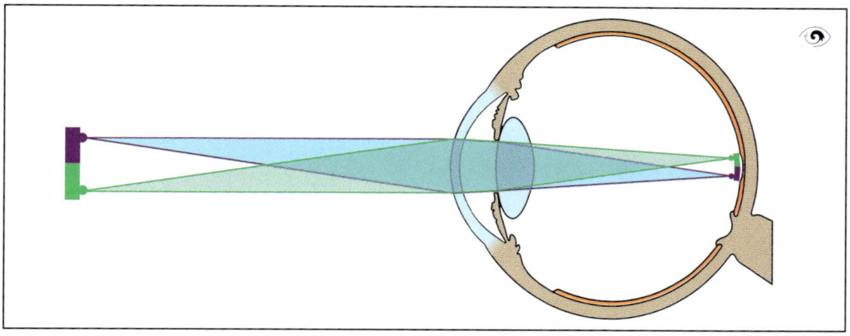

Abb. E 4.1: Beim emmetropen Auge wird die Außenwelt auf der Netzhaut scharf abgebildet. (Der beobachtete Gegenstand müsste theoretisch einen großen Abstand haben.)

Die Fehlsichtigkeit. Damit eine Abbildung auch am richtigen Ort, nämlich auf der Netzhaut (und nicht etwa davor oder dahinter) scharf ist, müssen Brechkraft und Augenlänge richtig aufeinander abgestimmt sein (Abb. E 4.1). Dies wird durch komplexe Regelkreise gewährleistet, die während des Augenwachstums ablaufen. Nur ein sehendes Auge kann das Wachstum so steuern, dass die Abbildung am richtigen Ort entsteht. Leider ist es so, dass die Augenlänge nicht bei allen Menschen genau der Brechkraft von Hornhaut und Linse entspricht. Ist das Auge relativ zu kurz, entsteht auf der

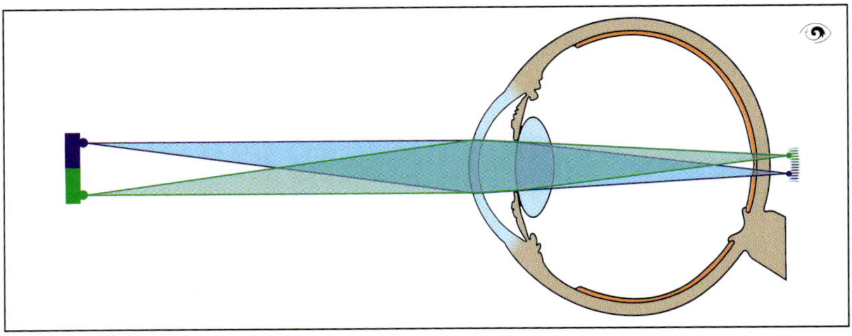

Abb. E 4.2: Das hyperope Auge ist zu kurz, die Abbildung wäre (theoretisch) erst hinter der Netzhaut scharf. (Wiederum müsste theoretisch das betrachtete Objekt einen großen Abstand zum Auge haben.)

Netzhaut eine unscharfe Abbildung (Abb. E 4.2). Die Abbildung wäre dann theoretisch hinter dem Auge scharf. Da sich die Unschärfe reduziert, wenn ein Gegenstand aus weiterem Abstand betrachtet wird, spricht man von Weitsichtigkeit; d.h. diese Patienten sehen (ohne Brille) besser in die Weite als in die Nähe.

Ist das Auge in Relation zur Brechkraft zu lang gebaut, haben wir auch ein unscharfes Netzhautbild (Abb. E 4.3). In diesem Fall wäre das Bild jetzt theoretisch vor der Netzhaut scharf. Wird ein Gegenstand aus der Nähe betrachtet, nimmt die Unschärfe auf der Netzhaut ab. Man spricht von Kurzsichtigkeit, denn die Patienten sehen (ohne Brille) besser in die Nähe als in die Ferne.

Der Augenarzt verwendet für die Normalsichtigkeit den Begriff Emmetropie [emmetros *gri* richtiges Maß/opos *gri* Sicht]. Die Weitsichtigkeit wird Hyperopie oder auch Hypermetropie genannt [metron *gri* Maß/hypermetron *gri* Übermaß], die Kurzsichtigkeit Myopie [myein *gri* die Augen schließen]. Der Begriff Myopie ist entstanden, weil Kurzsichtige etwas besser sehen, wenn sie die Augen leicht zukneifen und sie daher früher, als es noch keine Brillen gab, häufig mit leicht geschlossenen Augen herumgelaufen sind.

Die Alterssichtigkeit. Wie bereits erwähnt, ist die menschliche Linse in der Lage, die Brechkraft des Auges an verschiedene Distanzen anzupassen. Diesen Vorgang nennt man Akkomodation.

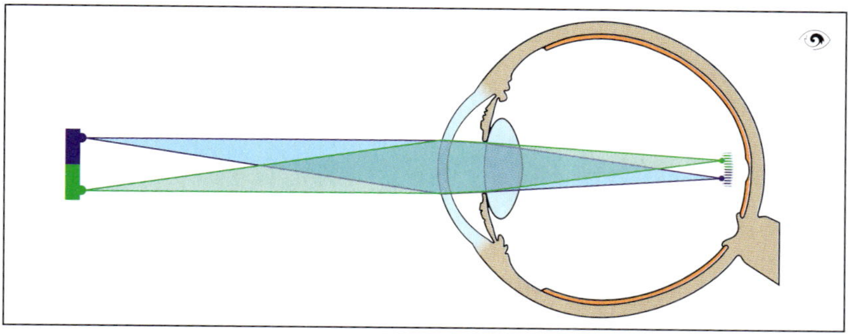

Abb. E 4.3: Das myope Auge ist zu lang, die Abbildung wäre (theoretisch) vor der Netzhaut scharf.

Beim Fotoapparat wird eine solche Anpassung durch die Verschiebung von Linsen erreicht. Es gibt Tierarten, die, ganz ähnlich wie beim Fotoapparat, ihre Linse zur Anpassung verschieben können. Beim menschlichen Auge erfolgt die Akkommodation über eine Änderung der Linsenform. Die Linse besitzt eine natürliche Eigenelastizität, sie hat die Tendenz, sich abzukugeln. Daran wird sie gehindert, wenn die Zonulafasern, ihr «Aufhängeapparat», straff gespannt sind. Die Linse hat dann eine elliptoide Form. Sind die Zonulafasern aber locker, kann sich die Linse abrunden. Der Spannungszustand der Zonulafasern hängt nun wiederum vom ringförmigen Ziliarmuskel ab, dem zweiten Ansatzpunkt der Fasern. Wird ein Gegenstand in der Nähe betrachtet, dann kontrahiert sich der Ziliarmuskel (siehe Kap. E 1), die Zonulafasern entspannen sich und die Linse kugelt sich ab, wodurch ihre Brechkraft steigt. Im Alter verliert die Linse an Elastizität, die Akkommodationsfähigkeit nimmt ab. Wir sprechen dann von Altersweitsichtigkeit, der sog. Presbyopie [prespys *gri* alt].

Die Hornhautverkrümmung. Die Brechkraft ist nicht bei jedem Auge zirkulär gleichmäßig ausgeprägt. Die häufigste Ursache dafür ist eine nicht gleichmäßig gekrümmte Hornhaut, eine sog. Hornhautverkrümmung. So kann es sein, dass die Brechung des horizontalen Anteils eines Bildes nicht identisch mit der Brechung des vertikalen Anteils ist. Wäre die Brechung ideal, würde ein Punkt der Außenwelt auf der Netzhaut auch als Punkt abgebildet. Hat ein Auge nicht eine einheitliche Brechkraft, z.B. wegen einer Hornhautverkrümmung, wird ein Punkt als Strich auf der Netzhaut abgebildet. Wir sprechen dann von einem Astigmatismus (= nicht punktförmig) [stigma *gri* Punkt].

Refraktion. Die Brechkraft der Augen nennt man auch Refraktion [refringere *lat* brechen], das Ausmessen dieser Brechkraft Refraktionieren. Ein Maß für die Brechkraft einer Linse und damit auch für das optische System des Auges sind die sog. Dioptrien. Bündelt eine Linse parallel einfallendes Licht auf einen Meter (1 m), dann hat sie die Brechkraft von einer Dioptrie. Bündelt sie parallel einfallendes Licht auf 50 cm, dann hat sie die Stärke von 2 Dioptrien, auf 25 cm 4 Dioptrien usw. Linsen, die das Licht nicht bündeln, sondern zerstreuen, haben ein Minuszeichen vor der Dioptrienangabe.

Korrekturmöglichkeiten. Es gibt heute verschiedene Möglichkeiten, Brechungsfehler des Auges zu korrigieren. Alt bekannt und bewährt ist die Brille. Die Technik hat hier große Fortschritte gemacht: Dank neuen Materialien sind heute Brillengläser viel leichter und dünner als früher. Eine zusätzliche Nahkorrektur kann leicht und meist auch unsichtbar miteingeschliffen werden. Zudem bietet die Brille auch einen mechanischen Schutz vor Verletzungen und, insbesondere bei Spezialgläsern, vor ultraviolettem Licht.

Eine zweite Korrekturmöglichkeit stellt die Kontaktlinse dar. Auch hier gibt es große Fortschritte v.a. im Materialbereich, was die Verträglichkeit deutlich gesteigert hat. Optisch erbringen Kontaktlinsen eine sehr gute Korrektur. Auch Glaukompatienten können Kontaktlinsen tragen (siehe Kap. 8.3).

Daneben existieren auch verschiedene chirurgische Möglichkeiten. So kann z.B. zusätzlich zur menschlichen Linse eine Kunstlinse in das Auge implantiert werden. Auch lässt sich die Hornhautverkrümmung durch in die Hornhaut gelegte Schnitte verändern. Beide Verfahren sind nur in ausgewählten Fällen sinnvoll und werden daher eher selten durchgeführt.

Dann gibt es noch die Möglichkeit, die Hornhaut mit einem Laser gezielt so zu verdünnen, dass ihre Brechkraft ab- oder zunimmt. Obwohl die kurzfristigen Ergebnisse mit dieser Lasertherapie meist sehr gut sind, empfehlen wir, den Entscheid für einen solchen Eingriff sehr vorsichtig abzuwägen und ggf. auch die Zweitmeinung einer neutralen Fachperson einzuholen, denn bislang fehlt die Langzeiterfahrung. Das heißt konkret, dass wir nicht wissen, wie diese Augen in 20 oder 30 Jahren aussehen werden (Kap. E 13). Spätkomplikationen sind, auch bei exzellenten Anfangserfolgen, durchaus möglich. Glaukompatienten raten wir von einer solchen Behandlung aus mehreren Gründen ab. So z.B. kann nach dem Eingriff das exakte Druckmessen erschwert sein.

E 5 Katarakt (Grauer Star)

Unter einer Katarakt (Grauer Star) verstehen wir eine Trübung der Augenlinse [kata *gri* herab/rägnymein *gri* reißen, brechen] (Abb. E 5.1).

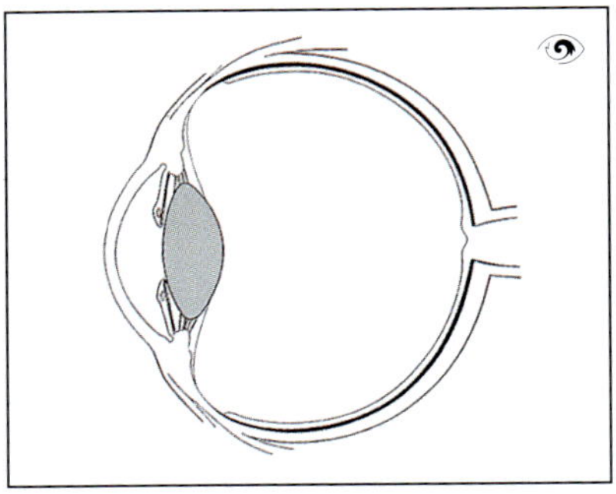

Abb. E 5.1: Unter einer Katarakt versteht man die Trübung der Linse (grau).

Der Begriff ist vermutlich entstanden, weil man die Linsentrübung mit einem Wasserfall verglichen hat. Eine Katarakt (Grauer Star) darf nicht mit einem Glaukom (Grüner Star) verwechselt werden, obwohl insbesondere ältere Menschen häufig sowohl an einer Katarakt als auch an einem Glaukom leiden.

Die Katarakt ist weltweit nach wie vor die häufigste Erblindungsursache. Etwa 20 Millionen Menschen sind wegen Katarakt blind. Sie ist im Prinzip durch eine Operation «heilbar», denn man kann die eingetrübte menschliche Linse durch eine klare Kunststofflinse ersetzen. In den Industrienationen gibt es daher kaum Menschen, die aufgrund einer Katarakt blind oder schwer sehbehindert sind. In den Entwicklungsländern aber ist die kataraktbedingte Blindheit weniger ein medizinisches als vielmehr ein sozio-ökonomisches Problem. Es fehlt an Ärzten und an Geld für die Operation. Hier sind wir alle aufgerufen, die krassen und zum Teil noch zunehmenden Gegensätze zwischen Arm und Reich zu überwinden.

Aufgabe der Linse. Bereits früh in der Geschichte haben sich die Gelehrten mit der Funktion der Linse auseinander gesetzt. Im Altertum wurde sie als der Ort des Sehens betrachtet, eine Auffassung, die sich fast bis in die Neuzeit erhalten hat. Heute wissen wir, dass die Linse eine optische Aufgabe hat. Sie bündelt das Licht und trägt damit zur Abbildung der Außenwelt auf der Netzhaut bei. Die Linse ist außerdem in der Lage, ihre Brechkraft zu verändern. Damit stellt sie die Basis für die Akkommodation dar. Unter Akkommodation verstehen wir die Anpassung des Sehens an verschiedene Distanzen. Damit das Licht sinnvoll abgebildet werden kann, muss die Linse transparent, d.h. durchsichtig sein. Aus diesem Grund hat die Linse keine Blutgefäße. Es ist genau die Abnahme bzw. der fast vollständige Verlust dieser Transparenz, der das Krankheitsbild einer Katarakt ausmacht.

Wachstum der Linse. Die Linse ist in Bezug auf das Wachstum ein einzigartiges Organ: Sie wächst nämlich ihr Leben lang. In ihrer äußersten Schicht befinden sich Zellen, die sich vermehren und in die Länge strecken. Sie bilden damit die Linsenfasern, die sich von außen auf die bestehenden Fasern legen. Das Wachstum der Linse ähnelt so eigentlich dem Wachstum eines Baumstammes, bei dem sich auch Jahrring um Jahrring hinzu addiert. Damit das Volumen der Linse nicht zu sehr anwächst, werden ihre inneren Anteile zunehmend verdichtet und verhärtet. Dies hat zur Folge, dass die Linse mit dem Älterwerden an Flexibilität verliert. Während ein Kleinkind einen Gegenstand noch wenige Zentimeter vor seinem Auge scharf sehen kann, muss ein 50-jähriger Normalsichtiger seine Arme weit ausstrecken, um seine Zeitung noch ohne Brille lesen zu können.

Die Linse verliert aber nicht nur an Flexibilität, sondern auch an Transparenz. Weniger Licht kann unbehelligt durchtreten und mehr Licht wird absorbiert oder gestreut. Mit dem Gerät OLM (Opacity lensmeter) kann die Streuung (und damit der Grad der Linsentrübung) gemessen werden (Abb. E 5.2). Die Durchsichtigkeit der Linse nimmt bei jedem Menschen im Laufe des Lebens langsam ab (Abb. E 5.3). Dieser Prozess kann aber vorzeitig und verstärkt auftreten, dann sprechen wir von einer Katarakt. Abbildung E 5.4 zeigt eine dünne und noch normal transparente Linse bei einer 25-jährigen Frau. Die Abbildung E 5.5 zeigt eine etwas dickere und weniger transparente Linse einer 70-jährigen gesunden Frau.

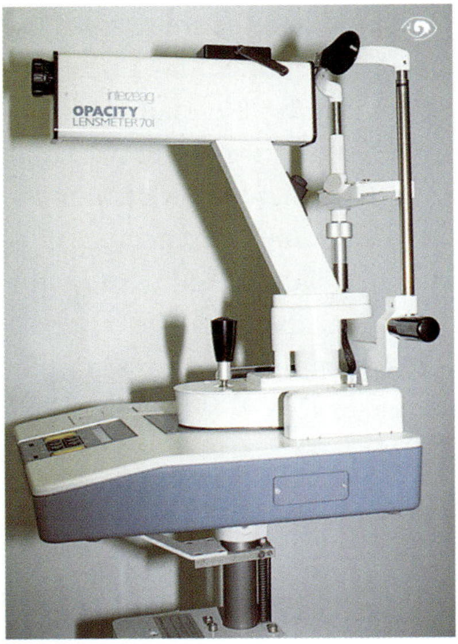

Abb. E 5.2: Das Opacity-Lens-Meter: Ein Instrument zur Quantifizierung der Linsentrübung.

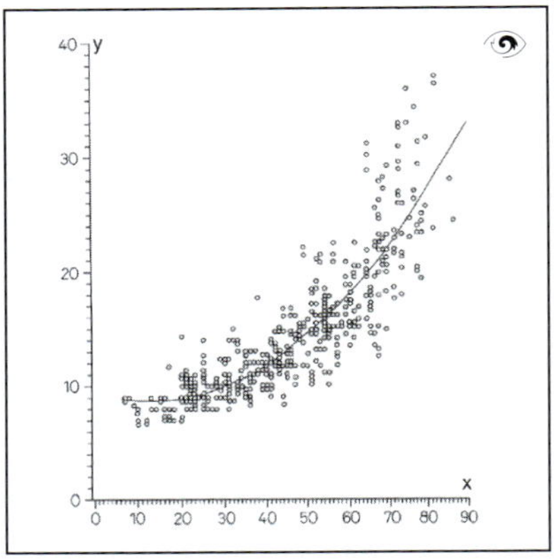

Abb. E 5.3: «Trübung» der Linse bei Gesunden: X: Alter, Y: OLM-Wert. Mit dem Alter nimmt auch beim Gesunden die Trübung der Linse zu, bzw. die Transparenz ab.

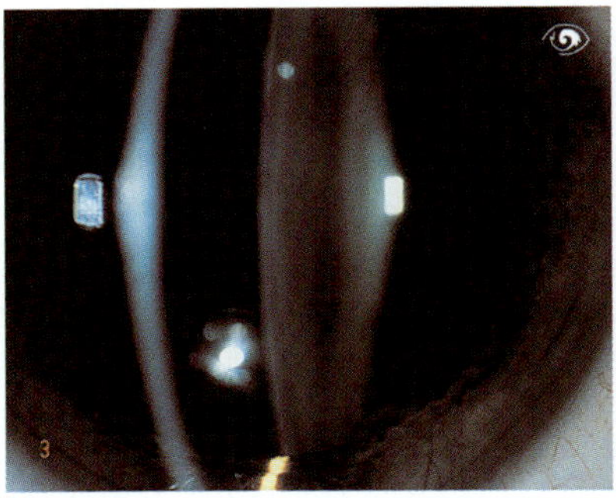

Abb. E 5.4: Noch relativ schlanke und gut transparente Linse einer 25-jährigen Frau.

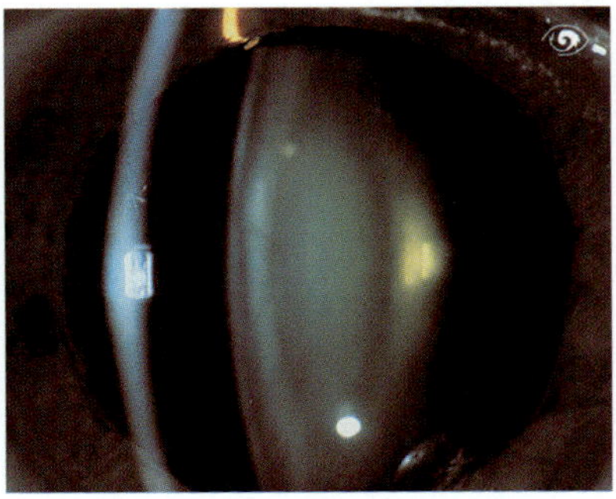

Abb. E 5.5: Eine etwas dickere Linse mit verminderter Transparenz bei einer 70-jährigen Frau.

Die Entstehung der Katarakt. Die Linse enthält Proteine, die eine spezielle dreidimensionale Faltung haben. Sie sind das chemische Substrat der sog. Kristalline der Linse. Im Laufe des Lebens, insbesondere wenn schädigende Faktoren hinzukommen, wird die Struktur dieser Proteine verändert. Dann kann das Licht nicht mehr ungehindert durch die Linse hindurchtreten, sondern wird durch diese veränderten Moleküle gestreut. Die Trübungen können die verschiedenen Anteile der Linse unterschiedlich stark betreffen. Einige Linsen sind vor allem im Zentrum getrübt (Abb. E 5.6 und E 5.7), andere wiederum in den Außenschichten (Abb. E 5.8) usw.

Bei diesen verschiedenen Kataraktformen schreitet die Trübung unterschiedlich schnell fort, auch der subjektive Störungsgrad der Patienten differiert.

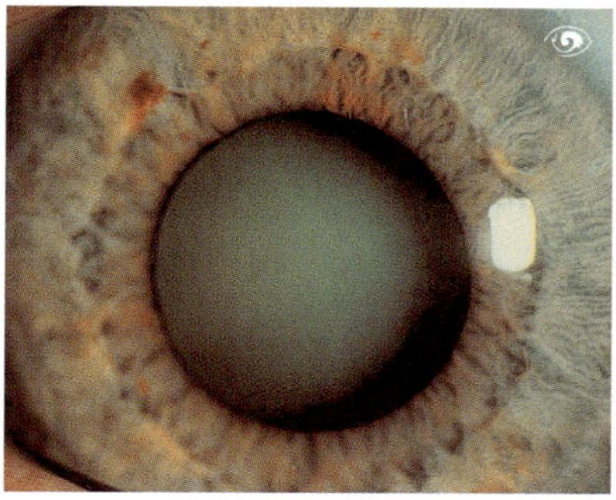

Abb. E 5.6: Auge eines 70-jährigen Patienten mit deutlicher zentraler Linsentrübung.

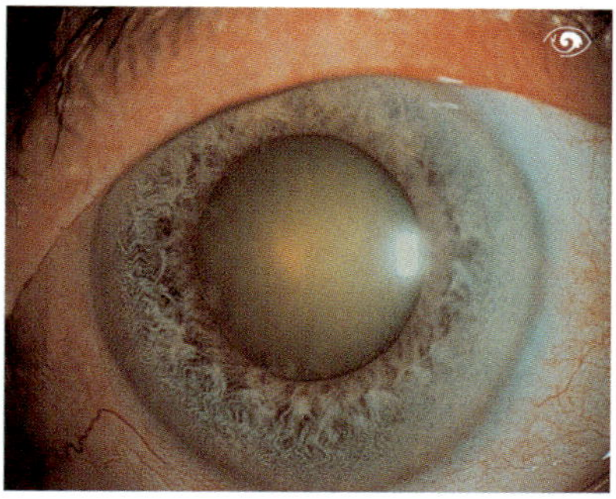

Abb. E 5.7: Fortgeschrittene Linsentrübung mit gelblich-bräunlichen Pigmenteinlagerungen bei einem 75-jährigen Patienten.

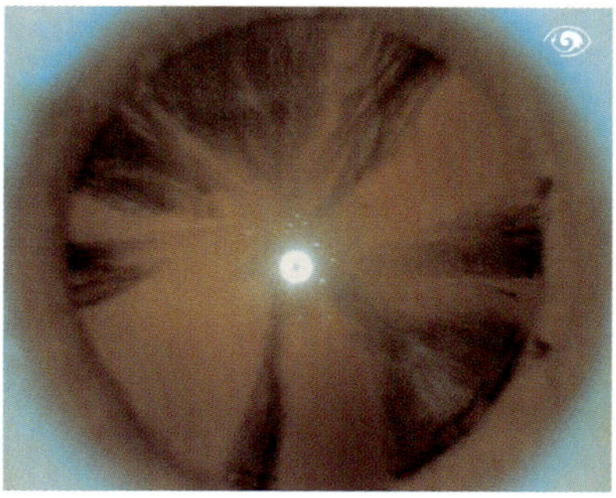

Abb. E 5.8: Speicherförmige Trübungen der Linsenrinde bei einer 65-jährigen Patientin.

Symptome bei Katarakt. Eine trübe Linse streut das Licht, teilweise absorbiert sie es auch. Dadurch verschlechtert sich die Abbildungsqualität auf der Netzhaut. Der Kataraktpatient sieht unscharf und kann deswegen keine kleinen Schriften mehr lesen. Ferner hat er den Eindruck, «Nebel» zu sehen. Da die verschiedenen Farben in der trüben Linse unterschiedlich stark gestreut und absorbiert werden, sieht er die Welt auch nicht mehr in der gleichen Farbigkeit. Insbesondere die Blautöne werden geschwächt, was dem Patienten allerdings wenig auffällt, da diese Veränderungen sehr schleichend auftreten. Schaut ein Kataraktpatient in die Richtung einer stärkeren Lichtquelle, so wird er geblendet. Blendung ist eine Erfahrung, die auch der Gesunde gelegentlich macht. Fahren wir in einem Auto mit verschmutzter Windschutzscheibe, werden wir im Gegenlicht geblendet. Wir möchten dieses Phänomen kurz erklären. Stellen Sie sich ein Auge vor, das eine Verkehrstafel betrachtet. Gleichzeitig scheint die Sonne und wirft das Licht ebenfalls gegen das Auge. Liegen keine Medientrübungen vor, fällt dieses Sonnenlicht auf die äußeren Anteile der Netzhaut (Abb. E 5.9). Daher wird die Verkehrstafel trotz des Sonnenlichtes gut erkannt. Existieren nun irgendwo Trübungen, in unserem Beispiel in der Linse, so wird das Licht an dieser Stelle gestreut und ein Teil des Sonnenlichtes fällt auf die Makula, die Stelle des schärfsten Sehens, also auf den Ort, auf dem auch die Verkehrstafel abgebildet wird (Abb. E 5.10). Es mischt sich also der Seheindruck von der Verkehrstafel mit dem zusätzlichen Sonnenlicht (Abb. E 5.11). Das stört uns und wir empfinden es als Blendung. Jetzt kann man auch verstehen, warum einige Kataraktpatienten gern einen Hut mit breiter Krempe tragen. Blenden kann auch andere Ursachen haben, die wir in Kapitel 6.7.4 besprochen haben.

Risikofaktoren. Obwohl wir die Entstehung einer Katarakt noch nicht in allen Aspekten verstehen, kennen wir zunehmend Risikofaktoren, die ihr Auftreten begünstigen. Es sind im Wesentlichen die Faktoren, die auch die Arteriosklerose fördern, nämlich Rauchen, erhöhter Blutdruck, Diabetes mellitus, Vitaminmangel usw. Hinzu kommt noch die am Auge vorhandene Licht-Exposition. UV-Licht beschleunigt die Kataraktentstehung.

Abb. E 5.9: Bei klaren optischen Medien blendet die Sonne nur wenig, weil ihr Licht auf der peripheren Netzhaut abgebildet wird.

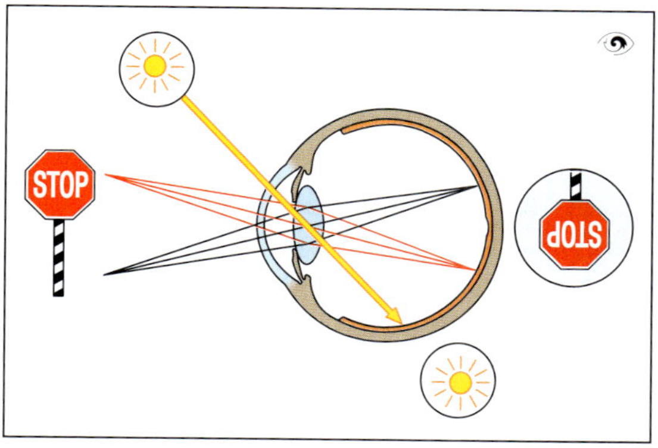

Abb. E 5.10: Bei getrübten Medien blendet sie Sonne, weil Streulicht auch auf die Makula fällt.

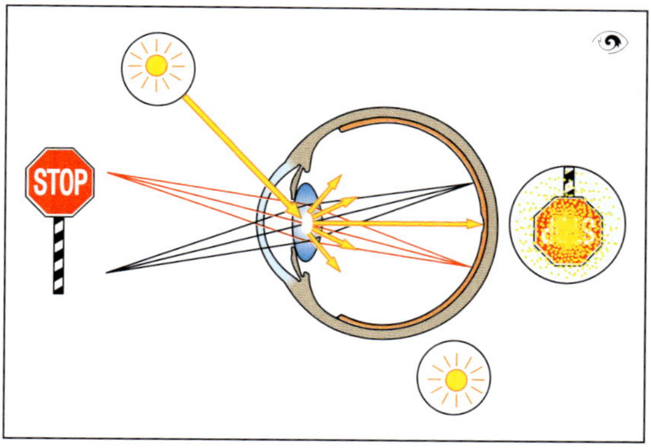

Abb. E 5.11: So sieht ein stark geblendeter Patient (z.B. bei einer Katarakt) eine Verkehrstafel bei Sonnenlicht.

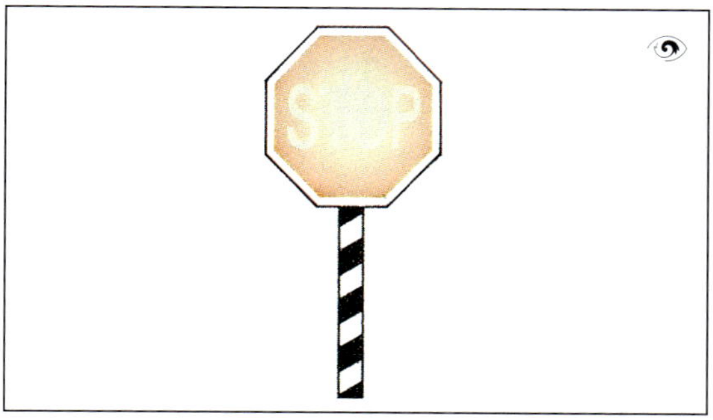

Behandlung der Katarakt. Schon seit längerer Zeit wird versucht, eine Linsentrübung medikamentös zu beseitigen bzw. ihr Auftreten von vornherein zu verhindern. Die Ergebnisse sind bislang noch unbefriedigend. Der Hauptgrund liegt darin, dass es schwer ist, ein Medikament an den Wirkungsort, also in die Linse, einzubringen (siehe Kap. E 12). Nichtsdestotrotz ist damit zu rechnen, dass dies in naher oder ferner Zukunft gelingen wird. Im Moment jedoch können wir den Patienten nur helfen, indem wir die getrübte Linse durch eine klare Kunstlinse ersetzen.

Kataraktoperation. Zum Glück ist die Operationstechnik heute so weit entwickelt, dass eine getrübte Linse in einem kurzen, häufig ambulant durchgeführten Eingriff durch eine Kunstlinse ersetzt werden kann. Die Kataraktoperation ist die weltweit am häufigsten durchgeführte Operation überhaupt. In den USA werden jährlich etwa 1,6 Mio, in der Schweiz etwa 25'000 Katarakte operiert. Im Wesentlichen besteht die Operation darin, dass der Inhalt der Linse durch Ultraschall so verflüssigt wird, dass er abgesaugt werden kann. Durch eine kleine Öffnung wird dann eine gefaltete flexible Kunstlinse ins Auge geschoben, die sich im Kapselsack der alten Linse entfaltet. Die wichtigsten Schritte einer Kataraktoperation werden in den Abbildungen E 5.12 bis E 5.16 gezeigt.

Nach der Operation kommt es rasch zu einer Sehverbesserung. Die Abbildung wird schärfer, die Farben intensiver, die Welt wieder heller. Da sich die Verschlechterung über Jahre entwickelt hat, die Verbesserung durch die Operation hingegen sehr rasch eintritt, haben die Patienten manchmal sogar das Gefühl, nach der Operation besser zu sehen als jemals zuvor. Liegen aber gleichzeitig noch weitere Augenerkrankungen, wie z.B. eine Makulopathie vor (Kap. E 9), fällt die Sehverbesserung leider geringer aus. Vergleicht man das Auge mit einer Kamera, so kann man wohl sagen, dass man in letzterem Fall zwar das beschädigte Objektiv (die Linse) ersetzt, aber das Bild wegen einem schlechten Film (die geschädigte Netzhaut) unbefriedigend bleibt. Denn die Netzhaut lässt sich, so sehr wir es uns auch wünschen, momentan noch nicht so einfach auswechseln wie der Film in einem Fotoapparat.

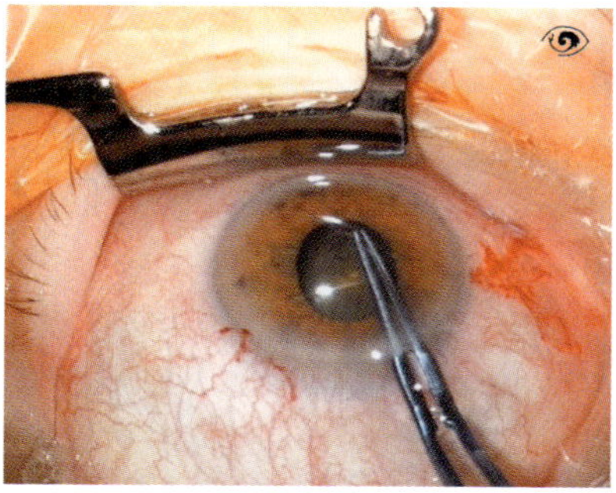

Abb. E 5.12: Kataraktoperation: Zuerst wird die Vorderkapsel mit einer Pinzette eröffnet …

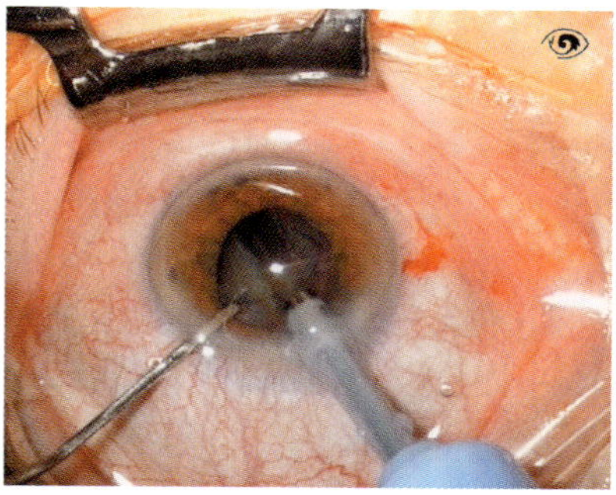

Abb. E 5.13: … bei der Phakoemulsifikation wird der harte Linsenkern mit Ultraschall zertrümmert und gleichzeitig abgesaugt.

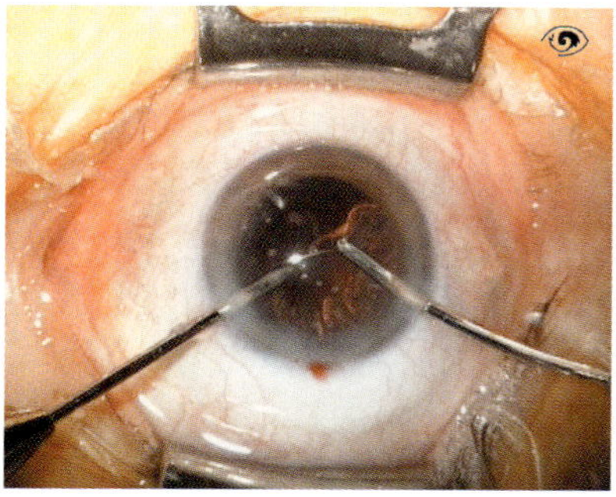

Abb. E 5.14: Hier wird die weichere Linsenrinde abgesaugt.

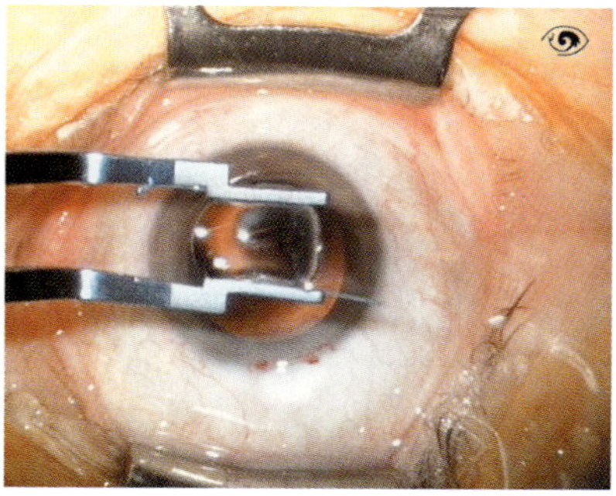

Abb. E 5.15: Die Kunststofflinse wird gefaltet …

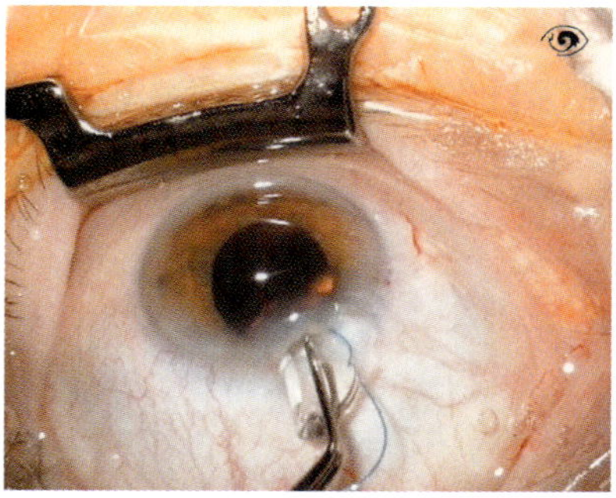

Abb. E 5.16: … und in das Auge eingeschoben, wo sie sich wieder frei entfalten kann.

Gleichzeitiges Auftreten von Katarakt und Glaukom. Da beide Erkrankungen im Alter gehäuft auftreten, kommt es nicht selten vor, dass Patienten sowohl eine Katarakt als auch ein Glaukom haben. Während eine Kataraktoperation eine Katarakt «heilt», kann eine Glaukomoperation den Glaukomschaden nicht beseitigen. Sie senkt lediglich den Augendruck und verbessert damit die Langzeitprognose für das Sehen. Während ein Kataraktpatient nach der Operation im Normalfall deutlich besser sieht, sieht ein Glaukompatient nach einer Glaukomoperation nicht besser, sondern vorübergehend oft sogar schlechter.

Nicht immer sind beide Krankheiten gleich stark ausgeprägt. Gelegentlich hat ein Patient eine ausgeprägte Katarakt und lediglich ein beginnendes Glaukom oder aber umgekehrt einen ausgesprochenen Glaukomschaden bei einer beginnenden Katarakt.

Grundsätzlich können Glaukom und Katarakt in einer Sitzung operiert werden. Die sog. kombinierte Operation hat Vor- und Nachteile, die im Einzelfall gegeneinander abgewogen werden müssen (siehe Kap. 7.4.6).

Es ist wichtig, sich bewusst zu machen, dass sich ein einmal eingetretener Glaukomschaden nicht mehr rückgängig machen lässt, wohingegen eine Linsentrübung jederzeit operiert werden kann. Aus diesem Grund hat die Glaukomoperation auch häufig Priorität.

Ebenfalls sollte man wissen, dass eine Kataraktoperation nach einer Glaukomoperation noch jederzeit möglich ist, ohne dass der Erfolg der vorangegangenen Glaukomoperation gefährdet würde. Eine Glaukomoperation kann allerdings gelegentlich die Entwicklung einer Katarakt beschleunigen.

Nachfolgend möchten wir Ihnen einige Bilder einer Kataraktoperation nach vorausgegangener Glaukomoperation zeigen (Abb. E 5.17 bis E 5.19). Zu beachten ist, dass man den Operationszugang so wählt, dass das Filterkissen nicht verletzt wird.

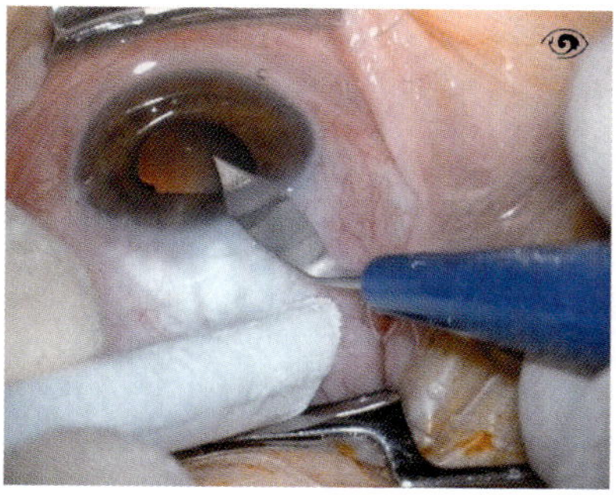

Abb. E 5.17: Eröffnung der Vorderkammer zur Kataraktoperation bei einem Auge mit vorausgegangener Glaukomoperation. Das Sickerkissen bleibt unversehrt.

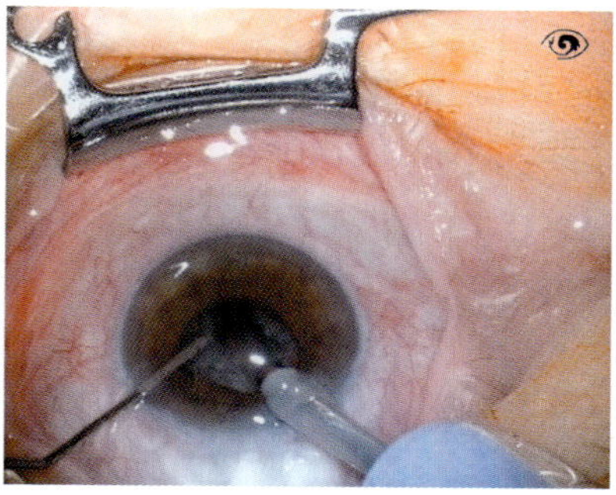

Abb. E 5.18: Phakoemulsifikation nach früherer Glaukomoperation.

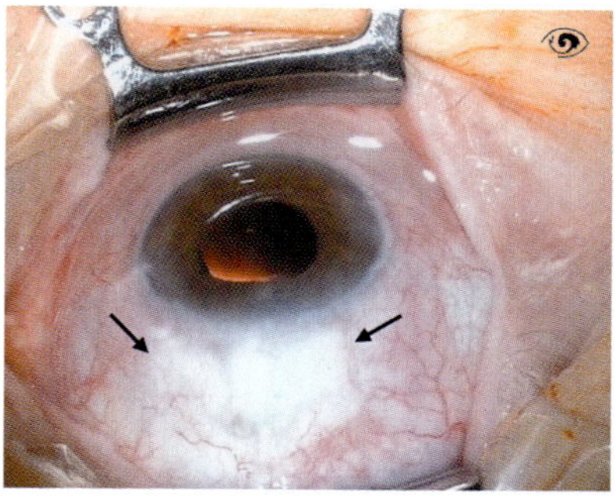

Abb. E 5.19: Die Kunstlinse ist unter Erhaltung des Sickerkissens (Pfeile) eingesetzt worden.

Der Nachstar. Um die Kunstlinse in der richtigen Position zu verankern, wird bei einer Kataraktoperation ein Teil der Linsenkapsel als «Halteapparat» im Auge belassen. Diese Hülle kann nach Monaten oder Jahren eintrüben. Man spricht dann von einer Nachstarbildung (weil dies nach einer Staroperation auftritt). Dieser Nachstar kann heute einfach mittels Laser (Kap. E 13) so weit beseitigt werden, dass er nicht mehr stört. Die getrübte Hinterkapsel wird im Zentrum aufgesprengt, den Vorgang nennt man «Nachstardiszision» [diszisio *lat* Spaltung]. Die Diszision kann einfach und in wenigen Minuten in einer ambulanten Sitzung durchgeführt werden. Sie ist völlig schmerzfrei.

Abbildung E 5.20 zeigt eine Nachstar vor und Abbildung E 5.21 eine Nachstar nach einer Laserbehandlung.

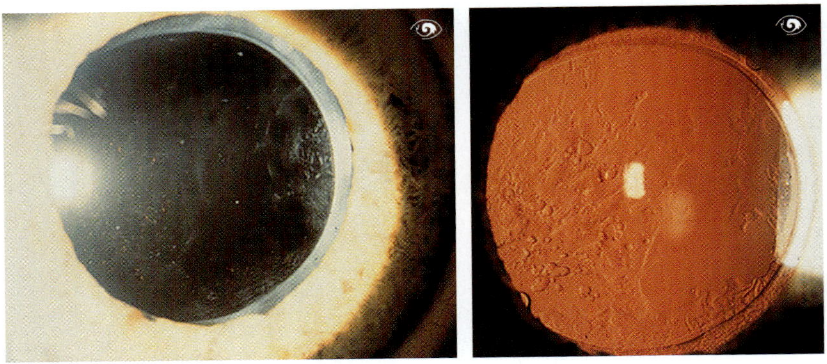

Abb. E 5.20: Nachstar, rechts in regredienter, links in fokaler Beleuchtung.

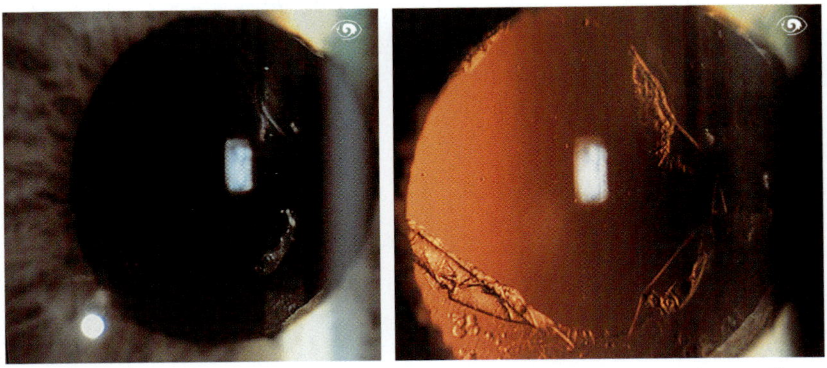

Abb. E 5.21: Nach der Laserbehandlung: Das Zentrum der Hinterkapsel ist eröffnet, der Nachstar ist im Zentrum verschwunden.

E 6 Arteriosklerose

Unter Arteriosklerose versteht man eine Verdickung und Versteifung der Arterienwand [skleros *gri*hart]. Bevor wir sie besprechen, möchten wir einige Begriffe erklären:

Arterien sind Blutgefäße, die das Blut vom Herzen weg transportieren. Die Blutgefäße, die umgekehrt das Blut zum Herzen hin transportieren, nennt man **Venen** [vena *lat* Blutgefäß]. Da man in den Arterien den Herzschlag (Puls) tasten kann, spricht man auch von «Schlagadern». Da sich die Arterien nach dem Tode vorübergehend kontrahieren und damit das Blut auspressen, haben die Anatomen ursprünglich angenommen, es handle sich nicht um Blut- sondern um Luftgefäße und gaben den Namen «Arterien» [aär *gri* Luft].

Abbildung E 6.1 zeigt einen Querschnitt durch eine normale Arterie und eine normale Vene. In diesem Fall handelt es sich um die retinale Zentralarterie und um die retinale Zentralvene, also Blutgefäße, die die Netzhaut versorgen.

Abbildung E 6.2 zeigt schematisch den Wandaufbau einer solchen Arterie mit verschiedenen Schichten. Die innerste Schicht, die Intima [intimus *lat* innerste] besteht aus den sog. Endothelzellen. Diese Zellen bilden nicht nur die Barriere zwischen Blut und Gewebe, sie regulieren auch die Blutgefäßweite und die Blutgerinnung durch das Freisetzen von lokalen Botenstoffen. Die darunter liegen-

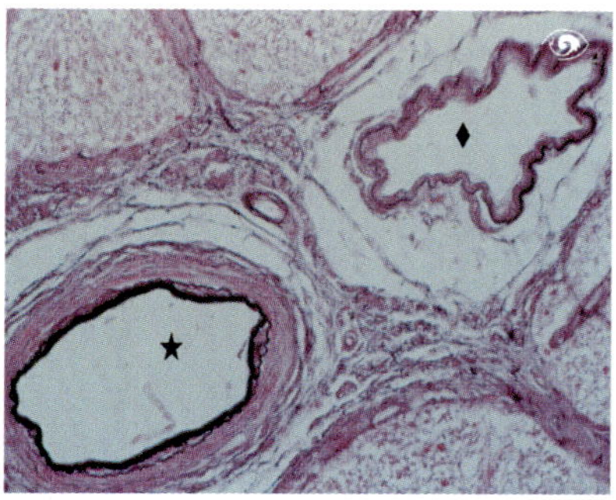

Abb. E 6.1: Querschnitt durch die retinale Zentralarterie (links*) und die retinale Zentralvene (rechts ◊) in der Ebene der Lamina cribrosa.

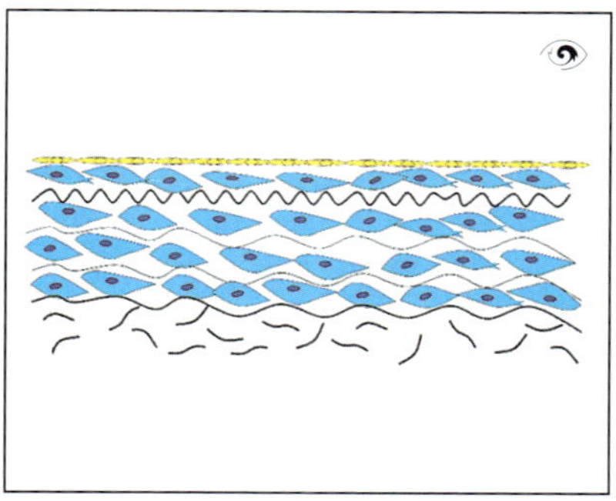

Abb. E 6.2: Arterienwand: gelb = Endothel, blau = glatte Muskelzellen.

den glatten Muskelzellen können sich mehr oder weniger stark verkürzen und damit die Blutgefäßweite regulieren. Die Information dazu erhalten sie von den oben erwähnten Endothelzellen und von Fasern des autonomen Nervensystems.

Je nachdem, welche Schicht sich besonders deutlich verändert, werden verschiedene Formen der Arteriosklerose unterschieden.

Die Atherosklerose. Die weitaus häufigste Form ist die sog. Atherosklerose. Sie beginnt mit einer Ablagerung von Fetten unter die Intima. Die resultierende Atheromatose [athera *gri* Brei] kann lokal begrenzt, z.B. an Verzweigungsstellen von Arterien, auftreten. Man spricht dann von einem Intimapolster. Die auftretenden fleckförmigen Veränderungen werden auch «Plaques» genannt [plaques *fra* Platte, Fleck].

Bei der Atheromatose kommt es nicht nur zu Einlagerungen, sondern auch zu einem chronischen Umbau der Gefäßwand. Eingelagertes, oxidiertes Fett wird von Entzündungszellen gefressen, Muskelzellen der Gefäßwand teilen sich und wandern in das Intimapolster ein. Die Atheromatose ist also auch eine Art Entzündung. Inwieweit sogar chronische Infekte bei ihrer Entwicklung eine Rolle spielen, ist im Moment noch nicht endgültig geklärt. Durch den Umbau

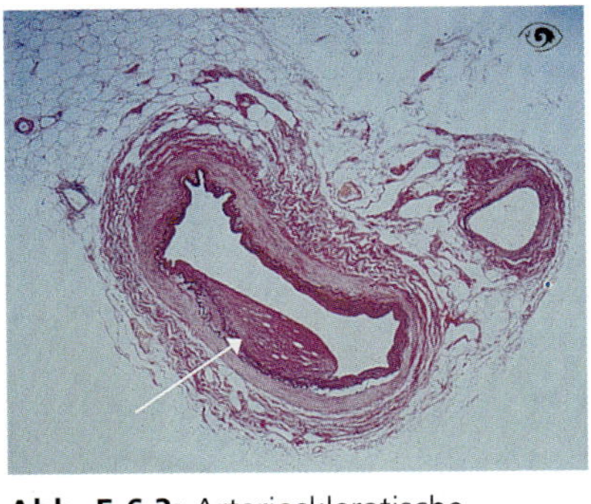

Abb. E 6.3: Arteriosklerotische Wandverdickung (→) der Arteria ophthalmica im histologischen Schnitt.

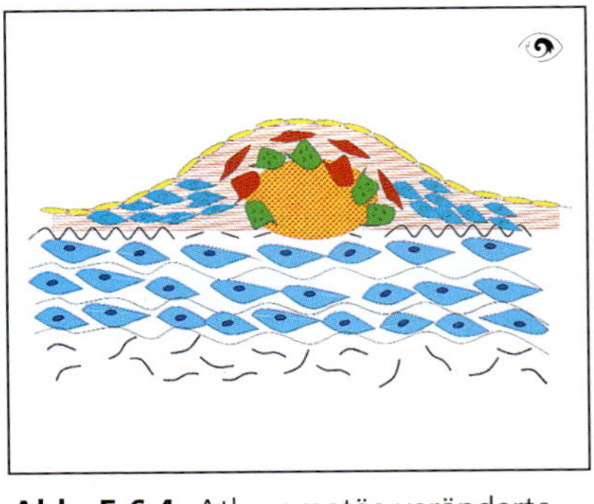

Abb. E 6.4: Atheromatös veränderte Gefäßwand mit vermehrten, gewanderten Muskelzellen (blau). Gut sichtbar sind Nekrosekern (orange), Makrophagen (grün) und Schaumzellen (rot).

kommt es zu einer gewissen Versteifung der Gefäßwand, man nennt das Sklerose [skleros *gri* spröde, hart]. Abbildung E 6.3 zeigt einen Querschnitt durch ein atheromatös verändertes Blutgefäß, Abbildung E 6.4 zeigt schematisch die veränderte Zellwand.

Die Thrombose. Durch die atheromatöse Polsterung wird das Lumen, also der innere Gefäßdurchmesser der Blutgefäße, zunehmend kleiner [lumen *lat* Licht, Weite]. Ist die Gefäßverengung sehr ausgeprägt, kann sie den Blutfluss behindern. Gefährlich sind die Intimapolster aber vor allem, wenn sie, wie in Abbildung E 6.5 gezeigt, aufbrechen. Bei dieser Ulzerierung [ulcus *lat* Geschwür] kommt das Blut, ähnlich wie bei einer Verletzung, mit dem Gewebe in Be-

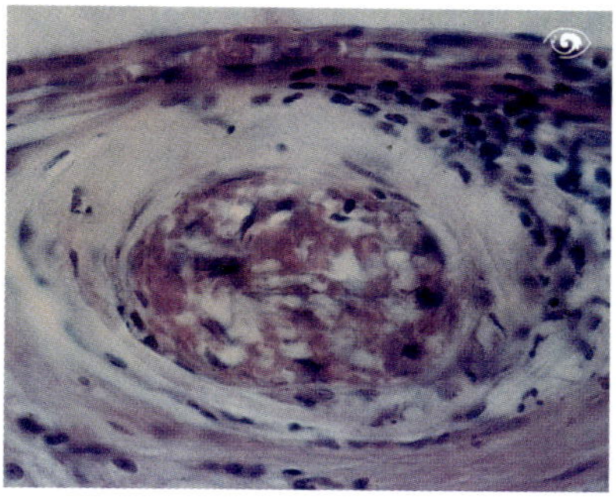

Abb. E 6.5: Ein durch einen Thrombus verschlossenes Blutgefäß.

rührung. Dieser Kontakt führt zur lokalen Blutgerinnung. Bei einer Verletzung ist die Bildung eines Blutgerinnsels sinnvoll, damit die Blutung zum Stehen kommt und die Gefäßwand repariert werden kann. Im Falle einer Atheromatose dagegen kann dieses Blutgerinnsel zu gefährlichen Komplikationen führen. Man bezeichnet ein solches Blutgerinnsel auch als Thrombus [thrombos *gri* geronnene Blutmasse] und die Erkrankung, die durch einen Thrombus hervorgerufen werden kann, als Thrombose.

Der auf der aufgebrochenen atheromatösen Plaque gebildete Thrombus stört den Blutfluss. Durch Freigabe von lokalen Hormonen kommt es zusätzlich zu einer Gefäßengstellung und damit im schlimmsten Fall zu einem völligen Verschluss des Blutgefäßes. Das nachgeschaltete Gewebe erhält dann kein oder zu wenig Blut, es wird ischämisch [ischein *gri* zurückhalten/haima *gri* Blut].

Hält die Ischämie länger an, so führt dies im entsprechenden Versorgungsgebiet zu einem Infarkt, d.h. zum Absterben des Gewebes [infarcire *lat* hineinstopfen].

Die Embolie. Ein in das Lumen einer Arterie hineinragender Thrombus kann auch vom Blutstrom mitgerissen und weiter nach peripher transportiert werden. Da die Blutgefäße bei jeder Verzweigung kleiner werden, bleibt der abgerissene Thrombus früher oder später irgendwo hängen, häufig an einer Gefäßaufzweigung. Man spricht dann von einem Embolus, die durch ihn ausgelöste Erkrankung nennt man Embolie [ballein *gri* werfen/emballein *gri* hineinwerfen]. Wir unterscheiden Emboli, die in Arterien gebildet werden, von solchen, die in den Venen entstehen. Letztere bleiben meist im Lungenkreislauf stecken und führen dann zur sog. Lungenembolie.

Die Atheromatose ist eine sehr häufige Ursache von Tod und schweren Erkrankungen. Klassische Beispiele hierfür sind der Herzinfarkt und der Hirninfarkt (auch als Hirnschlag oder Schlaganfall bezeichnet).

Eine Atheromatose kommt auch relativ häufig und früh in den zuführenden Blutgefäßen des Auges vor. Dies kann zu Infarzierungen im Auge führen. Als Beispiel zeigt Abbildung E 6.6 einen Netzhautinfarkt. In Abbildung E 6.7 ist ein Embolus in einer retinalen Arterie sichtbar.

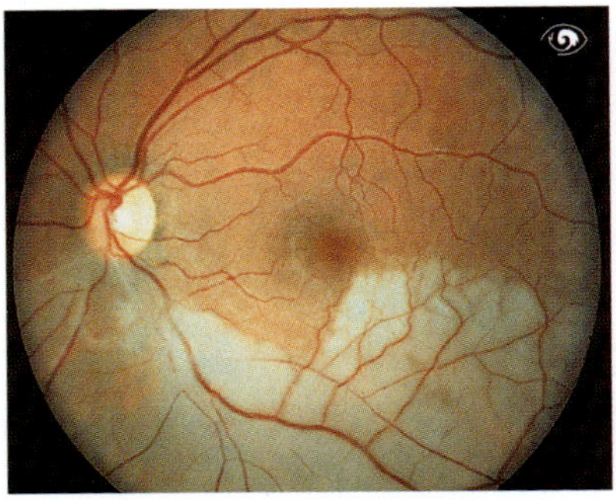

Abb. E 6.6: Netzhautinfarkt (helles Areal) durch einen Arterienastverschluss.

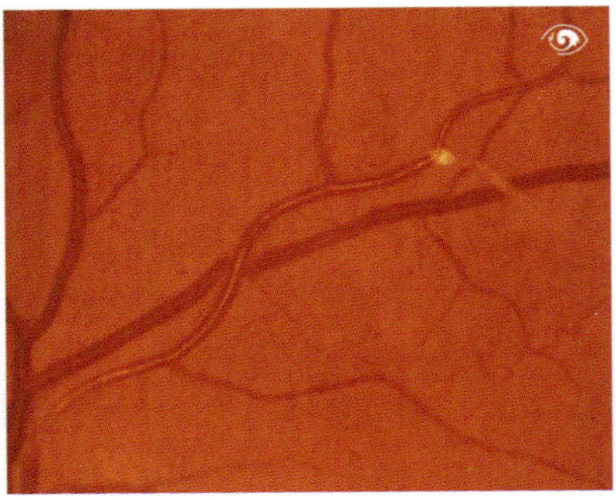

Abb. E 6.7: Embolus (heller Fleck), der an einer Verzweigungsstelle hängen geblieben ist und dabei einen Arterienast teilweise verschlossen hat.

Die Arteriolosklerose. Die Atheromatose betrifft vor allem große und mittelgroße Blutgefäße. Im Auge selbst haben wir aber relativ kleine Blutgefäße, die kaum atheromatös umgewandelt werden. Dafür gibt es im Auge die sog. Arteriolosklerose. Eine Arteriole ist eine kleine Arterie. Bei der Arteriolosklerose kommt es zu einer eher diffusen Verdickung vor allem in der mittleren Schicht der Gefäßwand. Abbildung E 6.8 zeigt eine normale Netzhautarteriole, Abbildung E 6.9 eine sklerotisch veränderte Arteriole.

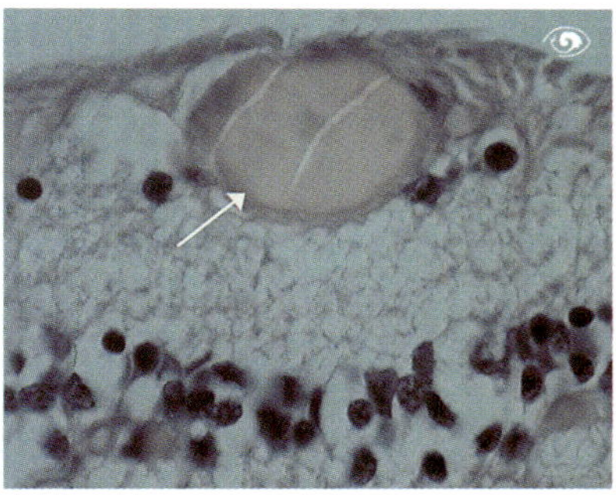

Abb. E 6.8: Normale Netzhautarterie (→).

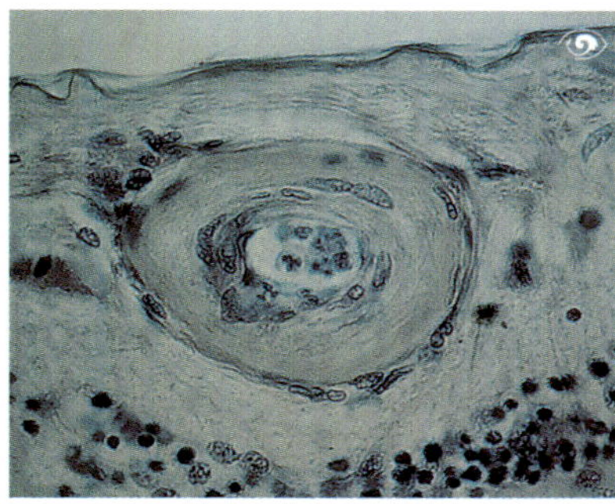

Abb. E 6.9: Arteriolosklerose einer Netzhautarterie.

Die genauen **Entstehungsmechanismen** der verschiedenen Formen der Arteriosklerose sind komplex und bis heute nur teilweise verstanden. Dagegen sind die Risikofaktoren, die das Auftreten von arteriosklerotischen Veränderungen begünstigen, relativ gut erforscht. Zu ihnen gehören das Rauchen, hohe Blutfette, hoher Blutdruck, Bewegungsarmut, Diabetes mellitus (Kap. E 7), eventuell auch chronische Infektionen und andere.

Ein Patient mit einer Arteriosklerose hat interessanterweise neben einem erhöhten Infarktrisiko auch ein erhöhtes Risiko für das vorzeitige Auftreten einer Katarakt (Kap. E 5) oder einer Makulopathie (Kap. E 9). Diese beiden Erkrankungen aber sind wahrscheinlich nicht die Folge einer Durchblutungsstörung, sondern haben vielmehr einen ähnlichen Entstehungsmechanismus wie die Arteriosklerose. Deswegen treten diese Augenerkrankungen bei Arteriosklerose-Patienten auch gehäuft auf.

Patienten mit einer Arteriosklerose haben auch eine leicht erhöhte Wahrscheinlichkeit für das Auftreten einer Augendrucksteigerung. Die Arteriosklerose ist aber kaum ein eigenständiger Risikofaktor für das Auftreten eines Glaukomschadens. Obwohl man seit Jahrzehnten beobachtet hat, dass Patienten mit einem Glaukomschaden eine verminderte Augendurchblutung aufweisen, suchte man vergeblich nach einem Zusammenhang mit der Arteriosklerose und ihren Risikofaktoren. Erst als wir Anfang der Achtzigerjahre zeigen konnten, dass die Durchblutungsstörungen beim Glaukom weniger durch Arteriosklerose als vielmehr durch eine Fehlregulation der Blutgefäße (Kap. E 8) bedingt sind, konnte dieser scheinbare Widerspruch gelöst werden.

E 7 Diabetes mellitus

Es gibt verschiedene Diabetesformen, die häufigste und wohl auch bekannteste ist der Diabetes mellitus [mellitus *lat* süß]. Diabetes mellitus bedeutet Zuckerkrankheit. Bei dieser Erkrankung ist die Zuckerkonzentration im Blut und als Folge davon auch im Urin erhöht. Übersteigt die Blutzuckerkonzentration ein gewisses Maß, steigt die Urinproduktion an. Daher kommt es beim unbehandelten Diabetes zu einer starken Urinproduktion [diabainein *gri* durchgehen]. Die Ursache dafür liegt in der osmotischen Wirkung des Zuckers (siehe Kap. 7.2.6). Der zuckerhaltige Urin riecht dann entsprechend süßlich.

Der Blutzucker ist ein wichtiger Energielieferant; insbesondere das Gehirn und die Netzhaut sind völlig von ihm abhängig, da sie andere Energiestoffe schlecht verwerten können. Fällt der Blutzucker unter eine kritische Grenze, kommt es daher zu entsprechenden Symptomen. Aber auch ein zu hoher Blutzuckerspiegel birgt, wie wir später noch sehen werden, erhebliche Probleme.

Nach einem kohlenhydrathaltigen Essen steigt, auch beim Gesunden, der Blutzuckerspiegel zunächst an. Gegenregulatorisch bilden spezialisierte, zu kleinen Inseln zusammengefasste Zellen in der Bauchspeicheldrüse (Pankreas) das Hormon Insulin [pan *gri* ganz/kreas *gri* Fleisch/insula *lat* Insel]. Das Insulin bewirkt nun, dass der Zucker (Glukose) von den Zellen, insbesondere von den Leberzellen, aufgenommen wird. So sinkt der Blutzuckerspiegel wieder auf seinen Ausgangswert zurück.

Beim Diabetes mellitus ist der Blutzuckerspiegel, insbesondere nach einer Mahlzeit, zu hoch. Hierfür gibt es zwei mögliche Ursachen: Beim sog. Typ-1-Diabetes ist die Insulinproduktion stark vermindert oder sogar aufgehoben, denn die insulinproduzierenden Zellen im Pankreas sind durch einen chronischen Entzündungsprozess zerstört worden. Diese Form von Diabetes tritt meist schon im frühen Erwachsenen- oder sogar im Kindesalter auf.

Beim sog. Typ-2-Diabetes hingegen bildet das Pankreas weiterhin Insulin, die Insulinkonzentration im Blut kann sogar erhöht sein. Aber in diesem Fall ist die Anzahl der Insulinrezeptoren vermindert, dem Insulin fehlt quasi ein Anknüpfungspunkt an die Zelle. Man spricht auch von erhöhter Insulinresistenz [resistere *lat* sich widersetzen]. Vergleicht man das Insulin mit einem Schlüssel und den Rezeptor mit einem Schloss, so kann man wohl sagen, dass wir zwar eine Menge Schlüssel haben, aber zu wenig Schlösser an den Türen. Der Zucker muss also draußen, in der Blutbahn, bleiben. Diese zweite Form des Diabetes mellitus tritt meist erst in der zweiten Lebenshälfte auf und findet sich besonders häufig bei übergewichtigen Patienten.

Bis im Jahre 1922 erstmals Insulin aus dem Pankreas von Tieren isoliert wurde, war der Diabetes (vor allem der Typ-1-Diabetes) eine tödlich verlaufende Erkrankung. Durch die Isolierung aber wurde es möglich, die Patienten mit tierischem Insulin zu behandeln. Heutzutage sind wir nicht mehr auf das tierische Insulin angewiesen, da mittlerweile menschliches Insulin gentechnisch hergestellt werden kann. Da es sich beim Insulin um ein Eiweiß handelt, muss es gespritzt werden, denn würde es oral verabreicht, würde es im Magen-Darm-Trakt sofort aufgespalten und wäre somit wirkungslos [os, oris *lat* Mund].

Wir unterscheiden beim Diabetes mellitus die akuten Komplikationen, wie Hyperglykämie (Überzuckerung) oder Hypoglykämie (Unterzuckerung) von den sog. Spätkomplikationen [hyper *gri* über/hypo *gri* unter]. Die Erkrankung führt bei ungenügender Behandlung über Jahre zu verschiedenen Organschäden, insbesondere an Niere, Nerven und Auge.

Folgen für die Augen: Diabetische Retinopathie. Am Auge kann der Diabetes zu verschiedenen Veränderungen führen, z.B. zu einem vorzeitig auftretenden Katarakt oder einer Sehnervenerkrankung. Praktisch wichtig und relevant aber ist vor allem die Veränderung an der Netzhaut, die sog. diabetische Retinopathie.

Beim Diabetiker kommt es häufiger und früher zu einer Arteriosklerose, insbesondere zu einer Atheromatose (siehe Kap. E 6). Zusätzlich kommt es in den kleinen Gefäßen (Arteriolen) zu einer diabetes-spezifischen Veränderung: Der Zucker bindet sich an verschiedene Moleküle, insbesondere an Eiweißmoleküle. Man nennt diesen Vorgang auch Glykosylierung. Dies wiederum führt zu Veränderungen der Gewebeeigenschaften. Speziell die kleinen Blutgefäße sind hiervon betroffen, sie können sich sogar komplett verschließen. Am Auge hat das besondere Folgen: Durch Gefäßverschlüsse in der Netzhaut entstehen schlecht durchblutete Areale. Außerdem werden die zuckergeschädigten Gefäße undicht, Flüssigkeit tritt aus den Gefäßen in die Netzhaut aus und hinterlässt fettige Ablagerungen. Es kann auch zu kleinen Blutungen in die Netzhaut kommen. Dies alles führt zum Bild der sog. nicht-proliferativen diabetischen Retinopathie [retina *lat* Netzhaut/pathein *gri* leiden].

Abbildung E 7.1 zeigt eine solche nicht-proliferative diabetische Retinopathie mit milden Veränderungen. Es sind einige kleine Blutgefäßerweiterungen und punktförmige Blutungen sichtbar.

Abbildung E 7.2 zeigt ein weiter fortgeschrittenes Stadium: Die wenigen weißen unscharf begrenzten Herde entsprechen Nervenfasern, die in Folge der Durchblutungsstörungen aufgequollen und deswegen nicht mehr durchsichtig sind. Sie werden auch «cotton-wool»-Herde genannt, da sie an kleine Baumwollfläuschchen erinnern. Die vielen scharf begrenzten Herde werden auch harte Exsudate genannt und entsprechen Fetteinlagerungen [exsudare *lat* ausschwitzen].

Die schlecht durchbluteten Netzhautgebiete produzieren Substanzen, die die Blutgefäße zu neuem Wachstum stimulieren. Dadurch wachsen neue Blutgefäße (Neovaskularisationen) in Netzhaut und Glaskörper ein, wie in Abbildung E 7.3 gezeigt wird. Bei dieser Form der Retinopathie spricht man nun nicht mehr von einer nicht-proliferativen diabetischen Retinopathie, sondern von einer proliferativen Retinopathie [proliferatio *lat* Wucherung].

Aus diesen neugebildeten Blutgefäßen kann es sowohl in die Netzhaut als auch in den Glaskörper einbluten, wie Abbildung E 7.4 zeigt.

Das neu gebildete Gewebe kann auch wieder schrumpfen und dabei die Netzhaut von ihrer Unterlage abziehen, es kommt zu einer Netzhautablösung.

Seltener, vor allem wenn die Linse fehlt, kommt es auch zur Neubildung von Blutgefäßen auf der Iris. Erreichen die Gefäße den

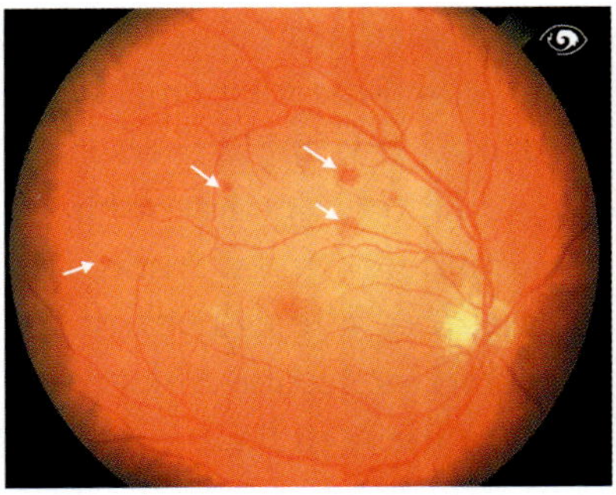

Abb. E 7.1: Diabetische Retinopathie: Einzelne Blutungen.

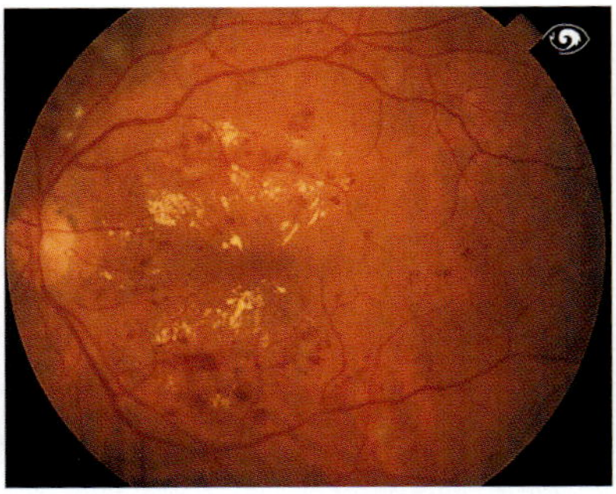

Abb. E 7.2: Diabetische Retinopathie: Fetteinlagerungen.

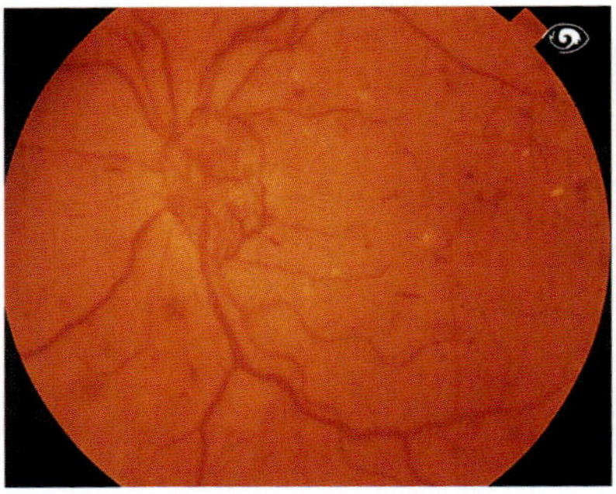

Abb. E 7.3: Proliferative diabetische Retinopathie: Neu gebildete Gefäße (Neovaskularisationen) auf der Papille.

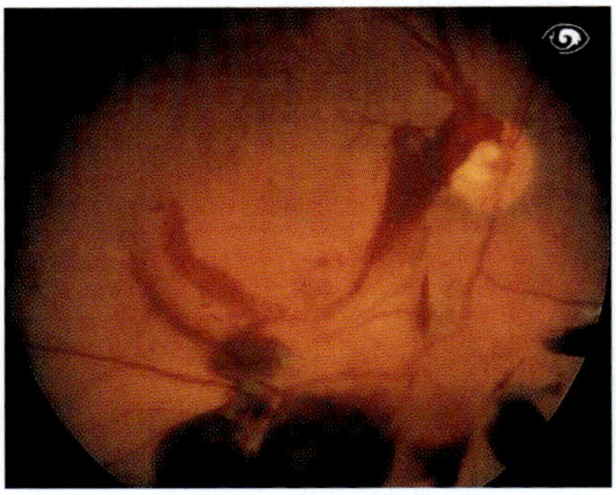

Abb. E 7.4: Proliferative diabetische Retinopathie: Blutungen im Glaskörperraum.

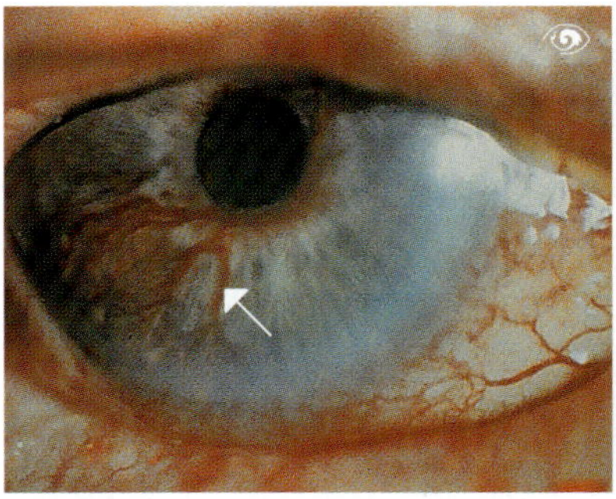

Abb. E 7.5: Rubeosis iridis: Auf der Iris (→) sind neu gebildete Blutgefäße sichtbar.

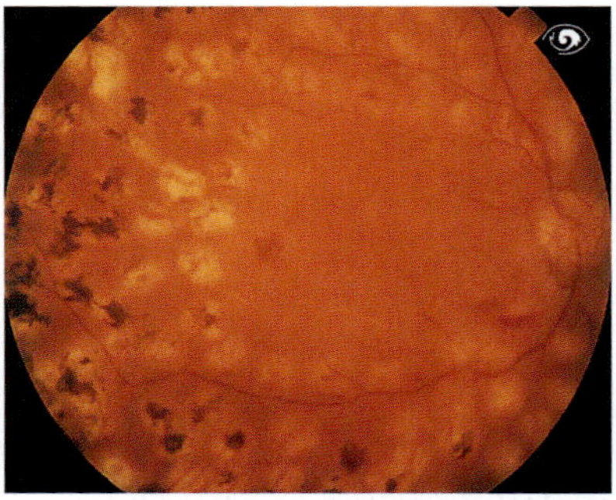

Abb. E 7.6: Zustand nach Photokoagulation: Es sind teils pigmentierte, teils depigmentierte Laserherde sichtbar.

Kammerwinkel, kann es zu einem deutlichen Augendruckanstieg kommen (siehe Kap. 3.6.2). Abbildung E 7.5 zeigt eine Gefäßproliferation auf der Iris.

Da die Iris durch die blutgefüllten neugebildeten Gefäße rot erscheint, spricht man auch von einer Rubeosis iridis [ruber *lat* rot]. Da es aus diesen neugebildeten Blutgefäßen häufig blutet, nennt man das daraus resultierende Glaukom auch hämorrhagisches Glaukom [häm *gri* Blut/rägnymein *gri* zerreißen/haimorragia *gri* Blutfluss, Blutsturz].

Behandlung. Die Spätkomplikationen beim Diabetes mellitus können durch eine optimale Behandlung und gute Mitarbeit des Patienten verhütet bzw. stark hinausgezögert werden. Nicht nur der Blutzucker muss gut eingestellt werden, sondern auch der Blutdruck und die Blutfette sollten engmaschig kontrolliert und bei Bedarf behandelt werden. Beim Typ-2-Diabetes ist zudem oft eine Gewichtsreduktion nötig. Die schweren Komplikationen am Auge können zusätzlich durch eine Laserbehandlung verhindert oder verzögert werden. Durch die Lasertherapie werden Netzhautareale, die nicht mehr durchblutet sind, zur Vernarbung gebracht, damit sie keine gefäßwachstumsfördenden Substanzen mehr produzieren können. Ein Diabetiker sollte, damit der ideale Zeitpunkt für die Laserbehandlung nicht verpasst wird, regelmäßig vom Augenarzt kontrolliert werden. Abbildung E 7.6 zeigt eine diabetische Netzhautveränderung nach einer Laserkoagulationstherapie. Die fleckförmigen, teils dunkel gefärbten Punkte sind die Lasernarben (wir sprechen auch von Laserherden) (Kap. E 13).

Diabetes und Glaukom. Ein Patient mit Diabetes mellitus kann, wie auch jeder Nichtdiabetiker, früher oder später ein Glaukom entwickeln. Diabetiker haben ein leicht erhöhtes Risiko für eine Augendrucksteigerung. Starke Druckanstiege im Rahmen der vorher beschriebenen Rubeosis iridis sind zum Glück dank optimaler Behandlung und Prophylaxe selten geworden.

Entgegen den Beschreibungen in den meisten Lehrbüchern haben Patienten mit Diabetes mellitus aber kaum eine erhöhte Augendruckempfindlichkeit. Das bedeutet, dass man ein Glaukom bei einem Diabetiker grundsätzlich ähnlich oder gleich wie beim Nichtdiabetiker behandeln kann.

Eine zu starke Augendrucksenkung kann als Nebeneffekt eine diabetische Retinopathie leicht begünstigen. Aus diesem Grunde muss im Einzelfall abgewogen werden, ob die Gefahr einer glaukomatösen Optikusschädigung oder die Gefahr einer diabetischen Retinopathie stärker im Vordergrund steht. Häufig werden zur Augendrucksenkung sog. Betablocker (siehe Kap. 7.2.3) getropft. Der Diabetiker muss allerdings wissen, dass unter einer solchen Betablocker-Therapie die Symptome, und damit die Frühwarnung einer Hypoglykämie abgeschwächt werden.

E 8 Vaskuläre Dysregulationen

Unter vaskulären Dysregulationen verstehen wir Fehlregulationen der Blutgefäße [dys *gri* fehlerhaft]. Bevor wir über Fehlregulationen sprechen, möchten wir zunächst die normale Regulation der Durchblutung beschreiben.

Die Durchblutung ist für die Organe eine Überlebensfrage. Unser Körper wird permanent von Blut durchströmt. Es transportiert Nährstoffe, Hormone und vieles mehr in das Gewebe hinein und Schlackenstoffe aus ihm heraus. Viele Gewebe legen für bestimmte Substanzen, wie z.B. Zucker oder Fett, eine minimale Reserve an. Der lebensnotwendige Sauerstoff aber kann nicht gespeichert werden. Eine Unterbrechung der Blutzufuhr führt daher zuerst zu einem Sauerstoffmangel. Wir alle kennen das seltsame Gefühl an der Hand, wenn eine Blutdruckmanschette solange aufgepumpt wird, bis die Oberarmdurchblutung abgeschnürt wird. Würden wir die Durchblutung nun für mehrere Minuten unterbrechen, würden wir Schmerzen in der Hand und im Vorderarm bekommen und die Hand würde nach wenigen Stunden absterben, so wie wir dies von der Fußgangrän beim ausgeprägten Raucherbein kennen [gangrein *gri* grasendes Geschwür, Brand]. Noch empfindlicher reagiert das Gehirn auf einen Sauerstoffmangel. Wird bei einem Menschen die Blutzufuhr zum Kopf, z.B. durch einen Würgegriff, unterbrochen, wird er in wenigen Sekunden bewusstlos und nach einigen Minuten sogar tot sein. Die Durchblutung ist also für alle Organe lebenswichtig, eine völlige Unterbrechung der Blutzufuhr führt innerhalb von Minuten oder Stunden zum Absterben des entsprechenden Körperteiles.

Die Durchblutung dient auch dem Wärmetransport. Das Blut transportiert nicht nur wichtige Moleküle und Zellen, sondern auch Wärme. Die Temperatur im Inneren unseres Körpers ist trotz stark schwankender Außentemperaturen und unterschiedlicher Wärmeproduktion im Gewebe erstaunlich konstant. Diese sog. Thermoregulation [thermos *gri* warm] beruht nicht nur auf der Verdunstung von Schweiß, sondern auch auf der Änderung der Wärmeabgabe durch die Haut. Steigt die Hautdurchblutung an, wird die Haut wärmer und gibt somit auch mehr Wärme an die Außenwelt ab. Eine konstante Temperatur ist für viele Organe eine wichtige Funktionsvoraussetzung. Betrachten wir z.B. das stark der Außenwelt ausgesetzte Auge: Wenn wir bei eisiger Kälte skifahren und uns der Wind dabei kräftig ins Gesicht weht, sollte man doch annehmen, dass sich die Augen deutlich abkühlen müssen. Im Extremfall könnte ja sogar das Kammerwasser gefrieren. Zum Glück aber bleibt die Augentemperatur auch unter diesen Extrembedingungen weitgehend konstant. Die sehr gut durchblutete Aderhaut wirkt nämlich wie eine Zentralheizung. In Experimenten haben wir gezeigt, dass die Aderhautdurchblutung schon nach einem kurzen, gegen das Gesicht gerichteten Kaltluftstrom sofort ansteigt. Die Durchblutung muss also nicht nur so geregelt sein, dass genügend Sauerstoff und Nährstoffe zum Gewebe gelangen, sondern auch so, dass die Temperatur in wichtigen Organen wie Gehirn, Auge und Leber konstant bleibt.

Das Herz als treibende Kraft. Um seine Aufgaben erfüllen zu können, braucht das Blut einen Motor, der es antreibt: Das Herz. Wie eine Pumpe presst es das Blut in die großen Arterien und baut dadurch den Blutdruck auf. Das Druckgefälle, das sich von den Arterien über die Kapillaren hin zu den Venen erstreckt, ist die treibende Kraft, die das Blut in den Gefäßen bewegt. Die Pumpleistung des Herzens passt sich dem jeweiligen Bedarf an, so kennen wir z.B. das Herzklopfen nach raschem Treppensteigen.

Die Verteilung des Blutes auf die einzelnen Organe ist nicht konstant. Wir haben bereits gesehen, dass die Durchblutung der Haut bei größerer Wärmeproduktion ansteigt oder die der Augen in kalter Umgebung. Es gibt viele weitere Beispiele, die zeigen, dass die Blutzufuhr ins Gewebe dem momentanen Bedarf angepasst wird. So steigt die Durchblutung im Gehirn z.B. immer genau in den Zentren an, die gerade aktiv sind. Dies kann u.a. mit der sog. Positronen-Emmissions-Tomographie (PET) gezeigt werden. Abbildung E 8.1 zeigt, welche Hirnanteile vermehrt durchblutet werden, wenn wir die Finger der rechten Hand bewegen. Der Befehl für diese Bewe-

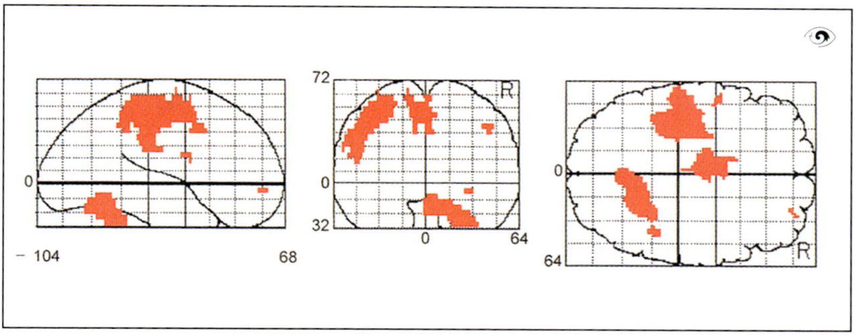

Abb. E 8.1: Diese PET-Untersuchung zeigt (von der Seite, von hinten und von oben gesehen), welche Hirnanteile aktiviert werden (rot), wenn ein Mensch die Finger der rechten Hand bewegt.

gung kommt ja aus bestimmten Zentren im Gehirn. Mit Hilfe solcher Untersuchungen kann man auch umgekehrt sehen, welche Gehirnzentren nötig sind, um eine bestimmte Leistung zu erbringen, in unserem Beispiel die Bewegung der Finger. Beim Fernsehen, nur um ein weiteres Beispiel zu nennen, steigt die Durchblutung in der Sehrinde an. Beim Wandern wiederum erhöht sich die Durchblutung in den Beinen und nach dem Essen im Magen-Darm-Trakt. Das heißt also, dass immer die Organe oder Körperteile viel Blut bekommen, die aktuell einen erhöhten Bedarf haben. Weiterhin muss die Durchblutung auch an wechselnde äußere Situationen angepasst werden: Stellen Sie sich vor, Sie liegen flach im Bett, der Blutdruck in Kopf und Beinen ist etwa gleich, und sie stehen schnell auf. Innerhalb von Sekunden ist der Blutdruck in den Beinen deutlich höher als im Kopf. Damit das Gehirn aber immer noch die gleiche Menge an Blut erhält, ist eine rasche Anpassung an die neue Situation notwendig. Diesen Anpassungsvorgang nennt man Autoregulation [autos *gri* selbst]. Das bedeutet, dass die Durchblutung im Gehirn durch lokale Regelungsmechanismen trotz der Druckschwankung in einem gewissen Rahmen konstant gehalten werden kann. Selbiges gilt übrigens auch für die Netzhaut.

Wie wird die Durchblutung der Organe reguliert? Vielleicht kennen Sie ja die traditionellen Bewässerungsanlagen der Walliser Bauern. Sie leiten in langen Rohren Wasser von den Bergen in ihre

Gemeinden. Von dort geht ein weit verzweigtes Netz von kleineren Röhren und Bächen zu den einzelnen Bauern, die das Wasser dann durch Öffnen und Schließen von Schleusen je nach Bedarf auf die einzelnen Wiesen leiten. Etwas ganz Ähnliches geschieht in unserem Körper mit dem Blut: Die großen und kleinen Blutgefäße werden je nach Bedarf weiter oder enger gestellt, sodass das eine oder andere Organ mehr oder weniger Blut bekommt.

Auch Blutgefäße haben Muskeln. Blutgefäße sind keine starren Röhren. Wenn Sie auf ihre Arterie am Handgelenk drücken, spüren Sie, wie Sie dieses Gefäß elastisch öffnen und schließen können. Noch einfacher können Sie die Venen auf Ihrem Handrücken zudrücken. Die innerste Schicht der Blutgefäße ist mit einem dünnen Endothel ausgekleidet. Das Endothel ist ein feines Häutchen, das aus einer einschichtigen Zellage aufgebaut ist. Es wird uns später noch einmal begegnen. Dem Endothel folgt eine mehr oder weniger dicke Schicht glatter Muskelzellen. Man spricht von «glatten» Muskelzellen, weil diese Art von Muskelzellen, im Gegensatz zu den Skelettmuskeln, unter dem Mikroskop keine Querstreifung zeigen. Verkürzen sich die glatten Muskelzellen, wird das Lumen (der Innendurchmesser) des Blutgefäßes enger, entspannen sich die Muskelfasern, erweitert sich das Lumen. Die Muskelkraft, die sich dem Blutdruck entgegensetzt, bestimmt also die Gefäßweite und damit auch die Blutmenge, die aktuell durch ein bestimmtes Areal strömt. Woher aber wissen die Muskelzellen, ob sie sich weiter verkürzen oder entspannen sollen?

Die Regulation der Blutgefäßweite. An der Regulation der Blutgefäßweite sind viele Interessenten beteiligt. Einige davon haben wir bereits kennen gelernt. Es gibt sowohl übergeordnete als auch lokale Interessen. Unter körperlicher Belastung braucht der gesamte Bewegungsapparat eine vermehrte Blutzufuhr. Eine so große Zunahme des Bedarfes lässt sich nicht allein durch eine Umverteilung erreichen, denn auch unter körperlicher Belastung brauchen auch die andern Organe, z.B. Niere oder Leber, weiterhin Blut. Deswegen findet nicht nur eine Umverteilung statt; auch die Pumpleistung des Herzens wird gesteigert. In Ruhe hingegen, z.B. nach einem Abendessen, wird nicht nur die Durchblutung zu Gunsten der Eingeweide gesteigert, sondern auch die Herzpumpleistung wegen der Reduktion des Gesamtbedarfes gedrosselt. Dementsprechend sinkt auch der Blutdruck etwas ab. Solche übergeordneten Interessen werden vor allem vom sog. autonomen Nervensystem wahrgenommen. Es heißt autonom, weil es ohne unseren bewussten Einfluss arbeitet. Gelegentlich wird es auch vegetatives Nervensystem genannt. Es hat einen sog. sympathischen Anteil, welcher vor allem unter Belastung aktiviert wird und einen sog. parasympathischen Anteil, der in Ruhe aktiviert wird. Daneben gibt es aber viele Sonder- und Eigeninteressen der Organe, die nur sehr bedingt durch das autonome Nervensystem vertreten werden können. Vielmehr ist hier zusätzlich ein lokaler Einfluss auf den Entscheidungsprozess notwendig. Und hier spielen die Endothelzellen eine ganz entscheidende Rolle.

Die Endothelzellen als Verkehrspolizisten. Wie wir bereits gesehen haben, bilden die Endothelzellen die innerste feine Schicht der Blutgefäße. Damit befinden sie sich in einer strategisch wichtigen Position, denn sie trennen das Blut vom übrigen Gewebe. Die Endothelzellen regulieren den Austausch von Molekülen und Zellen vom Blut in das Gewebe und umgekehrt. Auch geben sie den glatten Muskelzellen der Gefäße Anweisungen. Sie teilen ihnen mit, wann sie sich verkürzen bzw. entspannen sollen, und regulieren damit die Blutgefäßweite. Die Endothelzellen haben empfindliche Antennen für die verschiedenen Informationen und Bedürfnisse ihrer unmittelbaren Umgebung. Sie registrieren z.B. die Stärke der Reibung, mit der das Blut an ihnen vorbeiströmt, das Ausmass der durch den Blutdruck erzeugten Wandspannung, «spüren» aber auch, ob im Gewebe genügend Sauerstoff vorhanden ist, und, ob sich zu viele Abbauprodukte angesammelt haben. Die Endothelzellen erfassen nun nicht nur alle diese Eindrücke, sondern verarbeiten sie auch zu einer Information, die sie an die glatten Muskelzellen weiterleiten.

Die «Sprache», die die Endothelzellen hierbei verwenden, ist übrigens in den letzten Jahren weitgehend entschlüsselt worden. In Abbildung E 8.2 möchten wir Ihnen eine vereinfachte Übersicht dazu

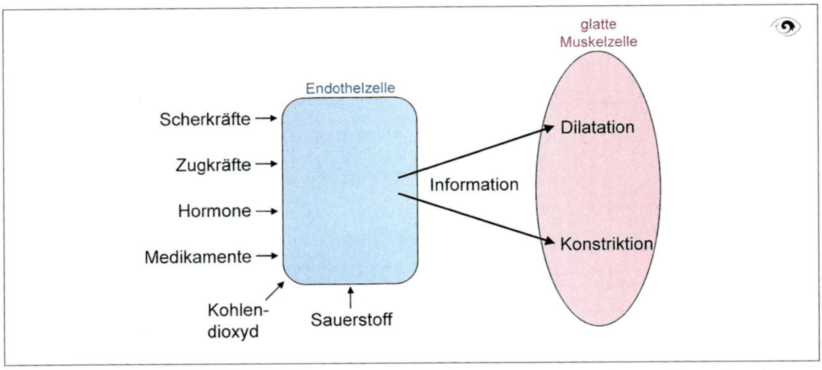

Abb. E 8.2: Die Endothelzelle verarbeitet Informationen und reguliert die glatten Muskelzellen der Blutgefäße.

geben. Wenn Sie mehr über die Funktionsweise der Endothelzellen erfahren möchten, finden Sie in Kapitel Z 3 im Abschnitt «Die Grundlagenforschung» weiterführende Literatur.

Unsere Durchblutung unterliegt also permanent Kontroll- und Regulationsmechanismen, wobei viele unterschiedliche Interessen berücksichtigt werden müssen. Eigentlich sollte es uns nicht verwundern, dass es dabei zu Fehlregulationen kommen kann.

Ursachen von Durchblutungsstörungen. Auch Blutgefäße können erkranken, eine Entzündung beispielsweise oder eine arteriosklerotische Veränderung kann sie in ihrer Funktion beeinträchtigen (siehe Kap. E 6).

Aber auch anatomisch gesunde Blutgefäße können Fehler machen, nämlich dann, wenn ihre glatten Muskelzellen falsche Informationen erhalten, sei es vom vegetativen Nervensystem oder von den Endothelzellen. Wir sprechen dann von einer Fehlregulation der Blutgefäße oder von einer vaskulären Dysregulation. Weil nicht die Anatomie, sondern die Funktion der Blutgefäße gestört ist, spricht man gelegentlich auch von einer funktionellen Dysregulation.

Funktionelle vaskuläre Dysregulationen. Sie kennen sicher Menschen, die unter psychischer Belastung rote oder weiße Flecken am Hals oder im Gesicht bekommen. Hierbei handelt es sich um

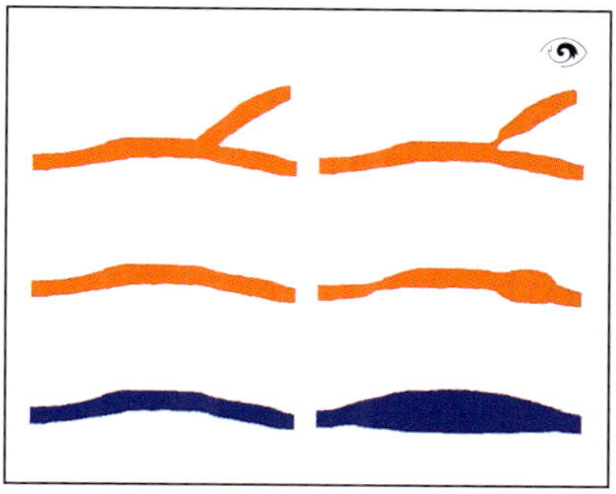

Abb. E 8.3: Schematische Darstellung der vaskulären Dysregulation (rot = Arterien, blau = Venen).
Links = normal
Rechts = bei Dysregulation

eine harmlose, aber gut sichtbare Fehlregulation. Fehlregulation, weil diese Zu- bzw. Abnahme der Durchblutung weder dem Bedarf des gesamten Organismus noch dem des betreffenden Körperteiles entspricht.

Abbildung E 8.3 zeigt schematisch das Verhalten der Blutgefäße während einer solchen Fehlregulation.

Es gibt auch Menschen, die schon bei mäßiger Kälte oder unter emotioneller Belastung auffallend kalte Hände bekommen. Auch dies ist harmlos, weist aber – wie wir später erklären werden – auf ein bestimmtes Reaktionsmuster hin.

Die meisten vaskulären Fehlregulationen aber laufen unbemerkt ab oder aber rufen Symptome hervor, die ihnen nicht sofort ursächlich zugeordnet werden.

Unsere Beispiele zeigen bereits die wesentlichen Charakteristika vaskulärer Dysregulationen auf:

- Dysregulationen kommen, abhängig von der Veranlagung, nur bei einem Teil der Menschen vor
- Dysregulationen können in ganz unterschiedliche Organen bzw. Organanteilen auftreten
- Dysregulationen können intermittierend vorkommen, d.h., dass sie vorübergehend auftreten und dann wieder völlig verschwinden können

Obwohl die Fehlregulationen eventuell etwas unangenehm, aber meist harmlos sind, können sie nach neueren Erkenntnissen auch an der Entstehung von ganz unterschiedlichen Krankheitsbildern (insbesondere auch am Auge) beteiligt sein. Für uns ein Grund, die Dysregulationen hier etwas ausführlicher zu besprechen.

Unter einer vaskulären Dysregulation verstehen wir eine inadäquate Verengung bzw. eine ungenügende Erweiterung einer Arterie, einer Arteriole oder einer Kapillare, häufig verbunden mit einer gleichzeitigen Erweiterung in anderen Bereichen des Gefäßbettes, insbesondere in den Venen.

Fehlregulationen können sehr lokal, z.B. in Form von Spasmen an Gefäßaufzweigungen, auftreten. Unter einem Vasospasmus verstehen wir die pathologische Engstellung eines oder mehrerer Blutgefäße [vas *gri* Gefäß/spasmus *lat* Krampf]. Obwohl die Gefäßverengungen oftmals mit pathologischen Erweiterungen in anderen Arealen vergesellschaftet sind, werden die Symptome vor allem durch die Spasmen und weniger durch die Erweiterungen hervorgerufen. Daher spricht man bei vaskulären Dysregulationen häufig vereinfachend nur von Vasospasmen, oder, weil die Spasmen beim gleichen Patienten oft in mehreren Organen vorkommen, auch vom vasospastischen Syndrom [syn *gri* zusammen/dromos *gri* der Lauf].

Wo kommen vaskuläre Dysregulationen vor? Vaskuläre Dysregulationen können in allen Organen auftreten. Besonders bedeutsam sind die Fehlregulationen an den Herzkranzgefäßen. Hier können sie zu stummen (= nicht schmerzhaften) Ischämien, seltener auch zu Angina pectoris und im Extremfall sogar zum Herzinfarkt führen. Am Ohr kann es zu Hörstörungen oder zum Auftreten von Ohrgeräuschen (Tinnitus) kommen. Fehlregulationen im Gehirn sind glücklicherweise selten, können aber in äußerst seltenen Fällen (vor allem im Zusammenhang mit Migräne) einen Hirninfarkt verursachen. Häufig und sehr charakteristisch ist das Auftreten von vaskulären Dysregulationen an den Extremitäten, insbesondere im Bereich der Hände. Patienten mit einer Veranlagung zu vaskulären Dysregulationen klagen daher häufig über kalte Hände, und gelegentlich auch über kalte Füße. Im Gegensatz zur sog. Raynaud'schen Erkrankung werden die Hände aber nur sehr selten weiß oder (aufgrund der Venenerweiterung) blau. Diese Fehlregulationen an Händen und Füßen sind zwar wichtige Leitsymptome, führen aber selbst praktisch nie zu einem bleibenden Schaden. Auffallend häufig mitbetroffen sind die Augen, worauf wir noch genauer eingehen werden.

Tabelle E 8.1: Organe, in denen Vasospasmen besonders gehäuft auftreten.

Hände	+++
Auge	++
Herz	++
Ohr	+
Füße	+
Gehirn	(+)

Ursachen der vaskulären Dysregulationen. Fehlregulationen können, wie gesagt, in anatomisch kranken wie in anatomisch gesunden Gefäßen vorkommen. In diesem Kapitel möchten wir uns den Fehlregulationen widmen, die in den vorwiegend gesunden Gefäßen auftreten. Wir teilen diese Fehlregulationen in primäre und sekundäre Dysregulationen ein.

Bei der *primären Dysregulation* handelt es sich um eine anlagebedingt verstärkte Reaktion auf verschiedene Reize, wie z.B. Kälte oder emotionalen Stress. Die primäre Fehlregulation kommt sehr häufig vor und ist auch an der Entstehung von bestimmten Augenerkrankungen beteiligt.

Sekundäre Dysregulationen treten in Folge von anderen Erkrankungen auf. Tabelle E 8.2 gibt eine Übersicht über die Erkrankungen, die zu sekundären Vasospasmen führen können. Bei allen diese Krankheiten kann eine erhöhte Konzentration von Endothelin im Blut nachgewiesen werden. Das Endothelin spielt bei der Regu-

Tabelle E 8.2: Potentielle Ursachen für sekundäre vaskuläre Dysregulationen.

Autoimmunerkrankungen	Multiple Sklerose
	Arteriitis temporalis
	Lupus erythematodes
	Antiphospholipidsyndrom
	Rheumatoide Arthritis
	Präeklampsie
Infektionskrankheiten	bakterielle Erkrankungen
	z.B. bakt. Meningitis
	Viruserkrankungen
	z.B. virale Leberzirrhose
	AIDS
Andere potentielle Ursachen	Hirnblutung, Kopfverletzung
	Anorexia nervosa
	Mitochondriopathien
	Tumore, z.B. das Prostatakarzinom
	Colitis ulcerosa und Morbus Crohn
Medikamente (bei entsprechender Prädisposition)	Adrenalin
	Alpha-II-Interferon
	Sumatriptan
	usw.

lation der Blutgefäße eine entscheidende Rolle, wie wir später noch besprechen werden. Die Symptomatik der sekundären Vasospasmen unterscheidet sich leicht von der Symptomatik beim primären vasospastischen Syndrom. Obwohl diese noch relativ neuen Zusammenhänge sehr spannend sind und auch zunehmende Beachtung finden, würde ihre ausführliche Beschreibung doch den Rahmen dieses Buches sprengen. Entsprechende Übersichtsarbeiten finden Sie im Kapitel Z 3 unter «Allgemeines über vaskuläre Dysregulationen».

Das primäre vasospastische Syndrom. Wie bereits erwähnt, haben einige Menschen die genetische Veranlagung dazu, auf bestimmte Auslöser (sog. Triggerfaktoren) intensiver mit einer Gefäßverengung zu reagieren als andere. Typische Triggerfaktoren sind Kälte, emotionaler Stress, Migräne und bestimmte Medikamente. Die Betroffenen haben häufig kalte Hände, gelegentlich auch kalte Füße. Einige geben auch an, dass ihnen generell häufig kalt sei.

Die Symptome treten meistens erst in der Pubertät auf und nehmen im Alter wieder ab. Bei Frauen, die viel häufiger betroffen sind als Männer, verringern sich die Symptome meistens nach der Menopause. Darüber hinaus haben Menschen mit primären vaskulären Dysregulationen oft einen niedrigen Blutdruck. Der Blutdruck fällt insbesondere im Schlaf überdurchschnittlich stark ab. Im Laufe des Lebens kann er sich allerdings normalisieren, bei älteren vasospastischen Patienten ist er gelegentlich sogar erhöht. Die wichtigsten Symptome sind in Tabelle E 8.3 aufgelistet.

Das primäre vasospastische Syndrom ist, geografisch gesehen, sehr unterschiedlich verbreitet (Tab. E 8.4). So tritt es in Japan sehr häufig, in bestimmten südlichen Ländern dagegen relativ selten auf. Akademiker scheinen häufiger betroffen zu sein als beispielsweise

Tabelle E 8.3:
Häufigkeit der Symptome beim primären vasospastischen Syndrom.

Kalte Hände	+++
Diffuse Gesichtsfeldausfälle	+++
Verminderter Durst	++
Tiefer Blutdruck	++
Erhöhte Empfindlichkeit auf bestimmte Medikamente	++
Kalte Füsse	+
Migräne	+
Tinnitus (Ohrgeräusche)	+
Hörprobleme	(+)
Visusreduktion (Reduktion der Sehschärfe)	((+))

Tabelle E 8.4: Häufigkeit des primären vasospastischen Syndroms.

Frauen	häufiger als	Männer
Junge	häufiger als	Alte
Akademiker	häufiger als	Arbeiter und Bauern
Japaner	häufiger als	Europäer
Europäer	häufiger als	Südamerikaner
Schlanke	häufiger als	Übergewichtige
Stoffwechselgesunde	häufiger als	Diabetiker
Strebsame, agile	häufiger als	gemächliche Menschen

Arbeiter und Bauern. Viele Patienten sind auch auffallend strebsam und perfektionistisch veranlagt. Im Durchschnitt sind sie eher schlank und geben auf Nachfragen oft ein vermindertes Durstempfinden an, bemerken aber auch nicht selten einen erhöhten Salzbedarf. Oft reagieren sie auch auf bestimmte Medikamente empfindlicher als andere Menschen, d.h. eine niedrigere Dosis erzielt bei ihnen bereits die gleiche Wirkung wie eine höhere Dosis bei einem nicht-vasospastischen Menschen.

Wir möchten betonen, dass das vasospastische Syndrom an sich noch keine Krankheit, sondern lediglich ein besonderes «Verhaltensmuster» darstellt. Sein Vorhandensein erhöht aber das Risiko für das Auftreten von bestimmten Erkrankungen. Ist das Auge mitbetroffen, sprechen wir von einem okulären vasospastischen Syndrom.

Krankheitsmechanismen. 1892 beschrieb Raynaud in seiner Dissertation die lokalen Ischämien an der Hand. Daher stammt der Begriff «Raynaud'sche Krankheit». Für eine ähnliche, aber deutlich schwächere Symptomatik wurde später der Begriff «Raynaud'sches Syndrom» eingeführt. In Bezug auf die Hände entsprechen die Symptome des Raynaud'schen Syndroms in etwa den Symptomen der Patienten mit primärem vasospastischem Syndrom. Schon 1895 wurde zum ersten Mal gefordert, dass die Durchblutungsstörungen an den

Händen durch lokale Gefäßverengungen hervorgerufen werden. Dies gilt heute zwar als gesichert, aber die Mechanismen, die zu den Fehlregulationen führen, haben wir bis heute noch nicht vollständig verstanden. Wir wissen, dass die Veranlagung für das primäre vasospastische Syndrom meist vererbt wird. Typischerweise geben die Patienten an, dass schon ihre Eltern, häufiger die Mutter, ebenfalls unter kalten Händen und niedrigem Blutdruck gelitten haben. Ferner haben unsere Studien gezeigt, dass sowohl bei der primären als auch bei der sekundären Fehlregulation eine erhöhte Endothelinkonzentration im Blut vorhanden ist. Endothelin ist ein Eiweiß mit stark gefäßverengender Wirkung, das vor allem von den Endothelzellen der Blutgefäße gebildet wird. Bei vasospastischen Patienten ist die Endothelinkonzentration im Blut permanent erhöht, auch, wenn aktuell gar kein Vasospasmus vorliegt. Das bedeutet, dass das erhöhte Endothelin nicht allein für die Vasospasmen verantwortlich sein kann, sondern dass es vielmehr die Empfindlichkeit der Blutgefäße auf andere auslösende Faktoren erhöht. An diesem Prozess scheint auch eine Überaktivität des sympathischen Nervensystems beteiligt zu sein. Das verminderte Durstempfinden der Patienten beruht u.a. auf einer endothelinbedingten Hemmung des Durstzentrums im Gehirn, der niedrige Blutdruck auf einem erhöhten Salzverlust in den Nieren.

Wir wissen heute noch nicht, warum die Spasmen häufig so lokalisiert auftreten. Bestimmte ortsständige Faktoren scheinen hierbei eine Rolle zu spielen. Wie bereits erwähnt, sind die Hände und Füße besonders häufig betroffen, was an sich harmlos ist. Auch in den Herzkranzgefäßen kommen relativ häufig Vasospasmen vor. Das Gehirn wiederum ist aufgrund seiner ausgefeilten Durchblutungsregulation kaum vom primären vasospastischen Syndrom betroffen. Allerdings können Spasmen im Rahmen von Migräne, Hirnblutungen und Kopfverletzungen auftreten. Über Vasospasmen im Ohrbereich weiß man bislang nur wenig, doch werden Tinnitus und Hörstürze bei vasospastischen Patienten gehäuft beobachtet.

Die primären vaskulären Fehlregulationen begründen sich vor allem in einer Fehlleistung der Endothelzellen. Die Entschlüsselung dieser Fehlleistungen ist uns ein besonderes wissenschaftliches Interesse.

Triggerfaktoren. Primär vaskuläre Fehlregulationen treten meist nur dann auf, wenn auslösende Faktoren auf Menschen mit der entsprechenden Veranlagung treffen.

Kommen wir noch einmal auf das Beispiel mit dem Straßenverkehr zurück: Nicht alle Polizisten sind auf unerwartet auftretende Belastungen ausreichend vorbereitet; der Verkehr wird in diesen seltenen Fällen nur ungenügend koordiniert, im schlechtesten Fall endet er sogar in einem Chaos. Auch die Endothelzellen verhalten sich die meiste Zeit völlig normal. Kommt aber eine zu hohe zusätzliche Belastung auf sie zu, führt dies bei entsprechender Veranlagung zum Fehlverhalten. Nicht alle Menschen mit primär vasospastischen Dysregulationen sprechen auf die gleichen Triggerfaktoren an. Häufige Auslösefaktoren sind Kälte, Medikamente, Migräneattacken, Hunger und emotionaler Stress, wobei nach unserer Erfahrung die psychische Belastung eine wichtige Rolle spielt (siehe Kap. Z 3).

Migräne und primär vasospastisches Syndrom sind nicht identisch. Allerdings haben Patienten mit primären Vasospasmen etwas häufiger Migräne und umgekehrt kann Migräne als Triggerfaktor wirken. Wir haben gesehen, dass die Durchblutung der Sehrinde z.B. während dem Fernsehen ansteigt. Bei einigen Migränepatienten fehlt während der Attacke diese lokale Anpassung der Durchblutung im Gehirn. Daher sind diese Patienten auch lichtscheu und bevorzugen vorübergehend verdunkelte Räume.

Folgen der vaskulären Dysregulationen für das Auge. Bereits 1910 hat der Augenarzt Blessig bei einem Patienten einen retinalen Vasospasmus während einer Migräneattacke beobachtet. Abbildung E 8.4 zeigt den Augenhintergrund eines Patienten während einer Migräneattacke mit einseitigen Sehstörungen, Abbildung E 8.5 zeigt einen vergrößerten Ausschnitt aus Abbildung E 8.4: Sie sehen lokale Gefäßeinengungen mit unterbrochenem Blutfluss, wir sprechen auch von retinaler Migräne. Solche vorübergehende Durchblutungsstörungen der Netzhaut sind relativ selten, demonstrieren aber eindrücklich, wie sich die Gefäße während einer dysregulatorischen Phase verhalten. Viel häufiger, aber für uns nicht sichtbar, treten solche Fehlregulationen in der darunter liegenden Aderhaut auf. Der Augenarzt Lisch

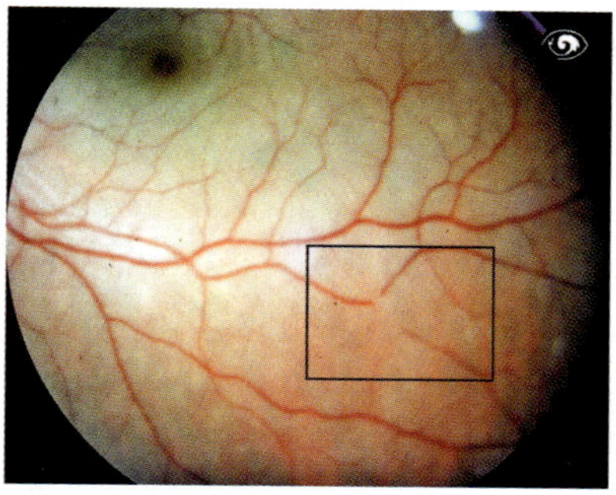

Abb. E 8.4: Fundus eines Patienten während einer Migräneattacke.

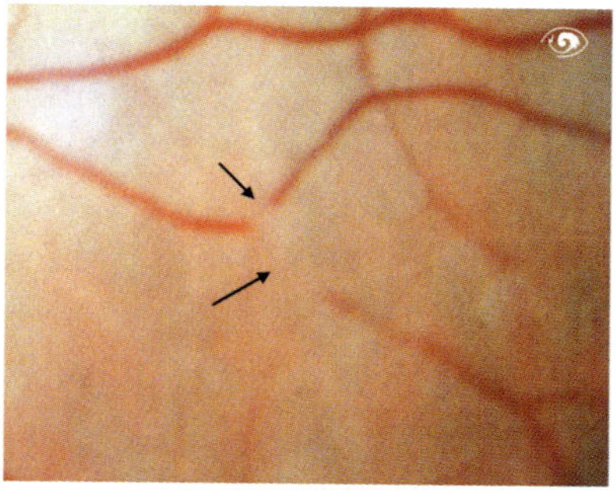

Abb. E 8.5: Der vergrößerter Ausschnitt aus Abbildung E 8.4 zeigt lokale Gefäßspasmen (→).

äußerte bereits 1939 die Vermutung, dass es einen Zusammenhang zwischen der Regulation bzw. der Fehlregulation der Blutgefäße am Auge und den Kapillaren der Fingerspitzen geben könnte. Diese Beobachtung war leider für lange Zeit in Vergessenheit geraten.

Im Zusammenhang mit dem Glaukom wurde immer wieder die Vermutung geäußert, dass die Durchblutung eine Rolle bei der Schadenentstehung spielen könnte. Weil den meisten Forscher aber die Existenz der funktionellen vaskulären Dysregulationen nicht bekannt war, wurde auch nicht nach ihnen gesucht. Vergeblich bemühte man sich, einen Zusammenhang zwischen der Arteriosklerose oder ihren Risikofaktoren und dem Glaukom herzustellen. Da der Zusammenhang zwischen Arteriosklerose und Glaukomschaden schwach bis fehlend ist, ging man davon aus, dass die verminderte Durchblutung Folge und nicht Ursache des Glaukoms sei. Wie bereits besprochen (siehe Kap. 4.2.7), handelt es sich aber bei den Durchblutungsstörungen allerdings weniger um die Folge, sondern um die Ursache des Glaukomschadens.

Anfang der Achtzigerjahre sahen wir eine junge Patientin mit einem Normaldruckglaukom. Sie hatte auffallend kalte Hände. Mit einer kapillarmikroskopischen Untersuchung an der Nagelfalz konnten wir einen eindeutigen Vasospasmus nachweisen. Wir haben uns damals die Frage gestellt, ob diese Patientin nun zufällig zwei Krankheiten hat, nämlich ein Normaldruckglaukom und ein vasospastisches Syndrom, oder, ob zwischen diesen beiden Krankheiten ein Zusammenhang bestehen könnte, mit anderen Worten, ob der Glaukomschaden eine Manifestationsform des vasospastischen Syndroms darstellen könnte. Wir gaben der Patientin versuchsweise einen Kalziumantagonisten. Ein Kalziumantagonist ist ein Medikament, welches, in niedriger Dosis gegeben, einen günstigen Einfluss auf vaskuläre Fehlregulationen ausübt. Bereits nach wenigen Behandlungstagen zeigte die Patientin ein eindeutig verbessertes Gesichtsfeld. Daraufhin haben wir weitere Patienten mit vasospastischem Syndrom, aber ohne Glaukom, untersucht. Dabei fanden wir häufig Gesichtsfeldausfälle, die den Patienten selbst gar nicht aufgefallen waren. Meist waren die Ausfälle diffus, schwankten von Tag zu Tag, ließen sich durch Kälteprovokation verstärken und besserten sich unter Gabe von durchblutungsfördernden Medikamenten (wie z.B. den Kalziumantagonisten). Aufgrund dieser Beobachtungen postulierten wir eine Mitbeteiligung des Auges am vasospastischen Syndrom und führten den Begriff «okuläres vasospastisches Syndrom» ein.

Das okuläre vasospastische Syndrom. Heute wissen wir, dass das Auge häufig beim primären vasospastischen Syndrom mitbetroffen ist, was aber glücklicherweise meistens harmlos ist. Bereits Kinder können, z.B. unter Schulstress, deutliche (reversible) Gesichtsfeldverschlechterungen zeigen, die sie aber nicht bewusst wahrnehmen. Zum Zeitpunkt unserer ersten Beobachtungen waren wir noch nicht in der Lage, die Augendurchblutung mengenmäßig zu erfassen. Erst Jahre später haben unsere Messungen bestätigt, dass die Augendurchblutung dieser Patienten in der Tat (meist nur vorübergehend) reduziert ist.

Wir konnten auch zeigen, dass die im Rahmen des vasospastischen Syndroms auftretenden okulären Minderdurchblutungen einen gewissen Risikofaktor für verschiedene Augenerkrankungen darstellen, zum Beispiel für das Venostase-Syndrom, den Netzhaut- und den Papilleninfarkt beim jungen Menschen und für die sogenannte Chorioretinopathia centralis serosa (Tabelle E 8.5). Die systematische Untersuchung der Glaukompatienten hat gezeigt, dass bei fast der Hälfte aller Patienten mit Glaukomschaden trotz normalem Augendruck und, etwas weniger häufiger, auch bei Patienten mit

Tabelle E 8.5: Patienten mit okulären Vasospasmen zeigen vermehrt:

Gesichtsfeldausfälle (diffus, meist reversibel, meist unbemerkt)	++++
Eine blasse oder (seltener) eine exkavierte Papille	+++
Retinale Venenverschlüsse	++
Chorioretinopathia centralis serosa	+
Retinale Infarkte	+
Papilleninfarkte	+

Glaukomschaden mit mäßig erhöhtem Augendruck, ein vasospastisches Syndrom vorliegt. In neueren Arbeiten konnten wir nachweisen, dass vaskuläre Fehlregulationen die Empfindlichkeit gegenüber Blutdruckabfällen und Augendrucksteigerungen erhöhen. Dies erklärt, warum einige Menschen einen tiefen Blutdruck oder einen erhöhten Augendruck schadlos ertragen, andere aber eben nicht. Natürlich spielen dabei auch noch weitere Faktoren eine Rolle, wie wir bereits in Kapitel 4.2 besprochen haben.

Wie wird die Diagnose eines vasospastischen Syndroms gestellt? Die Diagnose des primär vasospastischen Syndroms begründet sich auf mehreren Symptomen und Befunden, die in Tabelle E 8.6 aufgelistet sind.

Beim sekundären vasospastischen Syndrom sind die Symptome ähnlich, aber nicht identisch. Sie treten erst im Zusammenhang mit der Grunderkrankung auf und befallen das Auge eher seltener. Die Endothelinkonzentration im Blut ist meist noch deutlicher erhöht. Wichtig sind Diagnose und Therapie der Grundkrankheit. Natürlich gibt es auch Patienten, die ein angeborenes primäres und noch zusätzlich ein erworbenes sekundäres vasospastisches Syndrom haben.

Therapie. Obwohl viele Menschen ein vasospastisches Syndrom haben, welches – zum Glück relativ selten – auch ernsthafte Erkrankungen auslösen kann, existieren bisher nur relativ wenig wissenschaftlich gesicherte Daten über dieses Syndrom (Kap. Z 3). Dem-

Tabelle E 8.6: Hinweise auf ein primär vasospastischen Syndroms geben:

Angaben des Patienten	kalte Hände (gelegentlich kalte Füße)
	tiefer Blutdruck
	reduziertes Durstempfinden
	erhöhte Empfindlichkeit auf bestimmte Medikamente
Augenärztliche Untersuchung	veränderte Kapillaren in der Bindehaut
	Glitzerpunkte auf der Netzhaut
	weitgestellte Venen oder enggestellte Arterien in der Netzhaut
	blasse Papille
	usw.
Diagnostische Untersuchungen	verlängerter Flussstillstand in der Kapillarmikroskopie (siehe Kap. E 11)
	erhöhter Flusswiderstand in der Duplexsonographie (siehe Kap. E 11), vor allem bei tiefem Blutdruck
Labor	erhöhte Endothelin-1-Konzentration im Blut
Spezialuntersuchungen	erhöhte Endothelinempfindlichkeit bei tiefem Blutdruck

entsprechend stecken auch die Therapieansätze noch in den Kinderschuhen. Unsere Therapieempfehlungen basieren daher nur teilweise auf kontrollierten Studien, vieles basiert auf unseren persönlichen klinischen Erfahrungen. Wenn immer möglich, sollten zuerst ganz allgemeine durchblutungsfördernde Maßnahmen ergriffen werden. Darunter verstehen wir ausreichende körperliche Aktivität, eine gesunde Ernährung sowie die Vermeidung von größeren Stresssituationen und längerem Schlafentzug. Vasospastische Patienten sollten, auch wenn dies für andere Menschen gut sein mag, auf ausgedehnte Fastenkuren verzichten. Im Gegensatz zu Bluthochdruckpatienten sollten sie auf eine ausreichend hohe Salzzufuhr achten und, vor allem abends, auch ausreichend viel trinken. Patienten, bei denen es beim Übergang vom Liegen zum Stehen zu stärkeren Blutdruckabfällen kommt, sollten ggf. Stützstrümpfe tragen. Auch die Einnahme von Magnesium hilft. Einige Patienten sprechen auf Akupunktur an, andere auf eine Kneippkur usw. Weitere Vorschläge hierzu finden Sie in Kapitel 7.5. und 7.6. Beim Auftreten von ernsthaften Erkrankungen wird der Arzt versuchen, die Durchblutung auch mit Medikamenten zu verbessern (siehe Kap. 7.5).

Unbeantwortet bleibt in diesem Zusammenhang die Frage der Östrogensubstitution bei Frauen nach der Menopause. Östrogene (weibliche Hormone) haben unbestritten einige positive Wirkungen. Wir haben bei einzelnen (nicht bei allen) Patienten mit Vasospasmen aber eine Verschlechterung der Symptomatik unter Östrogentherapie beobachtet. Wir empfehlen daher bei Patienten mit vaskulären Fehlregulationen vor und etwa 3 Monate nach Beginn einer Östrogentherapie die Augendurchblutung zu messen. Bleibt sie gleich oder wird sie sogar besser, dann spricht (aus der Sicht des Augenarztes) nichts gegen eine längerfristige Östrogentherapie.

E 9 Altersabhängige Makuladegeneration

Unter der altersabhängigen Makuladegeneration (AMD) verstehen wir eine häufig im Alter auftretende Erkrankung des Netzhautzentrums, die zu einer mehr oder weniger starken Verminderung der zentralen Sehschärfe führt.

Die Netzhaut (Kap. E 1) hat die Aufgabe, Licht aufzunehmen und in Nervenimpulse umzuwandeln. Sowohl die Struktur als auch die Aufgaben der verschiedenen Netzhautareale sind recht unterschiedlich.

Betrachten wir einen definierten Gegenstand, z.B. den Mond, dann richten wir die Augen so aus, dass der Mond durch das optische System unseres Auges im Zentrum der Netzhaut abgebildet wird. Dieses Netzhautzentrum wird Makula lutea, der «gelbe Fleck» genannt [macula *lat* Fleck/lutea *lat* gelb], da das Zentrum durch Einlagerung eines gelben Farbstoffes leicht gelb gefärbt ist. Abbildung E 9.1 zeigt anhand eines Fotos des Augenhintergrundes die Papille, die Makula und die Netzhautperipherie. Während die Netzhautperipherie besonders auf die Wahrnehmung von Bewegung (meist größerer Gegenstände) spezialisiert ist, hat sich das Zentrum auf die räumliche Auflösung spezialisiert. Das bedeutet, dass wir mit diesem Netzhautzentrum auch ganz feine Gegenstände wahrnehmen und insbesondere auch eng benachbarte Punkte voneinander unterscheiden können. Die Fähigkeit dieses «Auflösungsvermögens» misst man mit der sog. Sehschärfe (Visus). Ein Gesunder hat (falls nötig mit entsprechender Brillenkorrektur) eine Sehschärfe von etwa 100 Prozent

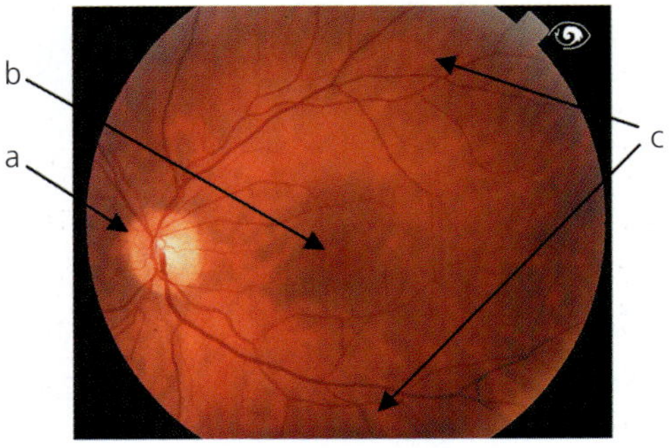

Abb. E 9.1: Augenhintergrund: a) Papille, b) Makula, c) periphere Netzhaut.

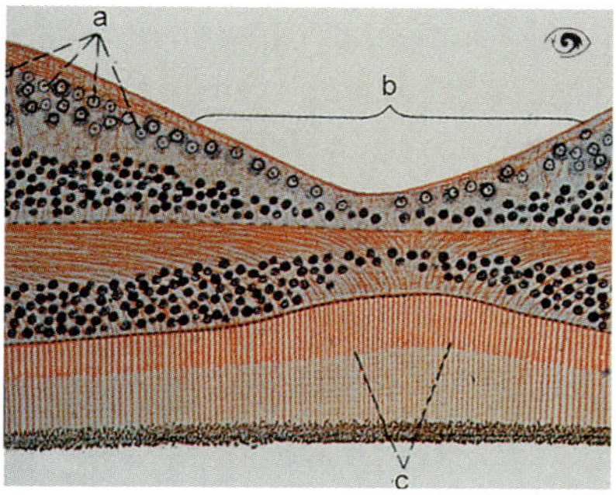

Abb. E 9.2: Makula: a) Ganglienzelle, b) Foveola, c) Sinneszellen.

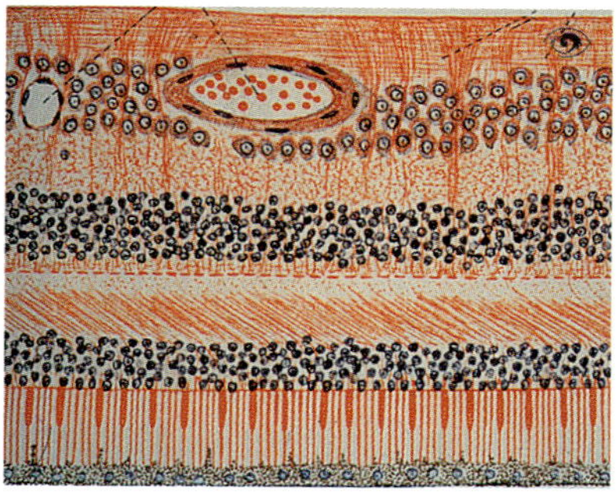

Abb. E 9.3: Querschnitt durch die mittlere Netzhautperipherie.

oder, fachlich ausgedrückt, einen Visus von 1,0. Das hohe Auflösungsvermögen kommt zustande, weil die Sinneszellen in der Makula sehr viel dichter gepackt sind als in der übrigen Netzhaut und außerdem einzeln oder nur in sehr kleinen Gruppen über nachgeschaltete Nervenzellen mit dem Gehirn verbunden sind.

Abbildung E 9.2 zeigt einen histologischen Schnitt durch die Makula und Abbildung E 9.3 im Vergleich einen Schnitt durch die Netzhaut in der mittleren Peripherie. Ist nun die Abbildung auf der Netzhaut nicht ideal (z.B. beim nicht korrigierten Weitsichtigen), dann beträgt auch die Sehschärfe nicht 100 Prozent. Eine Sehschärfe von 50 Prozent (oder 0,5) bedeutet, dass nur noch Punkte, die einen doppelten Abstand haben, getrennt voneinander wahrgenommen werden können. Bei einer Sehschärfe von 25 Prozent ist dieser Abstand viermal so groß usw. Für die Prüfung mit der Sehtafel bedeutet dies, dass die Sehzeichen, die ein Patient mit einer Sehschärfe von 0,5 noch erkennen kann, doppelt so groß sein müssen wie die Sehzeichen, die ein Patient mit einer Sehschärfe von 1,0 sieht. Wird die Abbildung bei einem Kurzsichtigen mit einer Brille korrigiert, steigt die Sehschärfe meistens wieder auf normale Werte an. Ist hingegen die Netzhaut selbst verändert, z.B. dadurch, dass weniger Sinneszellen vorhanden oder sie nicht mehr richtig angeordnet sind, kommt es ebenfalls zum Abfall der Sehschärfe, was dann aber nicht mehr mit einer Brille korrigiert werden kann. Dies ist u.a. bei der AMD, welche wir nachfolgend besprechen möchten, der Fall.

Die alternde Netzhaut. Die Netzhaut macht, wie alle übrigen Organe, im Laufe des Lebens einen Alterungsprozess durch: Die Anzahl der Sinnes- und Nervenzellen nimmt, auch beim Gesunden, langsam ab. Das hinter der Netzhaut liegende Pigmentblatt (Pigmentepithel), das ein Leben lang Teile der Sinneszellen aufnehmen und verdauen muss, lagert mit der Zeit einiges an unverdautem Material ab. Auch die Durchblutung der hinter dem Pigmentepithel gelegenen Choroidea nimmt mit zunehmendem Alter allmählich ab. Die Fähigkeit der Choroidea, Wärme zu transportieren und aktiv ihr Blutvolumen zu verändern, vermindert sich. Die Ernährung der Netzhaut von der Choroidea her wird schlechter. All diese Veränderungen sind in der stark beanspruchten Makula ausgeprägter als in den anderen Gebieten der Netzhaut. Durch die Ablagerung von unverdautem, meist fettigem Material wird der Stofftransport von der Aderhaut in die Netzhaut und umgekehrt immer weiter erschwert.

Die Makula (auch die gesunde) erhält nur wenig Sauerstoff von den Netzhautgefäßen, sie wird vielmehr weitgehend von der darunter liegenden Aderhaut ernährt. Aus diesem Grunde leidet sie im Alter besonders stark unter den Diffusionsstörungen, die durch die Ablagerungen hervorgerufen werden. Außerdem ist die Makula auch deutlich intensiver dem Licht ausgesetzt als die übrigen Netzhautanteile.

Der Übergang von normalen Alterserscheinungen zu pathologischen (krankhaften) Veränderungen ist fließend. Bei einem Teil der älteren Menschen kommt es nämlich zu einer stärkeren Veränderung der Makula, die unter Umständen zu schweren Sehstörungen führen kann. Sozusagen als Vorläufer einer derartigen Störung

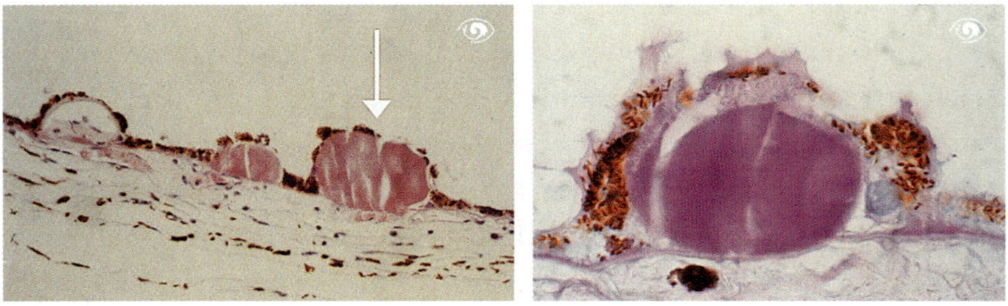

Abb. E 9.4: Drusen (→) im histologischen Schnitt.

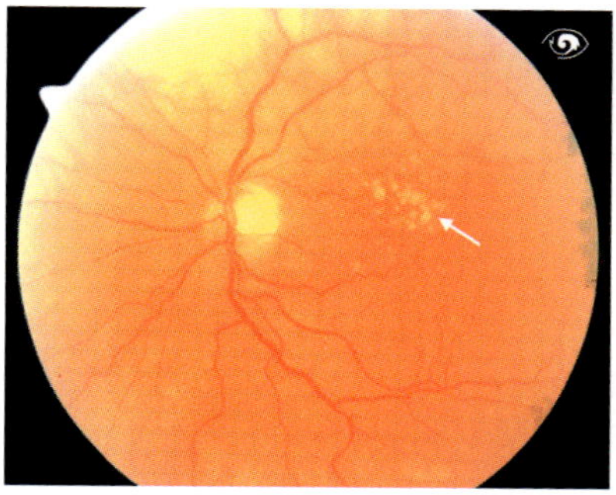

Abb. E 9.5: Vereinzelte Drusen in der Makula.

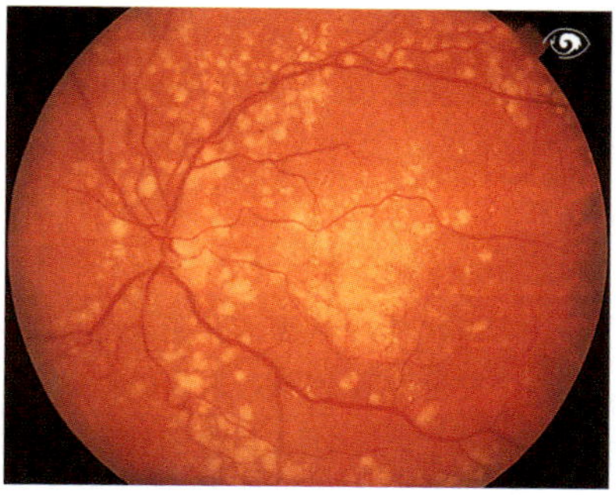

Abb. E 9.6: Große, teilweise konfluierende Drusen.

nehmen die Ablagerungen in der Netzhaut, auch Drusen genannt, sichtbar zu (Abb. E 9.4). Unter Drusen versteht man generell kleine, klumpige Gebilde, in diesem Fall handelt es sich um die fettigen Ablagerungen zwischen Pigmentepithel und Choroidea. Bei der Untersuchung sieht man die Drusen als kleine gelbliche Flecken unter der Netzhaut (Abb. E 9.5).

Die krankhafte Alterung. Sind die Drusen relativ groß, unscharf begrenzt und teilweise konfluierend (zusammenfließend) (Abb. E 9.6), nimmt das Risiko für die Entstehung einer krankhaften Veränderung, also einer Makuladegeneration, zu [degeneratio *lat* Entartung]. Wir verstehen unter einer Degeneration die Umwandlung eines Gewebes von einer höheren in eine niedrigere Form, d.h. von einem gut funktionierenden in ein weniger gut funktionierendes Gewebe. In diesem ersten Stadium der AMD kommt es zu Veränderungen des Pigmentblattes, die bei der Untersuchung als «Pigmentverschiebungen» (Abb. E 9.7) sichtbar sind.

Der Augenhintergrund ist dann nicht mehr gleichmäßig rötlich-schwärzlich gefärbt, sondern zeigt hellere und dunklere Areale. Ein Patient mit einem derartigen Befund sieht nicht mehr 100 Prozent, sondern je nach Schweregrad zwischen 20 und 80 Prozent.

Die minimale Sehschärfe, die ein Patient braucht, damit er ohne spezielle Hilfsmittel (außer vielleicht einer Lesebrille) Zeitung lesen kann, beträgt 30 Prozent. Die Makulopathie kann bis zum Lebens-

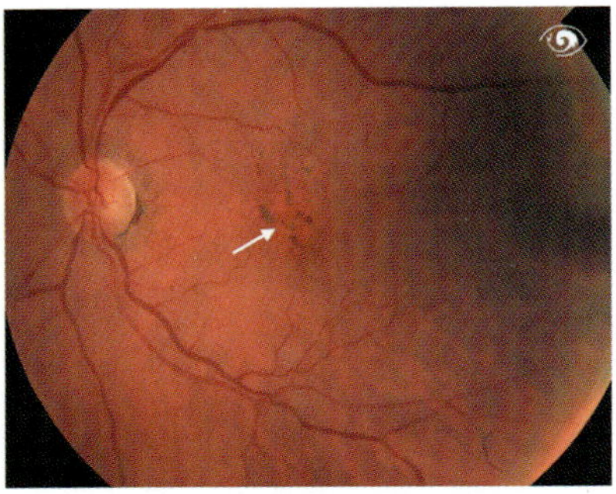

Abb. E 9.7: Pigmentverschiebungen in der Makula.

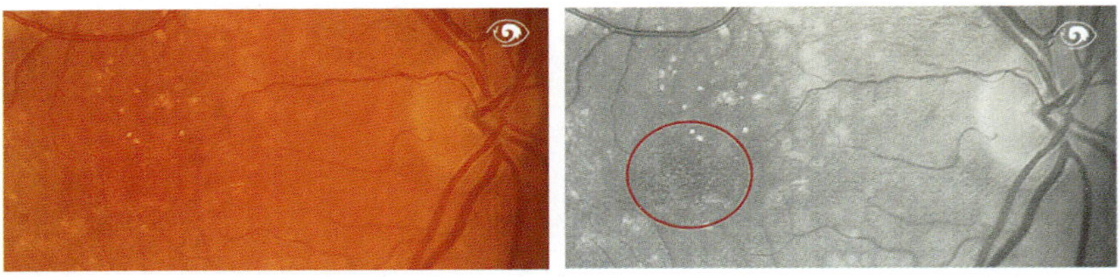

Abb. E 9.8: Atrophe AMD. Die Atrophie ist auf dem Farbbild schlecht sichtbar. Der atrophe Bezirk ist im rechten Bild rot markiert.

ende in diesem Stadium stehen bleiben oder sich in eine atrophe oder in eine feuchte Makuladegeneration umwandeln [atrophein *gri* nicht ernähren]. Bei der atrophen Degeneration kommt es zum stärkeren Verlust von Gewebe und damit unter Umständen auch zu einem stärkeren Visusabfall. Abbildung E 9.8 zeigt ein solches Beispiel. Die bis jetzt beschriebenen Makulaveränderungen werden auch als trockene AMD bezeichnet.

Diese trockene AMD kann in eine «feuchten AMD» übergehen. Die Natur möchte, wenn immer möglich, Defekte im Körper reparieren. Bei einer degenerativ veränderten Makula kann es daher sein, dass Blutgefäße von der Choroidea her aussprießen und unter das Pigmentepithel vorwachsen, es eventuell sogar durchbrechen und sich zwischen dem Pigmentblatt und der Netzhaut ausdehnen (Abb. E 9.9). Dieser «Reparaturvorgang» aber ist in diesem Fall nicht sehr hilfreich: Die neugebildeten Blutgefäße sind, im Gegensatz zu den gesunden Netzhautgefäßen, nicht «wasserdicht». Dadurch tritt Flüssigkeit, evtl. auch Blut, aus diesen Gefäßen unter und in die Netzhaut aus, man spricht von einer feuchten AMD (Abb. E 9.10).

Die Blutgefäße und die ausgetretene Flüssigkeit führen zu lokalen Abhebungen und Verschiebungen der Sinneszellen in der Netzhaut. Dies hat nicht nur zur Folge, dass die Ernährung der Netzhaut schwieriger wird, sondern auch, dass die Sinneszellen nicht mehr an der richtigen Stelle liegen. Wird nun die Außenwelt auf der teilweise verschobenen Netzhaut abgebildet, bekommt das Gehirn eine falsche topographische (räumliche) Information. Dies ist der Grund, warum ein Patient mit einer feuchten AMD beispielsweise einen Türrahmen nicht mehr gerade, sondern durchgebogen oder wellenförmig wahrnimmt . Dieses Phänomen nennt man «Metamorphopsie» [metamorphopsein *gri* verzerrt sehen]. Eine Metamorphopsie weist immer auf eine Makulaerkrankung hin.

Die Symptome der AMD. Die wichtigsten Symptome der AMD nochmals zusammengefasst: Bei der trockenen AMD kommt es zu einer mehr oder weniger starken Reduktion der Sehschärfe, bei

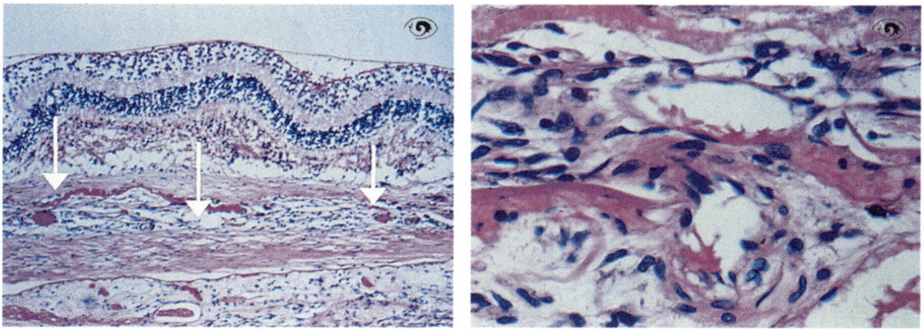

Abb. E 9.9: Feuchte AMD: Fibrovaskuläres Gewebe ist unter die Netzhaut eingewachsen (→), rechts wird es in stärkerer Vergrößerung gezeigt.

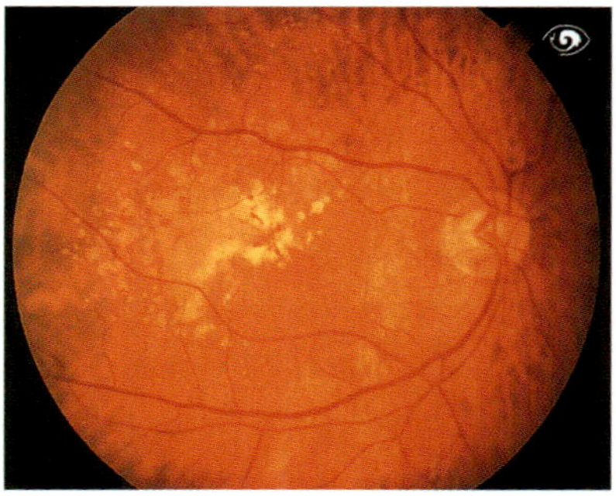

Abb. E 9.10: Klinisches Bild einer feuchten AMD.

der feuchten AMD zu einer stärkeren Reduktion der Sehschärfe und gleichzeitig zu Metamorphopsien.

Die Visusreduktion ist für einen älter werdenden Patienten häufig sehr belastend. Tröstlich aber ist die Tatsache, dass ein Patient an einer AMD nicht erblindet. Er bekommt zwar unter Umständen Probleme beim Lesen oder beim Erkennen von Gesichtern, da die anderen Netzhautareale aber intakt bleiben, wird er, wenn die Augen sonst gesund sind, zumindest nicht erblinden. Ein Patient mit einer AMD kann sich also noch relativ gut räumlich orientieren und bewegen, da die peripheren Netzhautanteile nicht von der Krankheit betroffen sind.

Wie häufig ist die AMD? Es gibt sehr seltene, vererbte Makuladegenerationen, die schon im Kindes- oder im frühen Erwachsenenalter auftreten. Diese Makulaerkrankungen dürfen nicht mit der AMD verwechselt werden, die eine Erkrankung des alternden Menschen darstellt. Im mittleren Lebensalter ist die AMD noch sehr selten, ihre Häufigkeit nimmt dann aber mit zunehmendem Alter sehr stark zu. In der Altersgruppe von 52 bis 64 Jahren kommt sie bei etwa 1,5 Prozent der Menschen vor, in der Altersgruppe von 65 bis 74 Jahren schon bei 10 bis 20 Prozent, bei den 75- bis 84-Jährigen bei 35 Prozent. Man kann überspitzt sagen, dass fast jeder Mensch eine AMD bekommt, wenn er alt genug wird. Da die durchschnittliche Lebenserwartung momentan noch ansteigt, ist in Zukunft mit einer noch zunehmenden Anzahl von AMD-Patienten zu rechnen.

Entstehung und Prophylaxe der AMD. Die Ursachen für die Entstehung einer AMD sind bis heute noch nicht vollständig geklärt. Aus diesem Grunde stecken wir auch im Hinblick auf die Therapie noch in den Anfängen.

Wir wissen, dass es bei der AMD eine gewisse genetische Belastung gibt (Kap. E 3), d.h., dass Kinder von Eltern mit AMD ein größeres Risiko haben, später auch an einer AMD zu erkranken. Hellhäutige Menschen sowie Menschen, die relativ schnell geblendet sind, erkranken ebenfalls häufiger. Die übrigen Risikofaktoren ähneln denen für die Arteriosklerose: Rauchen, erhöhte Blutfette usw. sind häufiger mit einer AMD assoziiert. Es gibt auch Hinweise darauf, dass Vitaminmangel, insbesondere ein Mangel an Vitamin E und C, aber auch an Vitamin A, das Auftreten einer AMD beschleunigen kann. Als prophylaktische Maßnahmen gelten deswegen die allgemeinen Empfehlungen, die wir auch zur Verhütung von Arteriosklerose aussprechen: Verzicht auf Rauchen, fettarme, vitaminreiche Ernährung, viel Bewegung usw. Da das Licht bei der Entstehung der AMD sehr wahrscheinlich auch eine Rolle spielt, empfiehlt sich eine gute Sonnenbrille (welche vor allem das ultraviolette Licht absorbiert), insbesondere am Meer, im Schnee und in den Bergen.

Behandlung der AMD. Für die trockene AMD gibt es keine spezifische Therapie. Wir empfehlen lediglich vitaminreiche Ernährung und geben evtl. zusätzlich ein Ginkgo-Präparat.

Bei der feuchten AMD versucht man, wenn möglich, die neugebildeten Blutgefäße mit einem Laser (Kap. E 13) zu zerstören. Tatsächlich bilden sich die neugebildeten Blutgefäße nach der Laserbehandlung wieder zurück. Dabei ist aber zu beachten, dass a) mit der Laserbehandlung auch nützliches Gewebe zerstört wird und b) die Grundkrankheit der AMD hierdurch nicht beeinflusst wird.

Die Laserbehandlung ist in jüngster Zeit durch die sog. «fotodynamische Therapie» verbessert worden: Bei dieser Therapie wird dem Patienten über einen venösen Zugang eine lichtempfindliche Substanz ins Blut gespritzt. Die Substanz bleibt vor allem an den Wänden der neugebildeten und weniger an den Wänden der gesunden Blutgefäße hängen. Wird die Substanz dann durch einen nichtthermischen Laser aktiviert, kommt es zu biochemischen Reaktionen, die zu einem Verschluss und damit zu einem Absterben der «markierten» neugebildeten Blutgefäßen führen. Allerdings sind häufig aufwendige Nachuntersuchungen und Nachbehandlungen notwendig, da ja die eigentliche Ursache der Erkrankung nicht beseitigt wird. Die fotodynamische Therapie hat neue Hoffnungen geweckt, es bleibt jedoch abzuwarten, wie groß der langfristige Nutzen der Behandlung ist.

In anderen therapeutischen Ansätzen werden die neugebildeten Blutgefäße chirurgisch entfernt oder sogar die gesamte Netzhaut peripher abgetrennt und so gedreht, dass die Makula wieder auf einer gesunden Unterlage zu liegen kommt. Derartige Behandlungen sind allerdings nur in seltenen Fällen möglich und sinnvoll, der Erfolg ist bisher noch fraglich.

Die bisher wichtigste Hilfe für einen AMD-Patienten ist eine gute Beratung durch den Augenarzt und auch durch Spezialisten für Sehbehinderte. Es gibt z.B. vergrößernde Sehhilfen, die dem Patienten gelegentlich eine gewisse Lesefähigkeit zurückbringen können. Dies ermöglicht es zumindest einigen Patienten mit fortgeschrittener AMD, wenigstens wichtige Texte wieder lesen zu können (siehe Kap. Z 4).

AMD und Glaukom. Die AMD kommt beim Glaukompatienten nicht häufiger vor als beim Gesunden, ist aber bei ihm besonders unangenehm: Das Typische für den Glaukomschaden ist ja, dass Gesichtsfeldausfälle entstehen, aber die Sehschärfe fast bis zum Schluss normal erhalten bleibt. Hat nun ein Patient glaukomatöse Gesichtsfeldausfälle und eine AMD-bedingte Visusreduktion, ist er doppelt beeinträchtigt. Dies ist ein weiteres Argument dafür, Glaukompatienten immer zu behandeln, auch dann, wenn sie noch keine subjektiven Beschwerden haben. Ein Glaukompatient muss nämlich immer damit rechnen, im fortgeschrittenen Alter eventuell auch noch eine AMD zu bekommen, und dann ist er umso mehr auf sein peripheres Gesichtsfeld angewiesen.

E 10 Gesichtsfelduntersuchung / Perimetrie

Unter Perimetrie verstehen wir die Ausmessung des Gesichtsfeldes [peri *gri* um, herum/metron *gri* das Maß/metrein *gri* messen].

Das Gesichtsfeld. Das Gesichtsfeld ist der Raum oder das Areal, den ein fixierendes Auge sieht. Was heißt das konkret? Stellen Sie sich vor, Sie beobachten mit einem Auge bei gestrecktem Arm Ihre eigene Daumenspitze. Wenn Sie, ohne das Auge zu bewegen, immer weiter auf Ihre Fingerspitze schauen, bemerken Sie, dass Sie den Finger scharf sehen, gleichzeitig aber die Umgebung ebenfalls wahrnehmen, allerdings etwas weniger detailliert. Diesen wahrgenommenen «Umgebungs»-Raum nennt man das Gesichtsfeld. Wenn wir zusätzlich die Augen bewegen, wird das Umfeld, das wir wahrnehmen, noch größer. Man nennt diesen erweiterten Raum das «Blickfeld».

Beim Betrachten Ihre Fingerspitze nehmen Sie in der Umgebung des Fingers nicht nur Licht, sondern auch Farben, Formen und eventuell Bewegungen wahr. Das heißt, dass wir im Gesichtsfeld sehr viele verschiedene visuelle Funktionen beschreiben und ihre Empfindlichkeit quantifizieren können. Die einfachste Funktion ist die Lichtwahrnehmung. Stellen Sie sich vor, Sie wären in einem absolut verdunkelten Raum und würden einen kleinen Lichtpunkt betrachten. Nun könnte man zusätzliche Lichtpunkte im Gesichtsfeld aufleuchten lassen und testen, wie hell diese Lichtpunkte sein müssen, damit sie wahrgenommen werden. Dies nennt man die absolute Lichtempfindlichkeitsschwelle. Das Messen dieser Lichtempfindlichkeitsschwelle hat aber keine praktische Bedeutung, weil sie sich in der Diagnostik von Krankheiten nicht als hilfreich erwiesen hat.

Die Perimetrie. Die nächsthöhere, aber immer noch äußerst einfache Funktion ist die Lichtunterschiedsempfindlichkeit (LUE). Dabei sitzt der Patient nicht mehr in einem absolut dunklen, sondern in einem gleichmäßig beleuchteten Raum. Wir haben damit eine Hintergrundsleuchtdichte, d.h. die Helligkeit, die im ganzen Gesichtsfeld besteht. Nun addiert man lokal eine gewisse Helligkeit, also ein zusätzliches Licht irgendwo im Gesichtsfeld, das heller als die Hintergrundsleuchtdichte ist. Dann prüft man, wie groß der Unterschied dieses Lichtes zum Hintergrundslicht sein muss, damit es wahrgenommen wird. Das nennt man die Lichtunterschiedsempfindlichkeit. Die Messung der Lichtunterschiedsempfindlichkeit bzw. der Schwelle der Lichtunterschiedsempfindlichkeit hat sich als äußerst hilfreiches diagnostisches Mittel erwiesen, sie ist die Basis der modernen Perimetrie. Es hat sich bewährt, die Untersuchung in einer Halbkugel durchzuführen. In dieser Halbkugel wird eine definierte Hintergrundleuchtdichte dargeboten (Abb. E 10.1). Dann werden zusätzliche Lichter (sogenannte Stimuluslichter) präsentiert.

Für die meisten visuellen Funktionen haben wir im Zentrum, dort wo wir fixieren, die höchste Empfindlichkeit. Zur Peripherie hin nimmt diese Empfindlichkeit deutlich ab. Dies gilt am ausgeprägtesten für die Sehschärfe, hingegen deutlich weniger für die Bewegungswahrnehmung. Konkret bedeutet das, dass die Sehschärfe im Zentrum gut ist, aber nach peripher rasant abnimmt. Im peripheren Gesichtsfeld können wir z.B. nur noch sehr große Zahlen erkennen. Bewegungen hingegen werden in der Peripherie fast genauso gut wahrgenommen wie im Zentrum.

Betrachten wir nun die Lichtunterschiedsempfindlichkeit, dann nimmt diese zur Peripherie hin ebenfalls leicht ab. Der Abfall ist aber nicht so steil wie jener der Sehschärfe. Wir haben, bildlich

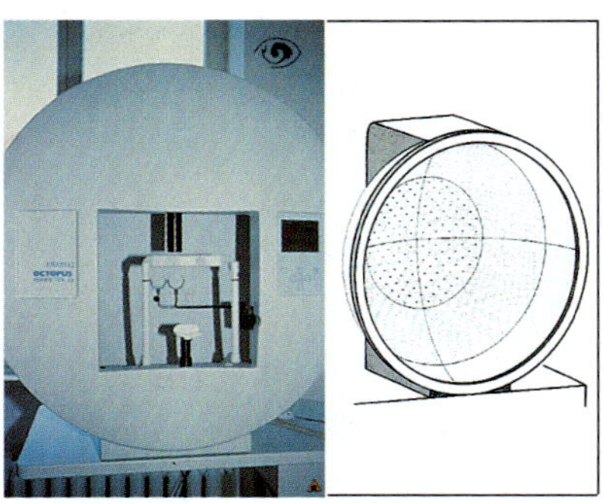

Abb. E 10.1: Halbkugel eines Perimeters, in dem ein Hintergrundlicht und zusätzlich Stimuluslichter dargeboten werden.

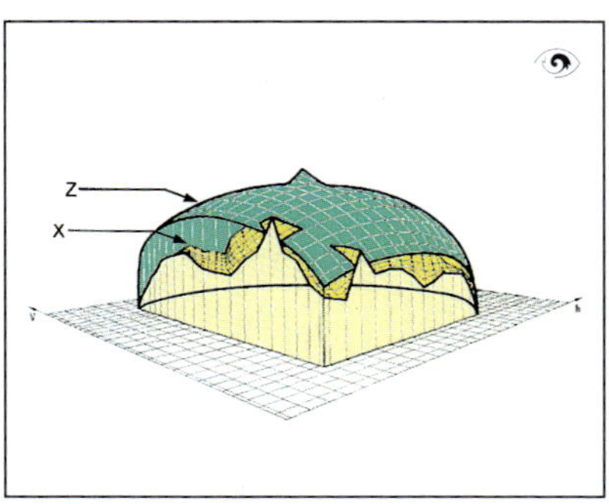

Abb. E 10.2: Der «Gesichtsfeldberg» Z (grün) der altersentsprechenden Normalwerte, X (gelb) zeigt die Ergebnisse eines Patienten.

gesprochen, einen sog. Gesichtsfeldberg. Die Höhe des Berges beschreibt die Lichtunterschiedsempfindlichkeit (Abb. E 10.2). Sie ist im Zentrum am höchsten und nimmt zur Peripherie hin langsam ab.

Mess-Strategie. Zum Ausmessen dieses Empfindlichkeitsberges haben wir nun grundsätzlich zwei Möglichkeiten: Man kann mit einem unterschwelligen Licht, d.h. einem Licht, das nicht wahrgenommen wird, von der Peripherie her so weit an das Zentrum heranfahren, bis es wahrgenommen wird (Abb. E 10.3). Ein solches Licht nennt man auch Stimulus [stimulus *lat* Reiz].

Man kann den Ort, an dem dieses Licht wahrgenommen wird auf einer Art Gesichtsfeldkarte mit einem Punkt markieren. Dann wiederholt man den Vorgang mit dem gleichen Licht, diesmal aber aus einer anderen Richtung kommend. Die Markierungspunkte kann man dann miteinander verbinden, die Verbindungslinien werden Isopteren genannt [isos *gri* gleich/opsein *gri* sehen] (Abb. E 10.4).

Nimmt man nun ein schwächeres Stimuluslicht, dann wird es erst später gesehen. Verbindet man wiederum die Markierungspunkte, erhält man eine zweite Isoptere, die der nächsthöheren Empfindlichkeitsstufe entspricht (Abb. E 10.5). Die Isopteren lassen sich gut mit den Höhenlinien einer Landkarte vergleichen. Das hier beschriebene Verfahren, bei dem der Stimulus bewegt wird, nennt man kinetische Perimetrie [kinein *gri* bewegen].

Eine andere Möglichkeit zur Quantifizierung (Ausmessung) der Schwelle der Lichtunterschiedsempfindlichkeit besteht darin, dass wir das Stimuluslicht am gleichen Ort belassen, aber dafür schrittweise seine Helligkeit erhöhen, solange, bis es wahrgenommen wird (Abb. E 10.6). Umgekehrt können wir natürlich auch ein helleres Licht schrittweise verdunkeln, bis es nicht mehr gesehen wird. Dieses Verfahren nennt man statische Perimetrie. Statisch deshalb, weil das Stimuluslicht nicht bewegt wird.

Beide Methoden haben sich auf ihre Art bewährt. Bei bestimmten Hirnerkrankungen benutzen wir vor allem die kinetische Perimetrie, in der Glaukomdiagnostik kommt die statische Perimetrie zum Einsatz. Aus diesem Grunde möchten wir im Folgenden nur auf die statische Perimetrie eingehen.

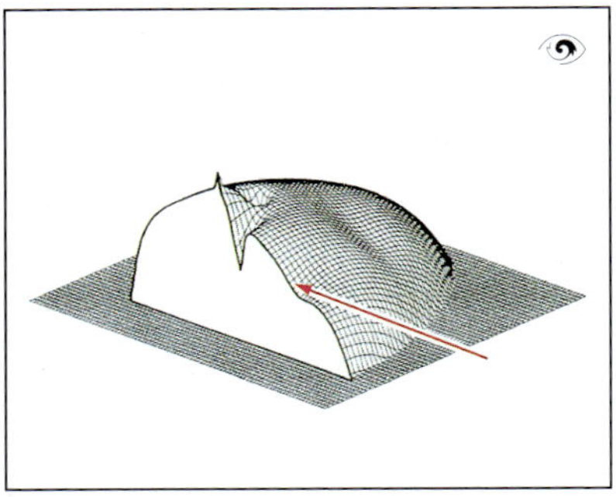

Abb. E 10.3: Prinzip der kinetischen Perimetrie: Ein definierter Stimulus wird soweit gegen das Zentrum bewegt (roter Pfeil), bis er gesehen wird.

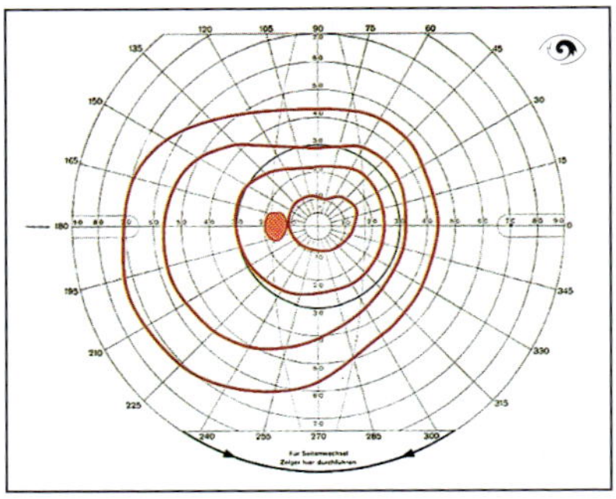

Abb. E 10.4: Die Verbindung der Gesichtsfeldorte gleicher Empfindlichkeit ergibt die Isopteren (rot).

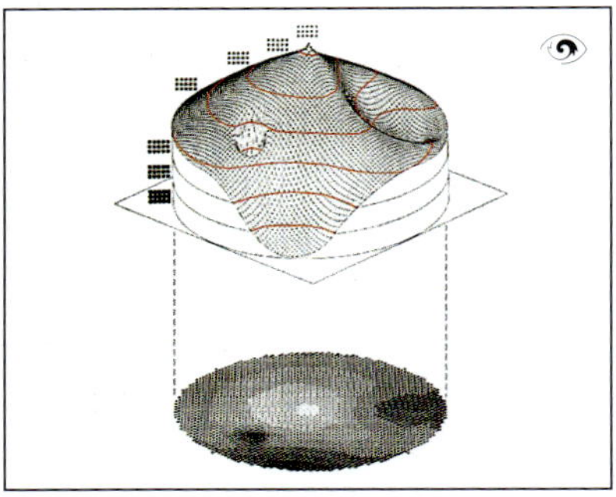

Abb. E 10.5: Die Graustufendarstellung des Empfindlichkeitsberges (unten) entspricht der gleichen Information, welche oben dreidimensional oder in Form von Isopteren dargestellt ist.

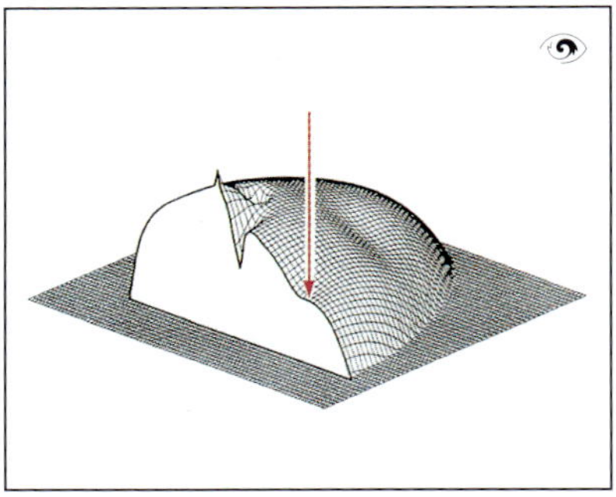

Abb. E 10.6: Prinzip der statischen Perimetrie: die Helligkeit eines Stimuluslichtes wird so lange verändert, bis es gesehen wird (roter Pfeil).

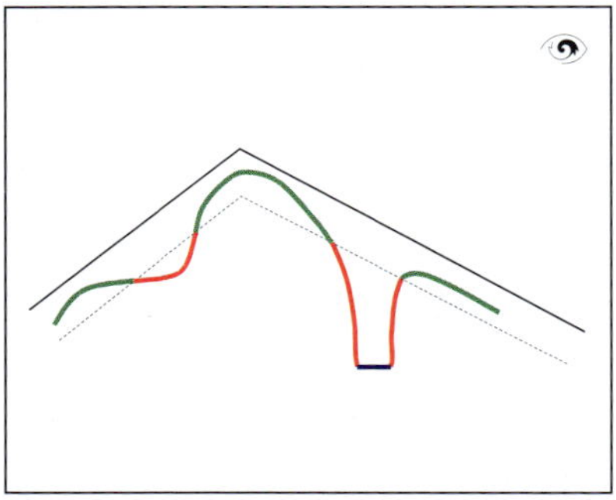

Abb. E 10.7: Die semiquantitative Perimetrie untersucht lediglich, ob die Schwelle in der Norm (grün), relativ (rot) oder absolut (blau) gestört ist.

Bei der statischen Perimetrie gibt es wiederum zwei Möglichkeiten, nämlich die Schwellenperimetrie und die überschwellige oder semiquantitative Perimetrie. Bei der Schwellenperimetrie wird die Schwelle selbst gemessen und dann auch entsprechend ausgedruckt.

Bei der überschwelligen Perimetrie wird die Aufgabe vereinfacht. Wir fragen nicht mehr nach der genauen Schwelle, sondern lediglich danach, ob die Schwelle mindestens ein gewisses Maß erreicht (Abb. E 10.7).

Das heißt konkret, wir geben Lichter vor, die etwas heller sind als die zu erwartende Schwelle. Sieht der Patient diese Lichtpunkte, dann betrachten wir diesen Testort als «normal», wenn nicht, als «gestört». Diese überschwellige Perimetrie ist zeitsparend und hat sich deswegen in der Diagnostik von bestimmten Erkrankungen bewährt. Beim Glaukom aber ist es sehr wichtig, die genaue Schwelle zu kennen, vor allem, um später auch leichte Verschlechterungen zu erfassen.

Das Prüfraster. Theoretisch würde man gern an jedem Punkt im Gesichtsfeld die Lichtunterschiedsempfindlichkeitsschwelle messen. Dies aber wäre extrem zeitraubend und ist deswegen nicht praktikabel. Stattdessen führt man eine Art Stichprobenverfahren durch: Die Schwelle wird lediglich an einer bestimmten Anzahl von Punkten (meist zwischen 50 und 100) im Gesichtsfeld gemessen. Dabei muss man allerdings in Kauf nehmen, dass ganz kleine Gesichtsfeldausfälle dem Prüfraster entgehen und einfach nicht entdeckt werden. Das Prüfraster lässt sich an die Krankheit, die man diagnostizieren möchte, anpassen. Als Beispiel sehen Sie in der Abbildung E 10.8 das Prüfraster der Octopus-Programme G1 und G2. Dieses Programm haben wir speziell für die Glaukomdiagnostik entwickelt.

Die Eingabelung der Lichtunterschiedsempfindlichkeit (LUE). Wie messen wir nun die Schwelle konkret? Wie bereits erwähnt, können wir entweder ein ganz schwaches Stimuluslicht nehmen und es immer heller machen, bis der Patient es sieht, oder aber ein helles Licht immer schwächer machen, bis er es nicht mehr sieht. Diese Methoden der einseitigen Annäherung der Schwelle haben sich

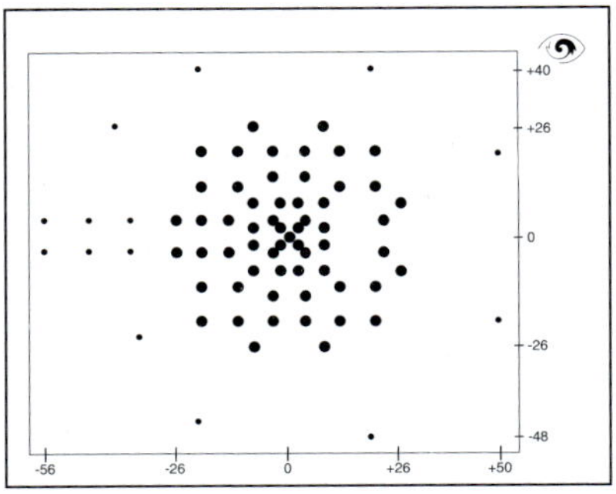

Abb. E 10.8: Prüfraster beim Octopus-Glaukomprogramm G1 und G2.

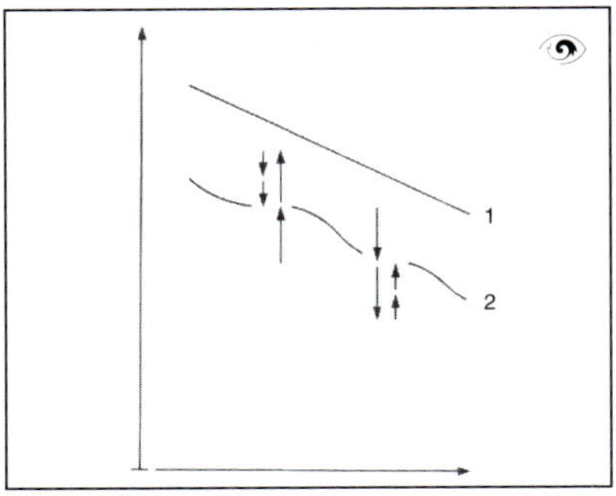

Abb. E 10.9: Prinzip des Eingabelungsverfahrens: 1 = Normalwert, 2 = Schwelle des Patienten.

aber in der Praxis nicht bewährt. Ist der Patient nämlich unkonzentriert, gibt es eine scheinbare Verschiebung dieser Schwelle. Deswegen wurde eine raffiniertere Methode entwickelt, nämlich das sogenannte Eingabelungsverfahren (Abb. E 10.9).

Dabei tastet man sich zunächst in größeren und dann in kleiner werdenden Schritten von unten und von oben an die Schwelle heran. Sieht ein Patient ein Licht, dann wird es in kleineren Schritten wieder schwächer gemacht, bis er es nicht mehr sieht und umgekehrt, sieht er es nicht mehr, dann wird es in kleineren Schritten solange heller gemacht, bis er es wieder sieht. Es ist wichtig für den Patienten, sich nicht beunruhigen zu lassen, wenn er bemerkt, dass Lichtpunkte dargeboten werden, die er nicht sieht: Es gehört zur Mess-Strategie, dass auch ein Patient mit einem normalen Gesichtsfeld rund die Hälfte der dargebotenen Stimuluslichter nicht wahrnehmen kann. Die mit dieser Methode erzielten Resultate sind erstaunlich unabhängig vom Faktor «Patient». Dies heißt, dass das Messergebnis nicht so sehr von der Verfassung des Patienten abhängig ist. Wir haben häufig erlebt, dass Patienten gesagt haben, heute sei ihr Gesichtsfeld sicher schlechter, denn heute seien sie einfach nicht in guter Verfassung. Die Untersuchungen haben dann aber trotzdem den Voruntersuchungen entsprochen. Kurz gesagt, die Methode ist aussagekräftiger, als der Patient es subjektiv empfindet.

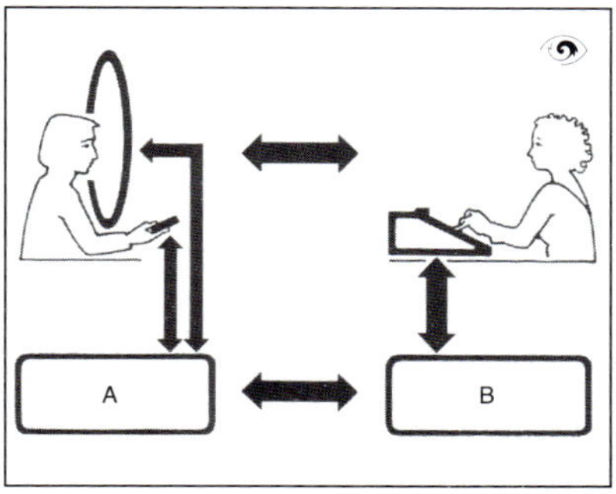

Abb. E 10.10: Prinzip der automatischen Perimetrie: Das Perimeter (A) bietet Stimuluslichter an und nimmt die Antwort des Patienten entgegen. Die Perimetristin gibt die Anweisungen an den Computer (B).

So komplex die Untersuchung erscheinen mag, für den Patienten gibt es immer nur zwei mögliche Antworten, nämlich «gesehen» oder «nicht gesehen». Dies kann er durch einen Knopfdruck bestätigen. Sieht er ein Licht, dann drückt er auf den Knopf. Für den Untersucher aber bedeutet dies eine große Herausforderung. Er muss an verschiedenen Testorten verschiedene Helligkeiten des Lichtes darbieten. Dies ist der Grund, warum man diese Aufgabe einem Computer übertragen hat. Das nennt man die «automatische Perimetrie» oder die «Computer-Perimetrie». Sie ist nicht grundsätzlich anders als die sog. «manuelle Perimetrie». Der Computer bietet die Stimuluslichter in verschiedener Helligkeit an verschiedenen Testorten an, registriert und verarbeitet die Antworten des Patienten und berechnet daraus Ort und Helligkeit für die nächste Stimulusdarbietung (Abb. E 10.10).

Darstellung der Messresultate. Wir haben bei der kinetischen Perimetrie gesehen, dass die Ergebnisse in Form von Isopteren dargestellt werden können. Bei der computerisierten statischen Perimetrie haben wir verschiedene Möglichkeiten der Befunddarstellung. Eine einfache Form ist die sogenannte Graustufe (Abb. E 10.11).

Dabei druckt der Computer die Areale mit hoher Empfindlichkeit heller und die mit schlechter Empfindlichkeit dunkler aus. Hier gibt es beliebige Variationsmöglichkeiten: Man kann z.B. nicht die Empfindlichkeit, sondern die Unterschiede der Empfindlichkeit zur erwarteten Empfindlichkeit in einer Graustufe ausdrücken, das Gesichtsfeld farbig darstellen usw.

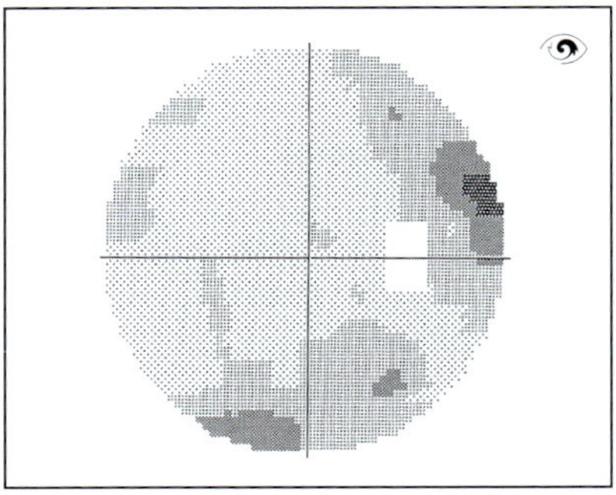

Abb. E 10.11: Darstellung der Messergebnisse mit Hilfe der Graustufe. Der Bereich des blinden Fleckes ist bewusst ausgespart.

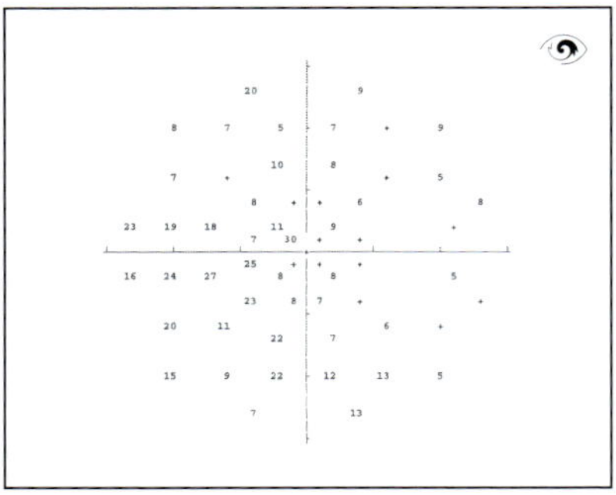

Abb. E 10.12: Darstellung der Messergebnisse mit Hilfe eines CO-Ausdruckes: Die Zahlen entsprechen der Differenz der gemessenen Werte zu den erwarteten Normalwerten.

	MS	MD	LV	CLV	Q'	SF	RF
NORMAL		-2...+2	0...+6	0...+4	-3...+7	0...+2	
PHASE 1	24.1	3.4	8.9		(5.7)		0
PHASE 2	25.0	2.5	6.9		6.2		0
MEAN	24.5	3.0		6.5	(6.7)	1.3	0

Abb. E 10.13: Darstellung der Messergebnisse mit Hilfe der Gesichtsfeldindices.

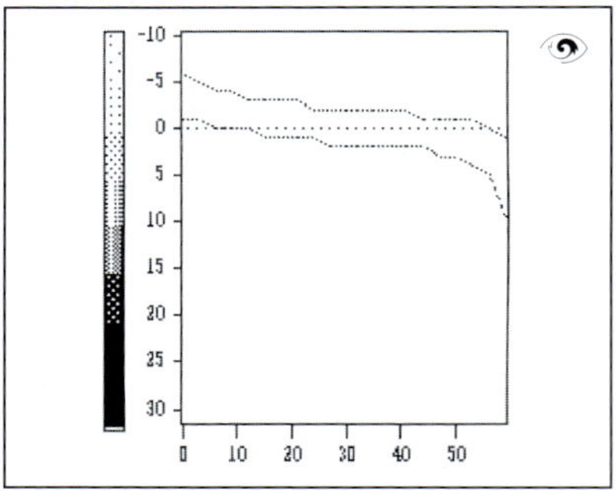

Abb. E 10.14: Normalbereich für die Bebie-Kurve. Auf der linken Seite sind die Werte, die besser, auf der rechten Seite diejenigen, die schlechter sind als erwartet. Solche Abweichungen sind auch beim Gesunden völlig normal.

Die Ergebnisse lassen sich auch in Zahlen darstellen. Dabei hat es sich bewährt, den Unterschied der erwarteten Schwelle zur gemessenen Schwelle in Zahlenform auszudrucken (Abb. E 10.12).

Wenn wir bei irgendeiner Messung, z.B. einer Volkszählung, große Mengen von Zahlen haben, gibt es mathematische Verfahren, um diese Zahlen zusammenzufassen. Man kann z.B. Mittelwerte und Streuungen berechnen. Wir haben solche statistischen Verfahren auch in die Perimetrie eingeführt und die resultierenden Größen «Gesichtsfeldindices» genannt (Abb. E 10.13).

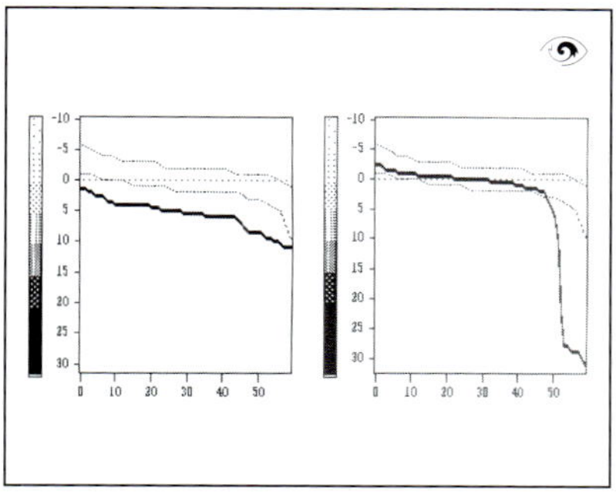

Abb. E 10.15: Darstellung der Gesichtsfelder mit der Bebie-Kurve: Links ein diffuser, rechts ein lokaler Gesichtsfeldschaden

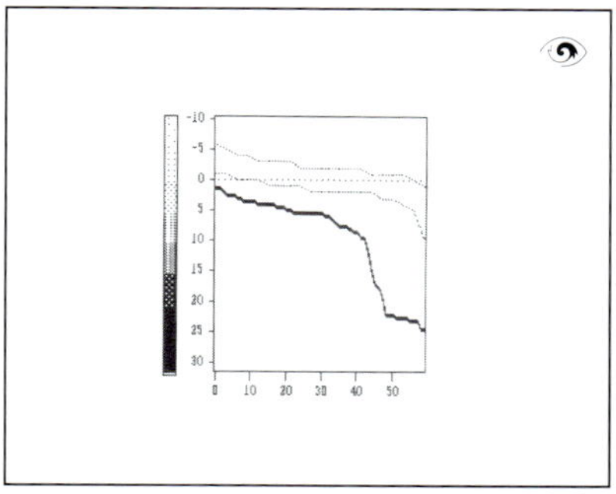

Abb. E 10.16: Darstellung der Gesichtsfelder mit Hilfe der Bebie-Kurve: Kombinierter diffuser und lokaler Schaden.

Für die Suche nach diffusen Gesichtsfeldausfällen hat sich die sog. Bebie-Kurve bewährt. Dabei werden die Abweichungen der gemessenen Schwellen in Relation zu der erwarteten Schwelle berechnet. Dann werden grafisch die Testorte so rangiert, dass links der Testort mit der positivsten Abweichung und rechts der mit der negativsten Abweichung von der Erwartung gezeichnet wird. Es ist eine kumulative Defektkurve. Zu Ehren des Berner Professors Hans Bebie, einem genialen Physiker, der uns bei der Entwicklungsarbeit entscheidend unterstützt hat, haben wir den Begriff «Bebie-Kurve» eingeführt. Für diese Bebie-Kurven gibt es Normalwerte. Da es bei Gesunden individuelle Unterschiede gibt, resultiert eine gewisse normale Bandbreite (Abb. E 10.14).

Besitzt ein Patient ein normales Gesichtsfeld, dann liegt seine Bebie-Kurve in der normalen Bandbreite. Hat hingegen ein Patient einen lokalen Ausfall irgendwo im Gesichtsfeld, fällt die Kurve rechts steil ab. Bei einem diffusen Schaden kommt es zu einer Parallelverschiebung der Bebie-Kurve (Abb. E 10.15).

Nicht selten haben wir auch eine Kombination beider Schadensformen (Abb. E 10.16).

Die Bebie-Kurve hat sich (natürlich in Kombination mit dem übrigen Gesichtsfeldausdruck) als besonders hilfreich erwiesen, weil es bei bestimmten Glaukomformen zu diffusen Gesichtsfeldausfällen kommt, mit oder ohne Skotome [skotoma *gri* Ort mit vermindertem

Sehen]. Solche diffusen Gesichtsfeldausfälle sind v.a. im Zusammenhang mit dem vasospastischen Syndrom wichtig (Kap. E 8).

Wie bei allen technischen Geräten gibt es verschiedene Produkte von verschiedenen Firmen. Das erste automatische statische Perimeter, das auf den Markt kam, ist der sog. «Octopus», entwickelt von Professor Franz Fankhauser, Bern, und hergestellt von der Firma Interzeag, Schlieren. Professor Fankhauser hat auch andere Pionierarbeiten in der Ophthalmologie geleistet (siehe Kap. E 13). Später folgten ähnliche Geräte, wie das «Humphrey-Perimeter», das «Tübinger-Perimeter» usw.

Wie geht eine konkrete Messung vor sich? Dem Patienten wird zunächst das Messverfahren erklärt, dann setzt er sich an das Gerät (welches häufig eine Halbkugel darstellt) und bekommt einen Knopfdrücker in die Hand (Abb. E 10.17).

Der Patient fixiert ein Licht oder eine Marke im Zentrum dieser Halbkugel (Abb. E 10.18).

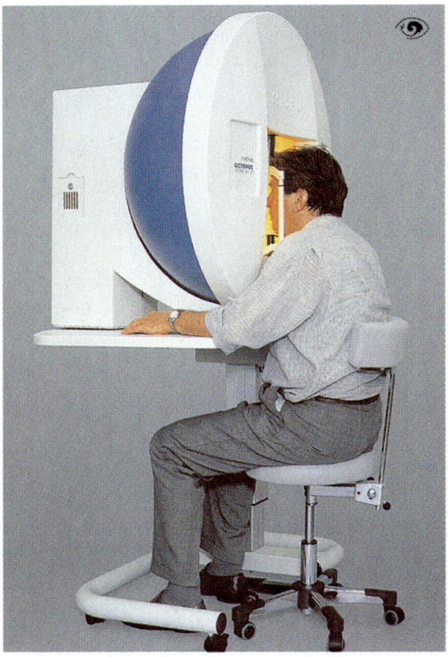

Abb. E 10.17: Patient während einer automatischen Perimetrie-Untersuchung.

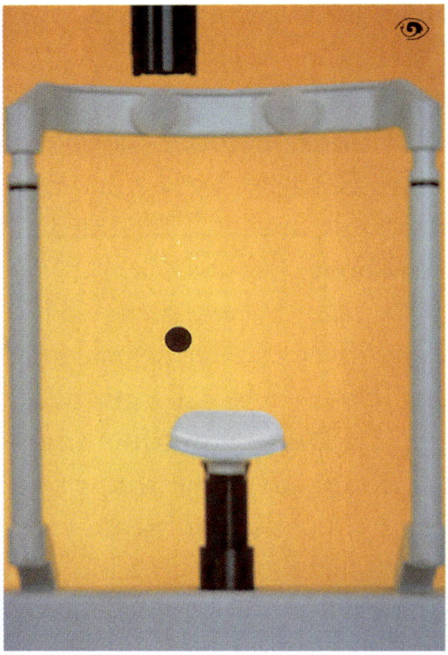

Abb. E 10.18: Kinnstütze und Stirnband am Perimeter. Das Hintergrundlicht in der Halbkugel ist sichtbar.

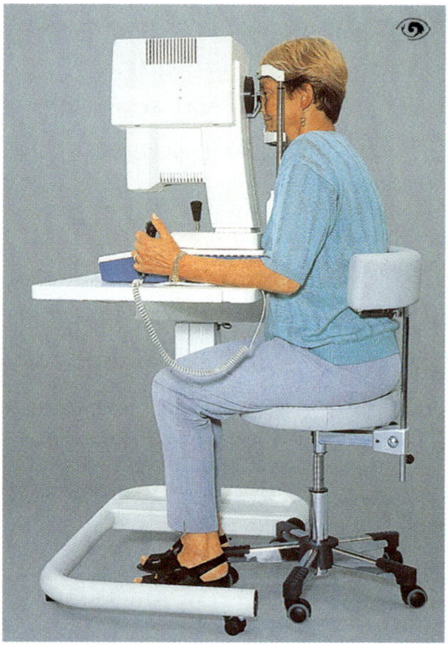

Abb. E 10.19: Patient an einem automatischen Perimeter (Octopus 123), bei dem sowohl Hintergrundlicht wie Stimuluslichter direkt in das Auge projeziert werden.

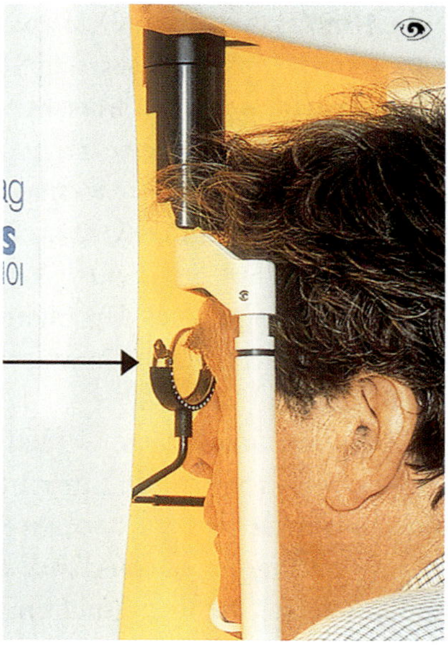

Abb. E 10.20: Damit der Patient das Stimuluslicht scharf sehen kann, ist oft eine Korrekturlinse (→) nötig.

Der Computer bietet ihm nun Lichter von verschiedener Helligkeit an verschiedenen Testorten in der Halbkugel an. Immer dann, wenn der Patient das Licht sieht, bestätigt er dies mit einem Knopfdruck. Es gibt moderne Perimeter, die keine Halbkugel brauchen, weil sie sowohl Hintergrundlicht wie auch Stimuluslicht direkt in das Auge projizieren. Ein solches Gerät ist in Abbildung E 10.19 gezeigt.

Die Geschwindigkeit der Untersuchung beeinflusst der Patient selbst. Drückt er nach der Stimulusdarbietung sehr rasch auf den Knopf, so wird der Computer mit der Zeit auch das nächste Stimuluslicht schneller darbieten. Wenn der Patient es bevorzugt, dass die ganze Messung etwas ruhiger und langsamer vor sich geht, kann er dies also selbst beeinflussen. Die Perimetristin kann ebenfalls die Geschwindigkeit einstellen und damit auf Wünsche des Patienten eingehen. Schließt der Patient bei der Octopusperimetrie kurz die

Augen, so muss er keine Angst haben, dass er deswegen ein Licht verpasst. Der Computer registriert diesen Lidschluss durch eine Kamera. Fällt der Lidschluss zeitlich genau mit der Darbietung eines Stimuluslichtes zusammen, wird die Darbietung vom Computer später wiederholt. Wird ein Patient während der Untersuchung müde und möchte kurz unterbrechen, kann er einfach die Augen schließen oder den Knopf gedrückt halten. Der Computer wartet dann mit den Darbietungen, bis der Patient wieder bereit ist.

Für die Untersuchung wird je nach Bedarf eine Korrekturlinse in einem Linsenhalter vor das Auge gesetzt, sodass die Abbildungen auf die entsprechende Distanz scharf gesehen werden. Kontaktlinsenträger können die Linsen während der Untersuchung tragen, Brillen werden durch entsprechende Linsen ersetzt (Abb. E 10.20).

Wichtig ist, dass sich der Patient vom Instrument nicht beunruhigen lässt. Die Untersuchung ist letztlich problemlos und liefert dem Arzt meist die gesuchte Information, auch wenn der Patient oft das Gefühl hat, die Mitarbeit sei ihm nicht so richtig gelungen. Durch das längere Betrachten einer weißen Hintergrundfläche entstehen subjektiv eigenartige Lichtwahrnehmungen. Es besteht plötzlich das Gefühl, es würde sich alles verdunkeln oder sich die Farbe ändern. Lassen Sie sich durch solche Wahrnehmungen nicht beunruhigen. Dies ist völlig normal und ist bedingt durch die Fähigkeit des Auges, sich an konstante Lichter anzupassen.

Wir haben bereits oben erwähnt, dass es verschiedene Geräte von verschiedenen Firmen auf dem Markt gibt. Die von uns geschilderten Untersuchungen beziehen sich auf die Octopus-Perimetrie. Sie verläuft aber bei den anderen Instrumenten ähnlich.

Spezialformen der Perimetrie. Bis jetzt haben wir lediglich das Messen der Lichtunterschiedsempfindlichkeit besprochen. Diese wird mit Weißlicht durchgeführt. Man nennt dies auch die Weißlichtperimetrie. Jetzt gibt es noch die Möglichkeit, farbige Hintergrundlichter und farbige Stimuluslichter zu verwenden. Konkret gibt es in der Glaukomperimetrie die Möglichkeit, mit blauen Stimuli auf einem gelbem Hintergrund zu arbeiten. Dies hat den Vorteil, dass man Glaukomausfälle relativ früh erkennen kann, aber den Nachteil, dass die Ergebnisse stärker von Linsentrübungen beeinflusst werden. Wir wenden diese Methode daher nur bei speziellen Fragestellungen an, nicht aber in der Routine.

Weiter gibt es die Möglichkeit, anstatt konstantem Licht flackerndes Licht darzubieten. Der Patient muss dann nicht entscheiden, ob er das Licht gesehen hat, sondern ob er das Flackern beobachtet hat. Auch dies hat Vor- und Nachteile. Wir verwenden dieses Verfahren ebenfalls nicht in der Routine. Es gibt noch viele weitere Methoden, die hier nicht besprochen werden, weil sie so selten Anwendung finden.

E 11 Durchblutungsmessung

Der Diagnostik von Durchblutungsstörungen kommt in der Medizin eine wesentliche Bedeutung zu. Wird ein Organ nicht mehr ausreichend durchblutet, wird es krank und stirbt im Extremfall sogar ab. Der zentrale Motor des Kreislaufes ist das Herz, welches das Blut rhythmisch durch den gesamten Körper pumpt. Ein längerer Herzstillstand führt, wie wir alle wissen, zum Tod. Häufig aber wird nur ein kleiner Teil des Organismus nicht oder schlecht durchblutet, was verschiedene Krankheiten zur Folge haben kann. Daher sind die Ärzte nahezu aller Fachrichtungen an der Durchblutungsmessung interessiert, sie kann ihnen wichtige Informationen über den Zustand der verschiedenen Organsysteme liefern und auch zur Therapiekontrolle beitragen. Zur Durchblutungsmessung und Durchblutungsdarstellung kommen ganz unterschiedliche Methoden zur Anwendung.

Bildgebende Verfahren. Verschiedene Methoden der Röntgendiagnostik können Durchblutung und Durchblutungsstörungen aufzeigen. Spritzt man ein Kontrastmittel in die Blutbahn, so kann man die Blutsäule auf dem Röntgenbild sichtbar machen. Abbildung E 11.1 zeigt eine sog. Angiographie der Beinarterien: links mit Kontrastmittel gefüllte Arterien, in der Mitte ein Bild nach einer sog. Subtraktion, d.h. es wird nur die Differenz der Aufnahme mit und ohne Kontrastmittel gezeigt und rechts eine Aufnahme bei einem Patienten mit einem Gefäßverschluss.

In Abbildung E 11.2 ist mit gleicher Aufnahmetechnik eine Beinarterie eines Gesunden und eines Kranken mit Gefäßverschluss gezeigt.

Die Abbildung E 11.3 zeigt links den Verschluss einer Arterie im Kopfbereich, rechts die entsprechend verbesserte Durchblutung nach einer sog. Lyse, d.h. nach einer medikamentösen Auflösung eines Thrombus.

Abbildung E 11.4 zeigt das angiographische Bild der das Auge und Umgebung ernährenden Arteria ophthalmica. Links ist die normale Aufnahme und rechts nach Subtraktion.

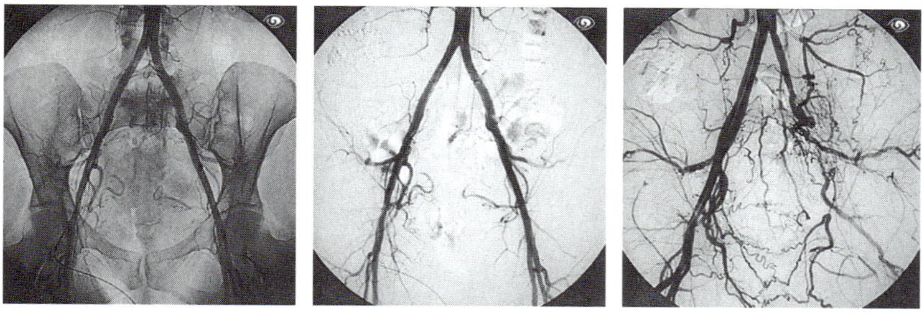

Abb. E 11.1: Angiographie der Beckenarterien.

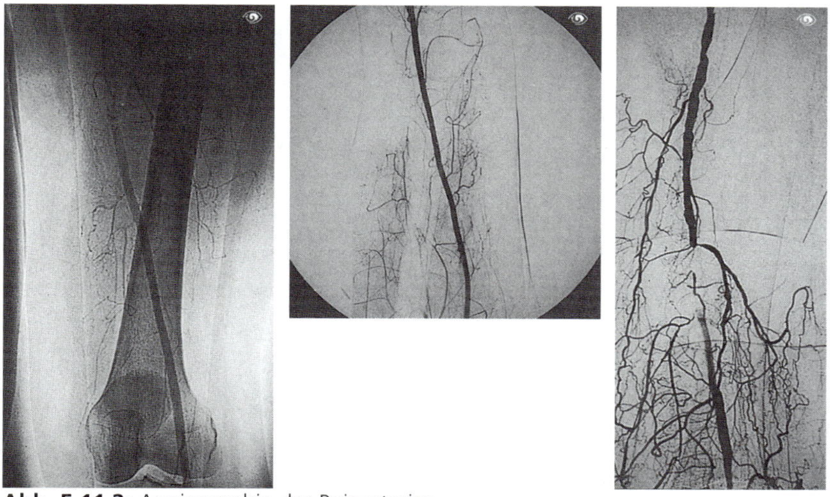

Abb. E 11.2: Angiographie der Beinarterien.

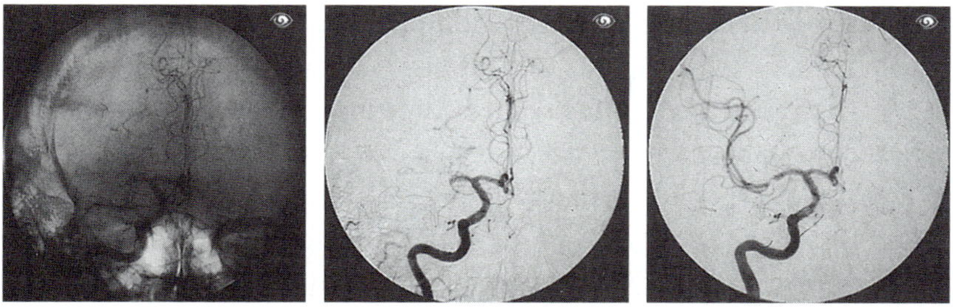

Abb. E 11.3: Angiographie der Kopfarterien.

Es gibt auch die Möglichkeit, weniger die Blutsäule selber darzustellen, sondern vielmehr zu zeigen, wie viel Blut durch ein Gewebe fließt. Ein Beispiel hierfür ist die sog. «SPECT-Untersuchung», mit der man die Gehirndurchblutung mengenmäßig erfassen kann.

Abbildung E 11.5 zeigt die mit SPECT (single photon emission computed tomography) gemessene Hirndurchblutung: links bei einem Gesunden, rechts bei einem Patienten mit einer Blutgefäßentzündung.

Auch mit moderner Magnetresonanz kann man die Durchblutung, z.B. im Kopf darstellen. Abbildung E 11.6 zeigt links den Blutfluss im Gehirn und rechts eine Steigerung der Durchblutung in der Sehrinde (am hinteren Pol) bei einer visuellen Funktion.

In Abbildung E 11.7 ist die visuelle Antwort gezeigt: links bei einem Gesunden und rechts bei einem Patienten mit multipler Sklerose. Wegen der Erkrankung zeigt eine Hirnhälfte keine Antwort auf die visuelle Stimulation.

Beurteilung der okulären Blutgefäße. Der Augenarzt ist an der Durchblutung besonders interessiert, zum einen, weil das Auge wie jedes andere Organ auf die Durchblutung angewiesen ist, zum anderen, weil sich die Blutgefäße am Auge direkt beobachten lassen. Die Augendurchblutung erlaubt auch gewisse Rückschlüsse auf die allgemeine Durchblutungssituation. Außerdem haben wir ja bereits gesehen, dass Durchblutungsstörungen entscheidend an der Entstehung des Glaukomschadens beteiligt sind.

Durch die Bindehaut eines gesunden Auges fließt normalerweise so wenig Blut, dass die darunter liegende weiße Sklera zu sehen ist. Ist das Auge gereizt (z.B. im Rahmen einer viralen Infektion oder aber auch einfach beim Zwiebelschneiden), erscheint es gerötet (Abb. E 11.8).

Betrachten wir ein gereiztes Auge mit dem Mikroskop an der Spaltlampe, haben wir den Eindruck, viele gerötete Blutgefäße zu sehen. In Wirklichkeit sehen wir aber nicht die Blutgefäße, sondern das Blut selbst. Die Gefäßwände sind nämlich im Normalfall weitgehend durchsichtig, sodass wir durch sie hindurch direkt auf die Blutsäulen schauen (Abb. E 11.9).

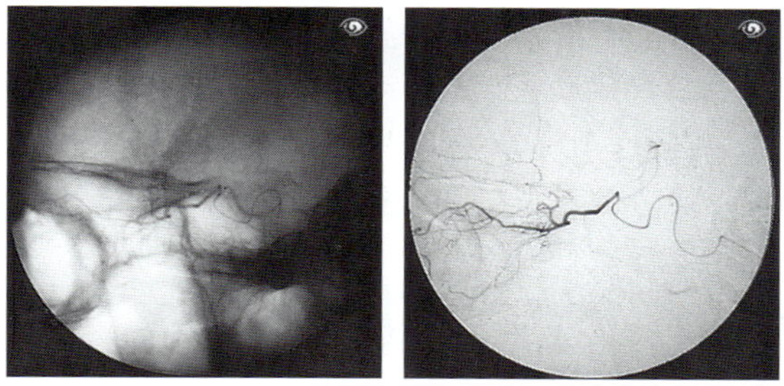

Abb. E 11.4: Darstellung der Arterien, die das Auge versorgen.

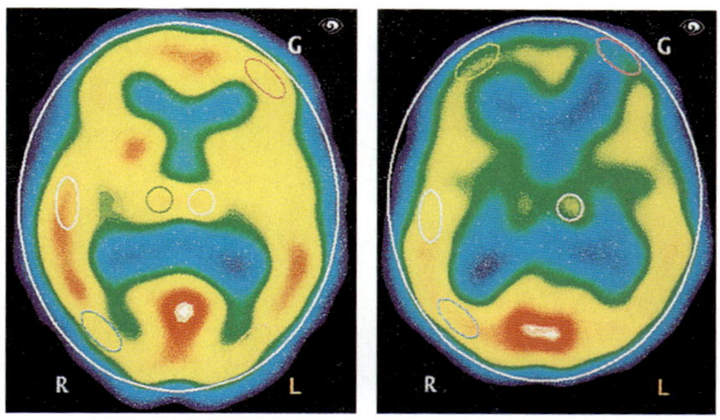

Abb. E 11.5: SPECT-Untersuchung des Gehirns: links ein normaler, rechts ein pathologischer Befund.

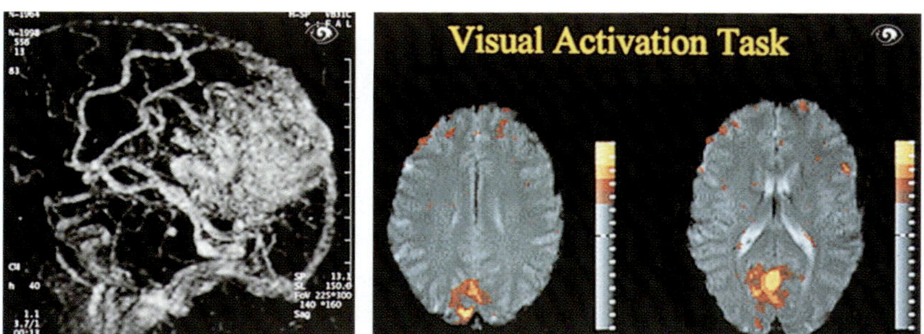

Abb. E 11.6: Darstellung der Hirndurchblutung mit dem Magnetresonanzverfahren. Die zwei rechten Bilder zeigen die gesteigerte Durchblutung der Sehrinde während des Sehvorganges.

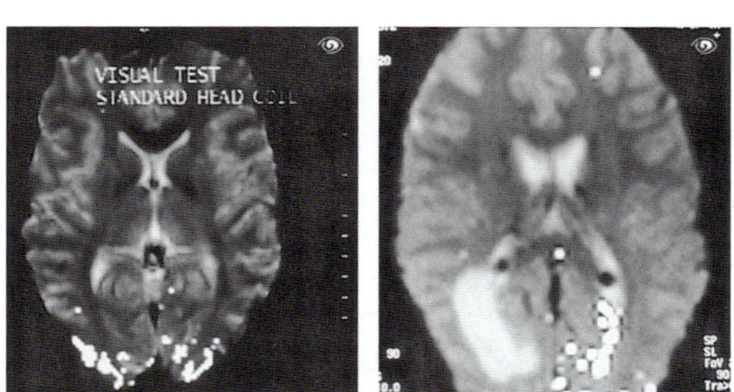

Abb. E 11.7: Diese magnetresonanztomographisch gewonnenen Aufnahmen zeigen links die normale, rechts die aufgund einer Multiplen Sklerose krankhaft veränderte Aktivierung des Sehzentrums.

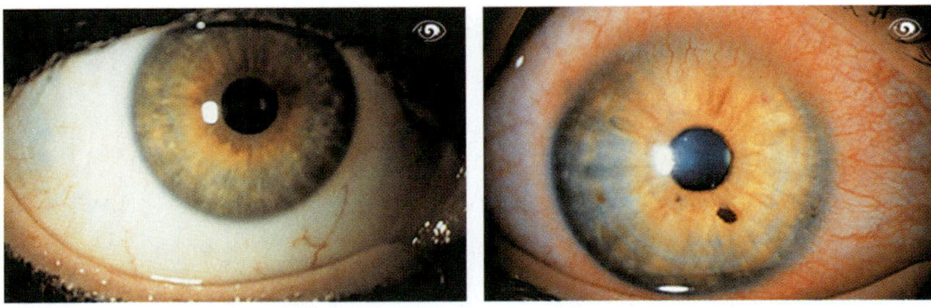

Abb. E 11.8: Links: Die Bindehaut ist beim Gesunden kaum sichtbar. Rechts: Aufgrund einer Gefäßerweiterung ist die Bindehaut gerötet.

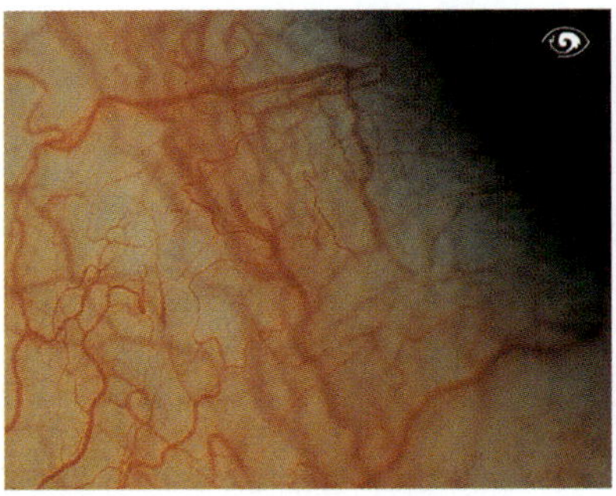

Abb. E 11.9: Gerötete (hyperämische) Bindehaut bei stärkerer Vergrößerung.

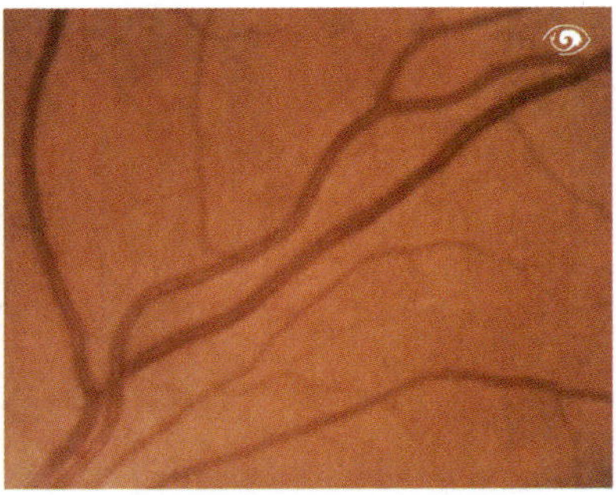

Abb. E 11.10: Auf diesem Fundusbild sind die Blutsäulen, nicht aber die Gefäßwände, sichtbar.

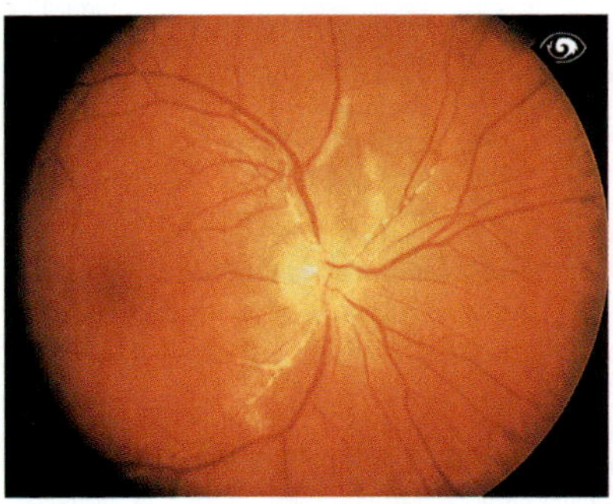

Abb. E 11.11: Entzündlich veränderte Gefäßwände werden sichtbar.

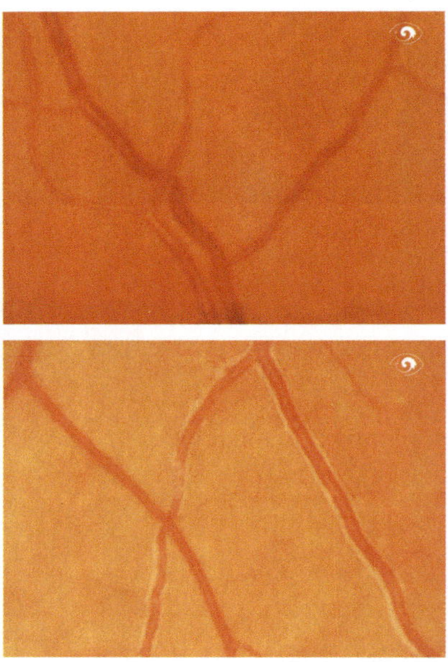

Abb. E 11.12: Blutgefäßveränderungen bei arterieller Hypertonie.

Das Gleiche gilt auch für die Netzhaut, wo die Blutsäulen direkt beobachtet werden können (z.B. mit einem Kontaktglas siehe Kap. 6.3) (Abb. E 11.10).

Die Blutgefäße in Abbildung E 11.10 sind gesund, d.h. sie sind durchsichtig und das Kaliber der Arterien und Venen ist überall normal. Abbildung E 11.11 zeigt den Zustand einer Blutgefäßentzündung, die Gefäße sind nicht mehr ganz durchsichtig.

Abbildung E 11.12 zeigt ein Beispiel mit stark verengten Arterien. Für den Arzt ist das ein Zeichen dafür, dass mit dem Kreislauf etwas nicht in Ordnung ist. In unserem Beispiel handelt es sich um einen Patienten mit stark erhöhtem Blutdruck.

An der Spaltlampe sehen wir nur die Form der Blutsäule, wir können aber natürlich nicht sagen, wie viel Blut durch die Gefäße fließt. Die Betrachtung der Blutgefäße gibt uns also einen Hinweis auf den Gesundheitszustand der Blutgefäße, nicht aber der Blutzirkulation. Im Folgenden möchten wir einige Methoden erläutern, mit denen die Durchblutung noch besser sichtbar gemacht werden kann.

Fluoreszenzangiographie. In der Fluoreszenzangiographie werden die Netzhautgefäße mit Hilfe eines fluoreszierenden Farbstoffes, dem Fluoreszeinnatrium, dargestellt [aggeion *gri* das Gefäß/ graphein *gri* schreiben]. Fluoreszierende Stoffe senden, nach Anregung durch kurzwelliges Licht, langwelliges Licht einer bestimmten Wellenlänge aus. Dieses Phänomen macht man sich in der Fluoreszenzangiographie zunutze: Das (ungiftige) Fluoreszein wird dem Patienten in eine Vene gespritzt und breitet sich nach der Herzpassage nahezu überall im Körper, auch in den Blutgefäßen des Auges, aus. Wenn man nun den Augenhintergrund mit Blaulicht belichtet, wird das Fluoreszein zur Emission von grün-gelblichem Licht angeregt. Die auf diese Weise entstehende Darstellung der Netzhautgefäße (oder besser deren Inhalt) kann mit Aufzeichnungsmethoden, wie z.B einer Photo- oder einer Videokamera, sichtbar gemacht werden (Abb. E 11.13). Damit Anregungs- und Fluoreszenzlicht bei der Aufzeichnung nicht vermischt werden, setzt man vor den Photodetektor einen Sperrfilter, der nur das grün-gelbliche, nicht aber das blaue Licht hindurchlässt. So lassen sich Bildverfälschungen vermeiden.

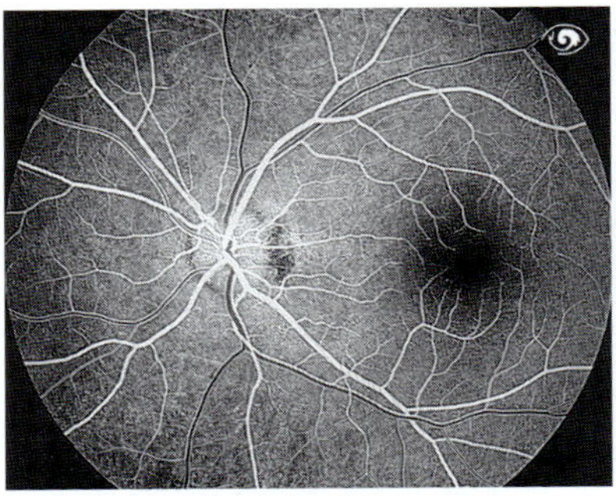

Abb. E 11.13: Fluoreszenzangiographie: In der sog. arteriovenösen Phase sind die Arterien schon ganz, die Venen aber erst zum Teil mit Farbstoff gefüllt.

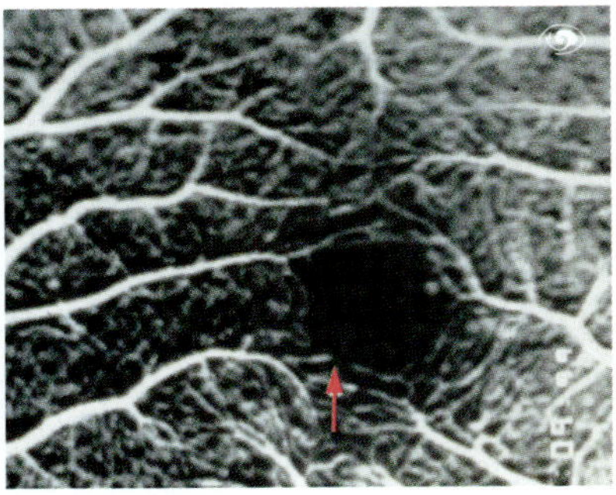

Abb. E 11.14: Mit der Fluoreszenzangiographie lassen sich sogar die feinen Kapillaren um die Makula (←) herum sichtbar machen.

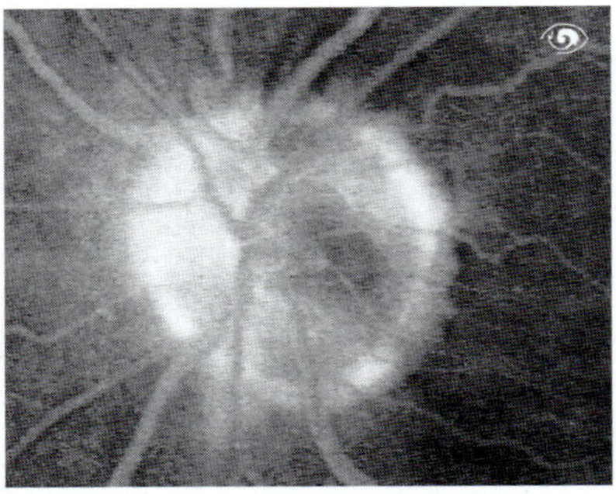

Abb. E 11.15: Diese Fluoreszenzangiographie zeigt eine diffuse Färbung der Papille eines Glaukompatienten. Dies ist ein Zeichen dafür, dass die Blutgefäße Undichtigkeiten aufweisen.

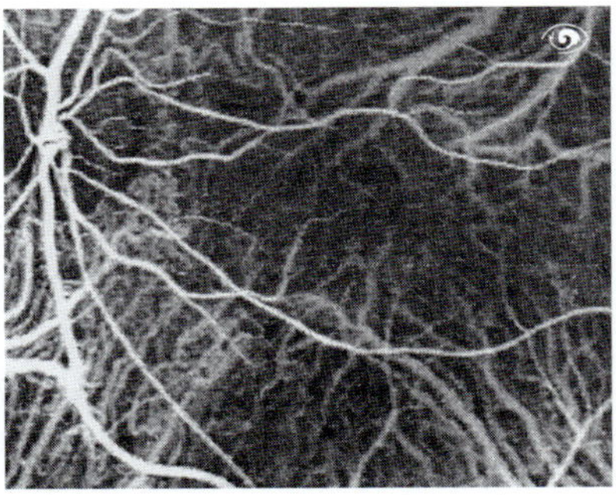

Abb. E 11.16: Mit der Indocyaninangiographie lassen sich die tiefer gelegenen Blutgefäße der Chorioidea darstellen.

Diese Methode hat den Vorteil, dass man a) auch die Blutsäulen in den Kapillaren darstellen (Abb. E 11.14) und b) undichte Stellen in den Blutgefäßen erkennen kann, da dort nämlich Farbstoff austritt (Abb. E 11.15) und man c) auf die allgemeine Durchblutungssituation rückschließen kann: Je schneller das Fluoreszein von der Armvene in das Auge gelangt, umso höher ist die Blutflussgeschwindigkeit.

Dank der modernen Aufnahmegeräte und bildverarbeitenden Computer lässt sich die Blutflussgeschwindigkeit in den verschiedenen Netzhautarealen recht gut messen bzw. berechnen.

Nachteile dieser Methode sind allerdings, dass a) aufwendige

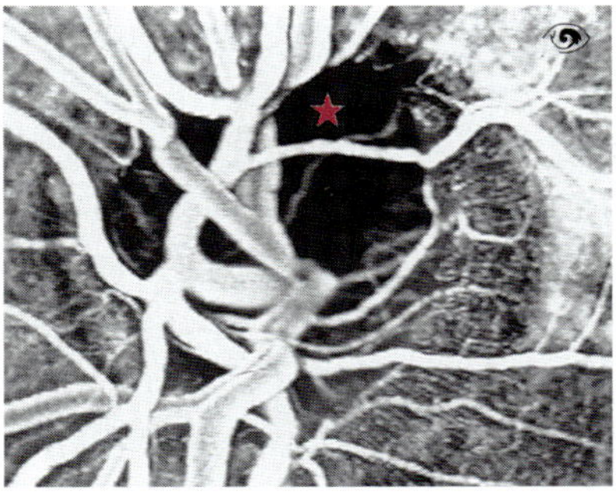

Abb. E 11.17: Fluoreszenzangiographie einer Glaukompapille.Teile der Papille bleiben schwarz, d.h. sie sind nicht durchblutet (*).

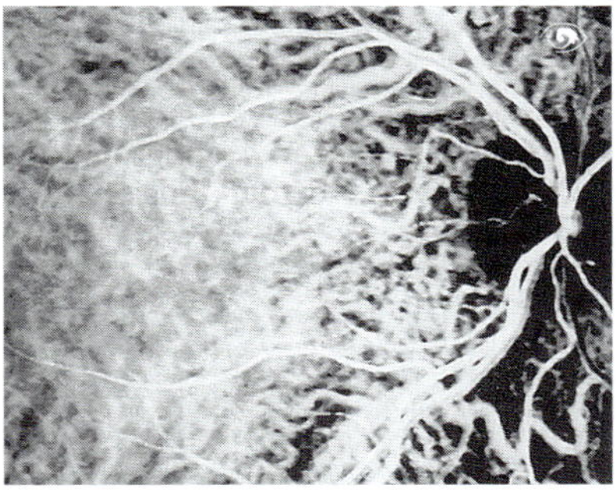

Abb. E 11.18: Verzögerte Füllung der papillennahen Chorioidalgefäße bei einem Glaukompatienten in der sog. Indocyaningrün-Videoangiographie.

Geräte benötigt werden, b) ein Farbstoff gespritzt werden muss, der, wenn auch sehr selten, zu allergischen Reaktionen führen kann, und c) wir zwar Informationen über die Netzhautdurchblutung bekommen, aber nicht sehr viel über die Durchblutung von Aderhaut und Papille erfahren.

Zur Darstellung der Aderhautdurchblutung wird ein anderer Farbstoff, das Indocyaningrün verwendet. Indocyaningün absorbiert langwelligeres Licht als Fluoreszeinnatrium und langwelliges Licht gelangt besser in die Tiefe. Des Weiteren wird das Indocyaningrün im Blut stärker an bestimmte Eiweiße gebunden, wodurch es die Blutbahn auch in den fenestrierten (gefensterten) Gefäßen der Aderhaut nicht so leicht verlässt wie das Fluoreszeinnatrium. Aus diesen Gründen ist das Indocyaningrün besser zur Untersuchung der Aderhaut geeignet als das Fluoreszein (Abb. E 11.16).

In der Glaukomdiagnostik wird die Angiographie eher zu Forschungszwecken als in der klinischen Routine eingesetzt: Mit der Fluoreszenzangiographie lassen sich nicht oder nur vermindert durchblutete Areale im Bereich des Sehnervenkopfes darstellen (Abb. E 11.17).

In der Indocyaninangiographie kann man, besonders bei Patienten mit vaskulären Fehlregulationen (Kap. E 8), um den Sehnerv herum gelegene Areale mit verlangsamter Durchblutung beobachten (Abb. E 11.18).

Die Temperaturmessung. Unsere durchschnittliche Körpertemperatur beträgt etwa 37° C. Da wir aber die meiste Zeit in einer deutlich kühleren Umgebung leben, gibt unser Körper permanent Wärme an die Außenwelt ab. Da sich die Oberfläche leichter abkühlt, sind unsere Hände durchschnittlich kälter als beispielsweise unsere Leber. Einem oberflächlichen, schlecht durchbluteten Körperteil wird weniger Wärme vom Körper her zugeführt, aber er gibt weiterhin Wärme ab. Daher wird ein schlecht durchbluteter Fuß beispielsweise kühler. Dies spürt auch der Arzt, wenn er seine Hände auf die Beine eines Patienten legt: Ist ein Bein kälter als das andere oder als erwartet, weiß er, dass mit größter Wahrscheinlichkeit eine Durchblutungsstörung vorliegt. Es ist daher nahe liegend, dass dem Arzt auch an einer «objektiven» instrumentellen Temperaturmessung gelegen ist, denn sie liefert ihm interessante Informationen über die Durchblutungssituation.

Wie lässt sich nun die Temperatur messen? Wenn Sie Ihre Hand auf einen Tisch legen, dann gibt diese Hand Wärme an die Umgebung ab. Ein Teil der Wärme wird direkt an den Tisch abgeleitet. Diesen Vorgang nennt man Wärmekonduktion [conducere *lat* überleiten]. Ein Teil der Wärme wird auch an die Luft weitergeleitet, d.h. wir haben auch eine Konduktion zur Luft hin. Da sich die Luft in der Umgebung der Hand sofort etwas erwärmt, ist die Konduktion sehr schwach. Bläst nun aber ein Wind, dann wird die warme Hülle um die Hand immer wieder weggetragen. Diesen Vorgang nennt Wärmekonvexion [vehere *lat* tragen]. Da die Haut auch immer etwas feucht ist, wird auch immer etwas Wasser verdampft, wir sprechen von Evaporation [evaporatio *lat* Verdampfung, Verdunstung]. Die Wärmeabgabe durch Evaporation wird durch vermehrtes Schwitzen noch gesteigert.

Zusätzlich gibt die Hand Wärme in Form von Infrarotstrahlen ab. Jeder Gegenstand im Raum tut das auch. Das bedeutet, dass die Hand die Strahlen nicht nur aussendet, sondern auch empfängt, z.B. von der Wand. Es gibt Geräte, mit denen man diese Infrarotstrahlung messen kann. Anhand der spektralen Zusammensetzung der Strahlung kann man auf die Temperatur des Strahlers, in unserem Fall der der Hand, schließen. Ein Messinstrument, das die Temperatur von einem Körper aufgrund der ausgestrahlte Wärme berechnet und bildhaft darstellt, nennt man Thermographiegerät [thermä *gri* Wärme/ graphein *gri* schreiben]. In Abbildung E 11.19 sehen Sie eine relativ warme und eine relativ kalte Hand unter dem Thermographiegerät. Die vom Gerät berechneten Temperaturen werden jeweils durch Farben wiedergegeben.

Natürlich kann man auch die Infrarotstrahlung des Gesichtes und speziell des Auges messen. Abbildung E 11.20 zeigt die Gesichtstemperatur eines Gesunden unter Normalbedingungen, Abbildung E 11.21 die Temperatur eines Gesichtes bei einem Patienten mit einem einseitigen Verschluss der Halsschlagader. Das auf der Verschlussseite gelegene Auge und seine Umgebung werden schlechter durchblutet, daher ist es kälter als jenes auf der anderen Seite.

Um einfach und schnell die Durchblutung des Auges zu erfassen, haben wir eine Methode entwickelt, bei der die Durchblutung des Auges mit Hilfe der Hornhauttemperaturmessung quantifiziert

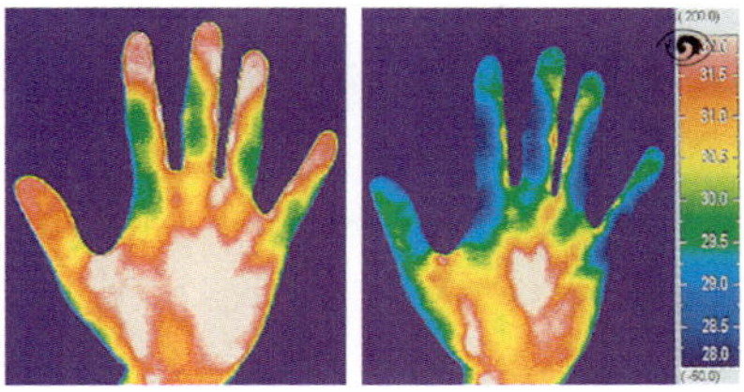

Abb. E 11.19: Thermographie der Hand: Links ist eine warme, rechts eine kalte Hand dargestellt.

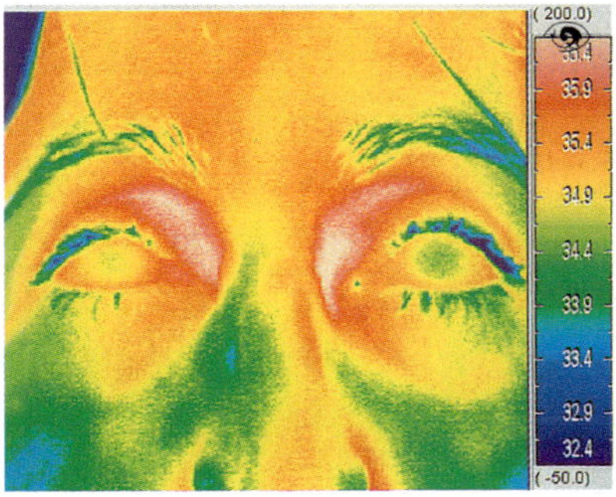

Abb. E 11.20: Thermographie des Gesichtes bei einem Gesunden.

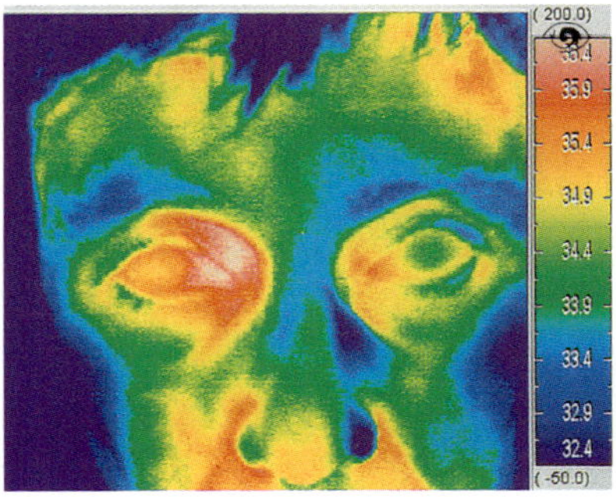

Abb. E 11.21: Bei einem Verschluss der linken Halsschlagader stellen sich Auge und Umgebung links kühler dar als rechts.

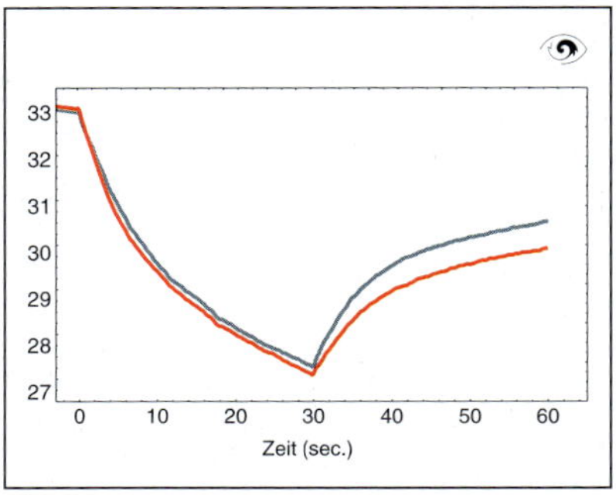

Abb. E 11.22: Verlauf der Hornhauttemperaturkurve vor, während und nach Abkühlung durch einen Luftstrom: Gesunder (grün), Patient mit gestörter Augendurchblutung (rot).

wird. In Abbildung E 11.22 sehen Sie die Temperaturänderungen der Hornhaut vor, während und nach Einwirkung eines Luftstromes. Man sieht, dass sich die Hornhaut sehr rasch abkühlt und sich dann langsam wieder erwärmt. Bei Patienten mit Durchblutungsstörungen am Auge führt der gleiche Luftstrom zu einer langsameren Wiedererwärmung.

Diese Methode ist sowohl für den Patienten als auch für den Arzt einfach und kostengünstig. Der Nachteil besteht darin, dass wir noch keine langjährige Erfahrung mit dem Gerät haben.

Farbduplexsonographie. In der Farbduplexsonographie wird mit Ultraschall «abgetastet», wo, in welche Richtung und mit welcher Geschwindigkeit Blut in einem Organ fließt [sonorus *lat* tönend/graphein *gri* schreiben/duplex *lat* doppelt]. Die Strömungsrichtung wird dabei farbkodiert dargestellt, daher wird das Verfahren im Englischen auch «color doppler imaging» (kurz: CDI) genannt.

Ultraschallwellen sind so hochfrequent, dass wir sie mit unserem Ohr nicht wahrnehmen können [ultra *lat* darüber hinaus]. Die Schallwellen werden mit Hilfe eines Schallkopfes ins Gewebe geleitet und wandern durch es hindurch. Treffen die Wellen im Gewebe auf Dichteunterschiede, wird ein Teil von ihnen zurückgeworfen. Das Gerät, das den Ultraschall aussendet, ist zugleich auch der Empfänger für die zurückgeworfenen Echos. Kommt das Echo schnell zurück, muss es von einer relativ nahe liegenden Struktur stammen, kommt das Echo spät, stammt es von einer tiefergelegenen Struktur.

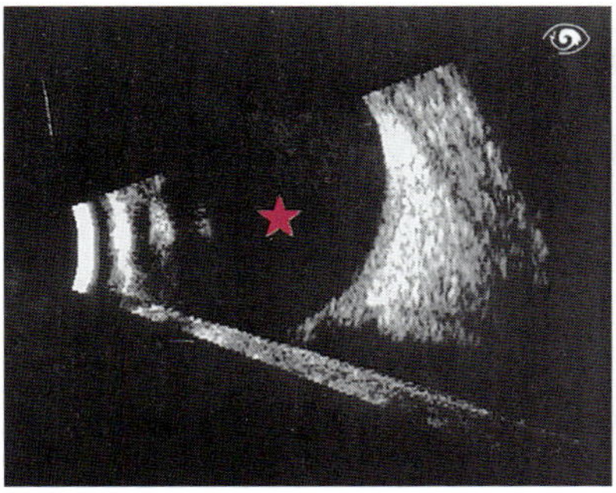

Abb. E 11.23: Echobild von Auge (*) und Umgebung.

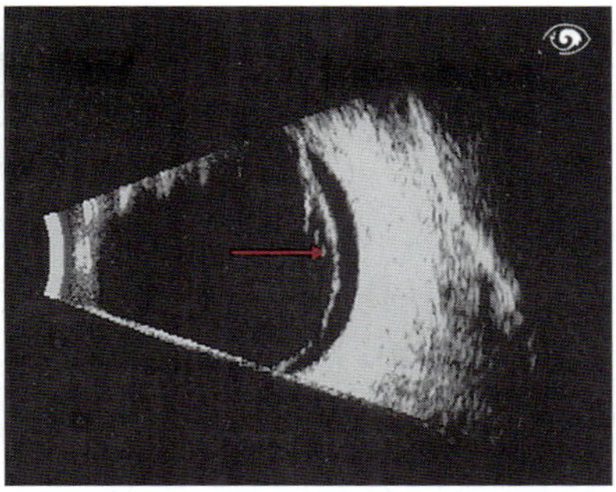

Abb. E 11.24: Echobild eines Auges mit Netzhautabhebung (→).

Das Ultraschallgerät kann so aus den unterschiedlichen Echoinformationen ein Bild konstruieren (Abb. E 11.23).

Mit dem Ultraschallgerät lassen sich viele Organe untersuchen, am Auge kann man z.B. sehen, ob sich hinter einer im Auge gelegenen Blutung eine Netzhautabhebung oder ein Tumor verbirgt (Abb. E 11.24).

Wird der Ultraschall von einer unbeweglichen Grenzfläche zurückgeworfen, hat das Echo die gleiche Frequenz wie der eingestrahlte Schall. Wird das Echo aber von einem Gegenstand erzeugt, der sich bewegt, entspricht die Frequenz des Echos nicht mehr der des eingestrahlten Tones. Bewegt sich der reflektierende Gegenstand (z.B. ein Blutkörperchen) zum Schallkopf hin, nimmt die Frequenz zu; bewegt sie sich von ihm weg, nimmt sie ab. Man spricht vom sog. Doppler-Shift [shift *eng* Änderung]. Doppler war ein österreichischer Astronom, der als erster beobachtet hat, dass die Zusammensetzung des Lichtes von Sternen, die sich von uns fortbewegen, nicht identisch ist mit dem Licht von Sternen, die sich auf uns zu bewegen. Daher nennt man dieses in der Akustik und in der Optik vorkommende Phänomen Doppler-Effekt oder Doppler-Shift.

Wird nun die Änderung der Tonhöhe (also der Doppler-Shift) im Bild farbig dargestellt, können wir sofort sehen, ob und in welche Richtung sich etwas (im Normalfall das Blut) bewegt (Abb. E 11.25). Meistens wird Blut, das sich auf den Schallkopf zu bewegt, rot dargestellt, und Blut, das sich vom Messkopf wegbewegt, blau.

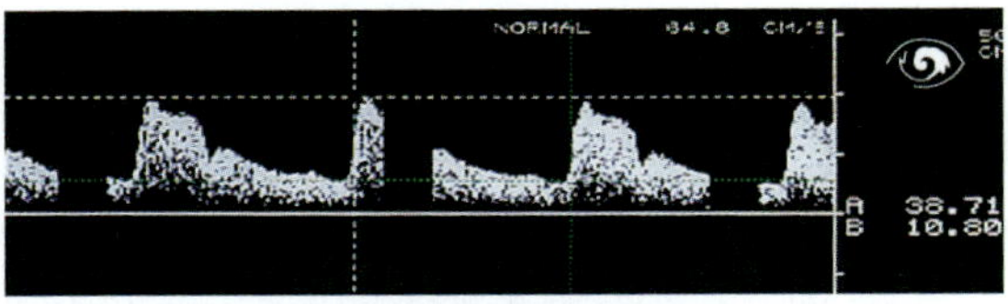

Abb. E 11.26: Darstellung der Blutflussgeschwindigkeit in einem Blutgefäß hinter dem Auge in der Farbduplexsonographie.

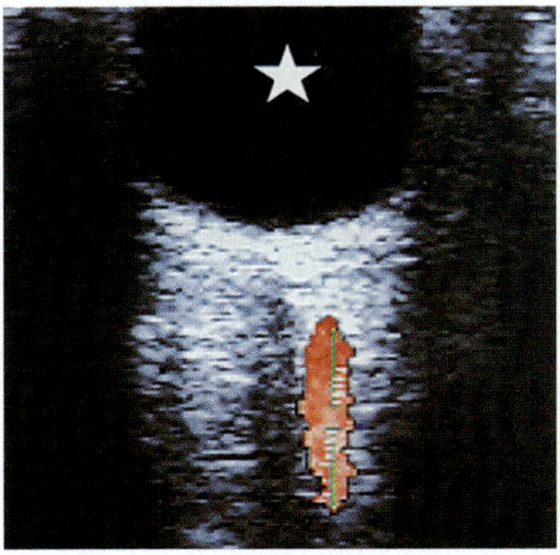

Abb. E 11.25: Echobild des Auges (*) und seiner Umgebung: Die Farben zeigen an, ob und in welche Richtung das Blut strömt (Farbduplexsonographie).

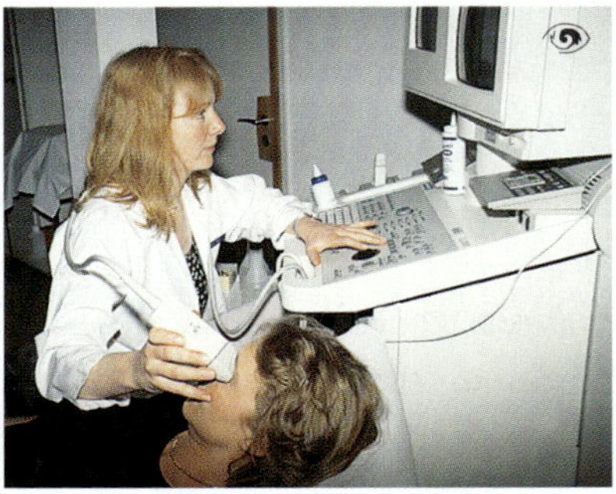

Abb. E 11.27: Patient während der Farbduplexsonographie: Untersuchung durch eine medizinisch-technische Laborantin.

In der Farbduplexsonographie kommt nun noch ein drittes Element hinzu: Hat der Untersucher die Gefäße mit dem Ultraschall dargestellt, kann er mit einem sog. gepulsten Ultraschall, d.h. einer Serie von kurzzeitigen Schallstößen, die Blutflussgeschwindigkeit in einem von ihm ausgewählten Areal bestimmen. (Abb. E 11.26).

Da das Blut in den Arterien nicht mit konstanter Geschwindigkeit fließt, sondern pulsiert, ergeben sich Variationen in der Flussgeschwindigkeit. Die Blutflussgeschwindigkeit als solche und vor allem auch das Verhältnis von höchster zu tiefster Geschwindigkeit liefert dem Arzt wichtige Informationen. Dem Augenarzt ermöglichen sie, die Durchblutung der hinter dem Auge gelegenen Gefäße zu erfassen, also den Gefäßen, die auch das Auge ernähren. Abbildung E 11.27 zeigt eine Untersuchung mit Hilfe der Farbduplexsonographie.

Die Farbduplexsonographie hat sich in der Glaukomdiagnostik sehr bewährt. Mit ihrer Hilfe lässt sich feststellen, ob ein Glaukompatient eine verminderte Durchblutung zum Auge hin hat oder nicht. Der Vorteil der Methode liegt darin, dass wir bereits eine lange Erfahrung mit ihr haben, die Normwerte für Gesunde kennen (und damit abgrenzen können, welche Werte nicht mehr normal sind) und dass die Untersuchung nicht belastend für den Patienten ist. Der Nachteil der Methode besteht darin, dass die Geräte teuer sind und die Messung zuerst erlernt werden muss. Schließlich liefert diese Methode zwar Informationen über die Blutflussgeschwindigkeit, nicht aber über die Blutflussmenge.

Kapillarmikroskopie. Die Kapillaren sind die kleinsten, «haarfeinen» Blutgefäße des Körpers [kapillum *lat* das Haar]. Mit Hilfe einer Lupe oder eines Mikroskops lassen sich die oberflächlichen Kapillaren, vor allem dort, wo das Gewebe relativ durchsichtig ist (z.B. an der Lippe), direkt beobachten (Abb. E 11.28).

In der Praxis hat sich die Untersuchung der Kapillaren am Nagelfalz bewährt, denn dort liegen alle Kapillaren in der gleichen Schicht und haben die gleiche Ausrichtung (Abb. E 11.29). Zusätzlich kann das Gewebe mit einem Tropfen Öl weitgehend durchsichtig gemacht werden. Betrachtet man den Nagelfalz unter dem Mikroskop, sieht man die einzelnen Blutzellen durch die Kapillaren wandern. Die Geschwindigkeit der Blutzellen kann man messen und beeinflussen: Wird der Finger durch einen Kaltluftstrom etwas abgekühlt, kommt es zu einer Verminderung der Fließgeschwindigkeit, evtl. sogar zu einem kurzzeitigen Blutflussstillstand (Abb. E 11.30).

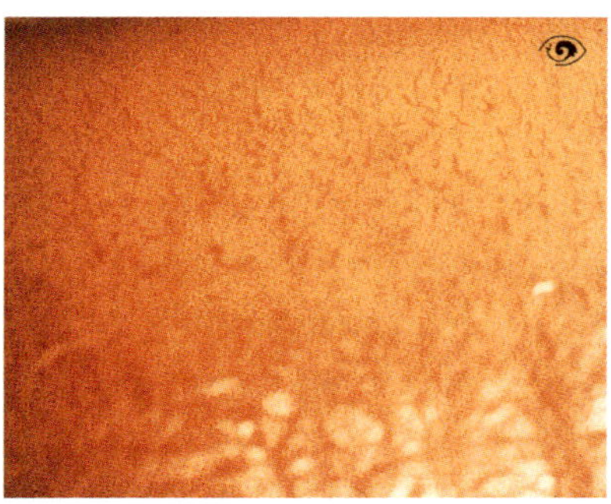

Abb. E 11.28: Aufnahme der Lippen: Die Kapillaren sind gerade zu erkennen.

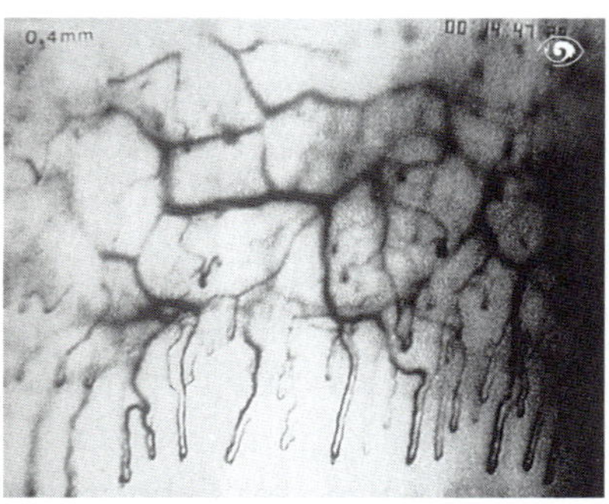

Abb. E 11.29: Blutgefäße des Nagelfalzes eines Fingers.

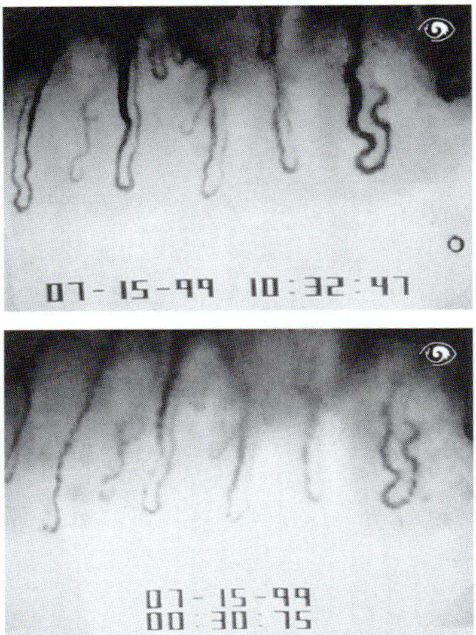

Abb. E 11.30: Nagelfalzkapillaren: Oben ein normaler Fluss, unten ein Flussstillstand nach Kälteprovokation.

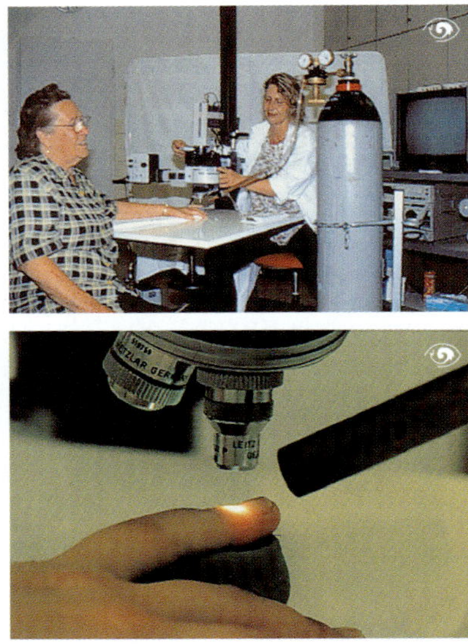

Abb. E 11.31: Oben: Untersuchungsanordnung bei der Kapillarmikroskopie. Unten: Der Finger liegt unter einem Mikroskop, durch ein Rohr wird beim Provokationstest kalte Luft zugeführt.

Bei einem Patienten mit Gefäßdysregulationen ist dieser Stillstand nach der Kälteprovokation gegenüber einem Gesunden deutlich verlängert (E 8).

Wird die Durchblutung vor, während und nach der Kälteprovokation auf einem Video aufgezeichnet, lassen sich daraus die für die Diagnose wichtigen Größen (z.B. die Dauer des Flussstillstandes) messen bzw. errechnen. Wir sprechen von der sog. Videokapillarmikroskopie (Abb. E 11.31).

Die Kapillarmikroskopie hat bei uns seit rund 20 Jahren einen festen Platz in der Durchblutungsdiagnostik. Mit ihr können vaskuläre Fehlregulationen einfach und für den Patienten unbelastend nachgewiesen werden. Nachteile sind a) dass eine am Finger nachgewiesene Fehlregulation zwar den Verdacht nahe legt, dass auch am Auge Fehlregulationen bestehen, es kann sie aber nicht beweisen, b) dass vor allem Fehlregulationen unter Kälteprovokation, nicht aber auf andere Reize (z.B. emotionelle Belastung) erfasst werden und c) dass diese Messung nur eine Momentaufnahme darstellt. Ein Patient mit unauffälligen Untersuchungsergebnissen kann trotzdem, z.B. einige Tage später, eine Fehlregulation haben.

Bis hierhin haben wir Methoden zur Durchblutungsmessung besprochen, die uns indirekte Hinweise auf die Durchblutungssituation des Auges geben. Die Messung der Durchblutung im Auge selbst ist bislang trotz moderner Technologie nur eingeschränkt möglich. Die bisher für diesen Zweck entwickelten Methoden möchten wir im Folgenden kurz besprechen.

Blaufeldentoptik. Entoptische Phänomene sind optische Wahrnehmungen, die vom Körper selbst erzeugt werden. Wenn wir in ein diffuses blaues Licht (z.B. in den blauen Himmel) schauen, können wir dabei bewegliche Strukturen beobachten. Diese Strukturen entsprechen leichten Trübungen in unserem Glaskörper. Zusätzlich sehen wir weißliche, sich bewegende Punkte. Diese Punkte entsprechen den weißen Blutkörperchen, die sich in unserer Netzhaut bewegen. Die normale Blutsäule der Netzhautgefäße sehen wir nicht, weil sich die Netzhaut an den entsprechenden Schatten schon gewöhnt hat. Wenn sich aber in der Blutsäule eine kleine lichtdurchlässige Lücke (z.B. ein weißes Blutkörperchen) befindet, bemerken wir an der jeweiligen Stelle ein leichtes Aufleuchten. Anzahl und Geschwindigkeit dieser aufleuchtenden Punkte geben uns Aufschluss über die Durchblutung der zentralen Netzhaut. Damit der Patient

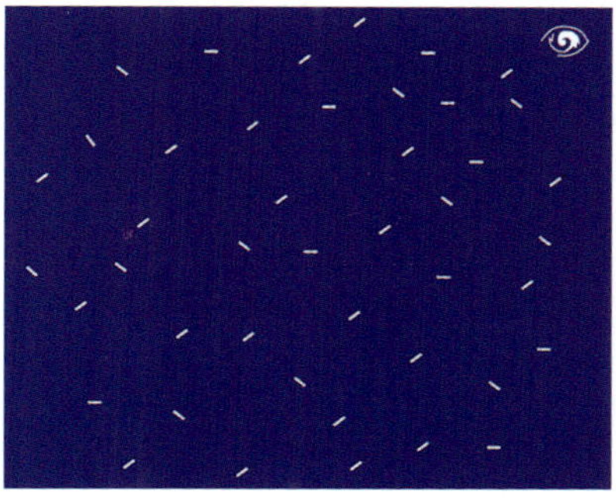

Abb. E 11.32: Computersimulation der entoptisch wahrgenommenen, sich bewegenden Lichtpunkte.

die Menge und die Geschwindigkeit der sich bewegenden Punkte beschreiben kann, werden ihm Vergleichsbilder auf dem Computerbildschirm simuliert (Abb. E 11.32).

Die Simulation kann er so lange verändern, bis sie seinem entoptischen Eindruck entspricht. Die Aussagekraft dieser Methode ist eingeschränkt, weil a) die Ergebnisse von der Aufmerksamkeit des Patienten abhängig sind, b) eine große interindividuelle Streuung besteht und c) nur Informationen über die Durchblutung der zentralen Netzhautkapillaren geliefert werden.

Laser-Doppler-Velocimetry. Wenn Licht einer bestimmten Wellenlänge auf einen unbeweglichen Gegenstand trifft, wird es mit der gleichen Wellenlänge reflektiert bzw. zurückgestreut. Bewegt sich nun der reflektierende bzw. streuende Gegenstand, dann ändert sich die Wellenlänge. Es handelt sich wieder um den Doppler-Shift, den wir ja bereits beim Ultraschall kennen gelernt haben. Die Frequenzverschiebung kann man sich zu Nutze machen, um die Blutflussgeschwindigkeit zu messen, wir sprechen auch von Velocimetry [velos *gri* schnell/metrein *gri* messen]: Man fokusiert Laserlicht (Kap. E 13) auf ein Blutgefäß und kann dann die Blutflussgeschwindigkeit aus dem Doppler-Shift des zurückfallenden Lichtes berechnen. Diese Methode misst zwar die Geschwindigkeit in einem gegebenen Blutgefäß, sie gibt aber keine Auskunft über die Gesamtdurchblutung des Auges.

Laser-Doppler-Flowmetry. Bei der Laser-Doppler-Flowmetry (LDF) wird ein Laserlicht, anders als bei der Laser-Doppler-Velocimetry, nicht auf ein größeres Gefäß gerichtet, sondern auf ein Areal zwischen den größeren Gefäßen. Ein solches Gebiet enthält normalerweise zahlreiche Kapillaren. Wieder wird der Doppler-Shift benutzt, diesmal, um den Blutfluss in diesen Arealen zu berechnen. Mit dieser Methode lässt sich z.B. auch die Durchblutung im Bereich des Sehnervenkopfes messen (Abb. E 11.33). Der Nachteil ist aber, dass die Durchblutung immer nur in ausgewählten, relativ schmalen Bezirken gemessen werden kann und dass dabei, aufgrund der nur beschränkten Eindringtiefe des Laserlichts, nur die relativ

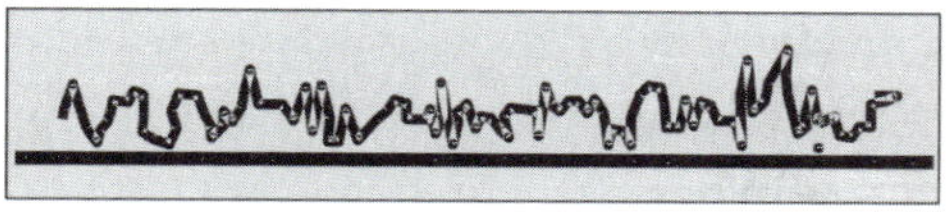

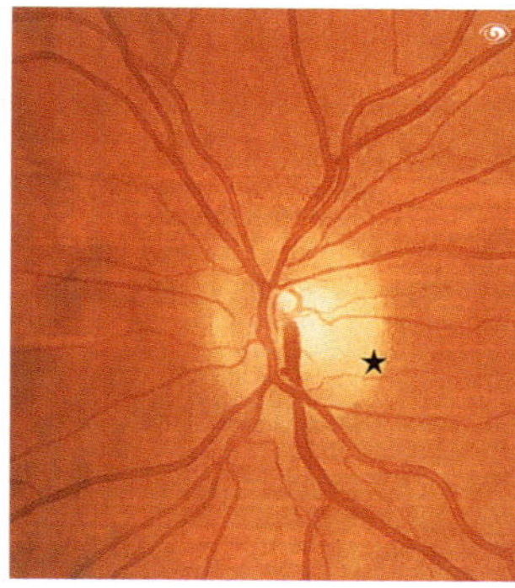

Abb. E 11.33: Durchblutungsmessung an einer Stelle der Papille (*) mit dem LDF. Die Kurve links zeigt typische Durchblutungsschwankungen.

oberflächliche Durchblutung erfasst wird. Die Methode ist deswegen vor allem für Studien geeignet, in denen zwei Situationen miteinander verglichen werden sollen (z.B. die Durchblutung vor und nach einer bestimmten Therapie). Für die Glaukomdiagnostik hat sie im Moment wenig Bedeutung.

Scanning-Laser-Doppler-Flowmetry. Bei diesem Verfahren tastet ein Laserstrahl ein bestimmtes Areal (z.B. die Papillenregion) ab, man sagt auch, er «scannt» das Gebiet [to scan *eng* abtasten]. Durch rasche, automatische Wiederholungen des Scanning-Prozesses ist es möglich, den Doppler-Shift für jeden einzelnen abgetasteten Ort zu berechnen. Die errechneten Geschwindigkeiten bzw. der Blutfluss lässt sich grafisch darstellen (Abb. E 11.34).

Die Untersuchung ist sowohl für den Patienten als auch für den Untersucher relativ einfach und die Resultate lassen sich gut bild-

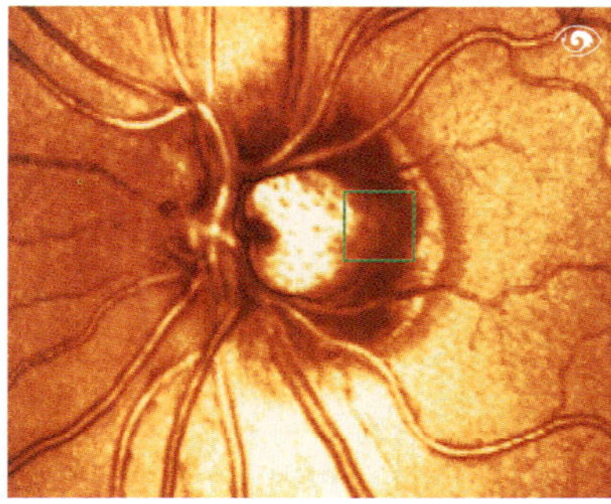

Abb. E 11.34: Darstellung des Blutflusses (mit Falschfarben) mit dem Heidelberg-Retina-Flowmeter. Grün: Messfenster, in dem die Durchblutung speziell quantifiziert werden kann.

lich darstellen. Die Nachteile liegen darin, dass sehr hohe und sehr niedrige Geschwindigkeiten nicht erfasst werden, und dass nicht nur der Doppler-Shift, sondern auch andere Ursachen der zeitlichen Variation der Helligkeit in die Berechnung einfließen und das Messergebnis beeinflussen.

Messung der Pulsationen. Der Blutfluss in den Arterien ist nicht konstant, sondern pulsierend. Entsprechend ist auch der Bluteinstrom in das Auge nicht konstant. Da sich die Augenhüllen nur wenig dehnen können, kommt es zu pulsatorischen Augendruckschwankungen. Vom Ausmaß der Druckschwankungen kann man in etwa auf die Durchblutungsgröße schließen. Beim sogenannten Ocular Blood-Flow System (OBF) wird die Pulsation aufgezeichnet (Abb. E 11.35) und der Blutfluss mit ihrer Hilfe berechnet.

Die Methode ist einfach, hat aber den Nachteil, dass der Rückschluss von der Pulsation auf die Durchblutung doch ein relativ vager ist und nur der sogenannte pulsatile Anteil der Durchblutung erfasst wird.

Es besteht auch die Möglichkeit, den Blutdruck im Auge zu messen, indem man Druck auf das Auge ausübt. Übersteigt der Druck im Auge den diastolische Blutdruck, beginnen die Arterien zu pulsieren. Übersteigt der Druck auch den systolischen Druck, kollabieren die Arterien. Es gibt verschiedene Methoden (z.B. die sog. SmartLens®), um diese Effekte aufzuzeichnen.

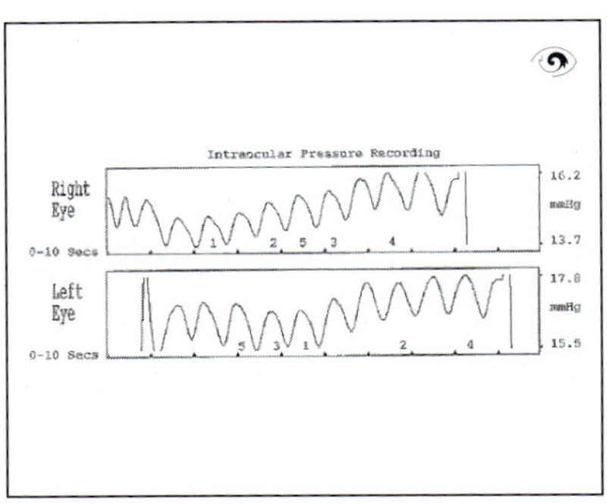

Abb. E 11.35: Messung der Pulsationen am Auge als indirektes Maß für die Augendurchblutung (OBF-Gerät nach Langham).

Blutdruckmessung. Der Blutdruck ist für die Durchblutung eine wichtige Größe, weshalb seine Messung in diesem Zusammenhang besprochen wird.

Das Herz bringt das Blut in Bewegung: Durch das rhythmische Zusammenziehen der Herzkammern wird es in die Arterien gepresst. Den Druck, der dadurch in den Arterien aufgebaut wird, nennt man Blutdruck. Da das Herz nicht kontinuierlich, sondern rhythmisch pumpt, schwankt auch der Druck in den Arterien, der Blutdruck pulsiert. Dieses Pulsieren können wir an den größeren Arterien ertasten. Den obersten Wert in dieser Pulsation nennt man den systolischen Blutdruck, den untersten Wert den diastolischen Blutdruck. Der systolische Blutdruck, also die Blutdruckspitze, entsteht in dem Moment, in dem sich die Herzkammern zusammenziehen, der diastolische Blutdruck dann, wenn die Herzkammern erschlaffen [systellein *gri* zusammenziehen/diastellein *gri* auseinander ziehen].

Die Blutdruckpulsation macht man sich in der Blutdruckmessung zunutze: Wird eine Blutdruckmanschette am Oberarm aufgeblasen, dann überträgt sich der Druck der Manschette auf den Oberarm. Übersteigt dieser Druck den systolischen Blutdruck, kann das Blut nicht mehr in Richtung Hand weiterfließen. Liegt der Manschettendruck unter dem diastolischen Druck, gelangt das Blut ungehindert hindurch. Liegt der Manschettendruck zwischen systolischem und diastolischem Druck, strömt das Blut bei jedem Herzschlag für kurze Zeit weiter und stoppt dann wieder. Das dadurch entstehende Geräusch lässt sich mit dem Stethoskop abhören [stethos *gri* Brust/skopein *gri* besehen].

Es gibt auch Blutdruckmessgeräte, die ohne Stethoskop funktionieren. Außerdem kann man den Blutdruck auch an anderen Stellen, z.B. am Handgelenk, messen.

Seit man weiß, dass ein hoher Blutdruck ein wichtiger Risikofaktor für die sog. kardiovaskulären Erkrankungen ist, hat die Blutdruckmessung große medizinische Bedeutung erlangt. Zu den kardiovaskulären Erkrankungen zählen Herzinfarkt, Hirninfarkt (Schlaganfall), Beinarterienverschlüsse usw.

Relativ neu hingegen ist die Erkenntnis, dass auch ein zu nied-

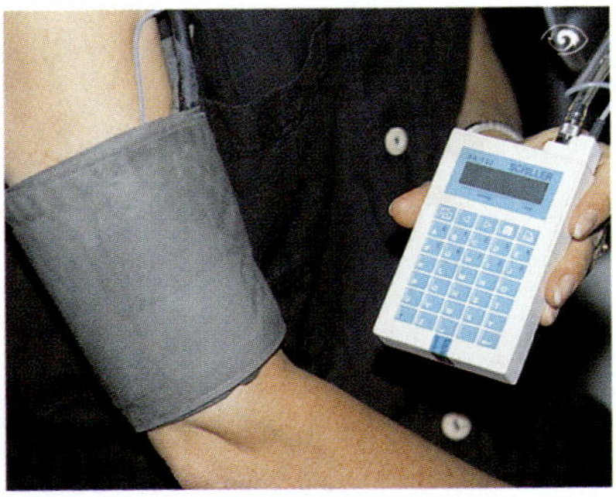

Abb. E 11.36: Portables Blutdruckmessgerät zur Registrierung des Blutdruckes über 24 Stunden.

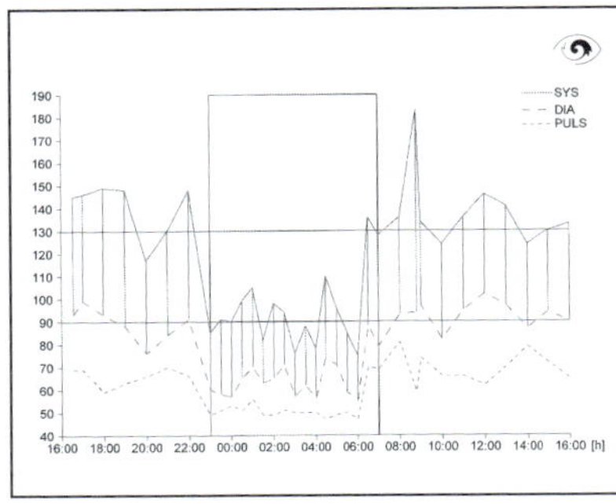

Abb. E 11.37: Originalausdruck einer 24-Stunden-Blutdruckmessung. Die punktierte Linie zeigt die Herzfrequenz.

riger Blutdruck einen Risikofaktor darstellen kann, aber weniger für kardiovaskuläre Erkrankungen, sondern vielmehr für bestimmte Augenerkrankungen wie z.B. das Glaukom.

Der Blutdruck variiert über den Tag sehr stark. Deswegen gibt uns eine einmalige Blutdruckmessung zwar einen gewissen Hinweis auf den Blutdruck eines Menschen, aber wenig Auskunft über den Tagesverlauf. Ist der Blutdruck, z.B. in der Arztpraxis, etwas erhöht, kann es durchaus sein, dass er für den Rest des Tages weitgehend normal ist. Umgekehrt lassen sich z.B. erhebliche nächtliche Blutdruckabfälle nicht ausschließen, nur weil in der Praxis ein normaler Blutdruck gemessen wurde. Aus diesem Grund hat man die 24-Stunden-Blutdruckmessung entwickelt (Abb. E 11.36).

Diese hilft uns nicht nur, Blutdruckspitzen bei Hypertonikern (= Patienten mit hohem Blutdruck) festzustellen, sondern auch, Blutdruckabfälle bei Patienten mit niedrigem Blutdruck aufzudecken. Gerade beim Glaukompatienten geht es uns darum, diese Blutdruckabfälle (die vorwiegend nachts auftreten) nachzuweisen.

Hierzu wird dem Patienten ein Messgerät gegeben, das den Blutdruck in definierten (z.B. in stündlichen) Abständen misst und registriert. Wenn der Patient anschließend das Gerät zum Arzt zurückbringt, kann dieser die Blutdruckwerte ausdrucken und auswerten (Abb. E 11.37).

E 12 Augenmedikamente

Wenn Sie eine Tropfflasche mit Augentropfen in den Händen haben, ist Ihnen vielleicht nicht bewusst, wie viel Forschungsarbeit notwendig war, um diese Tropfen zu entwickeln.

Die Suche nach einem Medikament. In einem ersten Schritt wird eine Substanz (ein Molekül) gesucht, die eine definierte Wirkung hat. Das gesuchte Molekül kann von überall her stammen, es kann z.B. normaler Bestandteil unseres eigenen Körpers sein, aus Pflanzen, Pilzen, Bakterien oder lebloser Materie gewonnen oder aber chemisch hergestellt werden. Machen wir einmal folgendes gedankliches Experiment: Wir isolieren eine glatte Muskelzelle und halten sie in einer Nährlösung am Leben. Dann geben wir Adrenalin in das Nährmedium. Adrenalin ist ein Hormon, das in unserem Nebennierenmark produziert wird und hoch verdünnt auch in unserem Blut zirkuliert. Unter dem Einfluss des Adrenalins verkürzt sich die Muskelzelle sofort. Dies ist ein definierter biologischer Effekt. Isolieren wir nun ein ganzes Blutgefäß und geben wiederum Adrenalin dazu, verkürzen sich die vielen Muskelzellen des Gefäßes und das Gefäß wird verengt. Dies ist nun ein definierter pharmakologischer Effekt. Wir haben also eine pharmakologische Substanz mit einer definierten Wirkung.

Von der Wirksubstanz zum Medikament. Eine gute Wirksubstanz ist nicht automatisch ein gutes Medikament. Die Substanz muss nämlich in der Lage sein, ihre Wirkung auch am lebenden Organismus zu entfalten. Außerdem muss die gewünschte Wirkung die unerwünschten Nebenwirkungen deutlich überwiegen. Und schließlich muss die Substanz – zumindest im therapeutischen Konzentrationsbereich – ungiftig sein. Sie sollte idealerweise auch einfach zu verabreichen sein und je nach Indikation eine kürzere oder längere Wirkdauer haben. Betrachtet man all diese Anforderungen, so kann man verstehen, warum die Pharmaindustrie oft viele Jahre benötigt, um aus einer großen Anzahl von potentiellen Wirksubstanzen ein Medikament auf den Markt zu bringen.

Vom Medikament zu der gewünschten Applikationsform. Wenn wir ein Medikament verabreichen, möchten wir natürlich, dass es hauptsächlich am erkrankten Organ ankommt und den Rest des Körpers wenig belastet. Den Vorgang der Aufnahme eines Medikamentes, seiner Verteilung innerhalb des Körpers und schließlich seiner Ausscheidung nennt man auch Pharmakokinetik [Pharmakon *gri* Medikament/kinein *gri* bewegen].

Je nach Grundeigenschaft reichern sich verschiedene Medikamente in unterschiedlichen Körperregionen auch unterschiedlich stark an. Ein Medikament, das z.B. nicht fettlöslich ist, gelangt nur zu einem sehr kleinen Teil in das Gehirn. Das Gehirn besitzt nämlich eine sog. Blut-Hirn-Schranke, d.h., dass die Hirngefäße nur ganz bestimmte (nämlich vor allem fettlösliche) Moleküle durch ihre Gefäßwand hindurch ins Gehirn eintreten lassen. Dieser Effekt kann zwar nützlich, aber auch sehr unnützlich sein, beispielsweise wenn ein bestimmtes Medikament (z.B. ein bei einer Hirnentzündung gegebenes Antibiotikum) unbedingt in das Gehirn gelangen soll, aber nur in einer nicht fettlöslichen Form existiert.

Wird ein Medikament in Tablettenform verabreicht, gelangt immer auch ein Teil von ihm (etwa 1‰) über die Blutbahn ins Auge. Genau wie beim Gehirn gelangen die wasserlöslichen (also die nicht fettlöslichen) Moleküle kaum in die intakte Netzhaut und den Sehnerven (wir sprechen auch, analog zur Blut-Hirn-Schranke, von der Blut-Retina-Schranke), hingegen sehr leicht in die Choroidea (siehe E 1). Die Augenlinse wird von den meisten Medikamenten praktisch nicht erreicht. Es gibt natürlich die Möglichkeit, ein Medikament direkt ins Auge zu spritzen. Dabei gelangen 100 Prozent des Medikamentes ins Auge. Da diese Applikationsform für den Patienten sehr unangenehm ist, kommt sie nur in seltenen Notfällen zur Anwendung. Man kann ein Medikament auch unter die Bindehaut oder in das, das Auge umgebende Fettgewebe spritzen. Hierbei gelangen etwa 10 Prozent des Medikamentes ins Auge, der Rest wird über die Blutbahn abtransportiert. Diese Methode ist für den Patienten schon etwas angenehmer, kommt aber für eine Langzeitbehandlung auch nicht in Frage. Wenn immer möglich, versucht die Industrie, ein Medikament so herzustellen, dass es ins Auge getropft werden kann.

Vom Medikament zum Augentropfen. Damit ein Medikament in Form von Augentropfen verabreicht werden kann, müssen einige Grundvoraussetzungen erfüllt sein: Die wichtigste Frage ist zunächst einmal, ob ein lokal getropftes Medikament überhaupt ins Auge eintritt und nicht nur mit der Tränenflüssigkeit in den Rachen gespült oder von den Bindehautgefäßen aufgenommen und abtransportiert wird. Das Medikament gelangt hauptsächlich durch die Hornhaut in das Auge (siehe E 1). Damit es die verschiedenen Hornhautschichten überhaupt durchdringen kann, muss es wasser- und fettlösliche Eigenschaften zugleich besitzen, denn die verschiedenen Hornhautschichten sind abwechselnd hydrophil (Wasser liebend) und hydrophob (Wasser abstoßend). Viele Medikamente, die den Augendruck an sich eindeutig senken würden, erfüllen diese Voraussetzung aber nicht. Von den «idealen» Augentropfen (also einer Substanz, die sowohl in wasser- wie in fettlöslicher Form vorliegen kann) werden zwischen 1 und 5 Prozent in das Auge aufgenommen. Der Rest gelangt über die ableitenden Tränenwege in den Nasen-Rachen-Raum und von dort in den Magen. Ein Teil des Medikamentes gelangt auch direkt über die Bindehautgefäße in den Blutkreislauf. Im Auge erreicht das Medikament vor allem die Vorderabschnitte, also Vorderkammer, Iris und Ziliarkörper. Weiter hinten gelegene Erkrankungen lassen sich nur schwer durch Augentropfen beeinflussen.

Weitere Anforderungen an Augentropfen. Ein in Tropfenform verabreichtes Medikament muss nicht nur ins Auge gelangen können, sondern hat auch noch anderen Anforderungen zu genügen: Es darf z.B. nicht zu sehr im Auge brennen. Einige Substanzen kommen nicht als Augentropfen in Frage, weil sie nur bei einem bestimmten, für das Auge zu sauren oder zu basischen pH-Wert gelöst werden können. Weiterhin muss das Medikament farblos sein, weil Farben das Sehen beeinträchtigen würden, und es darf nicht zu zähflüssig sein, weil es sonst die Augenlider verklebt. Das alles erklärt, warum aus der großen Anzahl von an sich wirksamen Medikamenten letztlich nur wenige in Form von Augentropfen auf den Markt kommen.

Kontraindikationen für Augentropfen. Bei allen Augentropfen können Unverträglichkeitserscheinungen und Allergien auftreten. Dann bleibt uns nichts anderes übrig, als das Medikament abzusetzen. Leichte Beschwerden wie z.B. ein vorübergehendes Augenbrennen sind meist harmlos und verschwinden oft längerfristig. Da aber ein erheblicher Teil der Medikamente in den Blutkreislauf gelangt, gelten für sie ähnliche Kontraindikationen (Gegenanzeigen) wie bei der systemischen Therapie: Zum Beispiel sollte man einem Patienten mit Asthma bronchiale nur ausnahmsweise lokale Betablocker verschreiben. Aufgrund der systemischen Wirkung der Augentropfen ist es also auch für Ihren Hausarzt bzw. Internisten wichtig, zu wissen, welche Augentropfen ein Patient verwendet. Je nach Medikament gibt es Kontraindikationen, die der Arzt kennt.

Das richtige Tropfen. Das Tropfen ist leicht erlernbar, und in der Regel kann der Patient es auch selber machen. Bevor Sie zum ersten Mal ein Medikament in Ihre Augen tropfen, nehmen Sie die Tropfflasche in die Hand und tropfen Sie in die andere Hand, damit Sie ein Gefühl dafür bekommen, wie sich die Flüssigkeit aus der Flasche herauspressen lässt. Dies kann nämlich von Flasche zu Flasche unterschiedlich sein. Anschließend ziehen Sie das Unterlid etwas herab und schauen nach oben. Dann geben Sie die Augentropfen in die Bindehauttasche (Abb. E 12.1).

Anschließend lassen Sie das Lid langsam los und schließen für etwa 1 Minute die Augen. Denn mit jedem Lidschlag wird der Tränenfilm teilweise erneuert. Dabei wird auch das Medikament mit der Tränenflüssigkeit über die Tränenkanäle in den Nasen-Rachen-Raum abtransportiert. Versuchen Sie dabei, die Augenlider nicht zu stark zuzukneifen, denn dann pressen Sie die Tränen, zusammen mit dem Medikament, aus dem Konjunktivalsack heraus. Sind bei einem Präparat systemische Nebenwirkungen zu befürchten, können Sie diese reduzieren, indem Sie die ableitenden Tränenkanäle für kurze Zeit mit dem Finger verschließen und so den Übergang des Medikamentes in den systemischen Kreislauf verringern (Abb. E 12.2).

Wenn Sie nicht sicher sind, ob das Medikament wirklich ins Auge gelangt ist, dürfen Sie ruhig noch einmal «nachtropfen». Dies

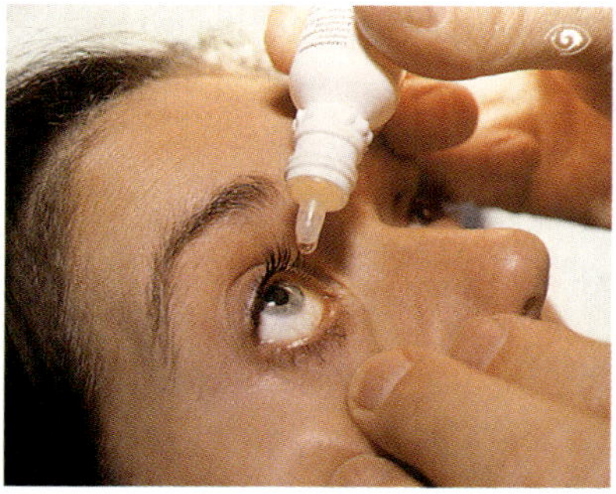

Abb. E 12.1: Applikation von Augentropfen.

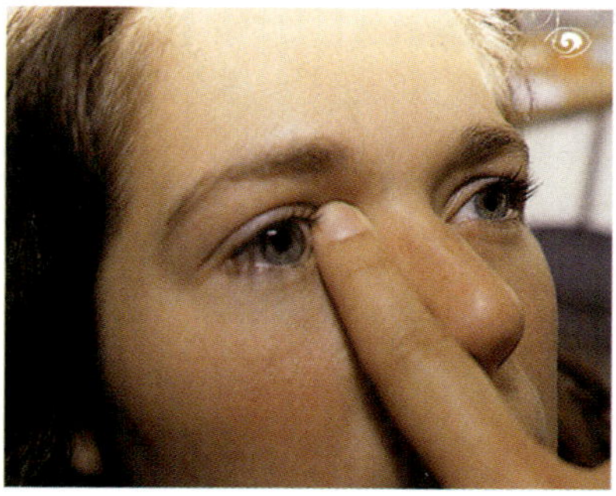

Abb. E 12.2: Durch manuellen Druck auf die ableitenden Tränenwege lassen sich die systemischen Nebenwirkungen der Augenmedikamente verringern.

führt nicht zur Überdosierung, weil das Medikament letztlich in der Tränenflüssigkeit gelöst wird, die ja ein beschränktes Volumen hat. Tropfen Sie «zu viel», dann läuft dieses «zu viel» automatisch ab. Nach dem Tropfen kann ein leichtes Reizgefühl auftreten, dies sollte Sie nicht beunruhigen. Ein stärkerer Reiz allerdings ist nicht nur subjektiv unangenehm, sondern hat auch zur Folge, dass sich kurzfristig viel Tränenflüssigkeit bildet, die das Medikament dann rascher wieder ausspült. Damit gelangt dann letztlich weniger von diesem Medikament ins Auge. Wenn Sie beim Tropfen aus Versehen die Hornhaut treffen, ist das nicht weiter gefährlich, es ist aber unangenehm.

Kalte Tropfen reizen das Auge stärker als angewärmte. Wenn es für Sie angenehmer ist, können Sie die Flasche vor dem Tropfen z.B. 5 Minuten in Ihre Hosentasche oder unter der warmen Bettdecke aufbewahren. Ein leichtes Anwärmen der Tropfen vor der Applikation ist vor allem bei Säuglingen und Kindern sinnvoll.

Der Arzt wird Ihnen sagen, wie oft getropft werden muss. Die Industrie ist bemüht, Medikamente zu entwickeln, deren Wirkung möglichst viele Stunden anhält. Trotzdem gibt es Situationen, in denen sehr häufig, z.B. jede Stunde getropft werden muss, wie etwa Entzündungshemmer bei einer akuten Augenentzündung. Die meisten Glaukommedikamente müssen ein- bis zweimal pro Tag appliziert werden, einige ältere Glaukompräparate bis zu viermal pro Tag.

Wenn Ihr Arzt Ihnen gleich mehrere Präparate verschrieben hat, sollten Sie die Tropfen nicht alle gleichzeitig, sondern in einem Abstand von mindestens 5, besser noch von 10 Minuten, applizieren. Sonst besteht nämlich die Gefahr, dass sie den ersten Tropfen mit dem zweiten gleich wieder aus dem Auge «herausspülen».

Aufbewahrung der Tropfen. Die Industrie bietet Medikamente an, die so hergestellt sind, dass a) die Wirksubstanz gelöst bleibt (nicht sedimentiert), b) das Medikament sich nicht (z.B. durch Lichteinfluss) zersetzt und c) es nicht von Keimen (vor allem von Bakterien) besiedelt wird. Die Medikamente werden also keimfrei abgepackt. Ist die Flasche aber einmal geöffnet, können Bakterien hineingelangen. Um diese Bakterien am Wachstum zu hindern, enthalten die Tropfen sog. Konservierungsstoffe. Das sind Stoffe, die das Wachstum der Bakterien hemmen und so dafür sorgen, dass sich das Präparat länger aufbewahren lässt. Da die Wachstumshemmung aber nie ganz vollständig funktioniert, sollte eine Tropfflasche nach dem Öffnen nicht länger als 1 Monat verwendet werden. Leider entwickeln einige Patienten eine Allergie gegen Konservierungsmittel. Viele verschiedene Medikamente enthalten oft die gleichen Konservierungsstoffe. Zum Glück gibt es für Allergiker mittlerweile auch konservierungsmittelfreie Medikamente, die dann entweder in Einzeldosen abgepackt sind (was relativ teuer ist) oder in ganz speziellen Ventilflaschen aufbewahrt werden, in die keine Luft von außen eindringen kann.

Ob Sie ein Medikament im Kühlschrank aufbewahren müssen, können Sie jeweils dem Beipackzettel entnehmen. Wenn Sie bezüglich der Aufbewahrung oder sonstiger Handhabung einmal unsicher sind, fragen Sie Ihren Apotheker. Er ist der Spezialist für Arzneimittel.

Salben und Gele. Es gibt gelförmige Medikamente, die sich im Auge so verflüssigen, dass sie ähnlich wie Augentropfen wirken. Ein Gel ist unter Umständen angenehmer und wirkt länger. Die Applikation einer Salbe ist an sich recht ideal, weil die Salbe vom Patienten subjektiv als angenehm empfunden wird und weil sie länger

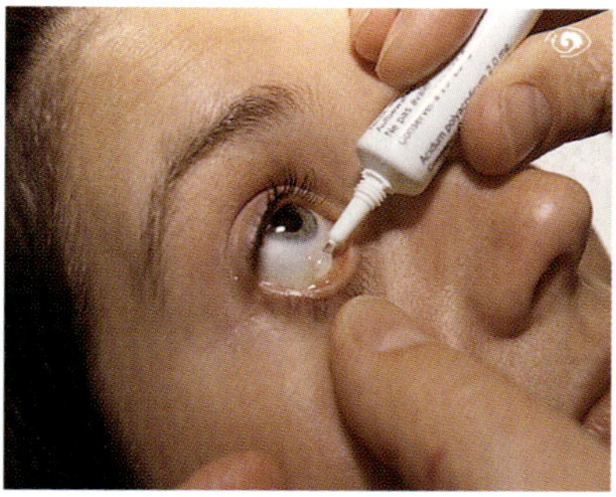

Abb. E 12.3: Applikation von Augensalbe.

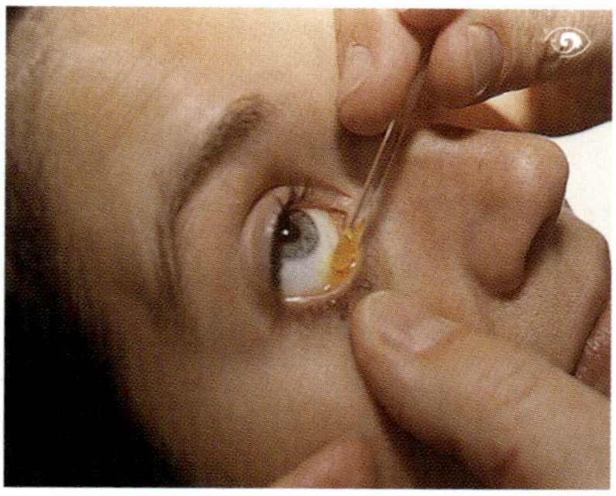

Abb. E 12.4: Applikation von Augensalbe mit dem Glasspatel.

im Auge bleibt und damit auch länger wirken kann als Tropfen. Der Nachteil aber ist, dass der Salbenfilm das Sehen stört und die Augenlider und -wimpern verklebt. Daher werden Salben meistens nur vor dem Schlafengehen appliziert oder aber bei Patienten, die ohnehin einen Augenverband tragen. In der Glaukomtherapie spielen sie nur eine untergeordnete Rolle.

Die Salbenapplikation ist dem Tropfen sehr ähnlich: Der Patient blickt nach oben, zieht das Unterlid mit dem Finger nach unten und gibt einen (etwa 5 mm langen) Salbenstreifen in den Bindehautsack ein (Abb. E 12.3). Es gibt auch die Möglichkeit, das Medikament mit Hilfe eines stumpfen Glasspatels in den Bindehautsack einzubringen (Abb. E 12.4).

Oberflächlich wirksame Augenmedikamente. Es gibt auch Medikamente, die nicht im Innern des Auges wirken, sondern in der Behandlung von oberflächlichen Erkrankungen am Auge eingesetzt werden. Beispiele sind Salben, die bei einer chronischen Lidrandentzündung in die Lidränder einmassiert werden oder aber Tränenersatzmittel, die bei trockenen Augen gegeben werden. Bei den Anforderungen, die an derartige Medikamente gestellt werden, stehen gute lokale Verträglichkeit und eine möglichst lange Verweildauer im Vordergrund.

E 13 Wie funktioniert ein Laser?

Ein Lasergerät produziert ein spezielles Licht, das in der Technik und in der Medizin sehr häufig Anwendung findet. Bevor wir uns dem Laserlicht zuwenden, möchten wir zunächst einiges Grundsätzliches über das Licht sagen.

Licht. Das Licht ist eine elektromagnetische Schwingung. Das ganze Weltall wird von einem Magnetfeld und einem elektrischen Feld durchzogen. Wird ein elektrisches Feld in Schwingung gebracht, dann beginnt das Magnetfeld senkrecht dazu zu schwingen und umgekehrt. Diese Schwingung ist Energie, eine Energie, die sich in Form einer elektromagnetischen Welle rasch, im Vakuum mit Lichtgeschwindigkeit, fortbewegt. Bringt man Energie in das elektromagnetische Feld ein, wird diese Energie solange weitertransportiert, bis sie wieder an ein Medium abgegeben werden kann. Nehmen wir als Beispiel einer Energiequelle die Sonne: Sie strahlt viele verschiedene elektromagnetische Wellen aus, die u.a. auf die Erde gelangen und sie erwärmen. Die Energie der Sonne wird durch das elektromagnetische Feld zur Erde transportiert und dann teilweise an die Erde abgegeben.

Die abgestrahlte Energie hat nicht nur Wellencharakter, sie hat auch einen sog. korpuskulären Charakter. Das heißt, wir können uns diese Energie nicht nur in Form einer Welle, sondern auch in Form von ganz kleinen Teilchen (sog. Photonen) vorstellen, die sich mit hoher Geschwindigkeit bewegen [phos *gri* Licht]. Die Photonen besitzen eine definierte Energie, d.h. sie transportieren ein definier-

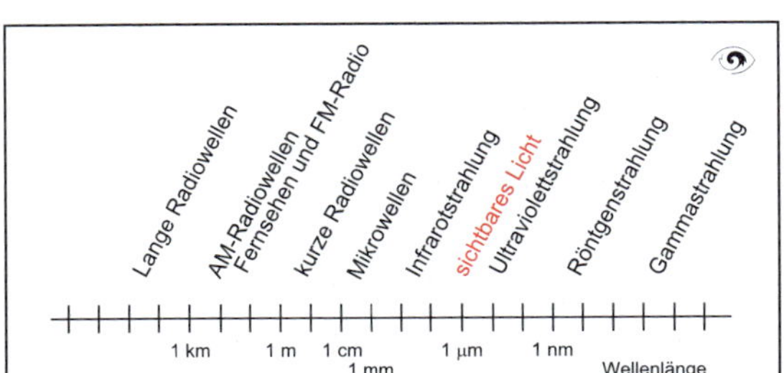

Abb. E 13.1: Licht ist ein kleiner Ausschnitt aus dem breiten Spektrum der elektromagnetischen Wellen.

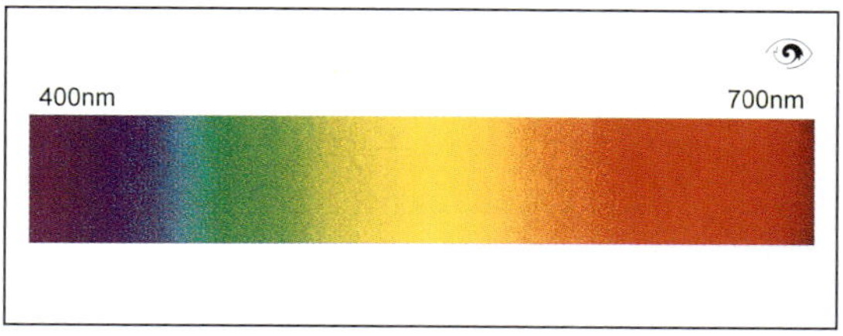

Abb. E 13.2: Die verschiedenen Wellenlängen des Lichtes werden subjektiv als Farbe wahrgenommen.

tes «Quantum» an Energie. Betrachten wir die Energiequanten, die von der Sonne abgestrahlt werden, dann finden wir ein sehr breites Spektrum von hochenergetischen bis zu niederenergetischen Photonen. Dieses Spektrum ist in Abbildung E 13.1 dargestellt.

Bei hochenergetischer Strahlung sprechen wir von Gammastrahlung, bei der niederenergetischen von Mikrowellen usw. Unser Auge kann nun nur einen ganz kleinen Ausschnitt dieses Spektrums wahrnehmen. Diesen kleinen Ausschnitt nennen wir Licht (Abb. E 13.2). Unser Auge ist in der Lage, die verschiedenen Wellenlängen innerhalb dieses kleinen Ausschnittes zu differenzieren und uns den subjektiven Eindruck von verschiedenen Farben zu geben. Das blaue Licht z.B. hat eine höhere Energie als das rote Licht. Entsprechend hat das blaue Licht eine höhere Schwingungsfrequenz und damit eine kürzere Wellenlänge als das rote Licht.

Betrachten wir das von einer Glühbirne abgestrahlte Licht: Es enthält alle Farben und gleichzeitig noch viel infrarotes Licht, d.h. Licht, das zu langwellig ist, um von unserem Auge wahrgenommen zu werden, das wir aber in Form von Wärme spüren können. Die Lichtquanten, die von einer Glühbirne abgestrahlt werden, stellen eine bunte Mischung dar: Sie werden zu unterschiedlichen Zeitpunkten und mit unterschiedlichen Wellenlängen in alle Richtungen abgestrahlt (Abb. E 13.3). Aus dieser bunten Mischung (die wir subjektiv als weißes Licht empfinden) lässt sich spezielles Licht herausselektionieren. So kann man z.B. einen Farbfilter einsetzen, der nur eine bestimmte Wellenlänge, d.h. nur eine bestimmte Farbe hindurchtreten lässt (Abb. E 13.4).

Wenn man diesem einfarbigen Licht zusätzlich eine Lochblende vorschaltet, kann nur noch der Teil des Lichtes hindurchtreten, der in einer ganz bestimmten Phase schwingt (Abb. E 13.5).

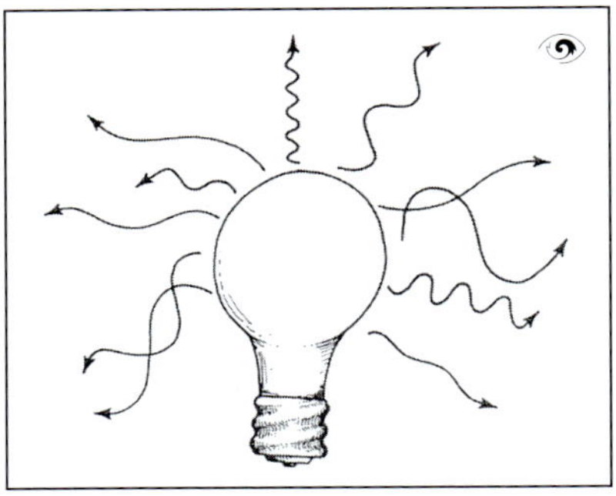

Abb. E 13.3: Das Licht einer Glühbirne hat unterschiedliche Wellenlängen und wandert in verschiedene Richtungen.

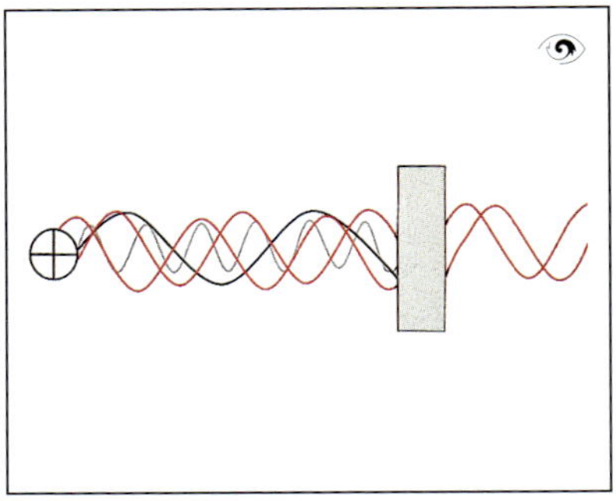

Abb. E 13.4: Auch aus dem Licht einer Glühbirne lässt sich durch Farbfilter monochromatisches Licht selektionieren …

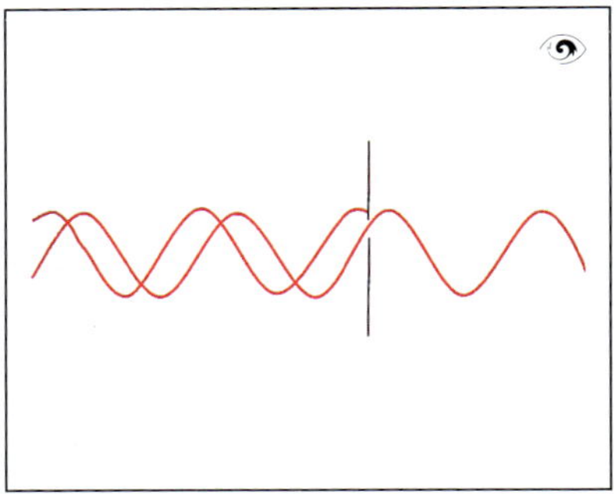

Abb. E 13.5: … wird zusätzlich eine Lochblende vorgesetzt, erhalten wir Licht, dessen Eigenschaften dem Laserlicht ähneln.

Dieses durch Farb- und Lochblenden hochselektionierte Licht hat etwa die Eigenschaften eines Laserlichtes. Licht auf diese Weise herzustellen ist aber nicht sehr effizient, da am Ende nur ein winziger Anteil des ursprünglich von der Glühbirne abgestrahlten Lichtes übrig bleiben würde. Dies kann technisch viel effizienter mit Hilfe von sog. Lasergeräten erzeugt werden.

Die Entstehung des Lichtes. Ein Atom kann durch Energie «angeregt» werden, d.h. ein oder mehrere seiner Elektronen befinden sich nicht auf dem niedrigsten, sondern auf einem der höheren Energieniveaus. Eine Glühbirne beispielsweise gibt so Energie aus dem elektrischen Strom an Atome des Glühfadens ab. Irgendwann (meist innerhalb von Sekundenbruchteilen) «fallen» die Elektronen wieder auf ein niedrigeres Energieniveau zurück (Abb. E 13.6). Die

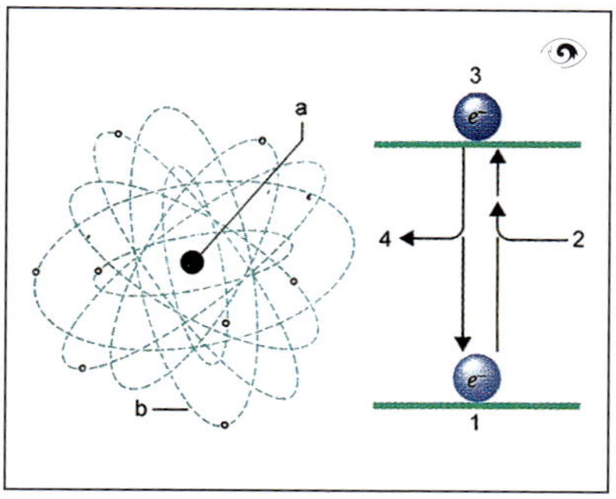

Abb. E 13.6: Links: a) Atomkern, b) Elektronen. Rechts: Ein Elektron (1), durch Energieaufnahme (2) auf ein höheres Energieniveau (3) gebracht, fällt unter Abgabe von Licht (4) wieder auf ein tieferes Energieniveau.

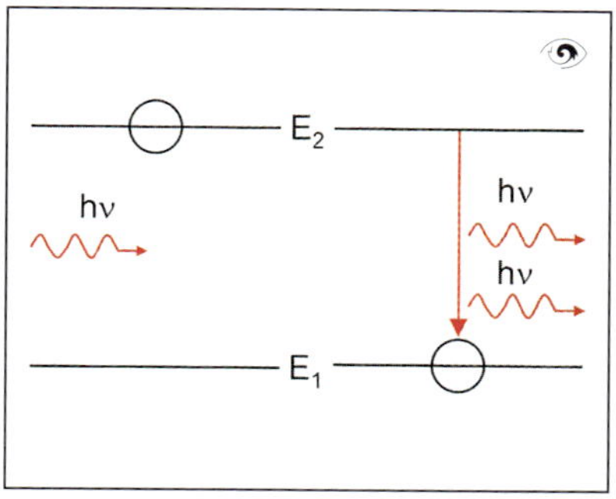

Abb. E 13.7: Die Abgabe von Energie kann durch ein Photon gleicher Energie stimuliert werden.

Energiedifferenz wird als elektromagnetische Strahlung, d.h. also in Form von Licht und Wärme, abgegeben. Zeitpunkt und Richtung der Strahlenabgabe unterliegen den Gesetzmäßigkeiten des Zufalls.

Die Entstehung des Laserlichtes. Wird ein angeregtes Atom von einem Photon getroffen, das genau die Energiemenge besitzt, die das Atom abgeben kann, wird diese Energie nicht irgendwann, sondern genau in dem Moment abgegeben, in dem das Atom vom Photon getroffen wird (Abb. E 13.7). Wir haben keine zufällige, sondern eine stimulierte Abgabe von Energie. Daher auch der Begriff Laser: Light amplification by stimulated emission of radiation, d.h. das Licht wird durch die stimulierte Abgabe weiterer Lichtquanten vermehrt (amplifiziert). Da dieses Ereignis, wie gesagt, nur dann eintritt, wenn die gespeicherte Energie mit der eintreffenden Energie identisch ist, hat die amplifizierte Strahlung die gleiche Wellenlänge. Wir haben also eine Vermehrung von Licht mit einer völlig identischen Wellenlänge. Man spricht wegen dieser Einfarbigkeit des Lichtes auch von monochromatischem Licht [monos *gri* allein, einzeln/chroma *gri* Farbe]. Laserlicht ist also immer monochromatisch. Das vom Atom abgegebene Photon wandert nun nicht in irgendeine Richtung und in irgendeiner Phase, sondern hängt sich mit seinem Wellen-

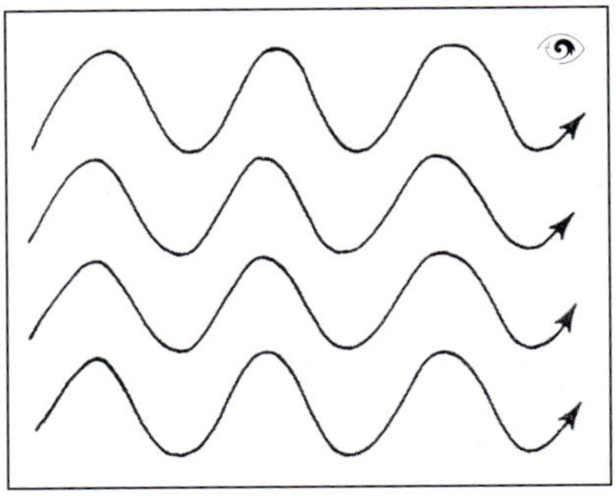

Abb. E 13.8: Laserlicht ist monochromatisch, koherent und in Phase.

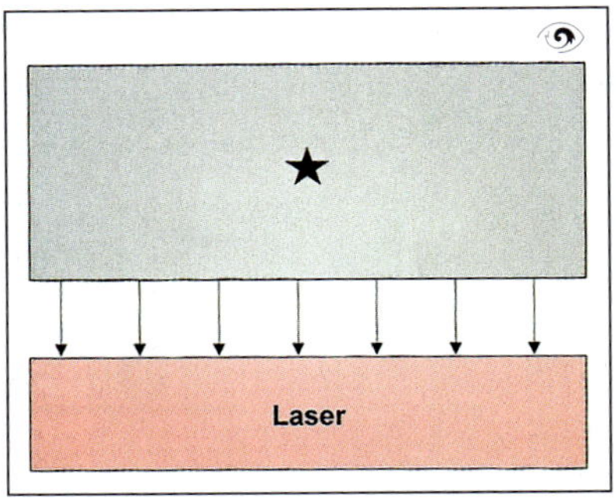

Abb. E 13.9: Das Lasermedium (rot) wird mit Energie aus einer Energiequelle (*) «gepumpt». Die Energiequelle kann z.B. eine Xenonlampe sein.

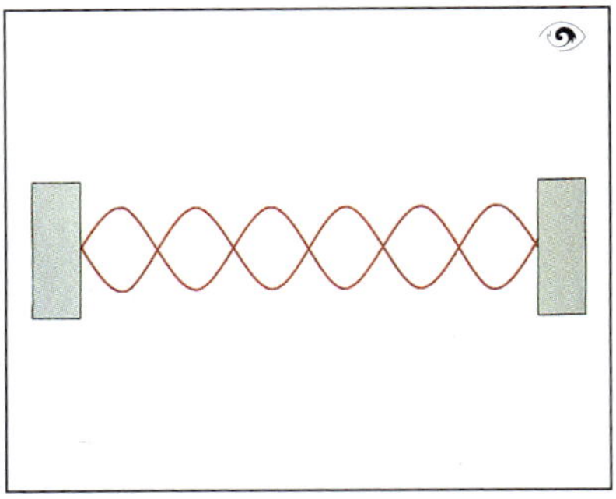

Abb. E 13.10: Das Laserlicht wandert zwischen zwei Spiegeln hin und her; wird ein Spiegel geöffnet, so wird kurzfristig Laserlicht abgegeben.

zug quasi an das stimulierende Photon an. Damit kennen wir die wichtigsten Qualitäten des Laserlichtes, es ist a) monochromatisch, b) koherent [cohere *lat* zusammenhängend] und c) in Phase. Letzteres bedeutet, dass wir keine Phasenverschiebung haben, d.h. die Wellenzüge sind nicht gegeneinander verschoben (Abb. E 13.8).

Lasergerät. Um Laserlicht zu erzeugen, gibt es bestimmte sog. «Medien». Argon-Gas z.B. kann Laserlicht abgeben. Das jeweilige Medium gibt dem Lasergerät den Namen; so sprechen wir vom Argon-Laser, vom Krypton-Laser usw. Um die Atome anzuregen, braucht es Energie. Das Einbringen dieser Energie in das Medium nennt man «pumpen». Ein Medium kann ganz unterschiedlich gepumpt werden, häufig geschieht dies durch Lichtblitze (Abb. E 13.9). Um Laserlicht zu generieren, wird das Medium zwischen Spiegeln eingebettet, zwischen denen das Licht hin- und herwandert. Die Stimulation wird so wie in einer Kettenreaktion verstärkt. Wird nun einer der Spiegel teilweise durchgängig gemacht, kann das Laserlicht an dieser Stelle austreten und für den jeweils gewünschten Zweck verwendet werden (Abb. E 13.10).

Laserlicht ist und bleibt also Licht. Es stellt aber keine bunte Mischung aus Photonen, sondern eine geordnete Menge von gleichen Photonen, also quasi «geklontes Licht», dar.

Vorteile von Laserlicht. Da Laserlicht sehr homogen ist, ist es viel einfacher, mit ihm zu arbeiten. Man weiß schließlich genau, wie und wo es absorbiert wird, es lässt sich leichter bündeln usw. Es ist also ein einfach zu handhabendes Licht (Abb. E 13.11).

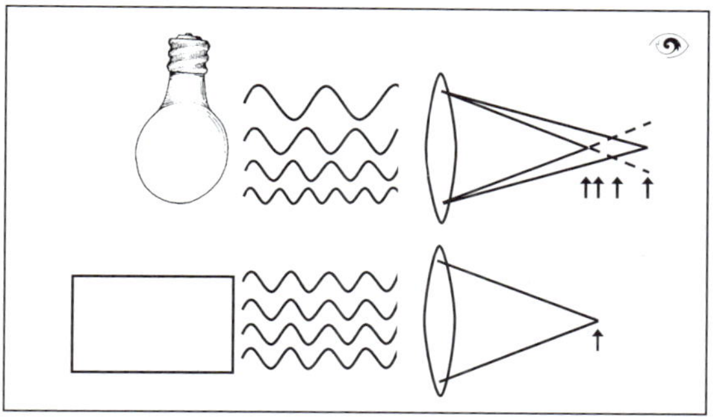

Abb. E 13.11: Das Licht einer Glühbirne (oben) lässt sich schlechter bündeln als Laserlicht (unten).

Biologische Effekte des Laserlichtes. Laserlicht kann, wie auch anderes Licht, durch transparente Medien, z.B. die Hornhaut oder die Linse, hindurchtreten und wird von Pigmenten, wie z.B. dem Pigmentepithel der Netzhaut, absorbiert. Wird das Licht absorbiert, wird diese Energie übertragen, d.h. es kommt zur Erwärmung. Mit Laserlicht kann man also z.B. das Pigmentblatt der Netzhaut so stark erwärmen, dass die darüberliegende Netzhaut quasi «verkocht». Das heißt, ihre Eiweißmoleküle werden durch die Erwärmung stark verändert, wir sprechen auch von einer Denaturierung. Den Effekt im biologischen Gewebe, in unserem Fall der Netzhaut, nennt man eine Koagulation [coagulare *lat* gerinnen machen]. Die Natur «heilt»

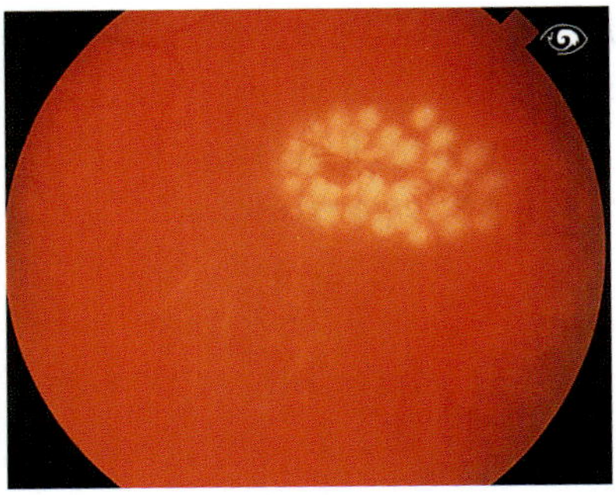

Abb. E 13.12: Mit Laserherden (gelb) abgeriegeltes Netzhautloch.

diese Schäden dann mit einer Narbe. Damit ist es z.B. möglich, schlecht durchblutete Anteile der Netzhaut zur Vernarbung zu bringen (z.B. bei der diabetischen Retinopathie, siehe Kap. E 7). Eine leichte lokale Koagulation kann auch bewirken, dass die Netzhaut mit dem darunter liegenden Pigmentblatt verklebt. Diesen Effekt nutzt man z.B. zur «Abriegelung» von Netzhautlöchern aus, wenn man eine Netzhautablösung verhindern möchte (Abb. E 13.12).

Das «Lasermesser». Laserlicht wird nicht nur zum Koagulieren verwendet. Wenn man die Laserenergie räumlich und zeitlich extrem stark bündelt, wird das Licht auch von einem vorher transparenten (durchsichtigen) Medium absorbiert. Da wir nun in kürzester Zeit sehr viel Energie auf kleinstem Raum bündeln, hat das Medium keine Zeit, die Energie in Form von Wärme abzutransportieren. Es kommt daher zu einer kleinen Explosion, einer «Fotodisruption» [foton *gri* Licht/disruptere *lat* zerreißen]. Eine solche Mikroruptur [mikros *gri* klein] kann man ausnutzen, um z.B. unerwünschte Glaskörperstränge zu durchtrennen oder um ein kleines Loch in die Iris zu «lasern» (Iridotomie, siehe Kap. 7.3.1).

Es sei hier erwähnt, dass wir sehr Vieles auf dem Gebiet der Laserbehandlung dem großen Forscher und Pionier, Professor Franz Fankhauser (Bern) verdanken, der zugleich zu Recht als Vater der automatischen Perimetrie gilt.

Durchsichtige Medien, wie etwa die Hornhaut, sind nicht für alle Wellenlängen gleich durchgängig oder transparent [transperere *lat* durchlassen]. Wird z.B. sehr kurzwelliges, ultraviolettes Licht

(UV-Licht) verwendet, dann wird die Energie dieses Lichtes weitgehend bereits an die Hornhautoberfläche abgegeben. Viele kennen die stark gereizten Augen, die man nach einem sonnigen Tag im Schnee hat, wenn man nicht die entsprechende Sonnenbrille getragen hat. Hier hat das ultraviolette Licht die Oberfläche der Hornhaut so geschädigt, dass die Augen einige Stunden später stark gereizt sind. Einen ähnlichen, aber wesentlich stärkeren Effekt macht man sich zunutze, um die Hornhautdicke zu verändern: Wird hochenergetisches ultraviolettes Licht auf die Hornhaut gestrahlt, dann wird diese Energie an der Oberfläche so intensiv absorbiert, dass Hornhautmaterial verschwindet. Durch dieses gezielte «Abdampfen» kann nun die Hornhautdicke vermindert werden. Ist diese Ausdünnung im Zentrum stärker als in der Peripherie, nimmt die Brechkraft der Hornhaut ab. Dies hat zur Folge, dass, z.B. bei einem myopen Patienten, die nötige Brillenkorrektur (siehe Kap. E 4) kleiner wird bzw. ganz entfällt. Lasergeräte, die derartige UV-Strahlen erzeugen, nennt man Excimer-Laser. Der Name hängt mit der Art zusammen, mit der das Laserlicht generiert wird, nämlich mit einem «excited dimer» [excited *eng* erregt/di *gri* zwei/meros *gri* das Glied].

Eine solche optische Korrektur ist technisch sehr faszinierend und kann, da sie computergesteuert abläuft, auch sehr präzise durchgeführt werden. Trotzdem sollte man Folgendes nicht vergessen: Bei der Myopie ist im Normalfall das Auge zu lang. Durch die Ausdünnung der Hornhaut bleibt das Auge zu lang, nur ist der Brechfehler weniger manifest. Die gesunde Hornhaut ist bereits recht dünn, im Normalfall etwa 0,5 mm. Die Ausdünnung der Hornhaut ist technisch machbar und wird auch kurzfristig meist gut vertragen. Über längerfristige Folgen wissen wir bislang aber noch wenig. Daher ist Vorsicht durchaus angebracht (siehe Kap. E 4).

Laserlicht ist also ein spezielles Licht, das uns in der Augenheilkunde (und auch in vielen anderen Bereichen der Medizin) sehr hilft. Leider müssen wir aber auch sagen, dass wir das Laserlicht eigentlich nur zur Zerstörung von Gewebe einsetzen. Eine solche gezielte Zerstörung ist aber bei vielen Krankheiten nutzbringend. In diesem Sinne hat die Laserbehandlung auch ihren festen, aber gleichzeitig beschränkten Platz in der Glaukomtherapie.

Zusatzkapitel (Z)

In den Zusatzkapiteln finden Sie Informationen zum Nachschlagen: In Kapitel Z 1 werden Fachbegriffe erklärt, in Kapitel Z 2 sind die Glaukommedikamente aufgelistet. In Kapitel Z 3 finden Sie weiterführende Literatur, in Kapitel Z 4 wichtige Kontaktadressen für Sehbehinderte. Kapitel Z 5 schildert die Situation der Augenheilkunde in der Dritten Welt. In Kapitel Z 6 sind alle Personen und Institutionen aufgelistet, die uns bei der Verwirklichung dieses Buches geholfen haben.

Z 1 Glossar

Aceclidin	Cholinergikum
Acetazolamid	Karboanhydrasehemmer
Acetylcholin	Überträgersubstanz an den Nervenendigungen des parasymphatischen Nervensystems
Acetylsalicylsäure	Abk. ASS; Schmerzmittel, Entzündungshemmer und Thrombozytenaggregationshemmer (auch unter dem Handelsnamen Aspirin® bekannt)
Adaptation	Allg.: Anpassung. Hier: Anpassung des Auges an unterschiedliche Leuchtdichteverhältnisse (Hell- bzw. Dunkeladaptation), u.a. durch Änderung der Pupillenweite und durch Wechsel von Zapfen- und Stäbchensehen
Adenin	Purinbase, Bestandteil der DNS, bildet mit Desoxyribose bzw. Ribose die sog. Nukleoside
Adenosintriphosphat	siehe ATP
Adrenalin	Hormon des Nebennierenmarks bzw. Neurotransmitter des sympathischen Nervensystems
Akkomodation	Allg.: Anpassung. Hier: Fähigkeit des Auges, seine Brechkraft durch Verformung der Linse so zu verändern, dass sowohl entfernte wie nahe liegende Objekte scharf auf der Netzhaut abgebildet werden
Akupunktur	chinesische Heilkunst, bei der Akupunkturnadeln in bestimmte Körperstellen (Akupunkturpunkte) gestochen werden, um einen harmonischen Ausgleich im Körper herzustellen
Albinismus	Störung der Melaninbildung. Betroffene Individuen fallen durch weiße Behaarung und hellrosa Haut auf; am Auge finden sich aufgrund des Pigmentmangels eine blaue oder rote Iris, Lichtscheu und häufig eine aus der Unterentwicklung der Makula resultierende Schwachsichtigkeit und Augenzittern
Alkaloid	basischer Pflanzeninhaltsstoff, z.B. Pilocarpin, Morphin, Kodein
Allele	Gene, die die unterschiedliche Ausprägung eines Merkmal bewirken, aber auf ihrem jeweiligen Chromosom am gleichen Genort lokalisiert sind

Alpha-Rezeptor	siehe Rezeptor
Amblyopie	entwicklungsbedingte Sehschwäche ohne sichtbare pathologische Veränderungen
AMD	Altersbedingte Makuladegeneration
Aminosäuren	Grundbausteine, aus denen die verschiedenen Eiweiße aufgebaut sind. Beim Menschen sind bislang 25 verschiedene Aminosäuren bekannt
Amotio	Ablösung oder Abhebung, z.B. eine Netzhaut- oder Aderhautablösung
Anästhesie	Schmerzunempfindlichkeit, Betäubung
Anatomie	Lehre vom Aufbau des Körpers
angeborenes Glaukom	seltene Glaukomform, die durch eine ungenügende Ausreifung des Kammerwinkels während der Schwangerschaft charakterisiert ist
Angina pectoris	akute Mangeldurchblutung des Herzmuskels, die zu plötzlichen, Sekunden bis Minuten anhaltenden Schmerzen führt, die meist im Brustbereich lokalisiert sind und u.a. in Arme, Schulter und Halsregion ausstrahlen können
Angiographie	Darstellung der Blutgefäße mit Hilfe eines Kontrastmittels
Aniridie	Fehlen der Iris
Anorexia nervosa	Magersucht
Antiphospholipidsyndrom	Autoimmunerkrankung, bei der Antikörper gegen körpereigene Phospholipide gebildet werden, was häufig zu schweren Thrombosen und ischämischen Attacken mit konsekutiver Organschädigung führt
anthroposophische Medizin	Medizin, die an einer geisteswissenschaftlichen Erweiterung der Schulmedizin arbeitet und Krankheiten als Resultat eines komplexen Ineinanderwirkens von physischen und psychischen Vorgängen im Menschen sieht
Antibiotikum	Medikament zur Behandlung von bakteriellen Infektionen
Antikoagulantium	gerinnungshemmendes, «blutverdünnendes» Medikament
Aphakie	Fehlen der Augenlinse, Linsenlosigkeit
Apoptose	«programmierter» , also vom Körper «willentlich» gesteuerter Zelltod
Applanation, Applanationstonometrie	siehe Goldmann-Applanationstonometrie
Applikation	Verabreichung, Anwendung eines Medikaments

Apraclonidin	Weiterentwicklung des Clonidin, vor allem weniger fettlöslich
Argon-Laser-Trabekuloplastik	siehe Trabekuloplastik
Arterie	Blutgefäß, das das Blut vom Herzen wegtransportiert
Arteriitis temporalis	meist im höheren Lebensalter auftretende, autoimmunbedingte Vaskulitis (Gefäßentzündung) der großen und mittelgroßen Arterien. Besonders häufig befallen ist die Arteria temporalis superficialis (Schläfenarterie). Oft sind andere Arterien, insbesondere die Arteria ophthalmica und die hinteren Ziliararterien mitbetroffen. Am Auge führt dies häufiger zu einer Ischämie der Papille, wesentlich seltener auch zu einem Verschluss der Zentralarterie
Arteriole	kleine Arterie
Arteriosklerose	krankhafte Verdickung und Versteifung der Arterienwand, die zu Herzinfarkt, Schlaganfall usw. führen kann
Astigmatismus	auf Brennpunktlosigkeit beruhende Stabsichtigkeit, z.B. Hornhautastigmatismus = Hornhautverkrümmung,
Astvenenthrombose	Verschluss einer Netzhautvene
Atherosklerose	häufigste Form der Arteriosklerose, bei der es zu Fettablagerung in der innersten Schicht der Arterien kommt. Daraus resultieren ein chronischer Umbau der Gefäßwand und schließlich eine Art chronische Entzündung
ATP	Adenosintriphosphat. Wichtigster zellulärer Energieträger im Intermediärstoffwechsel. Bei Menschen und Tieren wird ATP in den Mitochondrien (siehe dort) synthetisiert
Atrophie	aus einer Minderversorgung resultierender Gewebeschwund
Atropin	Parasympathomimetikum. Führt, lokal am Auge appliziert, zu einer langfristigen Pupillenerweiterung
Autogenes Training	Entspannnungsverfahren
Autoimmunerkrankungen	Gruppe von Krankheiten, bei denen der Körper körpereigene Strukturen nicht als solche erkennt, sondern sie für «fremd» hält und deswegen bekämpft
Autonomes Nervensystem	auch: Vegetatives Nervensystem. Nicht willent-

	lich beeinflussbares Nervensystem, das für den Erhalt grundlegender Lebensfunktionen wie Herzschlag, Verdauung usw. verantwortlich ist. Als Untergruppen werden das sympathische, das parasympathische und das intramurale Nervensystem unterschieden
Autoregulation	Fähigkeit eines Gewebes, seine Durchblutung unabhängig vom Blutdruck (und vom Augeninnendruck) aufrecht zu erhalten
avaskulär	gefäßfrei
Axenfeld-Rieger-Syndrom	auch: Embryotoxon posterior. Bei diesem Syndrom finden sich eine Vorverlagerung der Schwalbe-Linie und eine Verlegung des Kammerwinkels durch Irisfasern, was häufig zum kindlichen Glaukom führt
Axon	Nervenfaser
Axoplasma	Plasma einer Nervenfaser
Bebie-Kurve	kumulative Gesichtsfeld-Defektkurve, benannt nach Prof. Hans Bebie
Betablocker	Substanz, die Betarezeptoren blockiert
Beta-Rezeptor	siehe Rezeptor
Betaxolol	Betablocker
Bikarbonat	Kohlensäure
Binocularsehen	beidäugiges Sehen
blande	normal, reizlos
Blaufeldentoptik	Verfahren zur Durchblutungsmessung der Netzhaut, die auf entoptischen Phänomenen (siehe Entoptik) beruht
Blutplasma	nicht-zellulärer Bestandteil des Blutes
Brimonidin	Adrenergikum mit hoher Alpha-2-Selektivität
Brinzolamid	Karboanhydrasehemmer
Bronchospasmus	Krampf der Bronchialmuskulatur, z.B. beim Asthmatiker. Kann bei Prädisposition durch Gabe von Betablockern ausgelöst bzw. verstärkt werden
Bulbus	Augapfel
Buphthalmus	angeborenes Glaukom
Carbachol	Cholinergikum
Carteolol	Betablocker mit intrinsischer Wirkung, d.h., dass diese Substanz den Sympathikus nicht nur blockiert, sondern auch ganz leicht stimuliert
Cataract	auch als Grauer Star bezeichnete Linsentrübung

CDI	engl. Abk. für: Color Doppler Imaging. Siehe Farbduplexsonographie
Cholinergikum, -a	Medikament, das den Effekt von Acetylcholin nachahmt
Chorioretinopathia centralis serosa	seröse Abhebung des retinalen Pigmentepithels unklarer Ursache (diskutiert werden vor allem Störungen der choroidalen Durchblutung), die zu Sehstörungen i.S. eines zentralen Skotomes bzw. eines Verschwommensehens führt. Betroffen sind vor allem junge Männer, die Spontanheilungsrate ist hoch
Choroidea/Chorioidea	Aderhaut
Chromosomen	im Zellkern gelegene fadenförmige Träger der Erbsubstanz, hauptsächlich aus DNS bestehend
Clonidin	Alpha-2-selektives Adrenergikum
CO_2	chem. Bezeichnung für Kohlendioxid
Colitis ulcerosa	entzündliche Dickdarmerkrankung, als Ursache werden Autoimmunprozesse und psychische Faktoren diskutiert
Conjunctiva	Bindehaut
Conjunctivitis	Bindehautentzündung
Cornea	Hornhaut
Corpus ciliare	Ziliarkörper
Corpus vitreum	Glaskörper
Cox-2-Hemmer	Medikament, das spezifisch die Wirkung der Prostaglandine hemmt, die an Entzündungsprozessen beteiligt sind und nicht diejenige, die für den Aufbau der Magenschleimhaut relevant ist (Magenschutz!)
Cytosin	Purinbase, Bestandteil der DNS, bildet mit Desoxyribose bzw. Ribose Nukleoside
Demyelinisierende Erkrankung	Erkrankung, bei der es zu einer Zerstörung der Markscheiden (siehe Myelinscheide) des zentralen Nervensystems kommt (siehe Multiple Sklerose)
Dendrit	Ausläufer einer Nervenzelle
Descemet-Membran	innere, gleich hinter dem Endothel gelegene Schicht der Hornhaut
Diabetes mellitus	Zuckerkrankheit
diabetische Retinopathie	Netzhautschädigung durch Diabetes
Diastole, diastolisch	Erschlaffungsphase zwischen zwei Herzschlägen

Diathermie	Hochfrequenzwärme
Diclofenamid	Karboanhydrasehemmer
Diffusion	Transportvorgang, bei dem ein Stoff sich entlang eines Konzentrationsgefälles, d.h. von einem Ort höherer zu einem Ort niedrigerer Konzentration ausbreitet, um einen Konzentrationsausgleich herbeizuführen
Digitalis	ursprünglich aus dem Fingerhut gewonnenes Medikament, das in der Therapie der Herzinsuffizienz (siehe dort) Anwendung findet und zu einer verbesserten Pumpleistung des Herzens führt
Digoxin	Digitalispräparat
Dilatation	Erweiterung
Dioptrie	Maßeinheit für die Brechkraft einer Linse bzw. eines optischen Systems
Dipivefrin	Adrenalin pro drug
Diuretikum, -a	Medikament, das zu verstärkter Urinbildung und -ausscheidung führt
DNA	engl. desoxyribonucleic acid
DNS	Desoxiribose-Nukleinsäure, genetisches Material, Träger der Erbinformation
Dorzolamid	Karboanhydrasehemmer
Drusen	klumpige, fettige Ablagerungen in der Papille oder zwischen Pigmentepithel und Aderhaut. Können Vorläufer einer AMD sein
Dunkeladaptation	siehe Adaptation
Dysregulation	Fehlregulation
Eicosanide	hormonähnliche, stark wirksame extrazelluläre Botenstoffe. Anders als Hormone werden Eicosanide nicht von ihrem Bildungsort über die Blutbahn an ihren Wirkungsort transportiert, sondern wirken in der Umgebung des Gewebes, in dem sie gebildet werden. Die Eicosanide bestehen aus drei Untergruppen: Prostaglandine (siehe dort), Leukotriene, Thromboxane
Ektoderm	äußeres embryonales Keimblatt, aus dem Oberflächenstrukturen, Teile der Sinnesorgane und das zentrale Nervensystem gebildet werden
Elektrophysiologie	Wissenschaft, die sich mit der Ableitung und Auswertung von im Körper ablaufenden elektrischen Vorgängen beschäftigt, vgl. ERG, VEP
Elektroretinographie	siehe ERG

Embolie	Erkrankung, bei der eine Gefäßlichtung durch einen Embolus verstopft wird
Embolus	in die Blutbahn verschleppter Thrombus
Emmetropie	Normalsichtigkeit
empty sella	die Sella turcica ist eine Vertiefung in der Schädelbasis, in der die Hypophyse liegt. Beim sogenannten «empty sella»-Syndrom lässt sich die Hypophyse aber radiologisch nicht an diesem Ort nachweisen, die Sella erscheint leer [empty *engl* leer]
Emulsion	Mischung mehrerer, untereinander nicht löslicher Flüssigkeiten
Endothel	einschichtige innere Auskleidung von Gefäßen und Körperhöhlen
Endothelin	sehr stark vasokonstriktorisch wirksame Substanz des menschlichen Körpers, wird von Gefäßendothelzellen produziert
Endothelinblocker	Substanz, die die Endothelinwirkung hemmt, indem sie die Endothelinrezeptoren blockiert
Entoderm	inneres embryonales Keimblatt, aus dem sich u.a. das Epithel der Atemwege, der Harnblase und der Harnröhre, die Leber, die Bauchspeicheldrüse und die Schilddrüse entwickeln
entoptische Phänomene	vom Körper selbst erzeugte optische Wahrnehmungen
Enzym	Substanz, die ähnlich wie ein Katalysator in der Lage ist, im Körper ablaufende chemische Reaktionen zu beschleunigen
Epinephrine	engl. Bezeichnung für Adrenalin
Epithel	äußere Zellschicht eines Gewebes
ERG	Elektroretinographie. Technik, mit deren Hilfe von der Netzhaut und dem Pigmentepithel erzeugte Stromfelder sichtbar gemacht und aufgezeichnet werden können
Excavation	Aushöhlung
exprimieren, Expression	siehe Genexpression
extrazellulär	außerhalb der Zelle gelegen
Fahrradergometrie	Messung der Arbeitsleistung und der damit verbundenen Veränderungen der Kreislauffunktionen unter dosierbarer Belastung auf einem Fahrrad (allg. auch als Belastungs-EKG bekannt)
Farbduplexsonographie	spezielles Ultraschallverfahren, mit dem die Richtung des Blutstroms im Herzen und in den

	Gefäßen farbig kodiert sichtbar gemacht werden und die Blutflussgeschwindigkeit bestimmt werden kann
fenestriert	gefenstert, d.h. mit kleinen Öffnungen versehen
Fibrin	an der Blutgerinnung beteiligtes Protein
Fludrocortison	Mineralokortikoid
Fluoreszein	fluoreszierender Farbstoff, der u.a. zum Anfärben der Hornhaut (z.B. bei der applanatorischen Druckmessung) und in der Angiographie verwendet wird. Dort ist er besonders zur Darstellung der Netzhautgefäße geeignet (siehe auch Fluoreszenzangiographie)
Fluoreszenzangiographie	Darstellung der Netzhautgefäße mit Hilfe des fluoreszierenden Farbstoffes Fluoreszein
Foramen	Loch
Fotodynamische Therapie	Therapieansatz bei der Behandlung der feuchten AMD, bei der dem Patienten eine lichtempfindliche Substanz (Benzoporphyrin) gespritzt wird, die an den Wänden der im Rahmen der AMD neugebildeten Blutgefäße hängen bleibt und nach Aktivierung durch Laserlicht zur selektiven Thrombose dieser Gefäße führt
Foton	eine Lichteinheit
Fototransduktion	Vorgang, bei dem ein Lichtimpuls in einen Nervenimpuls übersetzt wird
Fundus	Augenhintergrund
Ganglienzelle	Nervenzelle
Ganglion	schaltstellenartige knotenförmige Anhäufung von Nervenzellen
Ganglium	siehe Ganglion
Gen	Erbanlage, Erbfaktor
Genetik	Vererbungslehre
Genetischer Code	Anordnung, Reihenfolge der Basen der DNS
Genexpression	Umsetzung einer genetischen Information in ein Genprodukt
Genom	Gesamtheit aller Gene eines Organismus
Glaucoma chronicum simplex	siehe Offenwinkelglaukom, primäres
Glaukom	Grüner Star. Gruppe von Erkrankungen, die häufig – aber nicht immer – mit erhöhtem Augendruck einhergehen
Glaukomanfall	medizinische Notfallsituation, bei der es infolge einer Verlegung des Kammerwasserab-

	flussweges zu einem massiven Druckanstieg kommt. Das Auge ist stark gerötet und meist auch schmerzhaft, allgemeine Symptome wie Kopfschmerzen, Übelkeit und Erbrechen können hinzukommen
Glaukomschaden	der Glaukomschaden ist durch den Verlust von Nervenzellen der Netzhaut und Nervenfasern und Astrozyten der Papille gekennzeichnet. Infolge des Nervenfaserverlustes kommt es zu Gesichtsfeldausfällen, die vom Patienten anfänglich nicht wahrgenommen werden
gliose like alterations	(engl.) feine Glitzerareale der Netzhaut, häufiger bei Patienten mit vaskulär bedingtem Glaukom vorkommend
Glukokortikoid	siehe Kortikoid
Glukose	Traubenzucker
Glycerol	Osmotikum (siehe dort)
Glykolisierung	Bindung von Zucker an Eiweißmoleküle
Goldmann-Applanationstonometrie	Messung des Augendruckes über die Kraft, die benötigt wird, um eine definierte Hornhautfläche abzuflachen (zu applanieren). Benannt nach dem Berner Augenarzt Hans Goldmann
Gonioskopie	Untersuchung des Kammerwinkels
Goniotomie	Drucksenkender Eingriff beim konnatalen und kindlichen Glaukom. Um den Abfluss des Kammerwassers zu verbessern bzw. erst zu ermöglichen, wird das Trabekelwerk mit einem sog. Goniotom bis zum Schlemm'schen Kanal eingeschnitten (vgl. auch Trabekulotomie)
Granulum	Körnchen, Kügelchen
Grauer Star	siehe Katarakt
Grüner Star	siehe Glaukom
Guanin	Purinbase, Bestandteil der DNS, bildet mit Desoxyribose bzw. Ribose Nukleoside
H^+	Wasserstoff
Hämatokrit	Anteil der zellulären Blutbestandteile am gesamten Blutvolumen
hämorrhagisch, Hämorrhagie	eingeblutet, Einblutung
Halo	um eine Lichtquelle herum wahrgenommener Farbring
H_2CO_3	Bikarbonat

Helladaptation	siehe Adaptation
Herzinsuffizienz	Pumpschwäche des Herzens
Heterochromie	unterschiedliche Färbung der Iris beider Augen
Heterochromiezyklitis	auch: Fuchs-Heterochromiezyklitis. Akute Iridozyklitis bei Heterochromie der Iris (siehe dort)
Hg	chemische Bezeichnung für Quecksilber
Histologie	Lehre von den Geweben des Körpers
H_2O	chemische Bezeichnung für Wasser
Homöopathie	alternatives Heilverfahren. Basiert auf dem Grundgedanken, dass sich eine Krankheit durch die gleiche Substanz, die bei einem Gesunden Krankheitssymptome hervorruft, heilen lässt, wenn man die Substanz in extrem starker Verdünnung verabreicht (potenziert)
HRF	Heidelberg-Retina-Flowmeter®. Gerät für die Scanning-Laser-Doppler-Flowmetrie (siehe dort)
HRT	Heidelberg-Retina-Tomograph®. Gerät für die Laser-Scanning-Tomographie (siehe dort)
hydrophil	Wasser liebend, d.h. ein Stoff, der gut wasserlöslich ist, ist hydrophil
hydrophob	Wasser abstossend, d.h. ein Stoff, der nicht gut wasserlöslich ist, ist hydrophob
Hyperglykämie	Überzuckerung
Hyperlipidämie	erhöhte Blutfette
Hypermetropie	Hyperopie (siehe dort)
Hyperopie	Weitsichtigkeit
Hypertension, okuläre	erhöhter Augendruck ohne Glaukomschaden. Patienten mit okulärer Hypertension entwickeln überdurchschnittlich häufig, aber nicht zwangsläufig einen Glaukomschaden
Hypertonie	arterielle Hypertonie = hoher Blutdruck; okuläre Hypertonie = erhöhter Augeninnendruck
Hypoglykämie	Unterzuckerung
Hypophyse	in der Sella turcica (vgl. empty sella) gelegene, hormonproduzierende Hirnanhangdrüse
Hypotonie	arterielle Hypotonie = niedriger Blutdruck; okuläre Hypotonie = erniedrigter Augeninnendruck
Hypotonie, orthostatische	siehe orthostatische Hypotonie
Hypoxanthin	Abbauprodukt des ATP (siehe dort)
Indocyaningrün	fluoreszierender Farbstoff, der besonders zur Darstellung der Aderhautgefäße geeignet ist

Indometacin	Schmerzmedikament, das die Prostaglandinsynthese hemmt
Infarkt, Infarzierung	Absterben eines Gewebes infolge eines Gefäßverschlusses
Infrarotstrahlung	unsichtbare elektromagnetische Strahlung, die in Form von Wärme wahrgenommen wird
Inhibitor	Hemmstoff
Innervation, innerviert	Versorgung eines Gewebes mit Nerven, an das Nervensystem angeschlossen
Insulin	in den Insellzellen der Bauchspeicheldrüse gebildetes Hormon, mit dessen Hilfe Zucker aus dem Blut in die Zellen aufgenommen werden kann
intermittierend	zeitweise, stoßweise auftretend (und zwischenzeitlich auch wieder nachlassend)
Intima	innerste Schicht einer Arterie
intraokulär	im Auge gelegen
intravenös	in der Vene, bzw. in die Vene hineingegeben
Ionenkanal	Kanal, durch den elektrisch geladene kleine Teilchen hindurchtreten können
Iridektomie	Operation, bei der ein Stückchen periphere Iris ausgeschnitten und so eine neue Verbindung zwischen Hinter- und Vorderkammer geschaffen wird, durch die das Kammerwasser abfließen kann
Iridotomie	Operation, bei der mit einem Laser ein Loch in die periphere Iris geschossen wird, durch das das Kammerwasser von der Hinter- in die Vorderkammer gelangen kann (vgl. auch Iridektomie)
Iris	Regenbogenhaut
Irisdiagnostik	alternativmedizinisches Verfahren, bei dem aufgrund von Beobachtungen an der Iris körperliche und seelische Krankheiten diagnostiziert werden. Naturwissenschaftlich ist sie nicht belegt
Ischämie	Blutarmut
Isoptere	Verbindungslinie aller Markierungspunkte gleicher Stimuli in der Gesichtsfelduntersuchung
Juvenil	jugendlich
juveniles Glaukom	Glaukomform, die auf einer ungenügenden Ausreifung des Kammerwinkels beruht. Die Drainagefunktion des Trabekelwerkes ist aber bereits so gut entwickelt, dass es, anders als beim angeborenen und beim kindlichen Glaukom (siehe

	dort), erst im jugendlichen Alter zum Druckanstieg kommt
Kalziumantagonist	Medikament, das den Eintritt von Kalzium in die Zelle blockiert und so u.a. zur Erweiterung der Blutgefäße führt, da es die Kontraktion der Gefäßmuskulatur hemmt
Kapillare	kleinstes Blutgefäß
Kapillarmikroskopie	mikroskopische Untersuchung der Durchblutung in den kleinsten Blutgefäßen, z.B. in den Kapillaren des Nagelbettes oder der Bindehaut des Auges
Karboanhydrase	Enzym, das die Umwandlung von Kohlendioxid und Wasser in Bikarbonat und umgekehrt beschleunigt
Kaspase	Enzym, mit dem sich eine Zelle selbst verdauen kann
Katarakt	siehe Cataract
kausal, Kausalzusammenhang	ursächlich
kindliches Glaukom	ein im weitesten Sinne angeborenes Glaukom (siehe dort), bei dem der Kammerwinkel ungenügend, aber bereits besser ausgereift ist als beim angeborenen Glaukom und bei dem der Augendruck infolgedessen erst innerhalb der ersten Lebensjahre ansteigt
Kirchenfensterphänomen	entsteht beim Pigmentdispersionssyndrom bzw. -glaukom: Die Iris verliert durch Reibung an den Zonulafasern an ihrer Rückfläche Pigment, dadurch kommt es zu speichenförmigen Aufhellungen. Strahlt nun Licht in das Auge ein, wird es wie immer durch den Augenhintergrund zurückgestreut, verlässt nun das Auge aber nicht nur durch die Pupille, sondern auch durch die an Kirchenfenster erinnernden Irisdefekte
Kneippkur	nach dem Pfarrer Sebastian Kneipp benannte Kur, bestehend aus (Wechsel-) Gussbehandlungen mit Wasser, mechanischen Reizen («Wassertreten»), Wickeln und Bädern mit therapeutischen Zusätzen
Koagulation	Verklumpung, gezielte Zerstörung von Gewebe mit (Diathermie-) Strom
Konjunktiva	siehe Conjunctiva
Konjunktivitis	siehe Conjunctivitis

Konstriktion	Zusammenziehung
Kontraindikation	Gegenanzeige
Kontraktion, kontrahieren	Zusammenziehung; zusammenziehen, anspannen
Kornea	siehe Cornea
korpuskulär, Korpuskel	Körperchen, Materieteilchen
Kortikoid	Syn.: Steroid. Hormon, das in der Nebennierenrinde gebildet wird. Es werden verschiedene Gruppen von Kortikoiden unterschieden, die alle aus der Ausgangssubstanz Cholesterin entstehen: Mineralokortikoide, Glukokortikoide und Sexualhormone. Die Glukokortikoide beeinflussen u.a. den Kohlenhydratstoffwechsel, die Mineralokortikoide regulieren die Elektrolytkonzentration des Blutes
Krukenbergspindel	beim Pigmentdispersionssyndrom vorkommende spindel- oder dreieckförmige Pigmentablagerung an der Innenseite der Hornhaut
Kryokoagulation	Gewebszerstörung durch Kälteapplikation
Lamina cribrosa	siebförmige Bindegewebsplatte der Sklera, durch die die Nervenfasern das Auge verlassen
Laser	engl.: light amplification by stimulated emission of radiation; Lichtverstärkung durch stimulierte Strahlungsemission. Mittels spezieller Technik erzeugter, einfarbig kohärenter Lichtstrahl, der in der Medizin zum Schneiden oder zum Koagulieren, aber auch zum Abtasten von Gewebe verwendet wird
Laser-Doppler-Flowmetrie	Verfahren, bei dem sich der Blutfluss im Kapillargebiet der Netzhaut und des Sehnerven mit Hilfe eines Lasers darstellen lässt
Laser-Doppler-Velocimetry	Messung der Blutflussgeschwindigkeit in einem Blutgefäß mit einem Laser
Laser-Scanning-Tomographie	bildhafte Darstellung eines Gewebes durch Abtastung mit einem Laserstrahl
Latanoprost	Prostaglandin-Analogon
Latenzzeitverlängerung	«Verspätete» Reaktion der Sehrinde auf einen Netzhautreiz, siehe auch VEP
Lens	Augenlinse
Leukozyten	weiße Blutkörperchen
Levobonolol	Betablocker

Limbus	wörtl.: Grenzwall, in unserem Zusammenhang der Übergang von Cornea zu Sklera
Lokalanästhesie	örtliche Betäubung
Lumen	innere Gefäßlichtung, innerer Gefäßdurchmesser
Lupus erythematodes	generalisierte Autoimmunerkrankung mit klinisch stark variierendem Krankheitsbild: Arthritiden (Gelenkentzündungen), Hauterscheinungen, neurologische Störungen, Nierenbefall, Blutbildveränderungen u.v.m.
Lymphozyten	Untergruppe der weißen Blutkörperchen, die der Infektionsabwehr dient
Magnetresonanzverfahren	auch: Kernspintomographie. Bildgebendes Verfahren, bei dem die Eigenrotation (der Kernspin) von Wasserstoffatomen in ihrer Ausrichtung zunächst durch ein künstlich angelegtes Magnetfeld beeinflusst und dann durch einen kurzen Hochfrequenzimpuls verändert wird, sodass die Protonen bei der Rückkehr in ihre ursprüngliche Ausrichtung elektromagnetische Wellen aussenden. Diese Resonanzsignale werden in verschiedenen Aufnahmepositionen gemessen, und so enthält man – mit computergestützter Analyse – Informationen über die Zusammensetzung der einzelnen Gewebe- bzw. Körperschichten
Makuladegeneration	Funktionsverlust bzw. -reduktion der Makula, häufig altersbedingt
Makula lutea	wörtl.: «gelber Fleck». In unserem Zusammenhang ist die Stelle des schärfsten Sehens in der Netzhautmitte gemeint. In der Mitte der Makula befindet sich die Netzhautgrube, die nur Zapfen enthält
Makulaödem	Wasseransammlung im Bereich der Makula
Makulopathie	krankhafte, nichtentzündliche Veränderung der Makula
maligne	bösartig
malignes Glaukom	siehe Ziliarblockglaukom
Mannitol	Osmotikum (siehe dort)
MAO-Hemmer	Medikament zur Behandlung von Depressionen. Monoaminooxidasen bauen Katecholamine (z.B. Noradrenalin, Serotonin) ab, was durch die MAO-Hemmer unterbunden wird
MD	Begriff aus der Perimetrie: Abk. von «mean de-

	fect», gibt den Wert für den über die Testorte gemittelten Gesichtsfeldschaden an
Melanin	braun-schwarzes Pigment, das u.a. für die Färbung von Haut, Haaren, Aderhaut und Iris verantwortlich ist
Melanozyt	melaninproduzierende Zelle
Membran	Häutchen, Grenzschicht
Membranpotential	elektrisches Spannungspotential, das sich entlang einer Membran (z.B. einer Zellmembran) aufbaut, die zwei verschiedenartige Ionenlösungen voneinander trennt
Mesoderm	mittleres embryonales Keimblatt, aus dem u.a. Skelett, Muskeln, Herz, Blutgefäße gebildet werden
Metamorphopsie	Verzerrtsehen
Methazolamid	Karboanhydrasehemmer
Miosis	enge Pupille
Miotikum, -ka	pupillenverengendes Medikament
Mitochondriopathien	Gruppe von Krankheiten, die auf einer oder mehreren Mutationen (siehe dort) der mitochondrialen (siehe Mitochondrien) DNA (siehe dort) beruhen
Mitochondrium	Zellorganelle, «Kraftwerk» der Zelle, in dem Zucker und Fette zur Energiegewinnung verbrannt werden
Mitomycin C	Zytostatikum (siehe dort)
mmHg	Millimeter Quecksilbersäule. Einheit, in der der Augeninnendruck angegeben wird
Molekül	aus zwei oder mehr Atomen zusammengesetztes chemisches Teilchen
monochromatisch	einfarbig
monocular	einäugig
Morbus	Krankheit
Morbus Crohn	unspezifische, vermutl. autoimmunologische Entzündung, die alle Abschnitte des Magen-Darm-Traktes betreffen kann, am häufigsten aber den unteren Dünndarm und den Dickdarm befällt
Morphologie	Lehre vom Aufbau der Körperform, -gestalt
Mouches volantes	Wahrnehmung von Gebilden, die «fliegenden Mücken» ähneln. Sie entstehen durch altersabhängige Strukturveränderungen des Glaskörpers
MRI	engl.: magnetic resonance imaging, siehe Magnetresonanzverfahren

Mukopolysaccharid	sich zu großen Molekülen zusammenlagernde Aminozucker
Multiple Sklerose	entzündliche Erkrankung unklarer Ursache, bei der es zum Auftreten von Entmarkungsherden im zentralen Nervensystems kommt, die eine Reihe von Ausfallerscheinungen hervorrufen können
Mutation	Veränderung der Erbsubstanz unterschiedlichen Ausmaßes: Ebenso wie ein ganzes Chromosom sich verändern oder verloren gehen kann, kann auch nur ein einzelnes Gen oder eine einzige Purinbase von der Mutation betroffen sein. Die Ursachen für eine Mutation sind vielfältig und nicht immer erkennbar (man spricht dann von einer Spontanmutation), die Mutationen können aber auch z.B. im Rahmen der Zellteilung oder durch Strahlenschädigung auftreten
Mydriasis	weite Pupille
Mydriatikum	pupillenerweiterndes Medikament
Myelin	Lipoprotein (siehe Myelinscheide)
Myelinscheide	auch: Markscheide. Aus Myelin aufgebaute Isolierscheide, die die Nervenfasern mantelförmig umhüllt
Myokard	Herzmuskel
Myopie	Kurzsichtigkeit
Nachstar	häufig zu einer Sehverschlechterung führende Eintrübung der Linsenhülle nach einer Kataraktoperation
Nachstardiszision	Beseitigung des Nachstars durch Sprengung der getrübten Linsenhülle mittels Laser
Napfkucheniris	auch: Iris bombata. Wenn die Iris im Pupillarbereich, z.B. nach einer Entzündung, zirkulär mit der Linsenvorderfläche verklebt, kann das Kammerwasser nicht mehr von der Hinter- in die Vorderkammer gelangen. Die Irisperipherie wird durch den Druck in der Hinterkammer napfkuchenartig nach vorn gewölbt und verlegt den Kammerwinkel
Nekrose	Zelltod
Neodynium-YAG-Laser	Neodynium-Yttrium-Argon-Granat-Laser (siehe Laser)
Neovaskularisation	pathologische Gefäßneubildung

Neovaskularisations-glaukom	Glaukomform, bei der neu in den Kammerwinkel eingewachsene Blutgefäße den Kammerwasserabfluss blockieren
Nerve Fiber Analyzer	Nerve Fiber Analyzer GDx®. Gerät zur Analyse der Nervenfaserschichtdicke
Nervus	Nerv
Nervus opticus	Sehnerv
Neurofibromatose	Erkrankung, bei der gutartige, meist von den Myelinscheiden (siehe dort) ausgehende Tumoren zu Verdrängungssymptomatik und neurologischen Ausfallerscheinungen führen. Die Neurofibrome können mit anderen Symptomen vergesellschaftet sein (z.B. Pigmentflecken, Skelettveränderungen usw.) Liegt eine definierte Menge an Symptomen vor, spricht man von einer Neurofibromatosis generalisata (auch als Morbus Recklinghausen bekannt)
Neuron	Nervenzelle
Neuroprotektion	Schutz der Nervenzellen vor der Wirkung von schädigenden Einflüssen
neuroretinaler Randsaum	der Bereich der Papille, der mit Nervenfasern ausgefüllt ist
Nifedipine	Kalziumantagonist
Nimodipin	Kalziumantagonist
non-responder	Patient, der nicht auf ein bestimmtes Medikament anspricht
Noradrenalin	Botenstoff des sympathischen Nervensystems
Norepinefrin	= Adrenalin
Normaldruckglaukom	siehe Offenwinkelglaukom, primäres
Nukleosid	Verbindung von Desoxiribose bzw. Ribose und einer Purinbase
Octopus®	automatisches Perimetriegerät
Ocular Blood-Flow System (OBF)	Verfahren, bei dem durch den arteriellen Puls bedingte Druckschwankungen im Auge gemessen werden. Von der Größe der Druckschwankungen kann auf die Durchblutungsgröße geschlossen werden
Oculus	Auge
Ocusert	drucksenkendes Medikament, bei dem der Wirkstoff Pilocarpin in ein Polymer (siehe dort) eingeschlossen ist, welches das Pilocarpin innerhalb von Tagen allmählich freisetzt (Depotwirkung)

Ödem	durch Wasseransammlung bedingte Gewebsschwellung
Offenwinkelglaukom, primäres	Glaukomform, bei der der Kammerwinkel bei der Betrachtung unauffällig ist. Der Zugang zum Trabekelwerk ist also frei, der Abflusswiderstandes muss im Trabekelwerk selbst liegen. Das primäre Offenwinkelglaukom wird in einigen Lehrbüchern noch einmal unterteilt: In das chronische Offenwinkelglaukom mit erhöhtem Augendruck und in das Normaldruckglaukom. Ein Patient mit einem Normaldruckglaukom hat einen Glaukomschaden, obwohl sein Augendruck die Normgrenze nie überschreitet. Die Normgrenze wird meistens bei 21 mmHg festgelegt, die Übergänge zwischen Hochdruck- und Normaldruckglaukom sind fließend
okuläre Hypertension	erhöhter Augendruck ohne nachweisbaren Glaukomschaden
okuläres vasospastisches Syndrom	Begriff, der eingeführt wurde, um die Augenbeteiligung am vasospastischen Syndrom zu beschreiben. Charakteristisch sind vor allem (stressinduzierbare) diffuse Gesichtsfeldausfälle bei erhaltener Sehschärfe, die gut auf eine Behandlung mit Kalziumantagonisten ansprechen
Okziput, okzipital	Hinterhaupt, am Hinterhaupt gelegen
Onkologe	Arzt, der sich auf die Behandlung von bösartigen Tumorleiden spezialisiert hat
Onkotischer Druck	Gewebsdruck; Sogwirkung, mit der im Blut vorkommende Eiweiße Flüssigkeit aus dem Gewebe in die Blutbahn ziehen, um es vor einer Aufquellung zu schützen
Opacity Lens Meter (OLM)®	Instrument zur Quantifizierung von Linsentrübungen
Ophthalmologe	Augenarzt
Ophthalmologie	Augenheilkunde
Opsin	Eiweiß, das zusammen mit dem Retinal das Rhodopsin (siehe dort) bildet
oral	mündlich, durch den Mund, auf den Mund bezogen
Orbita	Augenhöhle
Orthoptik	Lehre von den Augenbewegungen und ihren

	Störungen, früher auch Sehschule genannt
Orthostase	aufrechte Körperhaltung
orthostatische Hypotonie	verstärkter Blutdruckabfall beim Lagewechsel vom Liegen zum Stehen
Osmose	die Passage eines Lösungsmittels von einer Lösung mit niedriger zu einer Lösung mit höherer Konzentration, wenn die beiden Lösungen durch eine Membran getrennt sind, die die Passage der gelösten Moleküle, nicht aber die des Lösungsmittels selbst verhindert
Osmotikum, -a	osmotisch wirksames Medikament
oxidativer Schaden	durch Sauerstoffradikale hervorgerufene pathologische Oxidation
Pankreas	Bauchspeicheldrüse
Papille	Sehnervenkopf
Papillenexcavation	Aushöhlung des Sehnervenkopfes
Paraesthesie	körperliche Missempfindung, z.B. Kribbelgefühl in den Händen («Ameisenlaufen»)
Parasympathikus, parasympathisch	ein Teil des autonomen Nervensystems (siehe dort). Die Erregung des parasympathischen Nervensystems regt u.a. die Aktivität des Magen-Darm-Traktes an, am Auge ruft sie eine Verengung der Pupille hervor. Parasympathikus und Sympathikus bilden quasi zwei Gegenspieler. Der Parasympathikus ist in der Ruhe-, der Sympathikus in der Stressphase aktiviert (vgl. Sympathikus)
Pathologie	Lehre von den krankhaften Veränderungen des Körpers
pathologisch	krankhaft
Perfusion	Durchblutung
peri-	um-, herum
Perimeter	Gerät zur Messung des Gesichtsfeldes
Perimetrie	Gesichtsfelduntersuchung
peripher	am Rande, fern vom Zentrum gelegen
Permeation, permeieren	Durchwanderung, durchwandern
PET	Positronen-Emissions-Tomographie. Bildgebendes Verfahren, bei dem der Patient ein Pharmakon aufnimmt, das Positronen ausstrahlt. Die Verteilung des Medikamentes im Körper lässt sich computertomographisch darstellen
Peter'sche Anomalie	Missbildung, die mit einer zentralen Trübung der

	Hornhaut und weiteren Fehlbildungen am Auge einhergeht und die nicht selten mit einem Glaukom und Erkrankungen des zentralen Nervensystems und des Herz-Kreislaufsystems kombiniert ist
PEX	siehe Pseudoexfoliationssyndrom
PG	Abkürzung für Prostaglandin (siehe dort)
Pharmakokinetik	Lehre von der Aufnahme, Verteilung, Weiterverarbeitung und Ausscheidung eines Medikaments durch den Organismus
Photokoagulation	Gewebszerstörung durch Licht (heute meist mit Laserlicht)
Photorezeptoren	lichtempfindlichen Sinneszellen der Netzhaut. Es werden Stäbchen und Zapfen unterschieden, wobei die Stäbchen für das Dämmerungs- und Nachtsehen, die Zapfen für das Tag- und Farbensehen verantwortlich sind
pH-Wert	entspricht dem negativen Logarithmus der Wasserstoffionen (H^+) Konzentration. Der pH-Wert gibt an, ob eine Lösung sauer (pH < 7), basisch (pH > 7) oder neutral (pH = 7) ist
Physiologie	Lehre von den natürlichen Organfunktionen bzw. Lebensvorgängen des Körpers
physiologisch	normal, gesund. Gegenteil von pathologisch (siehe dort)
Phytotherapie	Behandlung mit Pflanzen und Pflanzenextrakt
Pigment	Farbstoff
Pigmentblatt	zwischen Netzhaut und Aderhaut gelegene, pigmentreiche Gewebsschicht
Pigmentdispersionsglaukom	Glaukom, bei der es im Rahmen eines Pigmentdispersionssyndroms (siehe dort) zu Pigmentablagerungen im Kammerwinkel gekommen ist, die so ausgeprägt sind, dass sie den Kammerwasserabfluss durch das Trabekelwerk behindern
Pigmentdispersionssyndrom	Ablagerung von Irispigment in allen von Kammerwasser umspülten Anteilen des Auges (vgl. auch Pigmentdispersionsglaukom, Kirchenfensterphänomen, Krukenbergspindel)
Pilocarpin	zur Gruppe der Alkaloide gehörendes Cholinergikum
Plateau-Iris	der Plateau-Iris-Mechanismus beruht darauf, dass sich eine Iris, die von vornherein bestimm-

	te Veränderungen oder einen vorverlagerten Ansatz aufweist, bei einer Pupillenerweiterung peripher so verdickt, dass sie den Kammerwinkel verschließt
POG	Abk. für Primäres Offenwinkelglaukom, siehe Offenwinkelglaukom, primäres
Polymer	aus mehreren Molekülen zusammengesetzte Substanz
postoperativ	nach der Operation
postsynaptisch	hinter dem synaptischen Spalt, am Erfolgsorgan gelegen
Prädisposition	Veranlagung bzw. Eigenschaft, die das Auftreten einer Krankheit begünstigt
Präeklampsie	schwangerschaftsinduzierter Bluthochdruck, kombiniert mit ausgedehnten Ödemen und erhöhter Proteinkonzentration im Urin. Vasospasmen der Hirngefäße scheinen eine wesentliche Komponente der Erkrankung darzustellen
präsynaptisch	vor dem synaptischen Spalt, am Nervenende gelegen
Presbyopie	Altersweitsichtigkeit
primäres Offenwinkelglaukom	siehe Offenwinkelglaukom, primäres
pro drug	Medikament, dessen eigentlicher Wirkstoff an ein Trägermolekül gekoppelt ist, von dem er erst an seinem Wirkungsort abgespalten wird. Dadurch lassen sich Nebenwirkungen reduzieren
proliferativ	wachsend, wuchernd
Propanolol	Betablocker
Prophylaxe, prophylaktisch	Vorbeugemaßnahme, vorbeugend
Prostaglandin	zu den Eicosaniden (siehe dort) gehörende, hormonähnliche Substanzgruppe, die eine Vielzahl von Aufgaben im Bereich der Zell- und Gewebsfunktion übernimmt. So können sie z.B. die Durchblutungssituation eines Gewebes beeinflussen, die Körpertemperatur erhöhen, die Geburtswehen stimulieren usw.
Prostatacarcinom, metastasierendes	bösartiger, Tochtergeschwülste setzender Prostatatumor
Protein	Eiweiß
Pseudoexfoliationsglaukom	Glaukom, bei dem es im Rahmen eines Pseudo-

	exfoliationssyndroms (siehe dort) zu Eiweißablagerungen im Kammerwinkel gekommen ist, die so ausgeprägt sind, dass sie den Kammerwasserabfluss durch das Trabekelwerk behindern
Pseudoexfoliationssyndrom	Ablagerung von (vermutlich aus dem Blut stammenden) abnormen Eiweißen in allen von Kammerwasser umspülten Anteilen des Auges (vgl. auch Pseudoexfoliationsglaukom)
Pseudophakie	Zustand, in dem ein Auge statt seiner natürlichen Linse eine Kunstlinse besitzt
Psychosomatik	Krankheitslehre, die psychische Einflüsse in die Erklärungsmodelle körperlicher Erkrankungen miteinbezieht bzw. diese Einflüsse auch als ursächlich für die Erkrankung ansieht
Pupillarblock	hier wird der normalerweise durch die Pupille erfolgende Abfluss des Kammerwassers von der Hinter- in die Vorderkammer blockiert. Durch den Druck, der sich in der Hinterkammer aufbaut, wird die Irisperipherie nach vorn verlagert. Dadurch wird der Kammerwinkel verlegt, das Kammerwasser kann nicht ablaufen. Besonders anfällig für einen Pupillarblock sind alte, weitsichtige Patienten
Pupille	runde Sehöffnung in der Irismitte
Quantitativ	anzahl-, mengenmäßig
Radiär	strahlenförmig
Radiatio	Strahlung. In unserem Zusammenhang ist die Sehstrahlung gemeint, die hintere Hälfte der Sehbahn
Radikal	siehe Sauerstoffradikal
Raynaud'sche Krankheit	anfallsartige Vasokonstriktion der Fingerarterien, bei der es zuerst zu einer Weißfärbung, dann zu einer Blaufärbung und schließlich infolge der Wiederdurchblutung zur Rotfärbung der Finger kommt. Bei längerem Bestehen der Krankheit kann es zu Gefäßwandschädigungen und nachfolgendem Gewebstod kommen. Frauen sind wesentlich häufiger betroffen als Männer
Refraktion	Brechkraft des Auges bzw. eines optischen Systems
refraktionieren	Ausmessen der Refraktion, Refraktionsbestimmung

Reoperation	erneute Operation
Reperfusion	Wiederdurchblutung im Anschluss an eine Phase der Mangeldurchblutung
Reperfusionsschaden	hauptsächlich durch oxidativen Stress hervorgerufener Schaden, der im Rahmen der Reperfusion entsteht
Resorption	Stoffaufnahme
responder	Mensch, der auf ein bestimmtes Medikament anspricht
Retina	Netzhaut
Retinal	wird vom Körper aus Retinol (Vitamin A) hergestellt und bildet zusammen mit dem Opsin das Rhodopsin (siehe dort). Das Retinal kann zwei Konfigurationen einnehmen: Eine sog. 11-cis und eine all-trans-Konfiguration
retinaler Angiospasmus	Krampf eines Netzhautgefäßes
Retinitis pigmentosa	Überbegriff für eine Reihe von Netzhauterkrankungen, die zu fortschreitendem Seh- und Gesichtsfeldverlust und zur Nachtblindheit führen. Bei der klassischen Form der Retinitis pigmentosa finden sich Pigmentablagerungen in der Netzhaut, die langsam von peripher nach zentral fortschreiten.
Retinopathie	nicht-entzündliche Netzhauterkrankung
retro-, retrobulbär	hinter, hinter dem Augapfel
Retrobulbäranästhesie	Anästhesie, bei der das Betäubungsmittel hinter den Augapfel injiziert wird, hierdurch werden die Schmerzfasern ausgeschaltet, der Sehnerv betäubt und die Augenmuskeln ruhig gestellt
Retrobulbärneuritis	Auch: Neuritis nervi optici, hinter dem Augapfel gelegene Sehnervenentzündung
reversibel	rückbildungsfähig
Rezeptor	Signalempfänger eines Zielorgans
Rezidiv	Rückfall
rheumatoide Arthritis	auf Autoimmunmechanismen beruhende, chronisch-entzündliche Systemerkrankung, bei der es aufgrund einer Entzündung der Gelenkkapsel zu Gelenk-, Sehnenscheiden- und Schleimbeutelentzündungen kommt
Rhodopsin	Aus Opsin und 11-cis-Retinal zusammengesetztes Sehpigment, das als Membranprotein in die Stäbchen und Zapfen eingelagert ist. Trifft ein Lichtimpuls auf das Rhodopsin, so wandelt sich das 11-cis-Retinal in all-trans-Retinal um, wo-

	durch die Verbindung zwischen Opsin und Retinal gelöst wird. Bei diesem Zerfall entsteht ein elektrischer Nervenimpuls, der an das Gehirn weitergeleitet wird. Anschließend wird das all-trans-Retinal wieder zum 11-cis-Retinal umgewandelt
Ribosom	Zellgranulum, das an der Proteinbiosynthese (also an der Eiweißproduktion) beteiligt ist
RNA	engl.: ribonucleic acid
RNS	Ribonukleinsäure. Zur Produktion von Proteinen benötigte «Kopie» der DNS
Rubeosis iridis	pathologische Neubildung von Blutgefäßen auf der Iris (siehe auch Neovaskularisation)
rudimentär	unterentwickelt, verkümmert
Sakkade	sprunghafte, unwillkürliche Augenbewegung
sakkadische Suppression	unbemerkt ablaufende Bildunterdrückung während einer Blicksakkade
Sauerstoffradikal	Sauerstoffatom, das ein ungepaartes Elektron besitzt und daher sehr reaktionsfreudig ist
scanning	punktweises Abtasten
Schlemm'scher Kanal	im Kammerwinkel hinter dem Trabekelwerk gelegener Kanal, durch den das vom Ziliarkörper gebildete Kammerwasser das Auge verlässt
Schwalbe-Linie	kollagene Trennungslinie zwischen Hornhaut- und Trabekelwerkendothel
Sediment	Bodensatz
Sehrinde	der Teil des Gehirns, in dem die Sehinformation verarbeitet wird
Sehtraining	Kombination aus Augen- und Entspannungstraining des gesamten Körpers. Einfluss auf Augenerkrankungen wurde bislang nicht bewiesen
Sekundärglaukom	Glaukome, die nicht primär, sondern sekundär als Folge anderer Augenerkrankungen, -verletzungen und -operationen aufgetreten sind
semi-, semipermeabel	halb-, halbdurchlässig
Sezernierung, sezernieren	Absonderung, absondern
Sklera	Lederhaut
Sklerektomie, tiefe	Glaukomoperation, bei der das Kammerwasser durch die Sklera abfließen kann. Im Gegensatz zur Trabekulektomie (siehe dort) wird keine durchgreifende Öffnung vorgenommen, d.h. ein Teil des Schlemm'schen Kanals und das Trabekelwerk bleiben bestehen

Skotom	inselförmiger Gesichtsfeldausfall
SmartLens	Kontaktlinse zur dynamischen Augeninnendruckmessung
soma, somatisch	Körper, auf den Körper bezogen
SPECT	Abk. für Single-Photon-Emissions-Computertomographie, bildgebendes Verfahren, bei dem mit Hilfe von Gammastrahlen die Aktivität eines Gewebes (z.B. Herz, Hirn) untersucht wird
Stäbchen	siehe Photorezeptoren
Stereosehen	beidäugiges, dreidimensionales Sehen
steril	keimfrei
Steroid	siehe Kortikoid
Stimulus	Reiz
Strabismus	Schielen
Stroma	Gewebegerüst eines Organs
sub-	unter-
Subkonjunktivalanästhesie	Anästhesie, bei der das Betäubungsmittel unter die Bindehaut des Auges injiziert wird, hier wird Schmerzfreiheit im Operationsfeld erreicht, der Patient kann aber noch sehen und die Augenmuskeln leicht bewegen (vgl. Retrobulbäranästhesie)
Suppression	Unterdrückung
Sympathikolytika	Substanzen, die die Sympathikuswirkung hemmen
Sympathikomimetika	Substanzen, die die Sympathikuswirkung verstärken
Sympathikus, sympathisch	Teil des autonomen Nervensystems (siehe dort). Die Erregung des sympathischen Nervensystems führt u.a. zur Steigerung von Blutdruck, Herz- und Atemfrequenz und zur Pupillenerweiterung, gleichzeitig wird die Aktivität des Magen-Darm-Traktes gehemmt. Sympathikus und Parasympathikus bilden quasi zwei Gegenspieler. Der Sympathikus ist in der Stress-, der Parasympathikus in der Ruhephase aktiviert (vgl. Parasympathikus)
Symptom	Merkmal
Syndrom	Komplex von mehreren Symptomen
Synechie	Verklebung, Verwachsung
Synthese	Herstellung, Zusammensetzung
systemisch	generalisiert, ein Organsystem betreffend
Systole, systolisch	Systole ist die Kontraktionsphase der Herzens

Tachykardie	beschleunigter Herzschlag
Tenon	bindegewebige Hülle, die Augapfel und Augenmuskeln umgibt
Tenon'sche Kapsel	siehe Tenon
Tensio	Druck
Tetracain	Lokalanästhetikum
Thermographie	Technik, mit der die von einem Körper ausgehende Infrarotstrahlung (Wärmestrahlung) berechnet und sichtbar gemacht werden kann
Thermokoagulation	Gewebszerstörung mittels Wärmeapplikation
Thrombose	Bildung eines (gefäßverstopfenden) Blutpfropfens
Thrombozyt	Blutplättchen
Thrombozyten-aggregationshemmer	Medikament, das die Blutgerinnung hemmt, indem es die Aneinanderlagerung der Blutplättchen verhindert (vgl. auch Antikoagulantium)
Thrombus	Blutgerinnsel
Thymin	Purinbase, Bestandteil der DNS, bildet mit Desoxyribose bzw. Ribose Nukleoside
Timolol	Betablocker
Tinnitus	Ohrensausen
Tonometrie	Druckmessung
toxisch	giftig
Trabekelwerk	im Kammerwinkel gelegenes Maschenwerk, durch das das Kammerwasser austritt
Trabekulektomie	augendrucksenkende Operation, bei der das Kammerwasser durch einen operativ angelegten Skleraltunnel unter die Bindehaut geleitet wird und dort ein sogenanntes Sickerkissen bildet. Vom Si-ckerkissen aus kann das Wasser über die Venen und die Lymphgefäße der Bindehaut abfließen
Trabekuloplastik	augendrucksenkende Operation, bei der Laserherde mit einem Argonlaser zirkulär in das Trabekelwerk eingebracht werden. Die hierbei entstehenden Vernarbungen können mit einer gewissen zeitlichen Verzögerung zur Drucksenkung führen
Trabekulotomie	drucksenkender Eingriff beim konnatalen und kindlichen Glaukom. Um den Abfluss des Kammerwassers zu verbessern bzw. erst zu ermöglichen, werden die innere Wand des Schlemm'schen Kanals und das Trabekelwerk mit einem

	spezielles Instrument, dem sog. Trabekulotom, eingeschnitten (vgl. auch Goniotomie)
trans-	durch, hindurch
Transillumination	Durchleuchtung
transskleral	durch die Lederhaut hindurch
Triplet	Gruppe von drei Basen, die eine Aminosäure kodieren
Türflügelöffnung	Technik bei der Trabekulektomie (siehe dort), bei der ein kleiner Gewebelappen türflügelartig aus der Sklera freipräpariert wird
Ulcus	Geschwür
Ulzerierung	Geschwürbildung
Unoproston	Prostaglandinabkömmling, wird als Medikament zur Augendrucksenkung eingesetzt
Uvea	Gefäßhaut und gleichzeitig mittlere Schicht des Auges, die aus Choroidea, Ziliarkörper und Iris besteht
Vas	Gefäß
vasoaktiv	gefäßaktiv. Eine vasoaktive Substanz ist eine Substanz, die die Gefäßweite beeinflussen kann
vasokonstriktorisch, Vasokonstriktion	Engstellung der Blutgefäße
Vasospasmus	krampfartige Gefäßverengung
Vasospastisches Syndrom	Syndrom, bei dem der Patient auf Reize wie z.B. Stress und Kälte intensiver mit einer Gefäßverengung reagiert als ein Gesunder
Vene	Blutgefäß, das das Blut zum Herzen hin transportiert
Venosthase-Syndrom	Abflussbehinderung der retinalen Netzhautvenen mit Blutrückstauung, in schweren Fällen mit Netzhautischämie und Blutungen; früher Venenthrombose genannt
VEP	Visuell Evozierte Potentiale. Ihre Ableitung erfolgt über am Hinterkopf platzierte Elektroden, sie messen die Änderung der elektrischen Felder der Sehrinde und vermitteln so ein Bild der bei Netzhautbelichtung enstehenden Hirnpotentiale
Videokapillarmikroskopie	Verfahren, mit dem die Durchblutung in den kleinsten Blutgefäße (Kapillaren) unter dem Mikroskop sichtbar gemacht und zur genaueren Analyse mit einer Kamera aufgezeichnet wer-

	den kann. Die Untersuchung wird aus praktischen Gründen meist an den Kapillaren des Nagelfalz durchgeführt
viskös	zäh (-flüssig), klebrig
Viskokanalostomie	drucksenkende Operation, bei der der Schlemmsche Kanal mit einer viskösen Substanz durchgespült und somit aufgedehnt wird
visuell	sichtbar, das Sehen betreffend
visuell evozierte Potentiale	siehe VEP
Visus	Sehschärfe
Vitreus	Glaskörper
Vortex, Vortexvene	wirbelförmige Skleralvene
Winkelblockglaukom	Glaukomform, bei der das Trabekelwerk und damit der Abflussweg des Kammerwassers ganz oder teilweise durch die periphere Iris verlegt ist
Zapfen	siehe Photorezeptoren
Zentralvenenthrombose	Verschluss der Hauptvene der Netzhaut
ziliolentikulärer Block	seltene, akute Glaukomform, bei der der Ziliarkörper die Linse berührt und das Kammerwasser in den Glaskörperraum gepresst wird. Iris und Linse werden hierdurch nach vorn gepresst und verlegen den Kammerwinkel
Zonulafasern	Aufhängeapparat der Augenlinse
Zyklodialyse	augendrucksenkende Operation, bei der durch Ablösung des Ziliarkörpers eine direkte Verbindung zwischen Vorderkammer und Aderhaut geschaffen wird. Da die drucksenkende Wirkung schlecht dosierbar ist, wird diese früher recht verbreitete Technik heute nur noch selten angewandt
Zyklofotokoagulation	drucksenkender Eingriff, bei der der kammerwasserproduzierende Ziliarkörper mit einem Laser teilweise zerstört wird
Zytochrom	Protein der Atmungskette in den Mitochondrien (siehe dort), das fähig ist, Elektronen zu übertragen und so einen Beitrag zur Energiegewinnung leistet
Zytostatikum	Medikament, das in der Lage ist, die Zellteilung (z.B. von Tumorzellen) zu hemmen

Z 2 Medikamentenverzeichnis

Drucksenkende Medikamente in der Schweiz

	Wirkstoff	Augentropfen	Salbe Gel	Tabletten
Betablocker				
Arteoptic 0,5%, 1%, 2%	Carteolol	X		
Betoptic S	Betaxolol	X		
Betoptic SDU	Betaxolol	X		
Nyolol Gel 0,1%	Timolol	X		
Oftan Timolol 0,25%, 0,5%	Timolol	X		
Timosol 0,1%, 0,25%, 0,5%	Timolol	X		
Timosol SDU 0,25%, 0,5%	Timolol	X		
Timoptic 0,1%, 0,25%, 0,5%	Timolol	X		
Timoptic-XE 0,25%, 0,5%	Timolol	X		
Turoptin 0,1%, 0,3%, 0,6%	Metripranolol	X		
Vistagan 0,1%, 0,25%, 0,5%	Levobunolol/ Liquifilm	X		
Betablocker+Pilocarpin				
Arteopilo 2%	Pilocarpin/ Carteolol	X		
Fotil	Pilocarpin/ Timolol	X		
Fotil-forte	Pilocarpin/ Timolol	X		
Ripix	Pilocarpin/ Metipranolol	X		
Timpilo 2%, 4%	Pilocarpin/ Timolol	X		

	Wirkstoff	Augentropfen	Salbe Gel	Tabletten
Miotika				
Glaucadrine	Aceclidin/ Adrenalin	X		
Glaucostat	Aceclidin	X		
Ismelin	Guanethidin	X		
Pilo H1 und H2	Pilocarpin	X		
Pilocarpin «Blache» 2%, 3%	Pilocarpin		X	
Spersacarbachol 1,5%, 3%	Carbachol	X		
Spersacarpine 0,5%, 1%, 2%, 3%	Pilocarpin	X		
Spersacarpine Augensalbe 2%	Pilocarpin		X	
Karboanhydrasehemmer				
Azopt	Brinzolamid	X		
Diamox 250 mg	Acetazolamid			X
Diamox sustet 500 mg	Acetazolamid			X
Glaupax 250 mg	Acetazolamid			X
Trusopt	Dorzolamid	X		
Adrenalin und Derivate				
Diopine 0,1%	Dipivefrin	X		
Weitere				
Alphagan 0,2%	Brimonidin	X		
Iopidine 0,5%	Apraclonidin	X		
Xalatan	Latanoprost	X		

Drucksenkende Medikamente in Deutschland

	Wirkstoff	Augen-tropfen	Salbe Gel	Tabletten
Betablocker				
Arteoptic 1%, 2%	Carteolol	X		
Arteoptic SDU 1%	Carteolol	X		
Arutimol 0,25%, 0,5%	Timolol	X		
Arutimol SDU 0,25%, 0,5%	Timolol	X		
Betamann 0,1%, 0,3%, 0,6%	Metipranolol	X		
Betoptima	Betaxolol	X		
Chibro-Timoptol 0,1%, 0,25%, 0,5%	Timolol	X		
Dispatim 0,25%, 0,5%	Timolol	X		
Dispatim 0,1% gl	Timolol	X		
Dispatim 0,25%, 0,5% SDU	Timolol	X		
Duratimol 0,1%, 0,25%, 0,5%	Timolol	X		
Glauconex 0,25%, 0,5%	Befunolol	X		
Glauco-Stulln	Pindolol	X		
Pindoptan 0,5%, 1%	Pindolol	X		
Timo-Comod 0,1%, 0,25%, 0,5% SDU	Timolol	X		
TimoEDO 0,5%, 0,25% SDU	Timolol	X		
Timohexal 0,1%, 0,25%, 0,5%	Timolol	X		
Timolol-POS 0,1%, 0,25%, 0,5%	Timolol	X		
Timolol-ratiopharm 0,25%, 0,5%	Timolol	X		
Timomann 0,1%, 0,25%, 0,5%	Timolol	X		
Tim-Ophtal 0,1%, 0,25%, 0,5%	Timolol	X		
Tim-Ophtal 0,1%, 0.25%, 0,5% SDU	Timolol	X		
Timosine	Timolol	X		
Timo-Stulln 0,25%, 0,5% SDU	Timolol	X		
Vistagan Liquifilm	Levobunolol	X		
Betablocker+Pilocarpin				
Normoglaucon	Metipranolol/ Pilocarpin	X		
Timpilo	Timolol/ Pilocarpin	X		
Betablocker+Karboanhydrasehemmer				
Cosopt	Timolol/ Dorzolamid	X		

	Wirkstoff	Augen-tropfen	Salbe Gel	Tabletten
Miotika				
Borocarpin 0,5%, 1%, 2%	Pilocarpin	X		
Carbamann 1%, 2%, 3%	Carbachol	X		
Isopto-Carbachol 0,75%, 1,5%, 2,25%, 3%	Carbachol	X		
Isopto-Pilocarpin 0,5%, 1%, 2%, 3%, 4%	Pilocarpin	X		
Jestryl viskos	Carbachol	X		
Pilocarpin ankerpharm 1%, 2%	Pilocarpin	X		
Pilocarpin ankerpharm 2%	Pilocarpin		X	
Pilocarpol 1%, 2%	Pilocarpin	X		
Pilogel	Pilocarpin		X	
Pilomann 0,5%, 1%, 2%, 3%	Pilocarpin	X		
Pilomann 2%	Pilocarpin		X	
Pilomann 1%, 2% SDU	Pilocarpin	X		
Pilopos 0,5%, 1%, 2%, 3%	Pilocarpin	X		
Pilopos 2%	Pilocarpin		X	
Pilo-Stulln 0,25% SDU	Pilocarpin	X		
Pilo-Stulln 1%	Pilocarpin	X		
Spersacarpin 1%, 2%, 3%	Pilocarpin		X	
Spersacarpin 0,25%, 0,5%, 1%, 2%	Pilocarpin	X		
Vistacarpin N Liquifilm	Pilocarpin	X		
Karboanhydrasehemmer				
Trusopt	Dorzolamid	X		
Diamox	Acetazolamid			X
Diclofenamid 50 mg	Dicolfenamid			X
Diuramid	Acetazolamid			X
Glaupax	Acetazolamid			X
Adrenalin und Derivate				
d Epifrin 0,1%,	Dipivefrin	X		
Glaucothil 0,1%	Dipivefrin	X		
Links-Glaukosan	Epinephrin	X		
Suprexon	Guanethidin/ Epinephrin	X		

	Wirkstoff	Augen-tropfen	Salbe Gel	Tabletten
Thiloadren N	Dipivefrin/ Pilocarpin	X		
Thilodigon 0,5%	Dipivefrin/ Guanethidin	X		
Weitere				
Alphagan	Brimonidin	X		
Aruclonin 1/8%, 1/16%	Clonidin	X		
Clonid-Ophtal 1/16%, 1/8%	Clonidin	X		
Clonid-Ophtal 1/8% SDU	Clonidin	X		
Dispaclonidin 1/8%	Clonidin	X		
Iopidine 0,5%	Apraclonidin	X		
Isoglaucon 1/16%, 1/8%, ¼%	Clonidin	X		
Isoptio-Pilomin	Pilocarpin/ Physostigmin	X		
Miochol-E	Acetyl-cholinchlorid	X		
Neostigmin-Stulln	Neostigmin	X	X	
Pilo-Eserin Dispersa	Pilocarpin/ Physostigmin	X		
Syncarpin	Pilocarpin/ Neostigmin/ Naphazolin	X		
Xalatan	Latanoprost	X		

Drucksenkende Medikamente in Österreich

	Wirkstoff	Augen-tropfen	Salbe Gel	Tabletten
Betablocker				
Beta-Ophtiole 0,1%, 0,3%, 0,6%	Metipranolol	X		
Betoptic S	Betaxolol	X		
Dispatim 0,1%	Timolol		X	
Glauconex 0,25%, 0,5%	Befunolol	X		
Timoftal 0,25%, 0,5%	Timolol	X		
Timolol «Santen» 0,25%, 0,5%	Timolol	X		
Timoptic 0,25%, 0,5%	Timolol	X		
Vistagan Liquifilm 0,1%, 0,25%, 0,5%	Levobunolol	X		
Betablocker+Pilocarpin				
Betacarpin	Pilocarpin/ Metipranolol			
Miotika				
Phospholinjodid 0,06%, 0,125%	Ecothiopathodid	X		
Pilocarpin «Agepha» 1%, 2%	Pilocarpin	X		
Pilocarpin Puroptal 1%, 2%	Pilocarpin/ Hydroxylpro-pylmethyl-cellulose	X		
Piloftal 2%	Pilocarpinbase	X		
Pilostigmin Puroptal	Synstigmin/ Pilocarpin	X		
Karboanhydrasehemmer				
Acetazolamid «Agepha»	Acetazolamid			X
Diamox 250 mg	Acetazolamid			X
Diamox retard 500 mg	Acetazolamid			X
Trusopt	Dorzolamid	X		

	Wirkstoff	Augen-tropfen	Salbe Gel	Tabletten
Sympathikomimetika				
Alphagan	Brimonidin	X		
Glaucothil 0,1%	Dipivefrin	X		
Iopidine 0,5%	Apraclonidin	X		
Isoglaucon 1/16%, 1/8%, ¼%	Clonidin	X		
Thiloadren	Dipivefrin/ Pilocarpin	X		
Thilodigon	Guanethidin/ Dipivefrin	X		
Weitere				
Xalatan	Latanoprost	X		

Z 3 Weiterführende Literatur

Die Literaturmenge zum Thema Glaukom ist in den letzten Jahren auf eine kaum mehr zu überschauende Größe angewachsen. Es existieren Zehntausende von Originalarbeiten, in denen die verschiedensten Aspekte des Glaukoms behandelt werden. Natürlich können wir hier nicht alle Publikationen auflisten. Vielmehr möchten wir an dieser Stelle einige Literaturempfehlungen geben, die selbstverständlich nicht wertend gemeint sind.

Lehrbücher

Allgemeines über die Augenheilkunde

Sinnvoll, wenn dem Leser das Gebiet der Augenheilkunde noch fremd ist.

Freyler H.: Augenheilkunde für Studium, Praktikum und Praxis. – Wien [usw.]: Springer, 1985

Spalton D. J., Hitchings R. A., Hunter P. A: Atlas der Augenkrankheiten. Dt. Übers. von Markus Pfeiffer, [Originaltitel: Atlas of clinical ophthalmology. – New York: Gower Medical Publishing]. – Stuttgart [usw.]: Thieme, 1987

Küchle H. J., Busse H.: Taschenbuch der Augenheilkunde. – 3. Aufl. – Bern [usw.]: Huber, 1991

Kanski J. J.: Clinical ophthalmology: a systematic approach. – 3rd ed. – Oxford: Butterworth-Heinemann, 1994

Sachsenweger M. (Hrsg): Augenheilkunde. – Stuttgart: Hippokrates, 1994. – (Duale Reihe)

Grehn F.: Augenheilkunde. – 27. Aufl. – Berlin [usw]: Springer, 1998. – (Springer-Lehrbuch)

Lang G. K.: Augenheilkunde: Verstehen – Lernen – Anwenden. – Stuttgart [usw.]: Thieme, 2000

Parrish K. II (ed.): Atlas of ophthalmology. – Philadelphia: Current Medicine, 1999. – (The University of Miami Bascom Palmer Eye Institute)

Interessante Teilaspekte der Augenheilkunde

werden in folgenden Lehrbüchern behandelt:

Kanski J. J.: The eye in systemic disease. – London [usw.]: Butterworth, 1986

Schultz-Zehden W. und Bischof F.: Auge und Psychosomatik. – Köln: Deutscher Ärzte-Verlag, 1986

Sachsenweger M.: Taschenbuch der Augenheilkunde in den Tropen. – Stuttgart [usw.]: Fischer, 1991

Straub W., Kroll P., Küchle H. J. (Hrsg.): Augenärztliche Untersuchungsmethoden. – 2. Aufl. – Stuttgart: Enke, 1995

Fechner P.U., Teichmann K. D.: Ocular therapeutics: pharmacology and clinical application. – Thorofare: SLACK Inc.,1998

Lehrbücher über das Glaukom

eine kleine Auswahl (ohne Anspruch auf Vollständigkeit):

Béchetoille A.: Glaucomes. – Paris: Alain Béchetoille/Pierre Dusser, 1987.

Ritch R., Shields M. B., Krupin Th. (eds.): The glaucomas. – St. Louis [usw.]: Mosby, 1989

Béchetoille A. (éd.): Glaucomes à pression normale – [S.l.]: Japperenard ; Angers: A. Béchetoille (éd.), 1990

Sampaolesi R.: Glaucoma. – 2ª ed. – Buenos Aires [et al.]: Editorial Medica panamericana, 1991

Grehn F., Mackensen G. G.: Die Glaukome. – Stuttgart: Kohlhammer, 1993

Shields M. B., Kriegelstein G. K.: Glaukom: Grundlagen, Differentialdiagnose, Therapie. – [Titel der amerikanischen Orig.-Ausgabe: Textbook of glaucoma. by M. B. Shields. – Baltimore [usw.]: Williams and Wilkins, 1992]. – Berlin [usw.]: Springer, 1993

Bavishi A. K., Nagpal P. N.: Glaucoma, changing concepts in management. – Ahmedabad: Bhargavi printers-Ranip, 1998

European Glaucoma Society: Terminology and Guidelines of Glaucoma. Editrice DOGMA®, Savona, 1998

Fehér J. (Hrsg.): Glaucoma. – Budapest: Akadmiai Kiado, 1998

Stamper R. L., Lieberman M. F., Drake M. V. (eds.): Becker-Shaffer's diagnosis and therapy of the glaucomas. – 7th ed. – St. Louis [usw.]: Mosby, 1999

Spezielle Aspekte des Glaukoms

werden in folgenden Büchern behandelt:

Jerndal T., Hansson H. A., Bill A.: Goniodysgenesis: a new perspective on glaucoma. – Copenhagen: Scriptor, 1978

Sherwood M., Spaeth G. L. (eds.): Complications of glaucoma therapy. – Thorofare: SLACK Inc., 1990

Drance St. M., Van Buskirk E. M., Neufeld A. H. (eds.): Pharmacology of glaucoma. – Baltimore [usw.]: Williams and Wilkins, 1992

Minckler Don S., Van Buskirk M. E.: Glaucoma. – Philadelphia: Lippincott, 1992. – (Color atlas of ophthalmic surgery series/edited by Kenneth W. Wright)

Thomas J. V. (ed.): Glaucoma surgery./Associated eds.: C. Davis Belcher III, Richard J. Simmons. – St. Louis [usw.]: Mosby, 1992

Gasser P.: Die Bedeutung der Videokapillarmikroskopie am Nagelfalz zur Abklärung akraler vasospastischer Phänomene. Bern: Huber 1993

Varma R., Spaeth G. L., Parker K. W.: The optic nerve in glaucoma. – Philadelphia: Lippincott, 1993

Alward W. L. M.: Color atlas of gonioscopy. – Barcelona: Wolfe [imprint]; North Chicago: Mosby, 1994

Drance St. M. and Anderson, D. R. (eds.): Optic nerve in glaucoma. – Amsterdam [usw.]: Kugler, 1995

Drance St. M. (ed.): Vascular risk factors and neuroprotection in glaucoma: update 1996. – Amsterdam [usw.]: Kugler, 1997

Bisantis C., Carella G.: Vascular system of the optic nerve and perioptic area. – Viterbo: Stampa United Printing, 1998

Gramer E., Grehn F. (eds.): Pathogenesis and risk factors of glaucoma. – Berlin [usw.]: Springer, 1999

Bücher der Basler Gruppe

sind, genau wie dieses Buch, alle an der Universitäts-Augenklinik Basel entstanden:

Kaiser H. J. und Flammer J.: Gesichtsfeldatlas. – Basel: Universitäts-Augenklinik, 1991 (Basel: Buser-Druck)

Kaiser H. J., Flammer J.: Atlas de campo visual. Übersetzung ins Spanische: R. Sampaolesi. – Basel: Clinica Oftalmologica de la Universidad, 1993 (Basel: Buser-Druck)

Kaiser H. J., Flammer J., Hendrickson Ph. (eds.): Ocular blood flow: new insights into the pathogenesis of ocular diseases. – Basel: Karger, 1996

Prünte Ch., Flammer J. (Hrsg.): Das Glaukom in der Praxis. – Basel, Karger, 1997

Haefliger I. O., Flammer J. (Hrsg.): Nitric Oxide and Endothelin in the Pathogenesis of Glaucoma. – Philadelphia. Lippincott-Raven 1998

Flammer J., Orgül S.: Bildatlas Ophthalmologie. CD-ROM. Bern: Huber, 1998

Flammer J., Orgül S.: Bilderquiz Ophthalmologie. CD-ROM. Bern: Huber, 1998

Kaiser H. J., Flammer J. (Hrsg.): Kinderophthalmologie Auge und Allgemeinerkrankungen. – Bern: Huber, 1999

Erb C., Flammer J. (Hrsg.): Risikofaktoren für Augenerkrankungen. – Bern: Huber, 1999

Kaiser H. J., Flammer J.: Visual field atlas. Übersetzung ins Englische: Ph. Hendrickson. – Basel: University Eye Clinic (Basel: Buser-Druck, 1992), 2. Aufl. 1999

Orgül S., Flammer J. (eds.): Pharmacotherapy in glaucoma. – Bern: Huber, 2000

Die Sehfunktion

Einblick geben zum Beispiel die folgenden Bücher:

Minnaert M.: Licht und Farbe in der Natur. Aus dem Niederländischen von Regina Erbel-Zappe. – Basel [usw.]: Birkhäuser, 1992

Zeki S.: A vision of the brain. – Oxford [usw.]: Blackwell Science, 1993

Rodieck R. W.: The first steps in seeing. – Sunderland: Sinauer, 1998

Die automatische Perimetrie

wird in folgenden Büchern genauer beschrieben:

Drance St. M., Anderson D. R. (eds.): Automatic perimetry in glaucoma. – Orlando: Grune & Stratton, Inc., 1985

Whalen W. R. and Spaeth G. L. (eds.): Computerized visual fields: what they are and how to use them. – Thorofare: SLACK Inc., 1985

Lachenmayr B., Vivell P. M. O: Perimetrie. Stuttgart [usw.]: Thieme, 1992

Gloor B. (Hrsg.): Perimetrie mit besonderer Berücksichtigung der automatischen Perimetrie. – 2. Aufl. – Stuttgart: Enke, 1993

Weber J.: Atlas der Computerperimetrie. – Berlin [usw.]: Springer, 1993

Octopus: Visual field digest. – 4th ed. – Schlieren [usw.]: INTERZEAG, 1998

Einzelbeiträge aus Zeitschriften und Büchern

Häufigkeit des Glaukoms

Informationen hierzu enthalten:

Shiose Y., Kitazawa Y., Tsukahara S., Akamatsu T., Mizokami K., Futa R., Katsushima H., Kosaki H.: Epidemiology of glaucoma in Japan – a nationwide glaucoma survey. In: Jpn J Ophthalmol 1991; 35(2): 133–155

Mitchell P., Smith W., Attebo K., Healy P. R.: Prevalence of open-angle glaucoma in Australia: The Blue Mountains Eye Study. In: Ophthalmology 1996; 103: 1661–1669

Quigley H. A.: Number of people with glaucoma worldwide. In: Br J Ophthalmol 1996; 80: 389–393

Hattenhauer M. G., Johnson D. H., Ing H. H. [et al.]: The probability of blindness from open-angle glaucoma. In: Ophthalmology 1998; 105: 2099–2104

Buhrmann R. R., Quigley H. A., Barron Y., West S. K., Oliva M. S. and Mmbaga B. O. B.: Prevalence of glaucoma in a rural East African population. In: Invest Ophthalmol Vis Sci 2000; 41: 40–48

Morphologische Aspekte des Glaukoms

mehr dazu u.a. in:

Naumann G. O. H.: Glaukome und Hypertoniesyndrome. In: Naumann, G. O. H.: Pathologie des Auges II. – 2. Aufl. – Berlin [usw.]: Springer, 1997. – (Spezielle pathologische Anatomie; Bd. 12)

Lütjen-Decroll E.: Functional morphology of the trabecular meshwork in primate eyes. In: Prog Retin Eye Res 1999; 18(1): 91–119

Jonas J. B., Budde W. M.: Diagnosis and pathogenesis of glaucomatous optic neuropathy: morphological aspects. In: Prog Retin Eye Res 2000; 19(1): 1–40

Risiken des Glaukompatienten

bzw. das Glaukomrisiko allgemein beschreiben:

Flammer J., Gasser P., Prünte Ch., Yao K.: The probable involvement of factors other than intraocular pressure in the pathogenesis of glaucoma. In: Drance S. M., Buskirk Van E. M., Neufeld A. H. (eds.): Pharmacology of glaucoma. – Baltimore: William and Wilkins, 1992 – 273–283

Stewart W. C.: The effect of lifestyle on the relative risk to develop open-angle glaucoma. In: Curr Opin Ophthalmol 1995; 6(2): 3–9

Hiller R., Podgor M. J., Sperduto R. D., Wilson P. W., Chew E. Y., D'Agostino R. B.: High intraocular pressure and survival: the Framingham Studies. In: Am J Ophthalmol 1999; 128(4): 440–445

Ursache der Drucksteigerung

Einige spezielle Aspekte hierzu finden sich bei:

Sampaolesi R.: Congenital glaucoma. Long-term results of surgery. In: Krieglstein G. K. (ed.): Glaucoma update III. – Berlin [usw.]: Springer, 1987

Neubauer L. und Lund O.-E.: Glaukom bei dysgenetischen Krankheitsbildern. In: Fortschr Ophthalmol 1988; 85: 348–352

Kondo T. and Miura M.: Mathematical analysis of the pupillary block. In: Glaucoma 1989; 11: 176–180

Orgül S., Hendrickson Ph., Flammer J.: Anterior chamber depth and pigment dispersion syndrome. In: Am J Ophthalmol 1994; 117: 575–577

Zaltas M. M., Schuhman J. S.: Malignant glaucoma: theory and therapy, from past to present. In: Semin Ophthalmol 1994; 9(4): 243–247

Bachmann J. A.: Juvenile onset primary open-angle glaucoma: three case studies and review. In: J Am Optom Assoc 1998; 69(12): 785–795

Naumann G. O., Schlotzer-Schrehardt U., Küchle M.: Pseudoexfoliation syndrome for the comprehensive ophthalmologist. Intraocular and systemic manifestations. In: Ophthalmology 1998; 105(6): 951–968

Ritch R.: Pigment dispersion syndrome. In: Am J Ophthalmol 1998; 126(3): 442–445

Augendruck und Gesichtsfeldschaden

Für diesen Zusammenhang gibt es relativ wenig Belege. Einige finden Sie bei:

Niesel, Flammer J.: Correlations between intraocular pressure, visual field and acuity, based on 11 years observations of treated chronic glaucomas. In: Int Ophthalmol 1980; 3: 31–35

Flammer J., Eppler P., Niesel: Die quantitative Perimetrie beim Glaukompatienten ohne lokale Gesichtsfelddeffekte. In: Graefes Arch Clin Exp Ophthalmol 1982; 219: 92–94

Weber I., Koll W., Krieglstein G. K.: Intraocular pressure and visual field decay in chronic glaucoma. In: Ger J Ophthalmol 1993; 2: 165–169

Teus M. A., Castejon M. A., Calvo M. A., Perez-Salaices P., Marcos A.: Intraocular pressure as a risk factor for visual field loss in pseudoexfoliative and in primary open-angle glaucoma. Ophthalmology 1998 Dec; 105(12): 2225–9; discussion 2229–30

Danias J., Podos S. M., Anderson D. R.: Comparison of glaucomatous progression between untreated patients with normal-tension glaucoma and patients with therapeutically reduced intraocular pressures: the effectiveness of intraocular pressure reduction in the treatment of normal-tension glaucoma (multiple letters). In: Am J Ophthalmol 1999; 127: 623–625

Mitchell P., Wang J. J., Hourihan F.: The relationship between glaucoma and pseudoexfoliation: the Blue Mountains Eye Study. Arch Ophthalmol 1999 Oct; 117(10): 1319–24

Vaskuläre Faktoren

Auf ihre Bedeutung für den Glaukomschaden gehen ein:

Drance St. M., Sweeney V. P., Morgan R. W., Feldman F.: Studies of factors involved in the production of low-tension glaucoma. In: Arch Ophthalmol 1973; 89: 457–465

Flammer J., Guthauser F., Mahler F.: Do ocular vasospasms help cause low-tension glaucoma? In: Doc Ophthalmol Proc Ser 1987; 49: 397–399

Gasser P., Flammer J.: Influence of vasospasm on visual function. In: Doc Ophthalmol 1987; 66: 3–18

Mahler F., Saner H., Würbel H., Flammer J.: Local cooling test for clinical capillaroscopy in Raynaud's phenomenon, unstable angina, and vasospastic visual disorders. In: VASA (Zeitschr. für Gefäßkrankh.) 1989; 18: 201–204

Flammer J.: Vasospasm as a potential factor in the pathogenesis of normal tension glaucoma. In: Béchetoille, A.: Glaucome à pression normale = Normal pressure glaucoma. – [S.l.]: Japperenard; Angers: A. Béchetoille, 1990 – 187–194

Gasser P., Flammer J.: Blood-cell velocity in the nailfold capillaries of patients with normal-tension or high-tension glaucoma and of healthy controls. In: Am J Ophthalmol 1991; 111: 585–588

Flammer J.: Psychophysical mechanisms and treatment of vasospastic disorders in normal-tension glaucoma. In: Bull belge Ophthalmol, Proceeding of the International Glaucoma Symposium, Brussels 1992; 244: 129–134

Flammer J., Gasser P., Prünte Ch., Yao K.: The probable involvement of factors other than ocular pressure in the pathogenesis of glaucoma. In: Drance St. M., Buskirk Van E. M., Neufeld A. H. (eds.): Pharmacology of glaucoma. – Baltimore: William and Wilkins, 1992 – 273–283

Graf Th., Flammer J., Prünte Ch., Hendrickson Ph.: Gliosis-Like retinal alterations in glaucoma patients. In: J Glaucoma 1993; 2: 257–259

Kaiser H. J., Flammer J., Burckhardt D.: Silent myocardial ischemia in glaucoma patients. In: Ophthalmologica 1993; 207(1): 6–7

Flammer J.: The vascular concept of Glaucoma. In: Surv Ophthalmol 1994; 38: 3–6

Schwartz B.: Circulatory defects of the optic disk and retina in ocular hypertension and high pressure open-angle glaucoma. In: Surv Ophthalmol 1994; 38 [Suppl, May]: 23–34

Kaiser H. J., Flammer J., Wenk M., Lüscher T.: Endothelin-1 plasma levels in normal-tension glaucoma: abnormal response to postural changes. In: Graefes Arch Clin Exp Ophthalmol 1995; 233(8): 484–488

Orgül S., Flammer J.: Perilimbal aneurysms of conjunctival vessels in glaucoma patients. In: German J Ophthalmol 1995; 4: 94–99

Anderson D. R.: Glaucoma, capillaries and pericytes. In: Ophthalmologica 1996; 210: 257–262

Flammer J.: To what extend are vascular factors involved in the pathogenesis of glaucoma? In: Kaiser H. J., Flammer J., Hendrickson Ph. (eds.): Ocular blood flow. – Basel: Karger, 1996 – 12–39

Flammer J., Messerli J., Haefliger I.: Sehstörungen durch vaskuläre Dysregulationen. In: Therap Umschau 1996; 53: 37–42

Gass A., Flammer J., Linder L., Romeiro S. C., Gasser P., Haefeli W. E.: Inverse correlation between endothelin-1-induced peripheral microvascular vasoconstriction and blood pressure in glaucoma patients. In: Graefes Arch Clin Exp Ophthalmol 1997; 235(10): 634–638

Kaiser H. J., Schötzau A., Flammer J.: Blood flow velocity in the extraocular vessels in chronic smokers. In: Br J Ophthalmol 1997; 81(2): 133–135

Kaiser H. J., Schötzau A., Stümpfig D., Flammer J.: Blood-flow velocities of the extraocular vessels in patients with high-tension and normal-tension primary open-angle glaucoma. In: Am J Ophthalmol 1997; 23(3): 320–327

Flammer J., Orgül S.: Optic nerve blood-flow abnormalities in glaucoma. In: Progr Retin Eye Res 1998; 17: 267–289

Flammer J., Haefliger I. O., Orgül S., Resink T.: Vascular dysregulation: a principal risk factor for glaucomatous damage? In: J Glaucoma 1999; 212–219

Girardin F., Orgül S., Erb C., Flammer J.: Relationship between corneal temperature and finger temperature. In: Arch Ophthalmol 1999; 117(2): 166–169

Bohdanecka Z., Orgül S., Meyer A. B., Prünte Ch., Flammer J.: Relationship between blood flow velocities in retrobulbar vessels and laser Doppler flowmetry at the optic disk in glaucoma patients. In: Ophthalmologica 1999; 213(3): 145–149

Haefliger I. O., Dettmann E., Liu R., Meyer P., Prünte Ch., Messerli J., Flammer J.: Potential role of nitric oxide and endothelin in the pathogenesis of glaucoma. In: Surv Ophthalmol 1999; 43 [Suppl 1]: 51–58

Senn B., Orgül S., Keller U., Dickermann D., Dubler B., Vavrecka J., Gasser P., Kaiser H. J., Flammer J.: Retrobulbar and peripheral capillary blood flow in hypercholesterolemic subjects. In: Am J Ophthalmol 1999; 128(3): 310–316

Vaskuläre Dysregulationen

Ihre allgemeinmedizinische Bedeutung beschreiben:

Gasser P., Orgül S., Dubler B., Bucheli B., Flammer J.: Relation between blood flow velocities in the ophthalmic artery and in nailfold capillaries. In: Br J Ophthalmol 1999; 83(4): 505

Gherghel D., Orgül S., Dubler B., Lübeck P., Gugleta K., Flammer J.: Is vascular regulation in the central retinal artery altered in persons with vasospasm? In: Arch Ophthalmol 1999; 117(10): 1359–1362

Flammer J., Pache M., Resink T.: Vasospasm, its Role in the Pathogenesis of Diseases with particular Reference to the Eye. In: Prog Retin Eye Res (in print) 2001

Romerio S. C., Linder L., Flammer J., Haefli W. E.: Correlation between apolipoprotein B and endothelin-1-induced vasoconstriction in humans. Peptides 2000; 21(6): 871–4

Das Normaldruckglaukom

Ein Sonderfall des primären Offenwinkelglaukoms, der vor allem im Zusammenhang mit den vaskulären Risikofaktoren besprochen wird.

Shiose Y.: Prevelance and clinical aspects of low-tension glaucoma: 14th, International Congress of Ophthalmology by the Academy of Ophthalmology, 1983

Flammer J.: Normaldruckglaukom. In: Fortschr Ophthalmol 1990; 87: 187–189

Orgül S., Flammer J.: Interocular visual-field and intraocular-pressure asymmetries in normal-tension-glaucoma. In: Eur J Ophthalmol 1994; 4(4): 199–201

Orgül S., Gaspar A. Z., Hendrickson Ph., Flammer J.: Comparison of the severity of normal-tension glaucoma in men and women. In: Ophthalmologica 1994; 208(3): 142–144

Orgül S., Gass A., Flammer J.: Optic disc cupping in arteritic anterior ischemic optic neuropathy. In: Ophthalmologica 1994; 208(6): 336–338

Yamazaki Y., Drance St. M.: The relationship between progression of visual field defects and retrobulbar circulation in patients with glaucoma. In: Am J Ophthalmol 1997; 124(3): 287–295

Orgül S., Prünte Ch., Flammer J.: Endothelium-derived vasoactive substances relevant to normal-tension glaucoma. In: Curr Opin Ophthalmol 1998; 9(2): 88–94

Kamal D., Hitchings R.: Normal tension glaucoma – a practical approach. In: Br J Ophthalmol 1998; 82(7): 835–840

Van Buskirk E. M.: The tale of normal-tension glaucoma. In: J Glaucoma 1998; 7(6): 363–365

Gugleta K., Orgül S., Flammer J.: Asymmetry in intraocular pressure and retinal nerve fibre layer thickness in normal-tension glaucoma. In: Ophthalmologica 1999; 213(4): 219–223

Drance St. M.: The Collaborative Normal-Tension Glaucoma Study and some of ist lessons. In: Can J Ophthalmol 1999; 34(1): 1–6

Bedeutung des Blutdruckes

Auf die Bedeutung des tiefen Blutdrucks wird seit Jahrzehnten hingewiesen.

Kaiser H. J., Flammer J.: Systemic hypotension: a risk factor for glaucomatous damage? In: Ophthalmologica 1991; 203(3): 105–108

Kaiser H. J., Flammer J., Graf Th., Stümpfig D.: Systemic blood pressure in glaucoma patients. In: Graefes Arch Clin Exp Ophthalmol 1993; 231: 677–680

Tielsch I. M., Katz J., Sommer A., Quigley H. A., Javitt J. C.: Hypertension, perfusion pressure and primary open-angle glaucoma. Population-based assessment. In: Arch Ophthalmol 1995; 113(2): 216–221

Gugleta K., Orgül S., Stümpfig D., Dubler B., Flammer J.: Fludrocortisone in the treatment of systemic hypotension in primary open-angle glaucoma patients. International Ophthalmol 2000; 23: 25–30

Schumann J., Orgül S., Gugleta K., Dubler B., Flammer J.: Interocular Difference in Progression of Glaucoma Correlates With Interocular Differences in Retrobulbar Circulation. Am J Ophthalmol 2000; 129: 728–733

Psyche und Augenerkrankungen

Emotionale Belastung kann bei entsprechender Disposition okuläre Symptome hervorrufen.

Flammer J., Messerli J. und Haefliger I.: Sehstörungen durch vaskuläre Dysregulationen. In: Therapeutische Umschau 1996; Bd. 53(1): 37–42

Erb C., Batra A., Lietz A., Bayer A. U., Flammer J., Thiel H. J.: Psychological characteristics of patients with normal-tension glaucoma. In: Graefes Arch Clin Exp Ophthalmol 1999; 237: 753–757

Flammer J.: Auge und Psyche. In: Kaiser, H. J., Flammer, J. (Hrsg.): Kinderophthalmologie: Auge und Allgemeinerkrankungen. – Bern: Huber, 1999 – 215–224

Kaiser H. J., Erb C., Flammer J.: Auge und Psyche. In: Uexküll: Psychosomatische Medizin. Frankfurt: Urban & Fischer, 1999

Perimetrie

Sie ist und bleibt eine der Hauptsäulen für die Diagnose und Verlaufskontrolle des Glaukoms. Die Entwicklung der Perimetrie ist eng mit der Geschichte des Glaukoms verbunden.

Goldmann H.: Grundlagen exakter Perimetrie. In: Ophthalmologica 1945; 109 [Separatum] (2–3): 5

Fankhauser F., Koch P. and Roulier A.: On automation of perimetry. In: Graefes Arch Clin Exp Ophthal 1972; 184: 126–150

Flammer J., Drance St. M., Augustiny L., Funkhauser A.: Quantification of glaucomatous visual field defects with automated perimetry. In: Invest Ophthalmol Vis Sci 1985; 26: 176–181

Flammer J.: The concept of visual field indices. In: Graefes Arch Clin Exp Ophthalmol 1987; 224: 389–392

Flammer J., Jenni A., Bebié H., Keller B.: The octopus glaucoma G1 program. In: Glaucoma 1987; 9: 67–72

Bebié H., Flammer J., Bebié Th.: The cumulative defect curve: separation of local and diffuse components of visual field damage. In: Graefes Arch Clin Exp Ophthalmol 1989; 227: 9–12

Genetik des Glaukoms

Sie steckt zwar noch in den Kinderschuhen, wird aber in den nächsten Jahren zunehmend an Bedeutung gewinnen.

Sarfarazi M.: Recent advances in molecular genetics of glaucomas. In: Hum Mol Genet 1997; 6(10): 1667–1677

Craig J. E., Mackey D. A.: Glaucoma genetics: where are we? Where will we go? In: Curr Opin Ophthalmol 1999; 10(2): 126–134

Augendrucksenkende Therapie

Die Hauptsäule der Glaukomtherapie. Egal, ob es um die medikamentöse Therapie, die Laser- oder um die chirurgische Behandlung geht: Die Literaturmenge ist groß. Hier eine Auswahl aus den Publikationen, die medikamentöse Therapie haben wir dabei nach Substanzgruppen geordnet.

Medikamentöse Therapie

Betablocker

Kaufmann H. E.: Timolol. A beta adrenergic blocking agent for the treatment of glaucoma. In: Arch Ophthalmol 1977; 95: 601

Flammer J., Barth D.: Kardiovaskuläre Effekte bei lokal appliziertem Timolol. In: Klin Monatsbl Augenheilkd 1980; 176: 561–565

Vonwil A., Landolt J., Flammer J., Bachofen H.: Bronchokonstriktive Nebenwirkungen von Timolol-Augentropfen bei Patienten mit obstruktiven Lungenerkrankungen. In: Schweiz Med Wschr 1981; 111: 665–669

Flammer J., Robert Y., Gloor B.: The influence of pindolol and timolol treatment on the visual fields of glaucoma patients. In: J Ocul Pharmacol 1987; 2: 05–311

Messmer Ch., Flammer J., Stümpfig D.: Influence of betaxolol and timolol on the visual fields of patients with glaucoma. In: Am J Ophthalmol 1991; 112: 678–681

Zimmermann T. J.: Topical ophthalmic beta blockers: a comparative review. In: J Ocul Pharmacol 1993; 9(4): 373–384

Karboanhydrasehemmer

Becker B.: Decrease in intraocular pressure in men by a carbonic anhydrase inhibitor, diamox. In: Am J Ophthalmol 1954; 37: 13

Flammer J., Drance St. M.: The effect of acetazolamide on the differential threshold. In: Arch Ophthalmol 1983; 101: 1378–1380

Pfeiffer N.: Dorzolamide: development and clinical application of a topical carbonic anhydrase inhibitor. In: Surv Ophthalmol 1997; 42(2): 137–151

Pillunat L. E., Bohm A. G., Koller A. U., Schmidt K. G., Klemm M., Richard G.: Effect of topical dorzolamide on optic nerve head blood flow. Graefes Arch Clin Exp Ophthalmol 1999, Jun; 237(6): 495–500

Sugrue M. F.: Pharmacological and ocular hypotensive properties of topical carbonic anhydrase inhibitors. In: Prog Retin Eye Res 2000; 19(1): 87–112

Alpha-2-Agonisten

Erb C., Messerli J., Flammer J.: Vergleich der Alpha-2-Agonisten Clonidin und Brimonidin. In: Search on Glaucoma 1998; 6: 28–34

Stewart W. C.: Perspectives in the medical treatment of glaucoma. In: Curr Opin Ophthalmol 1999; 10(2): 99–108

DeSantis L.: Preclinical overview of brinzolamide. In: Surv Ophthalmol 2000; 44 [Suppl 2]: 119–129

Prostaglandin-Analoga

Alm A.: Prostaglandin derivates as ocular hypotensive agents. In: Prog Retin Eye Res 1998; 17(3): 291–312

Erb C., Messerli J., Flammer J.: Latanoprost – ein neues Prostaglandin $F_2\mu$-Analog in der Glaukomtherapie. In: Klin Monatsbl Augenheilkd 1998; 212: 2–12

Eisenberg D. L., Camras C. B.: A preliminary risk-benefit assessment of latanoprost and unoprostone in open-angle glaucoma and ocular hypertension. In: Drug Saf 1999; 20(6): 505–514

Linden C., Alm A.: Prostaglandin analogues in the treatment of glaucoma. In: Drugs Aging 1999; 14(5): 387–398

Lasertherapie

Wise J. B.: Glaucoma treatment by trabecular tightening with the argon laser. In: Ophthalmology 1979; 81: 69–78

Fankhauser F.: The Q-switched laser: principles and clinical results. In: Trokel S. L. (ed.): Yag laser ophthalmic microsurgery. – Appleton-Century-Crofts, East Norwalk 1983 – 101–146

Fankhauser F., Durr U., Giger H., Pol P., Kwasniewska S.: Lasers, optical systems and safety in ophthalmology: a review. In: Graefes Arch Clin Exp Ophthalmol 1996; 234(8): 473–487

Tenner A., Schrems W., Keck B.: Lasertrabekuloplastik und andere Laseroperationen am vorderen Augenabschnitt. – Heidelberg: Kaden, 1999

Chirurgische Therapie

Gaspar A. Z., Orgül S., Flammer J.: Erfahrungen mit Mitomycin C. In: Klin Monatsbl Augenheilkd 1994; 204: 295–297

Kirchhof B.: Retinectomy lowers intraocular pressure in otherwise intractable glaucoma: preliminary results. Ophthalmic Surg 1994, Apr; 25(4): 262–7

Diestelhorst M., Khalili M. A., Krieglstein G. K.: Trabeculectomy: a retrospective follow-up of 700 eyes. Int Ophthalmol. 1998–99; 22(4): 211–20

Azuara-Blanco A., Wilson P. R., Spaeth G., Schmidt C. M., Augsburger J. J.: Filtration procedures supplemented with mitomycin C in the management of childhood glaucoma. In: Br J Ophthalmol 1999; 83(2): 151–156

Karlen M. E., Sanchez E., Schnyder C. C., Sickenberg M., Mermoud A.: Deep sclerectomy with collagen implant: medium term results. In: Br J Ophthalmol 1999; 83(1): 6–11

Lachenmayr B.: Therapeutische Entscheidungen bei Glaukom: Chirurgische Therapie. In: Search on Glaucoma 1999; 7: 13–22

Medikamentöse Beeinflussung der Augendurchblutung

Flammer J., Guthauser U.: Behandlung choroidaler Vasospasmen mit Kalziumantagonisten. In: Klin Monatsbl Augenheilkd 1987; 190: 299–300

Gasser P., Flammer J., Mahler F.: Der Einsatz von Calciumantagonisten bei der Behandlung okulärer Durchblutungsstörungen im Rahmen des vasospastischen Syndroms. In: Schweiz Med Wschr 1988; 118: 201–202

Guthauser U., Flammer J., Mahler F.: The relationship between digital and ocular vasospasm. In: Graefes Arch Clin Exp Ophthalmol 1988; 226: 224–226

Kitazawa Y., Shirai H., Go F. J.: The effect of Ca2(+)-antagonist on visual field in low-tension glaucoma. In: Graefes Arch Clin Exp Ophthalmol 1989; 227(5): 408–412

Gasser P., Flammer J.: Short- and long-term effect of Nifedipine on visual field in patients with presumed vasospasm. In: J Int Med Res 1990; 18: 334–339

Gaspar A. Z., Flammer J., Hendrickson Ph.: Influence of nifedipine on the visual fields of patients with optic-nerve-head disease. In: Europ J of Ophthalmol 1994; 1: 24–28

Gaspar A. Z., Gasser P., Flammer J.: The influence of magnesium on visual field and peripheral vasospasm in glaucoma. In: Ophthalmologica 1995; 209: 11–13

Meyer P., Lang M. G., Flammer J., Lüscher T. F.: Effects of calcium channel blockers on the response to endothelin-1, bradykinin and sodium nitroprusside in porcine ciliary arteries. In: Exp Eye Res 1995; 60: 505–510

Sawada A., Kitazawa Y., Yamamoto Okabe I., Ichien K.: Prevention of visual field defect progression with brovincamine in eyes with normal-tension glaucoma. In: Ophthalmology 1996; 103(2): 283–288

Dettmann E. S., Flammer J., Haefliger I. O.: Magnesium and vascular tone modulation. In: Drance St. M. (ed.): Vascular Risk Factor and Neuroprotection in Glaucoma. – 1997 – Kugler Publications; 79–86

Schmidt K. G., von Ruckmann A., Geyer O. [et al.]: Einfluss des Nifedipins auf die okulare Pulsamplitude bei Normaldruckglaukom – Effect of nifedipine on ocular pulse amplitude in normal pressure glaucoma. In: Klin Monatsbl Augenheilkd 1997; 210(6): 355–359

Yamamoto T., Niwa Y., Kawakami H., Kitazawa Y.: The effect of nilvadipine, a calcium-channel blocker, on the hemodynamics of retrobulbar vessels in normal-tension glaucoma. In: J Glaucoma 1998; 7(5): 301–305

Gherghel D., Orgül S., Prünte Ch., Flammer J.: Trabeculectomy with a Scleral Tunnel Technique Combined with Mitomycin-C. In: Orgül S., Flammer J. (Hrsg.): Pharmacotherapy in Glaucoma, Bern: Huber, 2000; 243–250

Die Neuroprotektion

Ein interessanter, noch relativ neuer Ansatz zur Prophylaxe des Glaukomschadens, über den bisher leider noch nicht viel bekannt ist.

Levin L. A.: Direct and indirect approaches to neuroprotective therapy of glaucomatous optic neuropathy. In: Surv Ophthalmol 1999; 43 [Suppl 1]: 98–101

Osborne N. N., Chidlow G., Nash M. S., Wood J. P.: The potential of neuroprotection in glaucoma treatment. In: Curr Opin Ophthalmol 1999; 10(2): 82–92

Weinreb R. N., Levin L. A.: Is neuroprotection a viable therapy for glaucoma? In: Arch Ophthalmol 1999; 117(11): 1540–1544

Haefliger I. O., Fleischhauer J. C., Flammer J.: In glaucoma, should enthusiasm about neuroprotection be tempered by the experience obtained in other neurodegenerative disorders? In: Eye 2000; 14: 464–472

Alternative Behandlungsmethoden

Damit beschäftigen sich u.a.:

Kaluza G., Strempel I.: Autogenes Training in der Augenheilkunde dargestellt am Beispiel des Glaukoms. – Heidelberg: Kaden, 1994

Chung, H. S., Harris, A., Kristinsson, J. K., Ciulla, T. A., Kagemann, C., Ritsch, R.: Ginkgo biloba extract increases ocular blood flow velocity. In: J Ocul Pharmacol Ther 1999; 15(3): 233–240

Die Grundlagenforschung

Der Fortschritt von morgen basiert auf den Erkenntnissen von heute. Im Zusammenhang mit dem Glaukom ist es z.B. nötig, die Regulation der Kammerwasserproduktion und des Abflussystems, aber auch der Augendurchblutung besser zu verstehen. Beispiele der Basler Gruppe sind:

Yao K., Tschudi M., Flammer J., Lüscher T. F.: Endothelium-dependent regulation of vascular tone of the porcine ophthalmic artery. In: Invest Ohthalmol Vis Sci 1991; 32(6): 1791–1798

Haefliger I. O., Flammer J., Lüscher T. F.: Nitric oxide and endothelin-1 are important regulators of human ophthalmic artery. In: Invest Ophthalmol Vis Sci 1992; 33(7): 2340–22343

Haefliger I. O., Flammer J., Lüscher T. F.: Heterogeneity of endothelium-dependent regulation in ophthalmic and ciliary arteries. In: Invest Ophthalmol Vis Sci 1993; 34(5): 1722–1730

Meyer P., Flammer J., Lüscher T. F.: Local anesthetic drugs reduce endothelin-dependent relaxations of porcine ciliary arteries. In: Invest Ophthalmol Vis Sci 1993; 34(9): 2730–2736

Meyer P., Flammer J., Lüscher T. F.: Endothelium-dependent regulation of the ophthalmic microcirculation in the perfused porcine eye: role of nitric oxide and endothelins. In: Invest Ophthalmol Vis Sci 1993; 34(13): 3614–3621

Meyer P., Lang M. G., Flammer J., Lüscher T. F.: Effects of calcium channel blockers on the response to endothelin-1, bradykinin and sodium nitroprusside in porcine ciliary arteries. In: Exp Eye Res 1995: 60(5): 505–510

Meyer P., Flammer J., Lüscher T. F.: Local action of the renin angiotensin system in the porcine ophthalmic circulation: effects of ACE-inhibitors and angiotensin receptor antagonists. In: Invest Ophthalmol Vis Sci 1995; 36(3): 555–562

Haufschild T., Nava E., Meyer P., Flammer J., Lüscher T. F., Haefliger I. O.: Spontaneous calcium-independent nitric oxide synthase activity in porcine ciliary processes. In: Biochem Biophys Res Commun 1996; 222(3): 786–789

Meyer P., Flammer J., Lüscher T. F.: Effect of dipyridamole on vascular response of porcine ciliary arteries. In: Curr Eye Res 1996; 15(4): 387–393

Lang M. G., Zhu P., Meyer P., Noll G., Haefliger I. O., Flammer J., Lüscher T. F.: Amlodipine and benazeprilat differently affect the responses to endothelin-1 and bradykinin in porcine ciliary arteries: effects of a low and high dose combination. In: Curr Eye Rey 1997; 16(3): 208–213

Zhu P., Beny J. L., Flammer J., Lüscher T. F., Haefliger I. O.: Relaxation by bradykinin in porcine ciliary artery. Role of nitric oxide and K(+)-channels. In: Invest Ophthalmol Vis Sci 1997; 38(9): 1761–1767

Dettmann E. S., Lüscher T. F., Flammer J., Haefliger I. O.: Modulation of endothelin-1-induced contractions by magnesium/calcium in porcine ciliary arteries. In: Graefes Arch Clin Exp Ophthalmol 1998; 236(1): 47–51

Liu R., Flammer J., Lüscher T. F., Haefliger I. O.: beta-Adrenergic agonist-induced nitrite production in isolated pig ciliary processes. In: Graefes Arch Clin Exp Ophthalmol 1998; 236: 613–616

Haefliger I. O., Dettmann E. S., Liu R., Meyer P., Prünte Ch., Messerli J., Flammer J.: Potential role of nitric oxide and endothelin in the pathogenesis of glaucoma. In: Surv Ophthalmol 1999; 43 [Suppl 1]: 51–58

Liu R., Flammer J., Haefliger I. O.: Isoproterenol, forskolin, and cAMP-induced nitric oxide production in pig ciliary processes. In: Invest Ophthalmol Vis Sci 1999; 40(8): 1833–1837

Meyer P., Champion C., Schlotzer-Schrehardt U., Flammer J., Haefliger I. O.: Localization of nitric oxide synthase isoforms in porcine ocular tissues. In: Curr Eye Res 1999; 18(5): 375–380

Zhu P., Dettmann E. S., Resink T. J., Lüscher T. F., Flammer J., Haefliger J.: Effect of Ox-LDL on endothelin-dependent response in pig ciliary artery: prevention by an ET(A) antagonist. In: Invest Ophthalmol Vis Sci 1999; 40(5): 1015–1020

Fleischhauer J., Beny J. L., Flammer J., Haefliger I. O.: NO/cGMP pathway activation and membrane potential depolarization in pig ciliary epithelium. Invest Ophthalmol Vis Sci 2000; 41: 1759–63

Haufschild T., Tschudi M. R., Flammer J., Lüscher T. F., Haefliger I. O.: Nitric oxide production by isolated human and porcine ciliary processes. Graefe's Arch Clin Exp Ophthalmol 2000; 238: 448–453

Weitere Informationen erhalten Sie unter:

http://www.Glaukomforschung.ch

Z 4 Wichtige Adressen für Sehbehinderte in der Schweiz, Deutschland, Österreich

Informationsstellen für die ganze Schweiz

Schweizerischer Zentralverein für das Blindenwesen SZB Zentralsekretariat Schützengasse 4 CH-9001 St. Gallen	Tel Fax Email URL	071 223 36 36 071 222 73 18 information@szb.ch http://www.szb.ch
Bureau Lausanne Avenue de Béthusy 51 CH-1012 Lausanne	Tel Fax Email URL	021 323 02 28 021 320 74 96 ucba.communication@bluewin.ch http://www.ucba.ch

Mehr regional orientierte Informationsstellen

Beratungsstelle für Sehbehinderte des Aargauischen Blindenfürsorgevereins (ABV) Metzgergasse 8 CH-5000 Aarau	Tel Fax Email	062 822 81 02 062 822 81 03 abv@bluewin.ch
Beratungsstelle für Sehbehinderte des Schweizerischen Blindenbundes (SBb) Konradstraße 15 CH-5001 Aarau	Tel Fax	062 822 44 77 062 822 77 72
Beratungsstelle des SBb St. Galler-Ring 79 CH-4055 Basel	Tel Fax	061 307 91 01 061 307 91 07
Beratungsstelle des SBV St. Galler-Ring 79 CH-4055 Basel	Tel Fax	061 307 91 00 061 307 91 07
Beratungs- und Rehazentrum der Sehbehindertenhilfe Basel-Stadt und -Land Sevogelstraße 79 CH-4052 Basel	Tel Fax	061 378 97 77 061 378 97 78
Eingliederungsstelle der Sehbehindertenhilfe Basel-Stadt und -Land Sevogelstraße 70 CH-4052 Basel	Tel Fax Email	061 317 98 68 061 317 98 69 info@es-basel.ch

Beratungsstelle für Sehbehinderte des Schweizerischen Blindenbundes (SBb) Maulbeerstraße 14, Postfach 8244 CH-3001 Bern	Tel Fax	031 382 22 12 031 382 22 19
Beratungs- und Rehabilitationsstelle für Sehbehinderte und Blinde (BRSB) Neufeldstraße 97 CH-3012 Bern	Tel Tel	031 306 36 36 031 306 36 99
EDV-Beratungsstelle für Blinde und Sehbehinderte des EBS Laupenstraße 4 CH-3008 Bern	Tel	031 390 88 00
Schweiz. Blinden- und Sehbehinderten-verband (SBV) Laupenstraße 4 CH-3008 Bern	Tel Fax Email URL	031 390 88 00 031 390 88 50 info@blindenverband.ch www.blindenverband.ch
Beratungs- und Rehabilitationsstelle für Sehbehinderte und Blinde BRSB Bahnhofplatz 3 CH-2502 Biel	Tel Fax	032 323 62 66 032 323 62 22
Vereinigung emera Beratungsstelle für Sehbehinderte Oberwallis Spitalstraße 5, Postfach 711 CH-3900 Brig	Tel Fax Email	027 922 38 00 027 924 55 43 info_brig@emera.ch
Service social pour handicapés de la vue Route du Vallon 18 CH-1224 Chêne-Bougeries	Tel Fax	022 349 10 64 022 349 31 76
Beratungs- und Rehabilitationsstelle für Blinde und Sehbehinderte des Kantons Graubünden Gürtelstraße 4 CH-7000 Chur	Tel Fax	081 257 10 00 081 257 10 09
Heilpädagogischer Dienst Graubünden Aquasanastraße 12 CH-7000 Chur	Tel	081 257 02 80
Centre d'information pour Malvoyants ET Aveugles (CIMA) du canton Jura Rue Molière 13 CH-2800 Delémont	Tel Fax	032 422 66 33 032 422 72 41

Beratungsstelle für Blinde und Sehbehinderte des OBV Bahnhofstraße 76 CH-8500 Frauenfeld	Tel Natel Email	052 722 12 12 079 419 43 10 bds.maennel@obvsg.ch
Centre d'information et de réadaptation pour Malvoyants et Aveugles (CIRMA) Rue Georges-Jordil 2, Case postale 5 CH-1705 Fribourg	Tel Fax	026 322 10 50 026 322 36 22
Service social de la clinique et policlinique d'ophtalmologie de l'Hôpital Cantonal Universitaire de Genève Rue Alcide Jentzer 22 CH-1205 Genève	Tel Fax	022 382 83 77 022 382 83 82
Centre d'Information et de Réadaptation de l'Association pour le Bien des Aveugles et malvoyants Route du Vallon 18 CH-1224 Chêne-Bougeries	Tel Fax Email	022 349 10 64 022 349 31 76 inforea@abage.ch
Beratungsstelle für Sehbehinderte des Blinden-Fürsorge-Vereins Innerschweiz (BFVI) Kantonsstraße 2 CH-6048 Horw	Tel Fax Email	041 349 86 50 041 349 86 07 beratung@bfvi.ch
Service romand de consultation pour sourds-aveugles UCBA Rue Marterey 1-3 CH-1005 Lausanne	Tel Fax Email	021 313 42 42 021 313 42 44 sourds-aveugles.ucba@bluewin.ch
Service d'information et d'animation pour Malvoyants ou aveugles SIAMOA Chemin de Rovéréaz 5 CH-1012 Lausanne	Tel Fax	021 651 60 60 021 651 60 69
Service social et de réadaptation de l'hôpital ophtalmique Avenue de France 15 CH-1004 Lausanne	Tel Fax	021 625 02 11 021 625 18 78
Service romand d'informatique pour handicapés de la vue SRIHV Avenue de France 30 CH-1004 Lausanne	Tel Fax Email	021 625 77 65 021 625 83 77 srihv@srihv.ch

Beratungsstelle für Sehbehinderte des Schweiz. Blinden- und Sehbehinderten-verbandes (SBV) Alpenstraße 5 CH-6004 Luzern	Tel Fax	041 210 11 22 041 210 25 14
Solothurnische Beratungsstelle für Sehbehinderte Dornacherstraße 10 CH-4603 Olten	Tel Fax Email	062 212 77 20 062 212 77 21 beratung.sehen.so@bluewin.ch
Centre spécialisé pour handicapés de la vue ANBA Rue de Corcelles 3 CH-2034 Peseux	Tel Fax Email	032 731 46 56 032 731 29 69 CSHV@ne.ch
Beratungsstelle des Schweizerischen Blindenbundes (SBb) Stauffacherstraße 30 CH-8203 Schaffhausen	Tel Fax	052 625 30 35 052 624 64 54
Service spécialisé pour handicapes de la vue Association éméra Av. de la Gare 3, Case postale 86 CH-1951 Sion	Tel Fax	027 329 24 80 027 329 24 71
Beratungs- und Sozialdienst für Sehbehinderte des Ostschweizerischen Blindenfürsorgevereins (OBV) Bruggwaldstraße 37b CH-9009 St. Gallen	Tel Tel Fax	071 244 66 46 071 245 06 56 071 244 26 89
Servicio Informatico, Signor Elio Medici Via San Gottardo CH-6598 Tenero	Tel Fax	091 745 11 17 091 745 48 68
Beratungs- und Rehabilitationsstelle des SBb Wartstraße 12 CH-8400 Winterthur	Tel Fax	052 212 92 29 052 213 17 57
Beratungs- und Rehabilitationsstelle für Sehbehinderte Linth Ziegelbrückestraße 81 CH-8866 Ziegelbrücke	Tel Fax	055 617 32 50 055 617 32 70
Beratungs- und Rehabilitationsstelle des Schweizerischen Blindenbundes SBb Stauffacherstraße 143 CH-8004 Zürich	Tel Fax	01 291 02 03 01 291 06 06

Zürcher Sehhilfe Beratung und Rehabilitation für Sehbehinderte Lutherstraße 14 CH-8004 Zürich	Tel Fax Email	01 242 31 32 01 242 31 48 info@zkbv.ch
Sonderpädagogische Beratungsstelle für sehbehinderte Kinder Döltschihalde 27 CH-8055 Zürich	Tel	01 463 21 29
Sozialversicherungsanstalt des Kantons Zürich, IV-Stellen Berufsberatung für Sehbehinderte BEBS Röntgenstraße 17, Postfach CH-8087 Zürich	Tel Fax	01 448 50 00 01 448 55 55
Retina Suisse Ausstellungsstraße 36 CH-8005 Zürich	Tel Fax Email URL	01 444 10 77 01 444 10 70 info@retina.ch http://www.retina.ch
Schweizerischer Blinden- und Sehbehindertenverband Ausstellungsstraße 36 CH-8005 Zürich	Tel Fax	01 444 10 60 01 444 10 70
Schweizerischer Blindenbund Zentralsekretariat Friedackerstraße 8, Postfach 9069 CH-8050 Zürich	Tel Fax	01 317 90 00 01 317 90 01
Schweizerischer Verein der Eltern blinder und sehschwacher Kinder (SVEBK) Sekretariat: Friedackerstraße 6 CH-8050 Zürich	Tel	01 312 48 40
Tagesschule für sehgeschädigte mehrfachbehinderte Kinder Regensbergstraße 121 CH-8050 Zürich	Tel	01 311 44 64
Schweizerische Elternvereinigung für Geburts-Taubblinde (EVGTB) Bachtelstraße 10 CH-8855 Wangen		
Zürcher Sehhilfe Beratung und Rehabilitation für Sehbehinderte Brühlgartenstraße 1 CH-8400 Winterthur	Tel Fax Email	052 202 25 80 052 202 25 81 info@zkbv.ch

Beratungsstellen für Taubblinde und Hörsehbehinderte

Sekretariat der Beratungsstellen für	Tel	01 444 10 80
Taubblinde und Hörsehbehinderte SZB	Fax	01 444 10 88
Ausstellungsstraße 36	Email	szb.tbbl-zuerich@tic.ch
CH-8005 Zürich		
Service romand de consultation et	Tel	021 313 42 42
d'animation pour sourds-aveugles UCBA	Fax	021 313 42 44
Rue Marterey 1-3	Email	sourds-aveugles.ucba@bluewin.ch
CH-1005 Lausanne		

Blindenbüchereien

Schweizerische Bibliothek für Blinde	Tel	01 491 25 55
und Sehbehinderte SBS		
Albisriederstraße 399		
CH-8047 Zürich		
Blinden-Leihbibliothek am Goetheanum		
CH-4143 Dornach		
Schweizerische Bibliothek für Blinde	Tel	01 491 25 55
und Sehbehinderte SBS	Fax	01 429 64 75
Albisriederstraße 399		
CH-8047 Zürich		
Bibliothèque Sonore Romande BSR	Tel	021 321 10 10
Rue de Genève 17	Fax	021 32110 19
CH-1003 Lausanne		

Fachstellen für optische Hilfsmittel des SZB

CH-4600 Olten	Tel	062 212 51 61
Dornacherstraße 10	Fax	061 212 28 48
	Email	szb.opt-beratung@bluewin.ch
CH-6500 Bellinzona	Tel	091 835 53 32
Centro Cervo, Via Magoria 8	Fax	091 835 53 31

Infostellen Grüner Star

Glaukom-Gruppe der Schweizerischen	Tel	081 286 76 66
Ophthalmologischen Gesellschaft (SOG)	Fax	081 286 76 67
Postfach 292	Email	Zulauf@eye.CH
CH-7001 Chur		

Informationsstellen für ganz Deutschland

Deutscher Blinden- und Sehbehinderten-verband e.V. Spitzenverband der Blinden und Sehbehinderten Deutschlands e.V. Bismarckallee 30 D-53173 Bonn	Tel Fax Email	0228 95 58 20 0228 35 77 19 info@dbsv.org

Medizinische Betreuungseinrichtungen für Sehbehinderte haben folgende Augenkliniken: Aachen, Augsburg, Bad Rothenfelde, Berlin, Bielefeld, Bonn, Braunschweig, Dortmund, Dresden, Düsseldorf, Erfurt, Erlangen, Essen, Frankfurt, Freiburg, Greifswald, Hamburg, Hannover, Heidelberg, Homburg, Jena, Köln, Lüdenscheid, Mainz, Marburg, München, Münster, Neubrandenburg, Offenburg, Potsdam, Regensburg, Rostock, Tübingen, Ulm, Würzburg

Mehr regional orientierte Informationsstellen

Deutscher Blinden- und Sehbehinderten-verband e.V. Außenstelle Berlin Referat Öffentlichkeitsarbeit Rungestraße 19 D-10179 Berlin	Tel Fax Email	030 28 53 87-0 030 28 53 87-20 gegenwart@bln.de
Deutsches Blindenbildungswerk GmbH (DBBW) Fax Hauptstraße 40 D-79576 Weil am Rhein	Tel Fax Email	07621 79 92 30 07621 79 92 31 dbbw@stepnet.de
Deutscher Blinden- und Sehbehinderten-verband, Projekt Hörfilm Zietenstraße 25a D-10783 Berlin	Tel Fax Email	030 23 55 73 40 030 23 55 73 433 dbsv@hoerfilm.de
Badischer Blindenverein V.m.K. Augartenstraße 55 D- 68165 Mannheim	Tel Fax	0621 40 20 31 0621 40 23 04
Blinden- und Sehbehindertenverband Ost-Baden-Württemberg e.V. Moserstraße 6 D-70182 Stuttgart	Tel Fax	0711 2 10 60-0 0711 2 10 60-99
Blinden- und Sehbehindertenverein Südbaden e.V. Wölflinstraße 13 D-79104 Freiburg (Breisgau)	Tel Fax Email	0761 3 61 22 0761 3 61 23 bsv-suedbaden@t-online.de

Bayerischer Blinden- und Sehbehindertenbund e.V. Arnulfstraße 22 D-80335 München	Tel Fax Email	089 559 88-0 089 559 88-266 Ig@bayer-blindenbund.de
Allgemeiner Blinden- und Sehbehindertenverein Berlin gegr. 1874 e.V. Auerbacherstraße 7 D-14193 Berlin	Tel Fax Email	030 895 88-0 030 895 88-99 absv-sekretariat@t-online.de
Blinden- und Sehbehinderten-Verband Brandenburg e.V. Heinrich-Zille-Straße 1-6, Haus 9 D-03042 Cottbus	Tel Fax Email URL	0355 225 49 0355 72 939 74 bsvb@bsbv.de http://www.bsvb.de
Blinden- und Sehbehindertenverein Bremen e.V. Contrescarpe 3 D-28203 Bremen	Tel Fax	0421 32 77 33 0421 3 39 88 13
Blinden- und Sehbehindertenverein Hamburg e.V. Holsteinischer Kamp 26 D-22081 Hamburg	Tel Fax Email	040 20 94 04-0 040 20 94 04-30 BSV-Hamburg@t-online.de
Blindenbund in Hessen e.V. Eschersheimer Landstraße 80 D-60322 Frankfurt am Main	Tel Fax Email	069 150 59 66 69 150 59 677 bbh_mey@compuserve.com
Lippischer Blindenverein e.V. Kiefernweg 1 D-32758 Detmold	Tel Fax Email	05231 63 000 05231 65 00 440 info@lippischer-blindenverein.de
Blinden- und Sehbehinderten-Verein Mecklenburg-Vorpommern e.V. Henrik-Ibsen-Straße 20 D-18106 Rostock	Tel Fax Email	0381 799 85 50 0381 799 85 58 BSVMVeV@t-online.de
Blinden- und Sehbehindertenverband Niedersachsen e.V. Kühnsstraße 18 D-30559 Hannover	Tel Fax	0511 510 40 0511 510 44 44
Blinden- und Sehbehindertenverband Nordrhein e.V. Helen-Kellerstraße 5 D-40670 Meerbusch	Tel Fax	02159 96 55-0 02159 95 55 44

Landesblindenverband Rheinland-Pfalz e.V. Schumannstraße 13 D-57518 Betzdorf	Tel	02741 2 15 51
Blinden- und Sehbehindertenverein für das Saarland e.V. Hoxbergstraße 1 D-66809 Nalbach-Körprich	Tel Fax Email	06838 36 62 06838 31 06 h.reck@hs-mzg.handshake.de
Blinden- und Sehbehinderten-Verband Sachsen e.V. Louis-Braille-Straße 6 D-01099 Dresden	Tel Fax Email	0351 80 90 611 0351 80 90 612 bsvs.dd@t-online.de
Blinden-und Sehbehinderten-Verband Sachsen-Anhalt e.V. Joh.-R.-Becher-Straße 41 D-39128 Magdeburg	Tel Fax Email	0391 289 62 39 0391 2 89 62 34 BSVSA@t-online.de
Blinden- und Sehbehindertenverein Schleswig-Holstein e.V. Memelstraße 4 D-23554 Lübeck	Tel Fax	0451 40 85 08-0 0451 40 75 30
Blinden- und Sehbehinderten-Verband Thüringen e.V. Nicolaiberg 5a/Greizer Straße 9 D-07545 Gera	Tel Fax	0365 8 32 22 73 0365 5 29 86
Blinden- und Sehbehindertenverein Westfalen e.V. Märkische Straße 61 D-44141 Dortmund	Tel Fax Email	0231 55 75 90-0 0231 55 75 90-22 BSVWev@cityweb.de
Blinden- und Sehbehindertenverein Osnabrück, Emsland-Bentheim e.V. Pagenstecherstraße 4 D-49090 Osnabrück	Tel Fax	0541 6 39 99 0541 6 85 40 60
Blindenverein Ostfriesland e.V. Beratungsstelle für Blinde und Seh- behinderte Hauptstraße 70 D-26789 Leer	Tel. Fax	0491 9 79 12 18 0491 7 31 55

Berufsbildungswerke und Berufsförderung

Berufsbildungswerk für Blinde und Sehbehinderte Chemnitz GmbH Flemmingsstraße 8c D-09116 Chemnitz	Tel Fax	0371 33 44 0 0371 33 44 350
Berufsförderungswerk Düren GmbH Karl-Arnold-Straße 132-134 D-52349 Düren	Tel Fax Email	02421 59 80 02421 59 81 90 info@bfw-dueren.de
Berufsförderungswerk Halle GmbH Bugenhagenstraße 30 D-06110 Halle (Saale)	Tel Fax Email URL	0345 13 34 0 0345 13 34 333 info@bfw-halle.de http://www.bfw-halle.de
Berufsförderungswerk Heidelberg GmbH Bonhoefferstraße 1 D-69123 Heidelberg	Tel Fax	06221 880 06221 88 32 44
Zentrum für Physikalische Therapie Elisabeth-Dicke-Schule GmbH Berufsförderungswerk Lortzingstraße 4 D-55127 Mainz	Tel Fax	06131 78 40 06131 78 457
Berufsbildungswerk für Blinde und Sehbehinderte Soest Hattroper Weg 57 D-59494 Soest	Tel Fax	02921 68 40 02921 68 41 09
Nikolauspflege Stuttgart Berufsbildungswerk für Blinde und Sehbehinderte Am Kräherwald 271 D-70193 Stuttgart	Tel Fax	0711 65 640 0711 65 64 100
Berufsförderungswerk Würzburg GmbH Helen-Keller Straße 5 D-97209 Veitshöchheim	Tel Fax Email URL	0931 90 01 0 0931 90 01 135 info@bfw-vheim.de http://www.bfw-vheim.de

Blindenhilfsmittelzentralen

Vertriebsstelle für Blindenhilfsmittel Louis-Braille-Straße 6 Postfach 10 01 25 (PLZ 01 071) D-01099 Dresden	Tel Fax	0351 80 43 330 0351 80 43 330
Verein zur Förderung der Blindenbildung e.V. Bleekstraße 26 D-30559 Hannover	Tel Fax	0511 95 46 50 0511 95 46 580

Blindenbüchereien

Berliner Hörbücherei für Zivil- und Kriegsblinde e.V. Auerbacher Straße 7 D-14193 Berlin	Tel 030 82 63 111 Fax 030 89 58 88 88
Deutsche Katholische Blindenhörbücherei GmbH Graurheindorferstraße 151a D-53117 Bonn	Tel 0228 55 94 90 Fax 0228 55 94 19
Blindenhörbücherei der Stimme der Hoffnung e.V. Am Elfengrund 66 D-64297 Darmstadt	Tel 06151 95 44 44 Fax 06151 95 44 70
Norddeutsche Blindenhör- und Punktschrift-Bücherei Herbert-Weichmann-Straße 44-46, D-22085 Hamburg	Tel 040 22 72 86-0 Fax 040 22 72 86-20
Deutsche Zentralbücherei für Blinde zu Leipzig Gustav-Adolf-Straße 7 Postfach 10 02 45 (PLZ 04002) D-04105 Leipzig	Tel 0341 71130 Fax 0341 7113 125 Email info@dzb.de URL http://www.dzb.de
Deutsche Blinden-Bibliothek in der Deutschen Blindenstudienanstalt e.V. Am Schlag 2a Postfach 1160 (PLZ 35001) D-35037 Marburg	Tel 06421 606-267 Fax 06421 60 62 69 Email BLISTA@T-online.de URL http://www.BLISTA.de
Evangelischer Blinden- und Sehbehindertendienst in Deutschland e.V. Blindenhörbücherei Lessingstraße 5 D-35039 Marburg	Tel 06421 42 222 0/45 677 Fax 06421 51 817
Bayerische Blindenhörbücherei e.V. Lothstraße 62 D-80335 München	Tel 089 12 15 51-0 Fax 089 12 15 51-23
Westdeutsche Blindenhörbücherei e.V. Harkortstraße 9 D-48163 Münster	Tel 0251 71 99 01 Fax 0251 71 28 46 Email WBH@AOL.COM URL http://www.members.aol.com/wbh
Blindenhörbücherei des Saarlandes e.V. Küstriner Straße 6 D-66121 Saarbrücken	Tel 0681 58 72 411 Fax 0681 81 81 37 78

Süddeutsche Blindenhör- und Punktschrift-Bücherei e.V. Siemensstraße 52a D-70469 Stuttgart	Tel Fax	0711 13 53 10-0 0711 13 53 10-20

Kirchliche Hilfswerke

Deutsches Katholisches Blindenwerk e.V. Eschstraße 12 D-52351 Düren	Tel	02421 51 155
Evangelischer Blinden- und Sehbehindertendienst in Deutschland e.V. Blindenhörbücherei Lessingstraße 5 D-35039 Marburg	Tel	06421 42 222
Taubblindendienst e.V. Fachverband im Diakonischen Werk der EKD für Blinde und mehrfachbehinderte Blinde Pillnitzer Straße 71 D-01454 Radeberg	Tel	03528 43 970

Interessenvertretungen, Fördervereine, sonstige Organisationen

Arbeitsgemeinschaft der Einrichtungen für taubblinde Menschen Geschäftsführung Albert-Schweitzer-Hof 27 D-30559 Hannover	Tel Fax	0511 51 00 80 0511 51 00 857
Berufsvereinigung der Orientierungs- und Mobilitätslehrerinnen für Blinde und Sehbehinderte e.V. Mannheimerstraße 14a D-69198 Schriesheim	Tel	06203 63 926
Berufsvereinigung der Rehabilitationslehrerinnen für Blinde und Sehbehinderte e.V. Lebenspraktische Fertigkeiten Hauptstraße 286 D-33818 Leopoldshöhe	Tel Fax	05202 80 947 05202 88 41 49
Bund zur Förderung Sehbehinderter e.V. Ehrenstraße 19 D-40479 Düsseldorf	Tel	0211 44 28 36

Bundesvereinigung der Eltern blinder und sehbehinderter Kinder e.V. Carl-Diem-Straße 20 D-58809 Neuenrade	Tel	02392 96 69 89
Deutsche Blindenstudienanstalt e.V. Am Schlag 8 D-35037 Marburg	Tel Fax	06421 60 60 06421 60 62 29
Deutsche-Retintitis-Pigmentosa-Vereinigung e.V. Lutherstraße 4-6 D-61231 Bad Nauheim	Tel Fax	06032 33 550 06032 32 172
Deutscher Verein der Blinden und Sehbehinderten in Studium und Beruf e.V. Frauenbergstraße 8 D-35039 Marburg	Tel Fax	06421 94 88 80 06421 51 810
Fördergemeinschaft für Taubblinde e.V. Basteistraße 83a D-53173 Bonn	Tel	0228 9 56 37 63
Hamburger Blindenstiftung Verwaltung Senator-Ernst-Weiss-Haus Bullenkoppel 17 D-22047 Hamburg	Tel	040 69 46-0
Institut für Rehabilitation und Integration Sehgeschädigter e.V. Bachstraße 30 D-22083 Hamburg	Tel Fax	040 22 93 026 040 22 59 44
Interessengemeinschaft Sehgeschädigter Computerbenutzer e.V. Arneckestraße 69 D-44139 Dortmund	Tel	0231 10 45 24
Stiftung Blindenanstalt Frankfurt a.M. Adlerflychtstraße 8-14 D-60318 Frankfurt	Tel Fax	069 95 51 240 069 59 76 296
Verband der Blinden- und Sehbehindertenpädagogen e.V. Ohmstraße 7 D- 97076 Würzburg	Tel Fax	0931 20 920 0931 20 92 251
Verband für das Blindenhandwerk Kühnsstraße 18 D-30559 Hannover	Tel Fax	0511 51 04 202 0511 51 04 444

Infostellen Grüner Star

Glaukom-Informationsservice e.V. Im Klostergarten 2 D-67161 Gönnheim	Tel Fax	06322 98 82 83 06322 98 82 85
Initiativkreis zur Glaukom-Früherkennung e.V. Dr. med. Dr. phil. Ronald D. Gerste Postfach 1340 D-40638 Meerbusch	Tel Fax	02132 4042 02132 4559

Informationsstellen für ganz Österreich

Österreichischer Blinden- und Sehbehindertenverband (OeBSV) Bundesgeschäftsstelle Hägelingasse 4-6/II/208 A-1140 Wien	Tel 01 982 75 84 Fax 01 982 75 84-14 Email oebsv.zentrale@don.at URL www.oebsv.at
Hilfsgemeinschaft der Blinden und Sehschwachen Österreichs Treustraße 9 A-1200 Wien	Tel 01 3303545-0
Patientenforum Grüner Star c/o Welldone GmbH Mariannengasse 14/12 A-1090 Wien	Tel 01 409 75 02 Montag von 13 bis 14 Uhr Fax 01 402 13 41 Vermerk «Patientenforum Grüner Star»
Iris Austria Ing.-Etzel-Straße 21 A-6020 Innsbruck	Tel 0043 512 578 578 Fax 0043 512 578 578 Email arge-sehen@tirol.com URL www.tirol.com/arge-sehen

Mehr regional orientierte Informationsstellen

Odilien-Institut für sehbehinderte und blinde Menschen Leonhardstraße 130 A-8010 Graz	Tel 0043 316 322 667 Fax 0463 5020 26
Kärntner Blinden- und Schwerstsehbehindertenverband, Landesgruppe Kärnten des Österreichischen Blindenverbandes, Selbsthilfeorganisation Gutenbergstraße 7 A-9020 Klagenfurt	Tel 0463 55822-0
Tiroler Blinden- und Sehbehindertenverband, Landesgruppe OeBSV Amraserstraße 87 A-6020 Innsbruck	Tel 0512 33 422-0 Fax 0512 33 42 285 Email blindenverband@tird.com
Salzburger Blinden- und Sehbehindertenverband, Landesgruppe OeBSV Schmiedingerstraße 62 A-5020 Salzburg	Tel 0662 431 663 Fax 0662 436899 Email blindenverband@sbg.ac.at

Blindenverband Österreich Landesgruppe Wien, Niederösterreich und Burgenland Hägeling 4-6 A-1140 Wien	Tel Fax Email	01 981 89-19 oder 20 01 98189-35 landesgruppe@braille.at
Oberösterr. Blinden- und Sehbehindertenverband, Landesgruppe des OeBSV Makartstraße 11 A-4020 Linz	Tel Fax	0732 652296-0 0732 65 22 96 18
Vorarlberger Blindenbund Landesgruppe des OeBSV Ingrüne 12 A-6958 Schwarzach	Tel Fax URL Email	05572 58 221 05572 58 221 33 www.vbb.website.at buero@vbb.website.at
Bundes-Blindenerziehungsinstitut BBI Wittelsbachstraße 5 A-1020 Wien	Tel URL	01 728 08 66 www.bbi.dsn-wien.de.at
Elternselbsthilfe sehgeschädigter Kinder Österreichs Leystraße 41/1/12 A-1020 Wien	Tel	01 332 71 85
Hilfsgemeinschaft der Blinden und Sehschwachen Österreichs Treustraße 9 A-1200 Wien	Tel	01 33 03 545-0
Österreichische Blindenwohlfahrt Blinden- und Sehbehindertenwohnheim Wien-Baumgarten, Baumgartenstraße 69 A-1140 Wien	Tel	01 914 11 41-301
Österr. Hilfswerk für Taubblinde und hochgradig Hör- und Sehbehinderte Humboldtplatz 7 A-1100 Wien	Tel	01 602 08 12
Österreichisches Retinitis Pigmentosa Forschungsprojekt, Selbsthilfeorganisation für Retinitis Pigmentosa Betroffene und Betroffene anderer Netzhauterkrankungen Marxergasse 27/17 A-1030 Wien	Tel	01 710 35 25

Verein zur Förderung blinder und sehgeschädigter Kinder und Jugendlicher am Bundes-Blindenerziehungsinstitut Wittelsbachstraße 5 A-1020 Wien	Tel	01 728 08 66

Blindenhilfsmittel

Österreichischer Blinden- und Sehbehindertenverband (OeBSV) Hilfsmittelzentrale Hägelingasse 4-6/II/208 A-1140 Wien	Tel Fax	01 982 75 84-1 01 982 75 84-14

Blindenbüchereien

Hörbücherei des OeBSV Hägelingasse 4-6 A-1140 Wien	Tel Fax	01 985 57 09 01 982 75 84-14
Bundes-Blindenerziehungsinstitut (BB) Blindenbücherei Wittelsbachstraße 5 A-1020 Wien	Tel URL	01 728 08 66-0 www.bbi.asn-wien.ac.at

Berufsbildungszentren

Berufliches Bildungs- und Rehabilitationszentrum (BBRZ) Abt. RISS, Grillparzerstraße 50 A-4021 Linz	Tel Fax URL Email	0732 69 22-0 732 69 22-59 90 www.bbrz.at office@bbrz-linz.at
Bundes-Blindenerziehungsinstitut (BBI) Wittelsbachstraße 5 A-1020 Wien	Tel URL	01 728 08 66-0 www.bbi.asn-wien.ac.at
Sonderpädag. Zentrum für Blinde und sehbehinderte Schüler und Schülerinnen Ing. Etzel Straße 71 A-6020 Innsbruck	Tel Email	0512 57 31 09 spz@seeyou.at

Z 5 Augenheilkunde und Dritte Welt

Es gibt 40 Millionen Blinde weltweit, das Glaukom ist eine der Hauptursachen. Die Weltgesundheitsorganisation (WHO) rechnet derzeit mit 40 bis 45 Millionen blinden Menschen weltweit, von denen über 80 Prozent in den sog. Entwicklungsländern leben. Zusätzlich wird von 180 Millionen Sehbehinderten ausgegangen. Alle 5 Sekunden erblindet ein Mensch neu, jede Minute ein weiteres Kind. Wenn nicht wirksame Maßnahmen ergriffen werden, wird sich die Zahl der Blinden bis zum Jahr 2020 auf 70 bis 80 Millionen fast verdoppeln. Der direkte volkswirtschaftliche Schaden durch Blindheit weltweit wird auf mindestens 25 Milliarden US-Dollar jährlich geschätzt.

1,5 Millionen der Blinden sind Kinder unter 6 Jahren. Die Hauptursache der Erblindung sind Katarakt (grauer Star), allein verantwortlich für 50 Prozent der Blindheit, weiterhin Trachom, Glaukom, Diabetes, Flussblindheit, Lepra und andere Infektionskrankheiten. Bei 75 Prozent der Blinden hätte die Blindheit vermieden werden können oder die Blindheit könnte durch eine Operation geheilt werden. Zu diesen Erkrankungen gehört auch das Glaukom, das über die ganze Erde verbreitet ist und auch heute noch in Ländern der Dritten Welt wegen mangelnder Behandlungsmöglichkeiten zur Erblindung führt. Patienten kommen häufig sehr spät zum Arzt, erst, wenn irreversible Schäden aufgetreten sind. Zur Verbesserung dieser dramatischen Situation haben sich Weltgesundheitsorganisation (WHO), Länderregierungen und Hilfsorganisationen zu dem Programm **Vision 2020, The Right to Sight** zusammengefunden. Ziel ist die Bekämpfung wesentlicher Erblindungsursachen, die Ausbildung von Fachpersonal, insbesondere Augenärzten, die Ausstattung mit Instrumenten und Geräten sowie das Aufbringen der notwendigen finanziellen Mittel.

Wenn Sie einen aktiven Beitrag zur Bekämpfung der Blindheit leisten wollen, können Sie dies tun, z.B. durch Unterstützung einer der folgenden Organisationen:

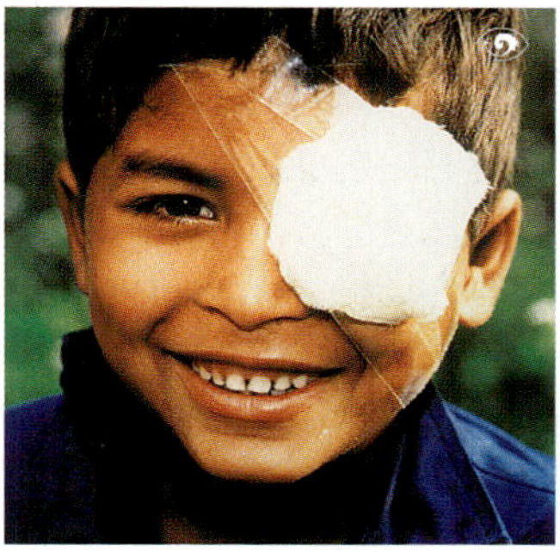

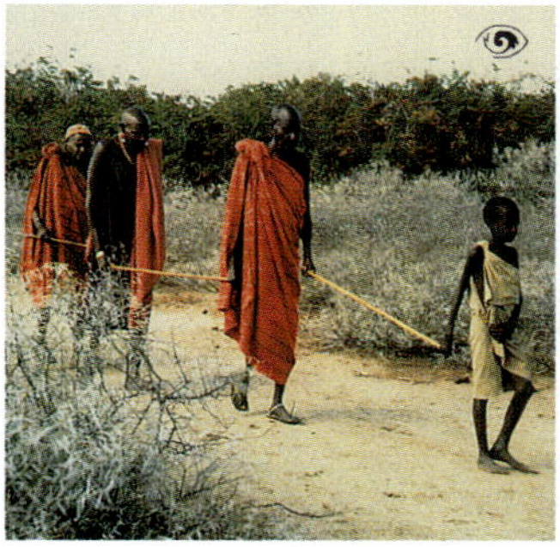

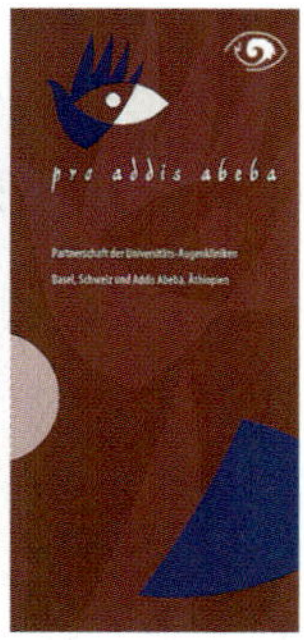

- Christoffel Blindenmission International, Seestraße 160, CH-8027 Zürich, Tel 0041/1/202 21 71 Fax 0041/1/201 30 18, Email cbm@access.ch
- Christoffel Blindenmission Äthiopien, Africa Regional Office East II, Woreda 17, Kebelle 14, House Nr. 015, P.O. Box 694, Addis Abeba, Ethiopia, Tel 00251/1/18 01 65 und 00251/1/62 45 23, Fax 00251/1/62 45 16
  Email cbm.roe2@telecom.net.et
- Deutsches Komitee zur Verhütung von Blindheit e.V., Herrn W. Bauer, Lodenstraße 19a, D-97209 Veitshöchheim, Bankverbindung: Commerzbank Würzburg, Kto-Nr 6 922 223, BLZ 790 400 47
- Verein Pro Addis Abeba, c/o Universitäts-Augenklinik Basel, Sekretariat Prof. Josef Flammer, Mittlere Straße 91, Postfach, CH-4012 Basel. Tel 0041/61/265 86 51, Fax 0041/61/265 86 52, Email proaddisabeba@bluewin.ch, Spendenkonto: Verein Pro Addis Abeba, Basler Kantonalbank 16.441.247.55, CH-4001 Basel

Alle Organisationen sind gern bereit, Ihnen auf Anfrage Informationen über Ihre Arbeit zur Verfügung zu stellen.

Helfen Sie bitte, Chancengleichheit in der Vorbeugung und Behandlung von Augenkrankheiten weltweit herzustellen, damit auch Patienten in den armen Ländern dieselben Behandlungsmöglichkeiten bekommen, die für uns selbstverständlich sind.

Z 6 Verdankungen

- Die **Schwickert-Stiftung** hat mit ihrer finanziellen Unterstützung die Realisierung dieses Buches möglich gemacht.

- Herr **Professor Dr. Volker Klauss**, Universitäts-Augenklinik München, hat den Text über die Augenheilkunde in der Dritten Welt verfasst.

- Verdankenswerterweise haben viele Kollegen **Bildmaterial** für diese Buch zur Verfügung gestellt. Ihnen allen möchten wir ganz herzlich danken:
  - **PD Dr. Oliver Arend**, Universitäts-Augenklinik Aachen: Abb. E 11.17
  - **Verlag INFEL Zürich**, Copyright INFEL Zürich: Abb. 2.15
  - **Prof. Dr. Jost B. Jonas**, Universitäts-Augenklinik Erlangen: Abb. 4.14/4.15
  - **PD Dr. Hanspeter Killer**, Augenklinik Kantonsspital Aarau: Abb. E 8.4/E 8.5
  - **Prof. Dr. Michael Küchle**, Universitäts-Augenklinik Erlangen: Abb. 3.30
  - **Prof. Dr. Jan Müller**, Nuklearmedizin Kantonsspital Basel: Abb. E 11.5
  - **Prof. Dr. Lutz Pillunat**, Universitäts-Augenklinik Hamburg: Abb. 3.33
  - **Dr. Luca Remonda**, Radiologie Inselspital Bern: Abb. E 11.1 bis E 11.4/ E 11.6/ E 11.7
  - **Prof. Dr. Thérèse Resink**, Departement Forschung Kantonsspital Basel: Abb. E 6.2/ E 6.4
  - **PD. Dr. Ulrich Roelcke**, Neurologische Klinik, Kantonsspital Aarau: Abb. E 8.1
  - **Dr. Heinz Peter Schmid,** Augenarzt Biel: Abb. 6.23/6.24
  - **Prof. Dr. Eugen van der Zypen,** Anatomisches Institut Bern: Abb. 3.12/ E 1.9/ E 1.20/ E 1.22/ E 1.35/ E 1.46/ E 1.49/ E 2.2 bis E 2.12/ E 2.16 bis E 2.21/ E 9.2/ E 9.3
  - **Christoffel Blindenmission:** Z 6.1/ Z 6.2

  Von der Universitäts-Augenklinik Basel:
  - **PD Dr. Ernst Büchi:** Abb. 5.6
  - **Dr. Konstantin Gugleta:** Abb. E 11.22/ E 11.33b/ E 11.34/ E 11.35
  - **Prof. Dr. Hedwig J. Kaiser:** Abb. E 1.1
  - **Dr. Peter Meyer:** Abb. 2.4 bis 2.6/ 2.23/ 3.43/ 7.12/ E 1.17/ E 1.36/ E 1.37/ E 1.38/ E 1.42 bis E 1.44/ E 1.48/ E 1.51/ E 2.13 bis E 2.15/E 6.1/ E 6.3/ E 6.5/ E 6.8/ E 6.9/ E 9.4/ E 9.9
  - **Dr. Ines Nuttli:** Abb. E 11.23/ E 11.24
  - **PD Dr. Christian Prünte:** Abb. 4.9/ E 5.4 bis E 5.8/ E 5.12 bis E 5.19
  - **Dr. Bettina Schroeder:** Abb. E 9.5/ E 9.7/ E 9.8/ E 11.13/ E 11.15
  - **Dr. Tatiana Spicher:** Abb. 6.36
  - **Dr. Barbara Teuchner:** Abb. 6.31/ E 11.19 bis E 11.21

- **Mitarbeit am Manuskript:**
  - **Eve-Marie Becker**
  - **Dr. Corinne Egloff**
  - **Sibylle Flammer**
  - **Ines Flammer**
  - **Andreas Flammer**
  - **Dr. Germaine Kreuzer**

Ihre Meinung ist uns wichtig!

Liebe Leserin, lieber Leser,

Sie halten unser Glaukombuch in den Händen. Wir sind uns dessen bewusst, dass diese erste Ausgabe noch einige Schwachpunkte und eventuell auch Fehler enthält. Da weitere Auflagen und Übersetzungen in mehrere Sprachen geplant sind, sind wir für Ihre Rückmeldungen dankbar.

Was hat Ihnen gut gefallen? Wo sollten wir Erweiterungen bzw. Kürzungen vornehmen? Haben Sie einen Fehler entdeckt? Haben wir Begriffe verwendet, die zu schwierig oder nicht erklärt sind? Haben Sie persönliche Erfahrungen gemacht, die dem Inhalt dieses Buches widersprechen?

Wir freuen uns über Anregungen und Vorschläge in jeder Form, z.B.

- per Post an: Sekretariat Prof. Josef Flammer, Universitäts-Augenklinik, Mittlere Straße 91, Postfach, CH-4012 Basel (Schweiz)
- per Fax: 0041/61/265 86 52
- oder per Email an: Josef.Flammer@unibas.ch

Bitte vergessen Sie nicht, uns Ihre Adresse für eventuelle Rückfragen anzugeben!

Ganz herzlichen Dank! Das Autorenteam